U0786449

交通伤应急救治和法律处理

张德雨　张纯兵　主编

科学出版社
北京

内 容 简 介

本书主要介绍交通事故导致人身损害的现场急救、急诊救治、常见康复治疗、法律处理程序、司法鉴定程序和相关专业的鉴定、伤残赔付等相关内容。重点是司法鉴定程序和鉴定方法等，并对常见几个法医学分支专业的司法鉴定实务进行了详细阐述。本书依据交通事故导致人身损害后医学和法律处理流程的先后顺序进行编写，设定章节包括：概论，交通伤医学救治与防范，交通伤后康复，交通伤鉴定与赔偿，中枢及周围神经损伤，口腔、颌面部及体表损伤，颈胸腹部损伤，脊柱、骨盆及四肢损伤、酒驾和毒驾鉴定，鉴定意见审查应用及典型案例等。

本书采用司法鉴定相关鉴定标准和规范体例编制，便于法律工作者，特别是司法鉴定行业的从业者和学生学习和参考。

图书在版编目(CIP)数据

交通伤应急救治和法律处理 / 张德雨，张纯兵主编.
北京：科学出版社，2025. 7. -- ISBN 978-7-03-082743-2
Ⅰ. R640. 597;D922. 14
中国国家版本馆 CIP 数据核字第 2025JC0960 号

责任编辑：谭宏宇/责任校对：郑金红
责任印制：黄晓鸣/封面设计：殷　靓

科学出版社 出版
北京东黄城根北街 16 号
邮政编码：100717
http：//www. sciencep. com
南京文脉图文设计制作有限公司排版
上海颛辉印刷厂有限公司印刷
科学出版社发行　各地新华书店经销
*
2025 年 7 月第　一　版　开本：B5(720×1000)
2025 年 7 月第一次印刷　印张：21　3/4
字数：414 000

定价：180. 00 元

(如有印装质量问题，我社负责调换)

编　委

主　编

张德雨　张纯兵

主　审

吴　军　朱建华

编　委（按姓氏笔画排序）

王锡平　上海法衡医学科技有限公司司法鉴定所
刘书芳　广州体育大学运动医学学院
刘想婷　上海法衡医学科技有限公司司法鉴定所
许　嵘　上海法衡医学科技有限公司司法鉴定所
杜思怡　上海法衡医学科技有限公司司法鉴定所
杨　伟　上海法衡医学科技有限公司司法鉴定所
张双双　上海法衡医学科技有限公司司法鉴定所
张东红　上海法衡医学科技有限公司司法鉴定所
张纯兵　华东政法大学司法鉴定中心
张德雨　上海法衡医学科技有限公司司法鉴定所
孟春秋　上海法衡医学科技有限公司司法鉴定所
胡小雪　上海法衡医学科技有限公司司法鉴定所
祝凌翔　上海法衡医学科技有限公司司法鉴定所
徐利芳　上海法衡医学科技有限公司司法鉴定所
凌天云　上海法衡医学科技有限公司司法鉴定所
黄　芗　上海法衡医学科技有限公司司法鉴定所
雷　兵　上海法衡医学科技有限公司司法鉴定所
戴小敏　华东政法大学司法鉴定中心

主编简介

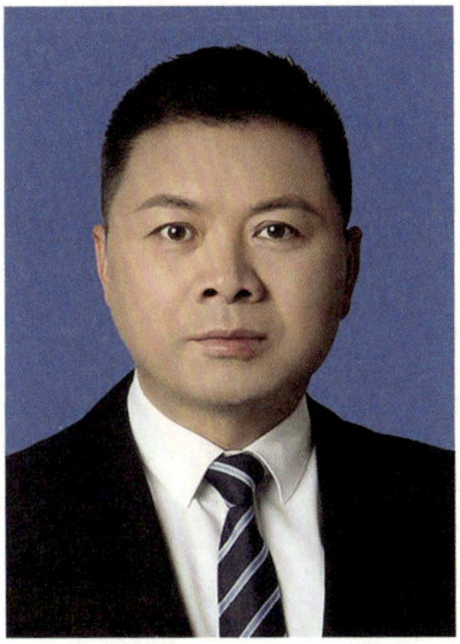

张德雨，男，安徽定远人。医学硕士、法律硕士，副主任法医师、主治医师。上海法衡司法鉴定所负责人。

研究领域：法医临床学、法医毒理学，主要从事法医临床学、法医毒理学的科研和鉴定实务工作。以第一作者在核心期刊发表专业论文十余篇。

社会荣誉：2009 年度“全国优秀司法鉴定人”、2022 年度“上海市司法鉴定先进个人”。

社会兼职：上海市司法鉴定协会法医临床专业委员会委员、上海市法医学会理事、上海市市场监督管理局检验检测机构资质认定评审员（司法鉴定领域）。

主编简介

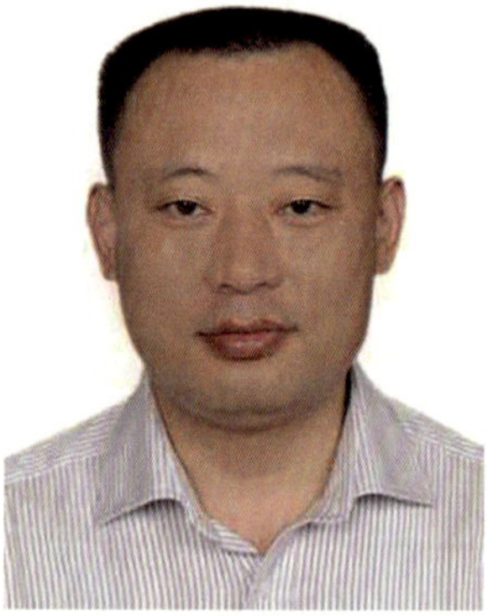

张纯兵，男，山东菏泽人。医学硕士，法学博士，副教授。研究方向：法医病理学、法医临床学，主要从事法医学的教学、科研及鉴定实务工作。曾经在美国马里兰法医局、马里兰大学和荷兰司法鉴定研究所进修学习。

作为第一作者在国家核心期刊发表论文数十篇；独立完成《医疗损害司法鉴定质量控制研究》《人身损害鉴定与赔偿》两部专著；主编或参编《法医学》《医患纠纷司法鉴定理论与疑案评析》《司法鉴定概论》《司法鉴定实验教程》《司法精神医学》等教材多部，参编中美通用英文版教材 Forensic Medicine。参与或主持“医患纠纷解决机制与立法改革”“民事诉讼专家辅助人制度创新研究”等省部级课题多项。

社会兼职：上海法医学会副理事长、上海市司法鉴定协会法医临床、法医病理专业委员会委员。

序

各种交通工具给我们的生活和生产活动带来了极大的便利，促进了出行和运输效率。同时交通事故亦给社会、家庭或个人带来不同程度的伤害。据统计我国每年发生交通事故约 20 万～30 万起，死亡人数约 5 万～6 万，受伤人数约 10 万～20 万，直接经济损失数百亿。依法依规、合情合理、妥善处理好交通事故及其善后事宜，关系到整个社会的稳定与和谐。本书作者依据交通事故发生的过程，从公共卫生、工程预防、医学诊治、司法鉴定、刑事处罚、民事赔偿等环节全系统进行系统阐述，涉及医学、法学、工程学等诸多领域，反映了作者具有处理社会问题的开阔视野，综合性的知识储备和良好的创新意识。目前在国内，解决此类专门性问题的著作尚属首次。

两位作者都具有良好的法律和医学教育背景，并且长期从事司法鉴定的科研、教学和实务工作，积累了较为丰富的理论和实践经验。他们难能可贵的是，工作之余把相关的知识和经验总结汇编成这本著作。交通事故的当事人阅读此书，对于交通事故的处理能有一个整体和全面的了解。对于参与交通伤现场急救、院内抢救、院内治疗的医务工作者，参与处理交通事故的警察、律师、法官、检察官等相关法律工作者，司法鉴定专业的老师和学生，该书作为一本简要工具书，均具有一定的参考价值。

本书在第一章、第二章跳出司法鉴定的技术领域，把司法鉴定放在法律体系框架内，系统地介绍了交通事故相关法律关系，包括刑事法律关系、民事法律关系和行政法律关系等。作者在随后的章节中，系统地阐述涉及的法律、医学、鉴定等各个领域，让参与交通事故处理的相关工作者，对于各自所从事的领域在整个交通事故所处环节中的作用和地位，有一个清晰的认知，更好地履行自己的工作角色，也是此书的重要特色之一。本书重点是介绍交通伤的法医临床学司法鉴定，但在第三章中，作者系统阐述了交通伤中的康复医学内容，这在同类型的书籍中也较为少见，反映了作者独到的见解。康复医学是近年来快速发展的新型一级医学学科，康复医学诊疗对于交通伤预后具有重要作用，直接影响伤者损伤后果和伤残等级的评定。但是目前法医临床类司法鉴定类书籍对于康复医学的叙述多较为简略。年轻的司法鉴定人在鉴定实务中，碰到康复医学的相关知识时，往往缺乏康复医学的系统性理论知识，对于相关资料的理解、掌握和采信存在明显欠缺。第三章对于交通伤中涉及的康复治疗相关知识，包括功能评价方法、仪器检查方法及康复治疗方法等进行了系统阐述，亦可作为司法鉴定的从业人员学习这方面知识的好资料。

我们两位编审都长期在科研院所和大学从事司法鉴定的教学和科研工作，并且有幸指导过作者的科研和学习。2024 年底，接到作者的邀请，帮助审核书稿。对于他们在繁忙的工作之余，仍然笔耕不辍，非常高兴，欣然受邀。业已审核完毕所有书稿，作序为记。

吴　军　朱建华

2025 年春于黄浦江畔司法鉴定科学研究院

前　言

随着中国工业化的进程，各种车辆的快速增长，特别是家用轿车的普及，交通事故的发生率逐年增加，成为当今社会的一大公害。交通事故导致的各种损害，特别是造成人体的重大伤亡，给伤者和家属带来了巨大的身心伤痛和经济困顿。交通伤的急救和法律处理成为交通事故处理的必然程序，其中包括：院前急救、院内诊治、康复治疗、司法鉴定、法律处理和赔偿等诸多环节。本书按照交通伤的发生和处理过程，对于相关的环节逐一进行系统介绍，让参与交通事故处理者，包括交通事故的当事人、交通警察、律师、法官及相关人员，对于整个流程有一个清晰明确的了解，便于更好地处理交通事故。

本书共分为十一章，包括交通事故的救治和预防、交通伤的康复、交通伤的鉴定与赔偿、酒驾和毒驾鉴定、司法鉴定意见的审查和典型案例介绍。其中司法鉴定是本书的重点，第四章从交通伤所涉及各类司法鉴定概述开始，介绍了法医病理、法医毒物、法医临床学在交通伤鉴定中的主要区别与方法。随后按照《人体损伤致残程度分级》编制体例，重点介绍了交通伤中最为常见的法医临床司法鉴定总则的相关理论，并简单介绍了交通伤后赔偿法律依据及相关赔偿项目。接下来分为四个章节，逐一介绍《人体损伤致残程度分级分则》的相关内容，包括："第五章 中枢及周围神经损伤""第六章 口腔、颌面部及体表损伤""第七章 颈胸腹部损伤""第八章 脊柱、骨盆及四肢损伤"。

酒驾和毒驾是当今社会中一颗巨大的毒瘤，给社会造成了巨大伤害，特别是"醉驾入刑"对整个社会起到了巨大的震撼作用。但是不可否认，在最近几年的司法实践中，"醉驾入刑"在处理过程中也出现一些偏差，各地适用法律尺度不统一，少数地方出现了处罚过于严苛的情况。为此 2023 年 12 月，最高人民法院、最高人民检察院、公安部、司法部联合印发《关于办理醉酒危险驾驶刑事案件的意见》，统一规范了酒后驾驶和醉酒驾驶的法律程序。目前在我国服用药物和毒物后驾驶机动车的法律责任追究还主要局限在吸食毒品的行政处罚和发生交通事故造成严重后果的交通肇事行为，相关检测方法和进一步法律处罚程序尚处于早期研究阶段，但是其危害性要远远大于酒后驾驶。鉴于上述考虑，本书单独设立了"第九章 酒驾和毒驾鉴定"，希望给读者和相关人员一个更加强烈的关注和清晰的认识。

本书从酝酿到撰稿完成历时多年，有幸得到了吴军教授和朱建华教授两位老师的指导和很多建议，也有幸得到两位老师的认真审定。编撰过程中也得到了上海市司法局司法鉴定管理处、上海市司法鉴定协会、上海市法医学会的领导和多方面专家的支持和帮助，在此一并表示衷心感谢。

本书的编委由上海法衡医学科技有限公司司法鉴定所（简称上海法衡司法鉴定所）和华东政法大学司法鉴定中心从事一线鉴定的司法鉴定人和教师组成，主要有张德雨、张纯兵、张双双、杨伟、戴小敏等。编辑工作由上海法衡司法鉴定所的黄芗、张东红完成，校正由上海法衡司法鉴定所刘想婷、王锡平、胡小雪、祝凌翔完成。本书在编辑和出版过程中得到了上海法衡医学科技有限公司和华东政法大学司法鉴定中心的关心和资助，特别是上海法衡医学科技有限公司法定代表人徐利芳女士从企业长远发展的角度，给予了全力的关注和支持，在此一并表示衷心感谢。

由于编者知识水平的局限性，书中的缺点和错误在所难免，也真心希望广大读者不吝赐教，以便于再版时更正。

本书撰写人员和分工如下，按照章节顺序排列：

张德雨：第一章、第三章、第四章、第六章、第十一章

戴小敏：第二章

张双双：第五章

张纯兵：第七章、第八章、第十章

杨　伟：第九章

编　者

2025 年 1 月

目　　录

第一章　概　　论

第一节　交通伤流行病学特点

最近一二十年，我国机动车保有量逐年增加。据公安部统计，2021 年全国机动车保有量达 3.95 亿辆，其中汽车 3.02 亿辆；机动车驾驶人达 4.81 亿人，其中汽车驾驶人 4.44 亿人。2021 年全国新注册登记机动车 3 674 万辆，新领证驾驶人 2 750 万人。汽车保有量快速增长，加重道路交通压力，交通事故随之明显增加。

据统计报道，全球每年因严重创伤致死人数超过 70 万人，是 45 岁以下人群第一位死亡原因。在我国，随着城市化进程不断深化，各类创伤，特别是交通事故造成的严重创伤日益增多。我国每年因创伤而就医的人次达到 6 200 万，致死人数达到 70 万至 80 万，其中以交通事故发生率最高，且多为严重创伤。交通伤为高能量创伤，常造成多发伤、颅内损伤、四肢骨折、脊柱脊髓损伤、开放性损伤、内部脏器严重损伤等，居严重伤害首位。

一、交通伤的发生类型

1. *机动车与行人*　是最常见类型。

2. *机动车与非机动车*　骑自行车相对便捷安全，但是在十字路口或没有隔离带的人行道上骑自行车，容易发生交通事故。近年来，电动自行车日渐普及，有些人觉得电动自行车更快、更省力，但是发生交通事故的风险也较高。

3. *机动车与机动车*　随着家用汽车普及率快速增加，机动车和机动车之间发生碰撞的机会逐渐增多。另外，机动车内乘客在急刹车、其他机动车撞击过程中，容易站立不稳、摔倒，或者因撞击车内设施受伤。其中以公交车中老年人摔伤最为常见。

4. *非机动车与行人*　这种情况也不少见。常见的有自行车、三轮车、电动自行车撞击行人，导致行人受伤。

二、交通伤的致伤机制

1. *碰撞*　高速运动机动车，速度突然发生变化时，由于惯性，车内人员身体与车内硬物碰撞致伤。如司机胸肋部与方向盘、前排乘客头面部与挡风玻璃发生碰撞。急刹车或者急转弯时，机动车内驾驶员、乘客从车内摔落至车外，身体与地面之间发生碰撞。

2. 不协调运动　机动车行驶速度突然发生变化，若车内人员身体一部分与车体紧密结合，另一部分身体与车体结合不紧密，由于惯性，不同身体部位之间会出现不协调相对运动，导致身体受伤。例如一只手紧握扶杆，急刹车时，可造成肱骨干螺旋形扭伤、颈椎的挥鞭样损伤等。

3. 牵拉骨折　车辆发生撞击时，突然减速，脊柱由于安全带牵拉，可导致椎体骨折。

4. 碾轧、挤压　机动车倾覆时，车内人员及行人，常常被车轮碾压或者挤压、重物砸压，挤压伤常伴有大面积脱套伤。

上述损伤机制中，碰撞是最常见的致伤机制，但大部分交通伤会同时存在多种受伤机制。

一起交通事故，特别是涉及人身伤害的严重交通故事，对事故的当事人，包括肇事方、被害方，以及他们的家庭都会带来非常严重的影响。处理一起较大的交通事故需要较长的周期，短则两三个月，长则数月，甚至数年。这其中主要涉及医学处理与法律处理流程，一般包括以下几个方面：医学救治、事故责任的划分、司法鉴定、侵权责任赔偿、刑事处罚或行政处罚等。

第二节　基本概念

一、交通伤相关概念

（一）交通伤

交通伤是指交通工具运行过程中导致的人身伤亡。广义交通伤包括道路、铁路、航空和水上交通所发生的意外伤亡。狭义交通伤常常指车辆在道路上行驶过程中所造成的人员伤亡，称为道路交通伤，是最常见、危害最大的一类交通伤。通常所说交通伤主要是指狭义交通伤。

（二）交通事故

所谓交通事故，法律上是指车辆在道路上行驶过程中，因主观过错或者意外导致人身伤亡或者财产损失的事件。

交通事故中必须有车辆，包括机动车与非机动车，否则不能认定为交通事故。机动车，是指以动力装置驱动或者牵引，在道路上行驶，提供给人员乘坐或者用于运送物品以及进行工程专项作业的轮式车辆，常见的有各种汽车、摩托车。非机动车，是指以人力或者畜力驱动，在道路上行驶的交通工具，以及虽然有动力装置驱动，但是设计的最高时速、空车质量、外形尺寸符合有关国家标准的残疾人机动轮椅、电动自行车、自行车等交通工具。

二、交通伤司法鉴定及法律责任相关概念

（一）司法鉴定

司法鉴定是指在诉讼活动中，司法鉴定人运用科学技术或者专门知识对诉讼中涉及的专门性问题进行鉴别与判断，并提供鉴定意见的活动。

（二）损伤

损伤是指各种因素造成的人体组织器官结构破坏和（或）功能障碍。

（三）残疾

残疾是指由各种损伤（致伤因素）引起的人体组织器官结构或者功能障碍，以及个体在现代临床条件下难以恢复的生活、工作、社会活动能力不同程度的降低或者丧失。

（四）法医临床鉴定

法医临床鉴定是指运用临床医学和法医学及其他自然科学的理论和技术，研究和解决与法律有关的人体伤、残以及其他病理生理等医学问题的一门学科。它的主要任务是解决与活体损伤有关的致伤性质、方式、工具，损伤程度、伤残等级，以及医疗纠纷等相关问题，为司法审判提供科学依据。

（五）法医病理鉴定

法医病理鉴定是指鉴定人运用解剖学、组织学、病理学以及其他医学知识、自然科学的理论与技术，对诉讼中有关死亡原因、性质、时间、经过、方式等进行检验分析，并出具鉴定意见的过程。

（六）法医毒物鉴定

法医毒物鉴定是指运用法医毒物学的理论和方法，结合现代仪器分析技术，对体内外未知毒（药）物、毒品及代谢物进行定性、定量分析，并通过对毒物毒性、中毒机制、代谢功能的分析，结合中毒表现、尸检所见，综合做出毒（药）物中毒的鉴定。

毒物鉴定的意义在于澄清死亡案件的性质、明确医疗纠纷的责任等。在法

医鉴定工作中，常遇到突然死亡、死因不明的案件，通过法医毒物分析，可区分是中毒死亡还是因病猝死。毒物，广泛地说还包括毒品，是指某些物质，其少量进入人体或者动物体后，被体内消化产生物理反应或者化学反应，侵害机体的组织和器官，破坏机体正常的生理功能，引起功能障碍、组织损伤，甚至危及生命造成死亡。一般包括乙醇含量检测与常见毒品的检测。

（七）车辆痕迹鉴定

车辆痕迹鉴定是根据车辆的车体痕迹、车轮痕迹、车辆附属部件痕迹以及分离物痕迹所反映的特征，对嫌疑车辆进行检验，认定或否定嫌疑车辆的过程。

（1）车辆痕迹鉴定的程序和方法，与足迹、工具及其他痕迹基本相同。首先确定种类特征是否相同，确定种类特征同一后，再根据痕迹反映的个别特征（如轮胎上的磨损、切口、孔洞、补丁等特征出现的部位、大小、形状及相互关系）进行比较检验。如果个别特征与总和特征反映一致，即可做出认定同一的结论。

（2）车辆痕迹除利用形象特征检验外，还应对车辆痕迹中发现的其他附着物、油漆以及微量物质等进行理化检验，确定这些物证与车辆的关系。

（3）车辆痕迹鉴定前，要注意了解嫌疑车辆在发案或肇事后，是否修理或更换过轮胎及其他部件，以防止鉴定结论的错误。

车痕作用：在刑事案件侦破和交通事故案件处理中，车辆痕迹有着十分重要的作用，具体表现在以下几个方面。

（1）根据车辆痕迹，可以分析判断车辆来去现场的方向和路线，布置追缉或堵截，为侦查工作指明方向。

（2）根据车辆痕迹，可以分析推断车辆的种类，为侦查提供线索，缩小侦查工作的范围。

（3）根据车辆痕迹，可以对嫌疑车辆进行检验鉴定，确定现场车辆痕迹是否为嫌疑车辆所遗留。为查明事实、追究责任提供依据。

（八）误工（休息）期

误工（休息）期是指人体损伤后，接受医疗及功能康复，不能参加通常的工作、学习及活动的时间。

休息期期间，伤者的经济收入减少，应得到相应的补偿。按我国现有的退休制度，60或65岁以上老年人一般已进入退休阶段，治疗休息期间实际收入不会减少，评定休息期没有实际意义。但目前在我国，还有相当数量的老年人没有基本的退休金，进入老年阶段仍必须参加劳动，通过薪水维持生计；还有些老年人，特别是具有丰富经验的技术人员，虽已办理了退休手续，仍在各自工作岗位上从事力所能及的工作。这些人发生交通伤以后，造成了实际收入损失，必须与非老年人一样，结合接受治疗及功能康复的时间，综合评定休息期。

(九) 护理依赖、护理依赖程度和护理时限(护理陪护期)

护理依赖是指躯体伤残或精神障碍者在治疗终结后，仍需他人帮助、护理才能维持正常日常生活。

护理依赖程度是指躯体伤残或精神障碍者需要他人护理所付出工作量的大小，分为完全、大部分和部分护理依赖。

护理时限是指人体损伤后，在医疗或者功能康复期间，因生活自理障碍而需要他人帮助的时间。

(十) 营养时限

营养时限(又称营养补偿期)是指人体损伤后需要补充必要的营养物质，以提高或者加速损伤康复时间。

(十一) 重伤

重伤是指使人肢体残废、容貌毁坏、丧失听觉、丧失视觉、丧失其他器官功能或者其他对人身健康有重大伤害的损伤，包括重伤一级和重伤二级。

(十二) 轻伤

轻伤是指使人肢体或者容貌损害，听觉、视觉或者其他器官功能部分障碍或者其他对人身健康有中度伤害的损伤，包括轻伤一级和轻伤二级。

(十三) 轻微伤

轻微伤是指各种致伤因素所致的原发性损伤，造成组织器官结构轻微损害或者轻微功能障碍。

(十四) 酒后驾驶、醉酒驾驶

酒后驾驶是指驾驶人饮用白酒、啤酒、果酒、黄酒、汽酒等含有酒精的饮料后，于酒精作用期间(一般为 8 h 以内)在道路上驾驶机动车的行为。国家市场监督管理总局发布并实施了《车辆驾驶人员血液、呼气酒精含量阈值与检验》国家标准，其中规定了车辆驾驶人员饮酒或醉酒驾车时血液、呼气中的酒精含量阈值和检验方法，规定车辆驾驶人员血液中的酒精含量大于或者等于 20 mg/100 mL、小于 80 mg/100 mL 的驾驶行为为酒后驾车；酒精含量大于或者等于 80 mg/100 mL 的驾驶行为为醉酒驾车。

(十五) 毒驾

毒驾是指未戒断毒瘾或正在使用毒品的驾驶员驾驶机动车的行为，存在安全驾驶的隐患。“毒驾”和“酒驾”都是机动车驾驶员绝对禁止的行为，但刑法并未对“毒驾”的法律责任做出明确的规定。

（十六）刑事责任和刑罚

刑事责任是指犯罪人因实施犯罪行为而应当承担的法律责任，按刑事法律的规定追究其法律责任，包括主刑和附加刑两种刑事责任。主刑是对犯罪分子适用的主要刑罚，它只能独立适用，不能相互附加适用。主刑分为管制、拘役、有期徒刑、无期徒刑和死刑。附加刑分为罚金、剥夺政治权利、没收财产。对犯罪的外国人，也可以独立或附加适用驱逐出境。

（十七）民事责任和侵权责任

民事责任是指民事主体违反了民事义务所应承担的法律后果，民事义务包括法定义务和约定义务，也包括积极义务和消极义务、作为义务和不作为义务。民事责任主要由三部分内容构成，包括缔约过失责任、违约责任、侵权责任。

侵权责任是指民事主体因实施侵权行为而应承担的民事法律后果。侵权责任是任何人都对他人承担这样一种义务，即不因为自己的错误（过错）行为而侵害他人的合法权益，否则即能构成侵权行为，要对受害方承担责任。侵权行为基本上都是违法行为。

（十八）行政责任、行政处罚和行政处分

行政责任是指犯有一般违法行为的单位或个人，依照行政法律法规的规定应承担的法律责任。行政责任主要有行政处罚和行政处分两种方式。

行政处罚是指行政机关或其他行政主体依法定职权和程序对违反行政法规、尚未构成犯罪的行政管理相对人给予行政制裁的具体行政行为。

行政处分是指国家行政机关依照行政隶属关系给予有违法失职行为的国家机关公务人员的一种惩罚措施，包括警告、记过、记大过、降级、撤职、开除。

第三节　道路交通安全管理法规

我国机动车发展较晚，但是目前汽车普及率与发达国家差距不大。改革开放之前，中国交通安全管理在中央政府的领导下，按照城市和公路两个方面，由公安部门和交通部门管理，包括交通规则、机动车管理、驾驶人员管理、交通事故处理、违章查处等。1986 年 10 月，国务院统一了全国道路交通安全管理体制，全国城乡道路交通安全管理统一由公安机关管理。1988 年国务院发布《中华人民共和国道路交通管理条例》，这是我国第一部全国范围内统一的交通安全管理

法规。1990 年 3 月 26 日，公安部颁布了《高速公路交通管理暂行规则》。1995 年公安部又颁布了《高速公路交通管理办法》，代替了《高速公路交通管理暂行规则》。2004 年 5 月 1 日，全国人大常委会通过的《中华人民共和国道路交通安全法》正式施行，国务院同时通过并施行了《道路交通安全法实施条例》，初步建立了我国道路交通管理法规体系，为我国机动车行业的高速发展奠定了坚实的法律基础。

一、道路交通安全法规的主要内容

（1）与通行相关的交通秩序管理，包括人车通行规则、车辆停放规则、交通限制与管制。

（2）与车辆安全管理相关的机动车、非机动车管理，包括机动车注册登记、安全检测、特殊车辆管理、报废、机动车保险与强制保险等。

（3）与驾驶人安全管理有关的驾驶人管理，包括驾驶人培训、考试、安全计分、审验等。

（4）与交通事故有关的调查处理、社会保障，包括交通事故现场勘查、责任区分、损害赔偿、驾驶人处理、交通事故社会救助保障等。

（5）与交通秩序管理有关的技术规范，包括道路规划、设计、建设、验收、维护维修改造等。

（6）与机动车有关的技术规范，包括机动车零部件、整车安全等。

（7）与交通安全、交通秩序管理有关的设施管理，包括安全、通行设施的规划、设计、施工、验收、使用和维护维修等。

二、道路交通安全管理的基本原则

（一）安全通行的原则

安全通行是道路交通安全管理的核心内容，是交通安全管理最重要的原则，是交通目的能够实现的基本前提。只有保证安全通行，才能实现交通目的。只有通过符合道路交通规律的科学、合理安全法规才能协调好各交通要素，确保各要素协调、安全、有序运行，才能保证交通工具安全通行，实现交通功能。

（二）以人为本的原则

以人为本是各国道路交通安全管理最基础的原则，其核心是要求道路交通安全管理体系必须保护道路交通参与者的人身安全，并体现人性化关怀。道路交通安全管理的所有法律法规、管理规范和技术标准都是围绕着保护交通参与者人身安全和合法权益而规定的。以人为本通常体现在两个方面：一是安全、文明、谨慎驾驶；二是实行机动车第三者责任强制保险制度。现代社会学理论认为，驾驶机动车是一种特权，必须尊重他人的基本权利，谨慎驾驶确保他人的人身安全及合法权益。随着机动车的发展，为了充分保护道路交通参与者的合法权益，保障道路交通事故中受害人的经济赔偿，各国通常采用机动车第三者责任强制保险制度。

(三) 保护弱者的原则

行人、残疾人、非机动车是公认的道路交通中的弱者，各国道路交通安全法规均采取了有效措施保护与照顾弱者群体。《中华人民共和国道路交通安全法》第四十七条规定：机动车行经人行横道时，应当减速行驶；遇行人正在通过人行横道，应当停车让行。

(四) 各行其道的原则

交通参与者各行其道是保证道路交通安全、有序的基础，也是道路交通功能得以实现的前提条件。没有各行其道，就没有道路交通安全可言，也就没有道路的顺畅通行，更不能实现交通通行的目的。道路交通安全管理的首要任务就是解决交通参与者各行其道的问题，有效划分道路交通参与者的动态空间，也就是通常讲的“路权原则”或者“路权问题”，保证各方交通参与者都得到合适、合理的通行空间与通行时间。

三、机动车交通安全管理

车辆安全管理由一系列相关制度构成，主要内容如下。

(1) 机动车牌证制度，包括机动车牌照、标志，机动车登记，实行“一车一号、一牌一证”管理，同时辅以相关标志，如保险标志、检验合格标志等。

(2) 机动车登记制度，包括注册登记、转移登记、变更登记、抵押登记、报废登记等。

(3) 机动车安全检验制度，包括机动车注册检验、定期检验、委托检验等。机动车强制报废制度，按照国家规定的报废标准进行报废登记。

(4) 特种车辆管理制度，包括警车、救护车、工程抢险车、消防车及其特种标志、灯具管理等。

(5) 机动车第三者责任强制保险制度，所有机动车必须购买机动车第三者责任强制保险。还有机动车安全技术标准、规范，主要属于技术性规范，不再赘述。另外，也涉及部分非机动车管理制度等。

四、道路交通安全设施管理

交通安全设施包括交通标志、交通标线、信号灯、人行护栏、安全岛等交通隔离设施及安全防护设施。交通安全设施的完整性直接影响着道路安全管理，需要科学规划、合理设置、严格管理才能发挥作用。交通安全设施的设置和生产等环节由各种技术标准、技术规范加以规定，交通安全管理法规往往给出管理要求和维护维修要求，由工程部门负责实施。

五、驾驶人安全管理

驾驶人安全管理主要包括以下几个方面。

(1) 驾驶证申领制度，包括申领的条件、准驾车型、考试等。

(2) 驾驶人培训制度，驾驶人的学习培训等。

(3) 驾驶人违法记分制度，对驾驶人违法、安全情况的记分管理等。

(4) 驾驶证定期审验制度，一定年限和安全记录后的管理等。

第四节 道路交通安全管理的处罚

驾驶人驾驶机动车享有某种程度上的交通特权，必须承担相应的义务，如果违反了相应的义务，就必须受到相应的处罚。交通安全管理的处罚与交通违法行为之间的匹配程度反映了该国家交通安全的管理水平。对道路交通安全管理的处罚一般包括：刑事处罚、行政处罚，以及交通事故中驾驶人的侵权行为所导致的侵权责任赔偿。

一、刑事处罚

刑事处罚是指违反刑法后应当受到的刑法制裁，简称刑罚。刑罚是刑法规定的，由国家审判机关依法对犯罪分子所适用的限制或剥夺其某种权益的、最严厉的强制性法律制裁方法，遵循“罪刑法定”的原则。根据我国《刑法》的规定，刑事处罚包括主刑和附加刑两部分。

我国现行的《中华人民共和国刑法》(以下简称《刑法》，是 1979 年 7 月 1 日第五届全国人民代表大会第二次会议通过，之后经多次修订，2023 年 12 月 29 日通过《中华人民共和国刑法修正案(十二)》。其中，有些条款的修订直接与交通安全相关，特别是“醉驾入刑”对整个社会起到了明显的威慑作用，对维护交通安全管理产生了深远的影响。以下列举《刑法》中关于交通安全管理的罪名、对应的法条及相应的司法解释。

(一) 职业禁止

《刑法》第三十七条之一　因利用职业便利实施犯罪，或者实施违背职业要求的特定义务的犯罪被判处刑罚的，人民法院可以根据犯罪情况和预防再犯罪的需要，禁止其自刑罚执行完毕之日或者假释之日起从事相关职业，期限为三年至五年。

被禁止从事相关职业的人违反人民法院依照前款规定作出的决定的，由公安机关依法给予处罚；情节严重的，依照本法第三百一十三条的规定定罪处罚。

其他法律、行政法规对其从事相关职业另有禁止或者限制性规定的，从其规定。

（二）以危险方法危害公共安全罪

《刑法》第一百一十四条　放火、决水、爆炸以及投放毒害性、放射性、传染病病原体等物质或者以其他危险方法危害公共安全，尚未造成严重后果的，处三年以上十年以下有期徒刑。

第一百一十五条　放火、决水、爆炸以及投放毒害性、放射性、传染病病原体等物质或者以其他危险方法致人重伤、死亡或者使公私财产遭受重大损失的，处十年以上有期徒刑、无期徒刑或者死刑。

过失犯前款罪的，处三年以上七年以下有期徒刑；情节较轻的，处三年以下有期徒刑或者拘役。

（三）交通肇事罪

《刑法》第一百三十三条　违反交通运输管理法规，因而发生重大事故，致人重伤、死亡或者使公私财产遭受重大损失的，处三年以下有期徒刑或者拘役；交通运输肇事后逃逸或者有其他特别恶劣情节的，处三年以上七年以下有期徒刑；因逃逸致人死亡的，处七年以上有期徒刑。

《最高人民法院关于审理交通肇事刑事案件具体应用法律若干问题的解释》第二条　交通肇事具有下列情形之一的，处三年以下有期徒刑或者拘役：(一)死亡一人或者重伤三人以上，负事故全部责任或者主要责任的；(二)死亡三人以上，负事故同等责任的；(三)造成公共财产或者他人财产直接损失，负事故全部或者主要责任，无能力赔偿数额在三十万元以上的。

交通肇事致一人以上重伤，负事故全部或者主要责任，并具有下列情形之一的，以交通肇事罪定罪处罚：(一)酒后、吸食毒品后驾驶机动车辆的；(二)无驾驶资格驾驶机动车辆的；(三)明知是安全装置不全或者安全机件失灵的机动车辆而驾驶的；(四)明知是无牌证或者已报废的机动车辆而驾驶的；(五)严重超载驾驶的；(六)为逃避法律追究逃离事故现场的。

第四条　交通肇事具有下列情形之一的，属于“有其他特别恶劣情节”，处三年以上七年以下有期徒刑：(一)死亡二人以上或者重伤五人以上，负事故全部或者主要责任的；(二)死亡六人以上，负事故同等责任的；(三)造成公共财产或者他人财产直接损失，负事故全部或者主要责任，无能力赔偿数额在六十万元以上的。

第五条 “因逃逸致人死亡”，是指行为人在交通肇事后为逃避法律追究而逃跑，致使被害人因得不到救助而死亡的情形。

交通肇事后，单位主管人员、机动车辆所有人、承包人或者乘车人指使肇事人逃逸，致使被害人因得不到救助而死亡的，以交通肇事罪的共犯论处。

第七条 单位主管人员、机动车辆所有人或者机动车辆承包人指使、强令他人违章驾驶造成重大交通事故，具有本解释第二条规定情形之一的，以交通肇事罪定罪处罚。

（四）危险驾驶罪

《刑法》第一百三十三条之一 在道路上驾驶机动车，有下列情形之一的，处拘役，并处罚金：（一）追逐竞驶，情节恶劣的；（二）醉酒驾驶机动车的；（三）从事校车业务或者旅客运输，严重超过额定乘员载客，或者严重超过规定时速行驶的；（四）违反危险化学品安全管理规定运输危险化学品，危及公共安全的。

机动车所有人、管理人对前款第三项、第四项行为负有直接责任的，依照前款的规定处罚。

有前两款行为，同时构成其他犯罪的，依照处罚较重的规定定罪处罚。

《最高人民法院、最高人民检察院、公安部关于办理醉酒驾驶机动车刑事案件适用法律若干问题的意见》：为保障法律的正确、统一实施，依法惩处醉酒驾驶机动车犯罪，维护公共安全和人民群众生命财产安全，根据刑法、刑事诉讼法的有关规定，结合侦查、起诉、审判实践，制定本意见。

第一条 在道路上驾驶机动车，血液酒精含量达到80毫克/100毫升以上的，属于醉酒驾驶机动车，依照刑法第一百三十三条之一第一款的规定，以危险驾驶罪定罪处罚。前款规定的“道路”“机动车”，适用道路交通安全法的有关规定。

第二条 醉酒驾驶机动车，具有下列情形之一的，依照刑法第一百三十三条之一第一款的规定，从重处罚：（一）造成交通事故且负事故全部或者主要责任，或者造成交通事故后逃逸，尚未构成其他犯罪的；（二）血液酒精含量达到200毫克/100毫升以上的；（三）在高速公路、城市快速路上驾驶的；（四）驾驶载有乘客的营运机动车的；（五）有严重超员、超载或者超速驾驶，无驾驶资格驾驶机动车，使用伪造或者变造的机动车牌证等严重违反道路交通安全法的行为的；（六）逃避公安机关依法检查，或者拒绝、阻碍公安机关依法检查尚未构成其他犯罪的；（七）曾因酒后驾驶机动车受过行政处罚或者刑事追究的；（八）其他可以从重处罚的情形。

第三条　醉酒驾驶机动车，以暴力、威胁方法阻碍公安机关依法检查，又构成妨害公务罪等其他犯罪的，依照数罪并罚的规定处罚。

第四条　对醉酒驾驶机动车的被告人判处罚金，应当根据被告人的醉酒程度、是否造成实际损害、认罪悔罪态度等情况，确定与主刑相适应的罚金数额。

第五条　公安机关在查处醉酒驾驶机动车的犯罪嫌疑人时，对查获经过、呼气酒精含量检验和抽取血样过程应当制作记录；有条件的，应当拍照、录音或者录像；有证人的，应当收集证人证言。

第六条　血液中酒精含量检验鉴定意见是认定犯罪嫌疑人是否醉酒的依据。犯罪嫌疑人经呼气酒精含量检验达到本意见第一条规定的醉酒标准，在抽取血样之前脱逃的，可以以呼气酒精含量检验结果作为认定其醉酒的依据。

犯罪嫌疑人在公安机关依法检查时，为逃避法律追究，在呼气酒精含量检验或者抽取血样前又饮酒，经检验其血液酒精含量达到本意见第一条规定的醉酒标准的，应当认定为醉酒。

第七条　办理醉酒驾驶机动车刑事案件，应当严格执行刑事诉讼法的有关规定，切实保障犯罪嫌疑人、被告人的诉讼权利，在法定诉讼期限内及时侦查、起诉、审判。

对醉酒驾驶机动车的犯罪嫌疑人、被告人，根据案件情况，可以拘留或者取保候审。对符合取保候审条件，但犯罪嫌疑人、被告人不能提出保证人，也不交纳保证金的，可以监视居住。对违反取保候审、监视居住规定的犯罪嫌疑人、被告人，情节严重的，可以予以逮捕。

二、行政处罚

违反交通安全法规的行为大多数属于过失行为，不会触犯刑法、受到刑罚处罚，而是按照《中华人民共和国道路交通安全法》或者《中华人民共和国治安管理处罚法》给予治安处罚，包括警告、罚款、暂扣或者吊销机动车驾驶证、行政拘留等。下面列出《中华人民共和国道路交通安全法》第七章《法律责任》相关条款。

第八十七条　公安机关交通管理部门及其交通警察对道路交通安全违法行为，应当及时纠正。

公安机关交通管理部门及其交通警察应当依据事实和本法的有关规定对道路交通安全违法行为予以处罚。对于情节轻微，未影响道路通行的，指出违法行为，给予口头警告后放行。

第八十八条　对道路交通安全违法行为的处罚种类包括：警告、罚款、暂扣或者吊销机动车驾驶证、拘留。

第八十九条　行人、乘车人、非机动车驾驶人违反道路交通安全法律、法规关于道路通行规定的，处警告或者五元以上五十元以下罚款；非机动车驾驶人拒绝接受罚款处罚的，可以扣留其非机动车。

第九十条 机动车驾驶人违反道路交通安全法律、法规关于道路通行规定的，处警告或者二十元以上二百元以下罚款。本法另有规定的，依照规定处罚。

第九十一条 饮酒后驾驶机动车的，处暂扣六个月机动车驾驶证，并处一千元以上二千元以下罚款。因饮酒后驾驶机动车被处罚，再次饮酒后驾驶机动车的，处十日以下拘留，并处一千元以上二千元以下罚款，吊销机动车驾驶证。

醉酒驾驶机动车的，由公安机关交通管理部门约束至酒醒，吊销机动车驾驶证，依法追究刑事责任；五年内不得重新取得机动车驾驶证。

饮酒后驾驶营运机动车的，处十五日拘留，并处五千元罚款，吊销机动车驾驶证，五年内不得重新取得机动车驾驶证。

醉酒驾驶营运机动车的，由公安机关交通管理部门约束至酒醒，吊销机动车驾驶证，依法追究刑事责任；十年内不得重新取得机动车驾驶证，重新取得机动车驾驶证后，不得驾驶营运机动车。

饮酒后或者醉酒驾驶机动车发生重大交通事故，构成犯罪的，依法追究刑事责任，并由公安机关交通管理部门吊销机动车驾驶证，终生不得重新取得机动车驾驶证。

第九十二条 公路客运车辆载客超过额定乘员的，处二百元以上五百元以下罚款；超过额定乘员百分之二十或者违反规定载货的，处五百元以上二千元以下罚款。

货运机动车超过核定载质量的，处二百元以上五百元以下罚款；超过核定载质量百分之三十或者违反规定载客的，处五百元以上二千元以下罚款。

有前两款行为的，由公安机关交通管理部门扣留机动车至违法状态消除。

运输单位的车辆有本条第一款、第二款规定的情形，经处罚不改的，对直接负责的主管人员处二千元以上五千元以下罚款。

第九十三条 对违反道路交通安全法律、法规关于机动车停放、临时停车规定的，可以指出违法行为，并予以口头警告，令其立即驶离。

机动车驾驶人不在现场或者虽在现场但拒绝立即驶离，妨碍其他车辆、行人通行的，处二十元以上二百元以下罚款，并可以将该机动车拖移至不妨碍交通的地点或者公安机关交通管理部门指定的地点停放。公安机关交通管理部门拖车不得向当事人收取费用，并应当及时告知当事人停放地点。

因采取不正确的方法拖车造成机动车损坏的，应当依法承担补偿责任。

第九十四条 机动车安全技术检验机构实施机动车安全技术检验超过国务院价格主管部门核定的收费标准收取费用的，退还多收取的费用，并由价格主管部门依照《中华人民共和国价格法》的有关规定给予处罚。

机动车安全技术检验机构不按照机动车国家安全技术标准进行检验，出具虚假检验结果的，由公安机关交通管理部门处所收检验费用五倍以上十倍以下罚款，并依法撤销其检验资格；构成犯罪的，依法追究刑事责任。

第九十五条　上道路行驶的机动车未悬挂机动车号牌，未放置检验合格标志、保险标志，或者未随车携带行驶证、驾驶证的，公安机关交通管理部门应当扣留机动车，通知当事人提供相应的牌证、标志或者补办相应手续，并可以依照本法第九十条的规定予以处罚。当事人提供相应的牌证、标志或者补办相应手续的，应当及时退还机动车。

故意遮挡、污损或者不按规定安装机动车号牌的，依照本法第九十条的规定予以处罚。

第九十六条　伪造、变造或者使用伪造、变造的机动车登记证书、号牌、行驶证、驾驶证的，由公安机关交通管理部门予以收缴，扣留该机动车，处十五日以下拘留，并处二千元以上五千元以下罚款；构成犯罪的，依法追究刑事责任。

伪造、变造或者使用伪造、变造的检验合格标志、保险标志的，由公安机关交通管理部门予以收缴，扣留该机动车，处十日以下拘留，并处一千元以上三千元以下罚款；构成犯罪的，依法追究刑事责任。

使用其他车辆的机动车登记证书、号牌、行驶证、检验合格标志、保险标志的，由公安机关交通管理部门予以收缴，扣留该机动车，处二千元以上五千元以下罚款。

当事人提供相应的合法证明或者补办相应手续的，应当及时退还机动车。

第九十七条　非法安装警报器、标志灯具的，由公安机关交通管理部门强制拆除，予以收缴，并处二百元以上二千元以下罚款。

第九十八条　机动车所有人、管理人未按照国家规定投保机动车第三者责任强制保险的，由公安机关交通管理部门扣留车辆至依照规定投保后，并处依照规定投保最低责任限额应缴纳的保险费的二倍罚款。

依照前款缴纳的罚款全部纳入道路交通事故社会救助基金。具体办法由国务院规定。

第九十九条　有下列行为之一的，由公安机关交通管理部门处二百元以上二千元以下罚款：(一)未取得机动车驾驶证、机动车驾驶证被吊销或者机动车驾驶证被暂扣期间驾驶机动车的；(二)将机动车交由未取得机动车驾驶证或者机动车驾驶证被吊销、暂扣的人驾驶的；(三)造成交通事故后逃逸，尚不构成犯罪的；(四)机动车行驶超过规定时速百分之五十的；(五)强迫机动车驾驶人违反道路交通安全法律、法规和机动车安全驾驶要求驾驶机动车，造成交通事故，尚不构成犯罪的；(六)违反交通管制的规定强行通行，不听劝阻的；(七)故意损毁、移动、涂改交通设施，造成危害后果，尚不构成犯罪的；(八)非法拦截、扣留机动车辆，不听劝阻，造成交通严重阻塞或者较大财产损失的。

行为人有前款第二项、第四项情形之一的，可以并处吊销机动车驾驶证；有第一项、第三项、第五项至第八项情形之一的，可以并处十五日以下拘留。

第一百条　驾驶拼装的机动车或者已达到报废标准的机动车上道路行驶的，公安机关交通管理部门应当予以收缴，强制报废。

对驾驶前款所列机动车上道路行驶的驾驶人，处二百元以上二千元以下罚款，并吊销机动车驾驶证。

出售已达到报废标准的机动车的，没收违法所得，处销售金额等额的罚款，对该机动车依照本条第一款的规定处理。

第一百零一条　违反道路交通安全法律、法规的规定，发生重大交通事故，构成犯罪的，依法追究刑事责任，并由公安机关交通管理部门吊销机动车驾驶证。

造成交通事故后逃逸的，由公安机关交通管理部门吊销机动车驾驶证，且终生不得重新取得机动车驾驶证。

第一百零二条　对六个月内发生二次以上特大交通事故负有主要责任或者全部责任的专业运输单位，由公安机关交通管理部门责令消除安全隐患，未消除安全隐患的机动车，禁止上道路行驶。

第一百零三条　国家机动车产品主管部门未按照机动车国家安全技术标准严格审查，许可不合格机动车型投入生产的，对负有责任的主管人员和其他直接责任人员给予降级或者撤职的行政处分。

机动车生产企业经国家机动车产品主管部门许可生产的机动车型，不执行机动车国家安全技术标准或者不严格进行机动车成品质量检验，致使质量不合格的机动车出厂销售的，由质量技术监督部门依照《中华人民共和国产品质量法》的有关规定给予处罚。

擅自生产、销售未经国家机动车产品主管部门许可生产的机动车型的，没收非法生产、销售的机动车成品及配件，可以并处非法产品价值三倍以上五倍以下罚款；有营业执照的，由工商行政管理部门吊销营业执照，没有营业执照的，予以查封。

生产、销售拼装的机动车或者生产、销售擅自改装的机动车的，依照本条第三款的规定处罚。

有本条第二款、第三款、第四款所列违法行为，生产或者销售不符合机动车国家安全技术标准的机动车，构成犯罪的，依法追究刑事责任。

第一百零四条　未经批准，擅自挖掘道路、占用道路施工或者从事其他影响道路交通安全活动的，由道路主管部门责令停止违法行为，并恢复原状，可以依法给予罚款；致使通行的人员、车辆及其他财产遭受损失的，依法承担赔偿责任。

有前款行为，影响道路交通安全活动的，公安机关交通管理部门可以责令停止违法行为，迅速恢复交通。

第一百零五条 道路施工作业或者道路出现损毁，未及时设置警示标志、未采取防护措施，或者应当设置交通信号灯、交通标志、交通标线而没有设置或者应当及时变更交通信号灯、交通标志、交通标线而没有及时变更，致使通行的人员、车辆及其他财产遭受损失的，负有相关职责的单位应当依法承担赔偿责任。

第一百零六条 在道路两侧及隔离带上种植树木、其他植物或者设置广告牌、管线等，遮挡路灯、交通信号灯、交通标志，妨碍安全视距的，由公安机关交通管理部门责令行为人排除妨碍；拒不执行的，处二百元以上二千元以下罚款，并强制排除妨碍，所需费用由行为人负担。

第一百零七条 对道路交通违法行为人予以警告、二百元以下罚款，交通警察可以当场作出行政处罚决定，并出具行政处罚决定书。

行政处罚决定书应当载明当事人的违法事实、行政处罚的依据、处罚内容、时间、地点以及处罚机关名称，并由执法人员签名或者盖章。

第一百零八条 当事人应当自收到罚款的行政处罚决定书之日起十五日内，到指定的银行缴纳罚款。

对行人、乘车人和非机动车驾驶人的罚款，当事人无异议的，可以当场予以收缴罚款。

罚款应当开具省、自治区、直辖市财政部门统一制发的罚款收据；不出具财政部门统一制发的罚款收据的，当事人有权拒绝缴纳罚款。

第一百零九条 当事人逾期不履行行政处罚决定的，作出行政处罚决定的行政机关可以采取下列措施：(一)到期不缴纳罚款的，每日按罚款数额的百分之三加处罚款；(二)申请人民法院强制执行。

第一百一十条 执行职务的交通警察认为应当对道路交通违法行为人给予暂扣或者吊销机动车驾驶证处罚的，可以先予扣留机动车驾驶证，并在二十四小时内将案件移交公安机关交通管理部门处理。

道路交通违法行为人应当在十五日内到公安机关交通管理部门接受处理。无正当理由逾期未接受处理的，吊销机动车驾驶证。

公安机关交通管理部门暂扣或者吊销机动车驾驶证的，应当出具行政处罚决定书。

第一百一十一条 对违反本法规定予以拘留的行政处罚，由县、市公安局、公安分局或者相当于县一级的公安机关裁决。

第一百一十二条 公安机关交通管理部门扣留机动车、非机动车，应当当场出具凭证，并告知当事人在规定期限内到公安机关交通管理部门接受处理。

公安机关交通管理部门对被扣留的车辆应当妥善保管，不得使用。

逾期不来接受处理，并且经公告三个月仍不来接受处理的，对扣留的车辆依法处理。

第一百一十三条 暂扣机动车驾驶证的期限从处罚决定生效之日起计算；处罚决定生效前先予扣留机动车驾驶证的，扣留一日折抵暂扣期限一日。

吊销机动车驾驶证后重新申请领取机动车驾驶证的期限，按照机动车驾驶证管理规定办理。

第一百一十四条 公安机关交通管理部门根据交通技术监控记录资料，可以对违法的机动车所有人或者管理人依法予以处罚。对能够确定驾驶人的，可以依照本法的规定依法予以处罚。

第一百一十五条 交通警察有下列行为之一的，依法给予行政处分：(一)为不符合法定条件的机动车发放机动车登记证书、号牌、行驶证、检验合格标志的；(二)批准不符合法定条件的机动车安装、使用警车、消防车、救护车、工程救险车的警报器、标志灯具，喷涂标志图案的；(三)为不符合驾驶许可条件、未经考试或者考试不合格人员发放机动车驾驶证的；(四)不执行罚款决定与罚款收缴分离制度或者不按规定将依法收取的费用、收缴的罚款及没收的违法所得全部上缴国库的；(五)举办或者参与举办驾驶学校或者驾驶培训班、机动车修理厂或者收费停车场等经营活动的；(六)利用职务上的便利收受他人财物或者谋取其他利益的；(七)违法扣留车辆、机动车行驶证、驾驶证、车辆号牌的；(八)使用依法扣留的车辆的；(九)当场收取罚款不开具罚款收据或者不如实填写罚款额的；(十)徇私舞弊，不公正处理交通事故的；(十一)故意刁难，拖延办理机动车牌证的；(十二)非执行紧急任务时使用警报器、标志灯具的；(十三)违反规定拦截、检查正常行驶的车辆的；(十四)非执行紧急公务时拦截搭乘机动车的；(十五)不履行法定职责的。

公安机关交通管理部门有前款所列行为之一的，对直接负责的主管人员和其他直接责任人员给予相应的行政处分。

第一百一十六条 依照本法第一百一十五条的规定，给予交通警察行政处分的，在作出行政处分决定前，可以停止其执行职务；必要时，可以予以禁闭。

依照本法第一百一十五条的规定，交通警察受到降级或者撤职行政处分的，可以予以辞退。

交通警察受到开除处分或者被辞退的，应当取消警衔；受到撤职以下行政处分的交通警察，应当降低警衔。

第一百一十七条 交通警察利用职权非法占有公共财物，索取、收受贿赂，或者滥用职权、玩忽职守，构成犯罪的，依法追究刑事责任。

第一百一十八条 公安机关交通管理部门及其交通警察有本法第一百一十五条所列行为之一，给当事人造成损失的，应当依法承担赔偿责任。

第二章　交通伤医学救治与防范

第一节　院前急救处理

院前急救处理是交通伤处理的第一个环节。国内外统计数据都显示，交通事故发生后，50%以上受伤人员的死亡发生在院前急救阶段。院前急救非常重要，及时急救可以减少死亡、减少继发性损伤并为医院内治疗提供基础。

一、建立急救组织

在我国经过几十年的发展，由卫生行政主管部门负责的急救组织网络已经基本建成。在城市，通常在一定区域内建立急救中心站点，统一调配急救资源。主要包括以下几个方面的内容。

（一）院前急救人员的组成

目前，大部分城市都已经建立了以医务人员为主体的专业急救队伍。对急救人员的基本要求如下。

（1）应具有严谨认真的品质，忠实履行责任的献身服务精神。须具备高水平的道德标准，努力提高自己的专业知识与技能。镇静而自信，以实际行动取得患者的尊重与信任。训练控制自己的情绪，对于伤员或家属的不正常和夸张行为要理解与同情。

（2）具备相应的基本专业技能，包括：保持呼吸道畅通、徒手或用机械进行人工呼吸、心肺复苏、控制出血，处理休克、中毒，包扎伤口、固定骨折，助产和照顾婴儿等专业性技能。

（3）应承担相应的责任，熟练评估相应的临床症状与体征，控制事故现场，解救伤员并且组织运送。伤员转运前应进行迅速而有效的急救处理，准确及时填写病史与急救记录。掌握维护运输工具和装备的技能。

（二）通讯联络

交通事故发生后，必须要有畅通的通讯联络系统，包括有线和无线电话网络系统，便于现场人员及时联系上急救中心，急救中心也能以最快的速度派出急救车辆及人员到现场实施救治，并且在急救人员的监护下将伤员送往医院或创伤中心。良好稳定的通讯联络系统起着决定性作用，必须做好以下几个方面。

(1) 确定国家统一的急救呼叫电话号码。我国普遍采用“120”，不少地方还建立了急救与相应其他救助统一联动电话号码。

(2) 建立效能强大的指挥控制中心。我国大多数城市已经建立了急救指挥和控制中心，配备了先进的通讯联络系统，24 小时接受呼叫并且提供急救车辆。急救控制中心掌握本地区各医院的床位情况，能与区域内主要医院的急诊科室保持热线直通和网络连接，高效及时进行抢救，避免不必要的转诊，延误抢救时机。

(3) 建立急救车与指挥中心之间、急救车与医院急诊室之间的即时联络。便于急救指挥中心及时掌握急救车的动向，也便于接诊病员的医院及时获得病员的基本情况，提前做好抢救病员的准备。

(4) 高速公路设置急救电话。在高速公路上发生交通事故，呼叫救助存在一定困难，因此高速公路上应设置特别急救联络方式并应享有信息共享机制。

(三) 运输工具及装备

1. 急救车辆和急救飞机　我国大部分城市都根据人口数量配备救护车辆，一般按照每 5 万～7 万人配备 1 台急救车的标准进行配置。一些发达城市配备了先进的直升机。但是一些偏远地区的急救运输工具与装备有待于进一步完善。

2. 急救车内的装备　基本包括：担架、通气管、人工呼吸器、吸引器、吸氧设备、心脏按摩器、处理休克用品（静脉输液用具，如针头、止血带、注射器、消毒海绵、胶布、静脉注射的液体、抗休克裤）、骨折固定器具、包扎伤口用具、处理急性中毒的用品、急救药品、分娩用品、新生儿转运工具、安全防护用具、解救伤员用品等。还有一些特殊医疗器械，如气管插入包、胸腔减压包、环甲膜穿刺包、静脉切开包、小手术包、导尿包、便携式心电图仪及除颤仪等。所有物品安排有序，且留有工作空间。通讯联络设备、人工呼吸器、吸引器和氧气筒应设在担架的头端，心肺复苏、止血、输液及血压计等应在担架旁边。设备应该是标准化元件，并且经久耐用，便于及时更换、补充。储存柜与工具箱应该易于打开和锁闭。所有标签应该醒目。

(四) 统一的急救记录

在某一个地区制订统一的院前急救记录表，以病史记录最为重要。院前急救病历表格应便于记录重要的症状、体征和处理措施，又要全面、简洁、清晰明了，方便救护人员在短时间内完成填写。

二、急救措施

院前急救措施应连贯有效、争分夺秒，效率高低直接与伤者生命攸关，主要有几个环节：缩短反应时间，现场伤情判断，检查伤员，伤员较多时分类处理，多处损伤的现场判断与紧急处理等。

(一) 缩短反应时间

反应时间是指从呼叫电话至急救车到达事故现场所需时间，实际上即反映伤员开始获得救治的时间，是救治危重伤员的关键性指标，因而成为国际上用以衡量一个国家或地区急救水平的重要标志之一。反应时间过长，将会使一些伤员失去救治机会，尤其是老年人，身体状况较差，在遭受交通事故的巨大暴力下，常常发生严重颅脑损伤或失血性休克，缩短反应时间更有着重要意义。反应时间的长短受到多种因素影响，如呼叫系统的通畅程度和灵敏度，指挥控制中心的管理水平，急救车的分布与工作半径，城市交通管理和急救人员的素质等。在发达地区，已经逐步把急救站纳入城市规划之中，通过适度增加地区急救站的数目、合理布局，以提高抢救伤员的成功率。

(二) 现场伤情判断

伤员的现场情况各异，急救人员必须熟练掌握检查基本生命体征的方法，对危重伤员必须逐项检查，以期尽早发现威胁生命的重要生命体征。基本的生命体征有以下九项内容。

1. 脉搏　测定脉搏最常见的方法是触摸桡动脉，如果桡动脉搏动很细弱或者上肢损伤，可在胸锁乳突肌前缘触摸颈动脉，最后才会选择下肢的股动脉。脉搏能够直接快速反映心率和循环血量，往往是严重伤员循环衰竭的最早体征，故现场应立即触摸脉搏，并追踪伤情和及时记录。脉搏快而细弱，提示伤员可能存在体内大量失血或者失血性休克可能。跳跃式脉搏多提示伤员受到了惊吓，或者存在高血压可能。无脉搏则有可能存在动脉阻塞、破裂或者心跳停止等。

2. 呼吸　呼吸频率个体差异较大，正常情况下为 12～20 次/min。训练有素的运动员可能缓慢许多，达到 6～8 次/min，因此现场应结合呼吸深浅及用力程度来综合判断呼吸情况，检查时尽量袒露伤者胸部。

呼吸快而且浅，多为休克前期表现；呼吸深、喘气费力提示呼吸道梗阻或者肺部疾患；呼吸抑制或者停止，可见到胸腹部呼吸运动极其微弱或者无运动。严重的酸或碱中毒，可以发生特殊的呼吸类型。呼气时可以嗅到水果甜味，多为糖尿病酸中毒、酒精中毒等。口鼻中逸出泡沫样的血色痰，提示可能存在肺挫伤、肺水肿。

3. 血压　血压的变化是血容量、血管容积或心脏泵血功能变化的综合表现，须达到一定严重程度才会出现明显变化，没有脉搏的变化直观。

血压显著下降可能原因主要有：严重失血、休克或者心脏疾病急性发作。低血压表示动脉系统内缺乏足够的压力或者血容量减少，会导致重要脏器供血不足，因此，应当迅速查明原因并及时处理。一般情况下，失血后血压变化多表现为收缩压与舒张压同时下降。但有特殊情况必须重视：脑损伤时，可以表现为收缩压上升，舒张压不变或者降低，脉压差变大；心包填塞则表现为收缩压下降，舒张压上升，脉压差变小。

4. *温度*　体温主要反映皮肤温度，依靠皮肤调节，体温变化可以提示全身性变化。当人体交感神经受到刺激后，汗腺分泌活跃，皮肤收缩，表现为皮肤凉而湿，常常为休克的早期体征。凉而干的皮肤多是由于身体长时间暴露在低温环境下；热而干的皮肤多因发烧或者中暑引起，须加以区别。

5. *皮肤颜色*　检查伤员的皮肤颜色有助于即刻现场处理，如给氧、止血或者心肺复苏等。有经验的现场急救人员可以根据伤员的肤色情况决定现场抢救及处理的顺序。皮肤颜色主要有以下几种变化。

(1) 皮肤发红，多是由于高血压、一氧化碳中毒或中暑。其中，严重高血压患者皮肤多为暗红色，略带紫，且血管饱满，呈多血症表现。一氧化碳中毒或中暑皮肤多呈樱桃红色。

(2) 苍白色或浅灰色皮肤，提示循环血量不足，如休克、惊吓或急性心脏病发作。

(3) 皮肤发绀，提示血管内血液含氧量不足。多是由于呼吸道梗阻或者肺功能不全，血液颜色深暗，因而皮肤颜色呈现为青紫色，指端及口唇周围最容易看出来。皮肤发绀说明身体处于缺氧状态，须及时纠正。

6. *瞳孔*　无论是单侧还是双侧瞳孔的变化，都是现场急救时必须注意观察的重要体征。瞳孔变小，多数是由于吸毒上瘾或者中枢神经系统疾患；双侧瞳孔散大，伴有深度昏迷，提示为临终期或已经死亡；单侧瞳孔散大具有重要临床意义，往往提示颅内出血或颅内压增高，急需手术治疗。

7. *意识状态*　是判断神经系统损伤最可靠的体征之一，必须认真记录病史，包括轻度意识错乱(如酗酒或精神病患者)至深度昏迷(如颅脑损伤或中毒)。昏迷后清醒一段时间再次出现昏迷，多提示颅内有出血，须立即送医院行急诊手术。

8. *运动能力*　伤员处于清醒状态，肢体没有遭受严重损伤，但是不能自主运动肢体，称为瘫痪。颅内出血或者血管栓塞，多表现为一侧肢体偏瘫。在外伤后，伤员不能自主运动下肢或者上肢，多提示可能存在脊髓损伤。如果上肢可以自如运动，而下肢不能自如运动，脊髓损伤多发生在颈椎以下。如果上下肢都瘫痪，则提示脊髓损伤发生在颈椎以上，预后较差。瘫痪是一个特别重要的体征，表示颅内或者脊髓损伤，若脊髓全断裂，则为永久性瘫痪。要特别注意，伤后没有立即表现出来的偏瘫，却表现为进行性加重，是早期手术治疗的指征。

9. *疼痛反应*　对疼痛无反应者，提示感觉功能丧失。损伤后，肢体运动功能丧失常常伴有感觉功能丧失，多是由于重要的神经损伤。有时候，运动功能存在，但主诉肢体麻木或者刺痛，表明可能有脊髓损伤，注意搬运伤员时尽量保持其躯体平躺，以免加重损伤。肢体剧烈疼痛伴有感觉丧失，可能是因为肢体主干的血管损伤或者闭塞，检查时注意肢体远端脉搏有无消失。

（三）迅速而有步骤地检查伤员

急救车到达现场后，急救人员应通过快速而仔细地观察，得出准确的初步判断。车祸发生的现场，应注意观察以下几个方面的内容：事故类型、涉事车辆的数目、伤员的数目、地形、每个伤员的准确位置与姿势。这些资料有助于了解受伤的机制，更加准确地判断伤员伤情，防止忽视严重损伤。例如，驾驶员趴在方向盘上，首先应考虑可能存在胸腹部重要损伤。现场检查应该按照以下步骤进行。

1. *初次检查* 主要通过询问、触及、观察，同时进行，不需要任何诊断器械。询问过程应当简洁准确，无须细问。重点检查四个体征：脉搏、呼吸、皮肤颜色及意识状态。检查目的是发现是否有伤员存在生命危险，必须在有限的时间内完成对每个伤员的初次检查。当发现伤员已经无脉搏、无呼吸、大出血、昏迷或者休克等，现场予以急救处理。

初次检查必须有条不紊地进行。首先，触摸脉搏，如果伤员无脉搏，提示心跳停止，立即进行心肺复苏。如果脉搏细弱，提示可能存在休克，及时抬高下肢，简单包扎伤口、止血。其次，如果伤员意识清醒，疼痛明显，只要简短安慰。如果伤员出现意识障碍或者昏迷，按照脊髓损伤搬动，并检查瞳孔状态。第三步，观察伤员的基本情况，观察呼吸状态，如果发现呼吸障碍，清理呼吸道，心肺复苏，封闭胸部伤口，稳定连枷胸等。如果有大量出血，予以简单包扎止血。现场稳定有序的急救，可以保证后面的救治更加有效。

2. *二次检查* 当完成初次检查，控制住即刻威胁生命的紧急损伤后，应从头到脚对伤员进行系统的检查，以免漏诊或搬运过程中病情加重。再次评价并记录基本生命体征，如脉搏、呼吸及血压，注意脉搏及呼吸的次数和性质。当生命体征稳定后，对于清醒的伤员应仔细询问症状并记录，有些症状可能提示存在内脏损伤。既往史也要仔细询问，如近期是否有用药史、有无过敏史、最后进餐时间等。

二次检查的一般顺序如下：首先，回顾一下生命体征。其次，检查脑与脊髓损伤，询问伤员是否存在感觉障碍，并且让伤员活动上、下肢，初步判断是否存在脊髓损伤及脊髓伤的位置。如果存在脊髓损伤，搬动时必须十分小心，用脊柱板支持颈部。再次，检查肢体是否骨折。观察肢体的形态是否存在畸形，是否存在反常运动等。如果发现骨折，立即予以简单固定。最后，检查有无伤口，如果有出血伤口，立即包扎止血。如果发现肠管从腹部伤口内脱出，不必马上回纳，予以纱布覆盖。如果出现肢体离断，必须携带离断肢体。如果异物嵌插体内较深，一般不要立即移除。

(四) 现场检查的分类

事故中，如果仅有单个或者少量伤员，可以先进行院前评分，根据伤员紧急程度进行分类急救。但是如果现场情况紧急，出现群体性伤员，很难对每一个伤员进行严重程度评分，可以采用三级分类法区别轻重缓急。

1. *一级*　须立即处理并且转运。包括：①呼吸道受阻并且呼吸困难者。②心脏骤停者。③无法立即控制的外出血或疑似内出血。④胸或腹部开放性伤口。⑤严重性颅脑损伤。

2. *二级*　可稍缓处理。包括：①无严重合并症的烧伤。②肢体长骨或者多发性骨折。③腰背部损伤。④颈椎损伤。

3. *三级*　最后处理。包括：①仅有小的骨折或其他轻伤。②明显的致命伤，注定即将死亡者。③确定已死亡者。

(五) 各部位损伤的现场判断

1. *头颅损伤*　在机动车损伤中，头颅损伤可单独发生，也可以为全身多发伤的一部分，是车祸当场死亡的首要原因。头颅损伤在各种类型的损伤中死亡率最高。

(1) 初次检查，应在30秒内完成，给出初次诊断，并及时填写原始病史记录单。随后根据病情变化情况，判断伤势进展，再决定是否须行手术治疗。脑实质的损伤会继发脑组织水肿，颅内压升高，使脑内血管灌注压降低，特别是出现脑疝，压迫重要的生命中枢，导致更为严重的后果。

(2) 主要检查内容包括三个方面：①意识水平：多采用Glasgow昏迷指数表(见表2-1)。②生命体征：包括脉搏、呼吸与血压。颅内压增高时，脉压增大，脉率变慢，呼吸也变慢。脉率与呼吸加快、血压下降时，多为临终期表现。③肢体无麻痹或感觉异常。

表2-1　Glasgow昏迷指数表　(分)

睁眼反应	自主	4
	声音刺激	3
	疼痛刺激	2
	无反应	1
语言反应	清楚	5
	朦胧	4

续表

语言反应	措辞不当	3
	失去理解	2
	无反应	1
运动反应	正常	6
	疼痛定位	5
	疼痛躲避	4
	疼痛屈曲	3
	疼痛伸展	2
	无反应	1

上表总计分值为3～15分，分值越低，昏迷越深，毫无反应的深昏迷为3分，正常者为15分。

(3) 二次检查，除了前述全身情况检查外，还应检查有无颅骨骨折、裂伤、Battle征(颅底骨折时球结膜或耳后出现淤血斑)、鼓室积血、脑脊液耳漏或鼻漏、肢体运动及感觉等。

2. 脊柱损伤

(1) 症状：①疼痛：清醒者诉说颈或腰背部疼痛，但也可能被其他严重的疼痛所掩盖，应注意其他症状。②麻木、刺痛、无力，提示可能存在脊髓损伤。③活动时疼痛。如果伤员试图活动受伤的脊柱，则疼痛明显加重，但急救人员不应做此项检查，而且不鼓励伤员活动及移动伤员。

(2) 体征：①畸形：外观畸形多为脊柱严重损伤，但无畸形不能排除脊柱损伤；对于昏迷的伤员，如果出现脊柱后突体征，提示很可能存在脊柱严重损伤。要特别注意，对于车祸引起的昏迷伤员，无论有无脊髓损伤体征，都应当按照脊髓损伤处理。②压痛：脊柱周围如果存在明显压痛，应按照脊柱骨折处理。③裂伤及挫伤：几乎所有的脊柱骨折脱位均伴有体表裂伤或者挫伤，是重要的诊断依据。发生车祸时，头面部撞击在挡风玻璃或其他物体上，使颈椎发生过伸伤，但是头面部没有损伤，也不能排除脊柱损伤。④麻痹或者麻木：出现肢体肌力明显减弱或者感觉消失症状，提示可能存在脊髓损伤。触摸伤员的手指、足趾、上肢和下肢，测试感觉的变化；通过简单握力试验和足的活动来判断肌肉功能。

3. 胸部损伤　是常见的交通伤之一，严重损伤可能导致伤者短时间内失去生命。

(1) 分类：①开放伤：胸壁穿透创，可合并肋骨骨折，或心、肺及大血管损伤。②闭合伤：主要有肋骨骨折、软组织挫伤、心或肺的撕裂伤。严重的闭合伤包括胸廓挤压伤并发心肺挫伤，如常见车祸中胸部撞击方向盘。

(2) 体征：重要的体征有：①疼痛，损伤处疼痛，注意胸膜损伤可出现随呼吸运动而加重的疼痛。②呼吸困难。③吸气时，一侧或双侧胸廓不能正常扩张。④咯血。⑤脉搏快而弱，血压下降。⑥口唇或指端发绀。

要特别注意，任何类型的呼吸改变都是很重要的体征。呼吸深而且费力，频率超过 24 次/min，称为呼吸窘迫。呼吸抑制，肋骨骨折处或者挫伤处疼痛，提示存在胸壁肌肉软组织损伤或肺挫伤，伤者由于身体保护反应，会抑制呼吸运动。此外，胸廓扩张受限、呼吸运动失去正常的神经控制、呼吸道梗阻、气胸等是呼吸困难的常见原因。当伤员吸气时，胸廓不能扩张，呼吸肌不能发挥作用。咯血提示肺部撕裂伤。脉搏快而弱、血压下降，提示出现了休克症状，原因主要有两种，一种为失血较多、血容量明显不足，另一种为血液中氧气含量不足，血氧饱和度明显降低。发绀症状也提示血液内氧气含量不足，应高度怀疑胸部损伤。

(3) 胸部常见危及生命的损伤：①连枷胸，三根或三根以上肋骨骨折，且每根肋骨有多处骨折会形成一块游离胸壁，与整个胸廓失去骨性连接，称为连枷胸。吸气时，胸廓整体扩张，因胸腔内压力小于大气压，而出现游离胸壁下陷；呼气时，胸廓缩小，因胸腔内压力大于大气压，而出现游离胸壁隆起，称为反常呼吸。这是一种严重的胸部损伤，一方面由于反常呼吸，影响气体交换；另一方面由于肺挫伤，影响肺功能，伤员很快会出现严重缺氧的危险状态。一般依靠肉眼观察即可诊断。②胸壁开放伤，多由锐器或枪伤所致，在胸壁上可见到开放性伤口，伴随着呼吸运动，可以看到或者听到气体进出伤口的运动或声音，诊断不困难。常常伴有气胸或者血胸，要特别注意是否有心脏或大血管的损伤，若有，伤者会在数分钟内死亡。单纯开放性气胸如不及时处理，由于肺被压缩及纵隔摆动，也会危及伤者生命。③张力性气胸，由于肺或胸壁损伤形成一个单向活瓣组织，当吸气时，胸膜腔内为负压，活瓣开放，空气进入胸腔；当呼气时，胸膜腔内压力增高，推挤活瓣关闭，气体不能排出。随着呼吸运动，胸腔内压力迅速增高，称为张力性气胸。先是压迫伤侧的肺，继而压迫纵隔及对侧肺，阻碍静脉血液回流入心脏，导致伤者死亡。临床表现为呼吸窘迫、一侧胸廓运动消失、叩诊鼓音、呼吸音降低、皮下气肿、气管移向健侧及颈静脉怒张等。④血胸，即胸膜腔内积血，常常伴有气胸。出血可能来自胸壁血管或胸腔内血管破裂，也可来自肺破裂。出血较多时，可以压缩肺脏导致机体缺氧，甚至发生失血性休克等。胸壁叩诊为浊音，呼吸音消失，呼吸困难。⑤心包填塞，由于心壁或心包膜血管损伤导致心包腔内积血，可压迫心脏，称为心包填塞。驾驶员在行车中发生交通伤，胸部撞击方向盘，应考虑心包填塞的可能。其典型表现为：血压下降、脉压变小、脉弱、颈静脉怒张、心界扩大或心音遥远。

4. 腹部损伤　闭合性损伤较为多见，典型致伤方式为腹部撞击方向盘或车内硬物；开放性损伤多为刺伤或枪伤。

腹部损伤有的容易发现，有的非常隐蔽，腹部疼痛是最常见的主诉。开放性损伤容易诊断，有的钝性损伤，如腹部有擦伤痕迹或轮胎印迹，很容易判断致伤方式。有的腹部损伤患者，除了主诉腹部疼痛外，常常有恶心呕吐等症状。少数情况，由于腹膜刺痛，伤员为了减少疼痛，常常蜷缩身体，静卧一旁。

腹部压痛是最常见和重要的体征，腹部剧烈疼痛、不愿意移动身体也是一个重要体征。现场检查时，应当注意以下症状与体征。

（1）症状：腹部疼痛、牵涉痛，恶心、烦躁、不愿移动。

（2）体征：腹部擦伤、轮胎或安全带的痕迹，伤口的入口与出口，裂伤或者刺伤，血压下降，脉搏变快，呼吸浅快，肤色苍白，腹部局限性或弥漫性压痛，腹胀，休克或者呕吐等。

安全带的正确使用非常重要，很多人在车祸中免于死亡得益于安全带。但是安全带使用不当，也会带来一定的损伤风险。例如，斜挎式安全带，当汽车突然减速或紧急刹车时，安全带向脊柱挤压，造成胸腹部钝性伤，特别是安全带的横向部分更容易带来胸腹部挤压伤。

5. 肢体损伤　当伤员全身情况稳定后，就应对肢体损伤逐一检查，一般分为四个步骤。

（1）看，轻轻地将衣服剪开或者脱掉，以便于仔细观察有无开放性骨折或者脱位、畸形、肿胀、淤血斑等。

（2）令伤员小心活动伤肢，如果存在肌肉或者骨折损伤，活动时疼痛会明显加剧，也可以让伤员指出最疼痛的部位。如果轻轻活动患肢就出现剧烈疼痛，则应立即停止活动。对于怀疑颈椎或者腰椎损伤者，应当禁止活动，以免导致脊髓的永久性损伤。

（3）触，通过触诊找出压痛点，压痛点附近可能存在骨折、脱位或扭伤等。

（4）评价患肢的神经、血管功能。一些重要的血管、神经靠近并依附骨骼，临近大关节处更容易受到损伤。因此，任何骨折或脱位均可能合并血管或神经损伤，必须通过检查予以判断与评价。检查时要特别注意远端血管搏动，毛细血管充盈及皮肤颜色，有无感觉障碍或运动功能丧失，对于无血管搏动的肢体需要紧急处理。

三、基本救治

（一）基本生命支持

基本生命支持是一种应急救治措施，包括识别和纠正呼吸或心血管系统衰竭。呼吸与心血管系统都必须在脑神经系统的调控下才能正常运行。脑细胞对缺氧最为敏感，当缺氧达到 4～6 min 即死亡。脑的氧气供应必须具备两个条件：一是通过呼吸将氧气吸入肺中；二是靠血液循环将含有氧气的血液送到脑细胞。基本生命支持包括心肺复苏“ABC”，即气道(airway)、呼吸(breathing)及循环(circulating)，其适应证为呼吸道梗阻、呼吸停止、心跳停止。

基本生命支持的主要特点是，不需要任何复杂的器械或者装备，在事故现场即可进行。正确有效的心肺复苏可维持伤员的生命，直到将其转运至医院继续行高级生命支持(advanced life support, ALS)，包括心脏监护、除颤、呼吸器、静脉输液及药物等。

1. 呼吸道处理　严重创伤中，上呼吸道梗阻是伤员早期死亡的主要原因之一。伤员昏迷时，舌根后坠及异物、血液、呕吐物阻塞气道是最常见的上呼吸道梗阻原因；而清醒状态下的伤员，梗阻的主要原因是咽喉部损伤或水肿。处理方法包括以下几个方面。

(1) 正确摆放体位、清除异物。将伤员置于仰卧位，头放低并且偏向一侧，或取侧卧位。用手指或吸引器迅速清除伤员口腔及咽喉部异物、血液或呕吐物，避免阻塞物吸入气道。

(2) 用手提起或托起下颌，防止因舌根后坠而导致上呼吸道阻塞，作为应急措施。

(3) 置入口腔导气管，防止现场及转运过程中舌根后坠而阻塞呼吸道。

(4) 气管内插管，主要适应证为：呼吸不畅的昏迷者；严重颌面部损伤者；显著通气困难者；出现主要器官损伤和休克，呼吸道可能受损者。如果疑有颈椎损伤，最好选择经鼻插管，尽可能避免过伸颈部；如必须采用经口腔插管，应有人协助牵引头部，以免因颈过伸伤而继发脊髓损伤。

(5) 环甲膜穿刺，颌面部损伤会导致颜面部组织结构紊乱，影响气管内插管，此时，可采用环甲膜穿刺作为解决通气的应急措施。

2. 控制失血　无论是外出血或内出血，达到一定出血量，对机体而言都具有严重危险性。特别是内出血，具有很大隐蔽性，早期容易被遗漏。成人失血量达到 1 000 mL，儿童失血量达到 500 mL，即可能导致休克，威胁生命，因此，必须要紧急处理。

控制外出血比较容易，有以下几种方法。

(1) 直接压迫止血。用手指、敷料直接压迫出血部位是最简单有效的止血方法，几乎对所有的外出血都有效果，然后用敷料和绷带加压包扎。如果现场无消毒敷料，可用干净的布类代替。直接压迫止血最为安全，应为首选。

(2) 压迫动脉止血。在出血伤口的近侧端压住供血的动脉主干，可以减少出血，因存在侧支循环，难以完全止血。

(3) 止血带止血。一般不主张使用，使用不当会导致肢体出现更为严重的损伤，如止血带下局部组织的挤压伤、神经及血管损伤。只有当大血管破裂，其他方法都不能有效止血时，才使用止血带，特别适用于创伤性截肢而出血不止者。注意，使用止血带时，上面必须附有明显标志，并特别注明使用止血带的起始时间，且止血带上不能覆盖任何物品。必须保证止血带及上面标签完全暴露在医务人员的视线内，必要时可以在伤员的额头上再做特别标志。一般情况下，止血带不能固定膝关节或肘关节远端的肢体，因为小腿和前臂的神经多位于表浅皮下，容易被止血带压迫而受到损伤。

(4) 充气夹板。夹板固定骨折可以减少继发性血管损伤，并可有效控制出血。主要适用于伴有广泛性软组织损伤和骨折的伤员。

3. 抗休克裤的应用　在事故现场抢救失血性休克时，抗休克裤可以同时固定骨盆及下肢骨折，为急救车中的常规装备。

(1) 适应证：对于任何失血及失血性休克均适用，特别适用于有骨盆骨折、盆腔及腹腔内出血，伴有下肢骨折者。

(2) 禁忌证：肺水肿、妊娠、心肌损伤及严重颅脑损伤。

(3) 作用：当抗休克裤充气后，将两个下肢和盆腔的部分血液积压到横膈以上，增加对心、肺和脑等生命维护器官的血供，并纠正休克。曾经有人报道，使用抗休克裤相当于快速自体输血 600～800 mL。同时，可以减少骨盆骨折、股骨骨折或腹腔内出血；固定骨盆、髋部及股骨骨折；使上肢静脉充盈，有利于静脉回流。

(4) 使用及解脱：使用较为简单，用脚泵充气时，当裤内气体达到相应的压力，活动阀门会自动关闭。但是解脱时放气不能太快，否则，可能会发生血压突然下降等危险并发症。必须在补充足够血容量、血压基本恢复到正常的情况下，才能缓慢放气，解脱抗休克裤，且应该在医院急诊室或手术室内完成。

（二）身体各部位的现场处理

1. 头颅损伤

(1) 首先观察意识状态。对于头颅损伤者，观察意识状态是关键，如发现进行性昏迷加重，立即送往能处理颅脑损伤的医院进行救治，不得在现场延迟。

(2) 保持呼吸道畅通。在现场及运输途中应密切观察伤员呼吸道是否通畅，抬担架时保持患者头部略高，有利于脑部的静脉回流。但如发现分泌物聚集在伤者咽喉部，则不应抬高头部，并要抽出枕头。如发现伤者口部或咽喉部出血，则应采用侧卧位，便于引流，防止血液吸入气管内。如果出现呼吸不畅，可根据具体堵塞部位立即采用导气管、气管内插管或环甲膜穿刺等措施，以保持呼吸道通畅。

(3) 观察颈椎是否损伤。一般来讲，对于严重颅脑损伤者，应考虑可能伴有颈椎损伤；如果发现伤员神志不清，难以排除颈椎损伤，应按照颈椎损伤处理原则进行现场处置。

(4) 抽搐处置。有些头颅外伤的伤员会出现抽搐征象，抽搐时肢体剧烈乱动可能会导致不必要的损伤，应加以保护与约束。尽量将毛巾或者布带折叠成皮带状，横行扎于枕部与上下齿列之间，既可以防止舌咬伤，也有助于保持呼吸道畅通。

（5）防止发生脑水肿。由于脑外伤容易继发脑水肿，故输液量不应过大过快，应控制在维持蒸发量水平。

2. 颈椎损伤　早期正确处理十分重要，既可以挽救生命，也可以减少继发性瘫痪。处理过程中，要注意以下几点。

（1）保持呼吸道通畅。急救人员要时刻警惕，对于颈椎损伤者，不正确的搬运会导致永久性瘫痪。但是对于颈椎损伤者的保护，也要采取保持呼吸道通畅的必要措施，因为呼吸道的梗阻可以立即致死。对于呼吸道梗阻及颈椎明显畸形者，第一步就是托起下颌部，保持呼吸道畅通；对于神志不清者，可以将舌拉出，开放呼吸道，然后放置导气管，必要时使用吸引器或接入氧气。如果托起下颌不能立即奏效，说明须矫正颈椎轴线才能保持呼吸道通畅。此时，一个急救员用双手固定住头部，沿着身体曲线轻轻牵引，矫正颈椎曲线；同时，另一人将下颌部托起，以获得呼吸道畅通。在牵引过程中，应避免过伸或者过屈颈椎。

（2）搬动前先固定，是至关重要的处理措施。有效的固定既能减轻疼痛，也能防止脊髓的继发性损伤。一旦疑似有颈椎损伤，应立即进行严格固定，先用颈托固定，然后平移或翻滚伤员至仰卧在脊柱板上，用沙袋分别置于其头面部两侧，固定头部。同时，胸、骨盆及双下肢均用宽的布带固定在脊柱板上，防止颈部旋转、侧弯、过伸或过屈活动。

（3）转运过程中，观察并处理脊髓损伤的并发症。①呼吸障碍：支配膈肌运动的神经纤维由颈丛神经上段发出，颈椎损伤很少伤及此神经。但是支配胸廓肌肉运动的神经纤维由颈丛神经中段发出，如发生颈椎损伤累及相应的神经，致胸廓肌肉麻痹而影响呼吸，此时只能依靠膈肌运动了，即腹式呼吸。如果伤者出现明显的腹式呼吸，应及时供氧。②神经源性休克：由于控制血管收缩与扩张的神经元麻痹所导致的特殊类型的休克——神经源性休克很少见。表现：动、静脉都扩张，以下肢更为明显，导致回心血量不足，循环衰竭。处理方法：将伤员固定在脊柱板上，身体尾端抬高 20～30 cm，但也不能过高，以免腹腔内脏器挤压横膈，影响呼吸。

3. 胸部损伤

（1）一般处理原则：不同类型的胸部损伤早期的处理原则大致相同，归纳如下：①保持呼吸道通畅。②给氧，使用呼吸机或者口对口呼吸。③严密观察并记录生命体征的变化。④控制严重的外出血，并用纱布覆盖伤口。⑤仔细监测处理的效果，并准备尽快转至医院，尽早与要转往的医院急诊科取得联系。

（2）不同损伤处理：①连枷胸，现场处理的主要措施是固定胸廓，减少反常呼吸。可以用布类、沙袋或者小枕头等压住伤处，再用绷带或宽胶带固定在胸廓上。如有发绀，则立即给氧，并且尽快转院。②开放性气胸，立即用消毒敷料堵塞封闭伤口，紧急情况下可用干净的布类代替。③张力性气胸，伤员有明显的呼吸窘迫与缺氧表现，须立即用粗的针头在伤侧的第 2、第 3 肋间穿刺放气，以缓解胸腔内高压力，并尽快转至医院。否则伤员可能会在短时间内死亡。④血胸，现场一般不做处理，不做穿刺抽血。⑤心包填塞，在现场一般不做急救处理，应尽快转至医院，在心电监测条件下进行心包穿刺。

4. 腹部损伤　应注意伤员的生命体征，处理休克。由腹部伤口脱出的内脏（多为肠管），禁止还纳于腹腔。可以用湿敷料覆盖包扎，必要时，可以用碗、盆等容器扣在脱出的脏器上，加以保护，再用绷带、布带或者宽胶布固定和转运。

5. 肢体的损伤　当伤员生命体征稳定后，即转至处理肢体损伤。开放性伤口应用消毒敷料覆盖，然后用夹板固定肢体。裸露的骨折断端还纳入伤口内。除了存在即刻威胁生命的损伤之外，在搬运前对于骨折或者脱位都应当先行简单固定。

（1）肢体固定的作用：①防止骨折断端移动而损伤肌肉、脊髓、神经、血管等。②缓解疼痛，便于搬运。③防止骨折断端刺破皮肤，将闭合性骨折变成开放性骨折。④防止由于骨折断端压迫邻近血管而阻碍肢体血运。⑤减少骨折部位的失血量。

（2）肢体固定应当遵循的一般原则：①受伤部位的衣服应该脱掉或剪开。②检查并记录受伤肢体的血液循环及神经状态。③固定范围应当包括上、下两个关节。④在固定过程中应尽量减少肢体活动。⑤对严重畸形的肢体，应当用手缓慢而轻柔地牵引拉直，使其适应夹板固定。⑥如牵引时伤员剧痛，或试图恢复肢体轴线时有阻力，不应强行牵拉，而是固定在畸形位置上。⑦用软垫保护骨折凸起处，以防止夹板压迫。⑧在夹板固定前先用敷料覆盖伤口。⑨疑似有骨折者皆应固定。

四、解救、固定和搬运

解救是指将伤员由致伤的环境中解脱出来。致伤环境有的非常简单，如打开或撬开汽车门，即可将伤员解脱出来；有的比较复杂，如高速公路上多车相撞、火车失事或者煤矿区塌方等群体性事件。复杂的解救需要特殊人员、技术和工具，不能完全依靠医疗急救人员来完成。我国有些地区已经成立了专业解救（或抢险）队伍，解救队员经过严格训练，其中还有一些具备特殊技能的人员，包括爬山运动员、工程师、潜水员及滑雪运动员等。医疗急救人员应当具备解救伤员的某些技术和知识，急救车上应当配备基本的解救工具和装备。最常见的交通伤解救环境是伤员被嵌夹在变形的机动车中，必须立即撬开或切割汽车，解除嵌顿，将伤员解脱出来进行救治。而复杂的大型灾害，则需要消防队员或者专业的解救队伍来解救。现在主要介绍解救伤员的一般原则。

(一) 判断现场情况

应根据现场情况迅速做出判断，这是现场急救的前提。例如高速公路上发生连环追尾交通事故，与一般的交通事故相比，受伤人员数目多且伤势较为严重。

急救人员到达现场后，应有步骤地进行急救，主要包括以下几个方面：①判断损坏车辆停靠位置是否稳定。急救人员进入车辆之前，必须先固定停靠不稳的车辆，避免因急救人员进入车辆后，车辆重心改变，导致车辆倾斜、翻滚或滑坡，造成更大的伤害和危险。②判断车身的位置与状态，乘客所处位置与状态。例如，车辆是否在不正常的位置？是侧方翻倒，还是底朝天翻倒？驾驶员的身体是否被卡在方向盘与座椅之间？乘客有无被安全带悬吊或蜷缩在仪表板旁边？等等。③查看是否有物体插入车内，阻碍急救人员进入和急救。④查看车辆是否着火。如果有火灾发生，则解脱与急救更加复杂，有些情况需要等待消防队员的合作。⑤急救车内是否配备有合适的解脱工具？是否需要特殊工具？⑥是否所有的乘客皆已找到？要注意查找线索，可以向伤势较轻的伤员询问，以免遗漏。例如事故中是否有乘客被抛出车外后，自行离开现场或被路人带走。⑦有无伤员或者急救人员仍处在危险的环境中？如漏出的汽油、断头电线或其他危险品等。

(二) 确保现场的安全

急救车应当停靠在与现场保持一定距离的安全地带，以免发生二次事故。应当设置警示信号，开启急救车辆的信号灯。如果有必要，急救人员可在旁观者中招募志愿者，协助控制现场和疏导交通。

(三) 开启救助伤员的通道

车祸后，当急救车到达时，可能大部分伤员已经逃出车外，或者被未受伤的乘客及过往路人拖出车外。但是，大多数群众没有受过专业急救训练，有可能造成伤员的继发性损伤，例如，颈椎损伤转运不当会造成伤者瘫痪，闭合性骨折处理不当可导致开放性骨折等。急救人员到达现场后，须立即开启救助通道，指挥群众，有序地开展现场伤员救助。开启救助伤员的途径取决于车辆的地点与位置、损害的程度和伤员的位置。复杂情况下，可能需要切割车辆，用起重机将车辆吊离现场。

(四) 采取紧急救命措施

急救人员到现场后立即检查伤员，并根据伤情分类，首先实施救命措施，包括保持呼吸道通畅、人工呼吸、控制出血及心肺复苏等。

(五) 清理伤员

再次检查全部伤员,并清理现场和确认人数,防止遗漏。

(六) 准备搬运伤员

在搬运伤员之前,应该完成以下几件事情:①固定骨折的肢体,如果现场固定器材不够,可将上肢固定于胸壁,下肢可以利用对侧健康肢体作为固定工具,将双下肢固定在一起。②包扎好所有伤口。③固定颈部及脊柱,最好采用脊柱板。④维持伤员的基本生命体征稳定。

五、急救知识的普及

普及急救知识十分重要,事故现场很难立即得到医生、护士或急救人员的帮助,必须经过一段时间后,专业急救人员才能到达现场。在这段时间内,最先到达现场的目击者是否接受过专业急救训练,直接关系到伤员的生死存亡。例如,呼吸道梗阻或大量失血的伤员,如果没有得到恰当的救助,很可能在数分钟内死亡。

普及急救知识的重点人群包括警察、司机、学生及军人等,他们具有一定的知识背景,并建立了一定的组织,一旦发生较大的交通事故或群体性车祸伤,可以有组织地迅速赶到现场进行救治。

六、建立合理的抢救程序

交通事故发生后,如果没有一个合理的抢救程序,势必影响抢救的效率。目前国内通常的顺序是:最先目击者(驾驶员或警察),不是对伤员急救,而是匆忙沿路拦车,准备将伤员送往医院。而在赶往医院的途中,没有采取相应的急救措施,伤员十分危险,可能会因心脏骤停、呼吸道梗阻、严重失血性休克等未能得到及时救治而死亡,也有可能因脊柱损伤和骨折没有得到有效的固定或搬运不当而出现继发性损伤。

合理的现场抢救程序应该是:当事故发生后,目击者立即对现场伤员进行基本生命支持的救治,并保护现场,同时立即报警和呼叫救护车。救护车到达现场后,由专业急救人员有序地处理伤员。建立合理的急救程序应从以下几个方面着手。

(一) 普及现场抢救的基本知识和技术

首先加强对警察、驾驶员、学生、军人、民间救助人员及其他各类人群进行急救知识技能培训，普及民众急救方面知识。

（二）改善与加强急救站点的分布，缩短应急时间

建立急救网络需要大量人员与资金投入，发达的大中城市已经基本建立较为完备的急救站点。目前在我国大部分地区已经建立以“120”急救电话为中心的救助系统，但是偏远地区由于人群密度较低、资金困难，急救站点建设明显落后。在重大交通事故中，对伤员来讲，特别是老年人，时间就是生命。如果有完备的急救系统，接到报警后急救车与急救人员能在短时间内到达现场，可显著增加伤员的抢救机会。

第二节　院内救治处理

一、概述

院内抢救是创伤救治系统的第二重要环节，也是对交通伤伤员进行主要救治的地方。这一阶段是否及时，直接关系伤员的生命，对伤员的治疗周期及愈后恢复都起着关键作用。这个阶段主要由医院急诊科、重症监护室和创伤手术室等相关科室来完成。

二、急诊科

创伤在院内救治主要是由急诊科（室）承担，也是院内急救的第一步，主要任务是对伤员进行初期评价、复苏及二期评价。交通创伤中心和大型综合性医院，会在急诊科内专门设立独立创伤急救室处理严重创伤患者。一般由一名高年资主治医师负责指挥抢救，24 小时值班，包括多名医护人员组成的抢救组，做好随时抢救危重患者的各项准备。

（一）人员组成

急诊科是一个独立的科室，应该有固定的医师与护士，包括科主任和护士长等。有了一批稳定的急救人员，才能改变轮转状态，并逐步提升，形成一个具有相当水平的专业团队。另外，急诊科工作范围广泛，要求急诊医师具有较高的综合工作能力和较宽的知识面。在抢救患者过程中，既要耐心仔细，又要大胆果断；既要有多学科知识基础，又要熟练掌握抢救技术。在我国现阶段，有些地区急诊医疗起步较晚，急诊科的医师由内外科医师轮转担任，有待于进一步完善，逐步建立一支一专多能、优质高效的急诊科专业团队。护理团队非常重要，一般要有一名高年资的副主任护师担任护士长，并且配备2～3名主管护师，一线值班护士要有2～3年的临床工作经验。

（二）抢救组

急诊创伤患者应由急诊科医师接诊，进行初步分类和紧急复苏处理。但并不是所有的诊疗工作全依赖急诊科医师来完成，多部位复杂损伤涉及多门学科，可由急诊科医师邀请相关专科医师参与会诊。对于严重的多发性损伤患者或者车祸导致大批伤员，同时或者事先通知创伤急救组共同参与救治。创伤急救组的成员具体如下。

1．组长　一般由普外科主治医师以上职称的医师担任，主要职责包括：指挥抢救，决定收容，全权负责诊治方案，会诊，抢救组人员的工作安排，实施紧急处理方案如腹腔灌洗、胸腔引流、止血、固定、气管插管、静脉切开等。

2．住院医师　至少包括高年资及低年资的住院医师各一名，全过程参与抢救。高年资住院医师负责全面评估伤员，协助组长进行急救操作及手术，书写病历记录。低年资住院医师协助高年资住院医师工作，并进行某些急救操作，如胸腹腔穿刺、静脉切开、小创口清创缝合、止血及肢体固定等。

3．护士　应由2～3人同时参与抢救工作。其中一名护士主管心电监护、测血压、常规输液、管理静脉用药、报告重要生命体征变化，可由受过加强监护训练的护士承担。另一名护士主要负责各种记录及资料收集整理，如生命体征、化验结果及抢救过程，并且遵照医嘱请专科医师会诊。第三名护士负责巡回，供应和撤除一切抢救物品等，必要时配合各种操作。

4．麻醉医师　复苏或通气障碍伤员应有麻醉医师参加救助，负责保持呼吸道通畅、气管内插管、人工通气管理、生命体征的检查等。

5．其他协同人员　如放射科、检验科、血库、供应室、司机班、医务科等科室应密切配合。

（三）基本设施

（1）急诊科是连接院前急救和住院治疗的中间环节，在位置上应与门诊和住院部分开，靠近放射科、检验科、供应室，便于伤员进入和转出；急救车应能直接停放在急诊科门前，并尽量缩短停靠地点与抢救床之间的距离；备有宽敞的通道及足够的运输工具，以保证伤员的通畅转运。

（2）医疗用房及其设备。根据抢救任务需要，急诊科应设有分检室（台）、候诊室、一般诊察室、专科诊察室、治疗室、换药室、洗胃室、手术室、隔离室、观察室、检验室、放射科、药房、心电图室等医疗专用室，供一般急诊伤员使用。另外，急救监护室应设立必要的监护设备，为抢救危重伤员提供监护与治疗。

（3）抢救室及一般设备。除了包括一般检查、治疗用具外，还应包括齐备的抢救、监护设备，如多参数监护仪、呼吸机、抗休克裤等，以及各种无菌包、常用抢救药品。

(4) 设备床位。根据情况应设立一定数量的观察床、抢救床和(或)加强监护床。关于设施要求，前者与一般床位相同；后者配置参考加强监护室(intensive care unite，ICU)。

(5) 检验科应靠近急诊科，或在急诊科内设立急诊化验室，除了开展常规生化项目以外，还要结合急诊患者的特点，开展快速检验项目，积极配合急诊科做好危重患者抢救工作。

(6) 急诊放射科。急诊科至少应当配备移动式X线机器，有条件的医院最好设立急诊放射科，及时完成普通X线摄片、CT及血管造影等检查。如果确有困难，必须开设急诊科转运至放射科的快速通道。

(7) 建立到达急诊手术室与加强监护室的快速通道。

三、急诊科的一般诊治

(一) 伤员分类

交通事故多造成暴力性损伤，很多伤员伤情危重，病情复杂，尤其是重大交通事故，常常导致群体性人员伤亡，现场出现大批伤员。为了挽救更多生命，使危重伤员得到及时、准确的救治，必须在抢救开始阶段，首先对伤员进行分类管理，区别轻重缓急、先后主次。按照先急后缓、先重后轻的原则，使有效的医疗资源得到充分发挥和合理使用，才能总体上保证医疗救治工作获得最佳效果。下面就通常遇到的情况，结合事故损伤特征，对损伤的伤情分类做出概要介绍。

预检分类，指定具有丰富经验和较强组织工作能力的医护人员担任预检分类工作。为了实现迅速准确分类，首先应当加强各级救治机构分类工作的培训与指导。分类工作要抓住重点，不要太复杂与烦琐。急诊科的工作重点是区分出需要抗休克与紧急手术的伤员，特别是要快速找出威胁伤员生命的最大创伤，如呼吸道梗阻以及心、肺功能障碍。对于多发性损伤，必须首先考虑伤员的损伤程度和需要救治的缓急，确定其主要损伤部位，然后交由相关科室处理。

1. 按照损伤部位分类　根据道路交通事故所致人体损伤部位不同，可分为头部伤、胸部伤、腹部伤、盆腔伤、脊柱伤、四肢伤等。若涉及内脏器官的损伤，还可以分为心脏伤、肺脏伤、肝脏伤、脾脏伤、肾脏伤、胃肠道伤、大血管伤等。在这种分类中，若涉及多个部位损伤，可以按照系统进行分类，如神经系统、呼吸系统、循环系统等。

2. 按照损伤性质分类　按照损伤性质可以分为擦伤、挫伤、骨折、脱位、肢体离断等。这是暴力损伤的常见分类，也是交通事故常见的损伤分类。

3. 按照损伤程度分类 按照损伤程度可以分为致命伤、重伤、轻伤、轻微伤等，这一分类有着十分广泛的应用价值，对于迅速及时掌握灾情的伤亡程度有重要作用。所谓致命伤即指直接导致死亡的损伤。重伤系指造成大面积的撕脱、骨折、视力丧失、听力丧失、内脏破裂、内出血等损伤。轻伤系指造成一定程度的软组织损伤、脱位等。轻微伤则多指皮肤的一些小擦伤和轻微挫伤等。

4. 按照损伤形成方式和致伤因素分类 按照损伤形成方式和致伤因素可以分为撞击伤、碾压伤、挤压伤、跌倒伤、挥鞭样损伤、安全带损伤、装载物损伤等。上述损伤从不同的层面反映了道路交通事故损伤的特征，个别损伤是道路交通事故所特有。

(1) 撞击伤：系指汽车某一部分撞击人体或人体撞击到汽车上所导致的损伤，最为常见，受伤对象主要为行人。此类损伤可以形成擦伤、挫伤、裂伤、骨折及内脏损伤等，直接撞击部位多为头部、下肢、盆部。损伤程度与车速、车辆外形机构、行人动态及接触程度有关。通常为车辆前保险杠撞击所致，其中大型车辆多撞击行人大腿、轿车多撞击行人小腿。

(2) 碾压伤：系指汽车轮胎滚过人体所致的损伤。碾压伤可以单独发生，也有可能是人体被撞倒或者被抛出车后产生，也有的伤者被一辆车辆撞倒后，又被另一车辆碾压，伤者主要是行人。碾压伤的严重程度与轮胎结构、人体部位、车辆载重、车速等因素有关。碾压伤常较为严重，碾压头部可直接导致颅骨崩裂、头皮撕裂、脑组织四溅；碾压肢体、臀部可导致严重骨盆骨折、大面积软组织损伤；碾压胸部可导致多发性肋骨、锁骨、胸骨骨折，甚至心、肺破裂；碾压腹部可导致腹腔脏器严重损伤，腹股沟、下腹部等多处皮肤裂伤，有的甚至腹壁完全裂开，胃肠膨出等。胸腹部损伤均可造成膈肌的破裂、胸腹部脏器相互嵌入。受碾压的皮肤表面有时候可见花纹状皮下出血，形状如轮胎花纹，故又称为轮胎花纹印痕。

(3) 挤压伤：系指车辆某一部位将人体挤压于另一物体(包括地、墙面)之上所致。挤压伤后果也常常较为严重，多见于行人、驾驶员和少数乘客。受压部位皮肤表面有时候可以见到挤压物的轮廓特征，多为软组织损伤，可伴有骨折。在挤压伤肢体远端可见青紫肿胀，为严重的缺血、缺氧表现。胸部挤压伤后，头面部、脑组织可见严重缺血、缺氧表现，皮肤、皮下组织可出现弥漫性点状出血，甚至出现肾衰竭等征象，即“挤压综合征”。驾驶员挤压伤多为方向盘抵压在驾车人的胸腹部所致。

(4) 跌倒伤：系指车辆突然改变速度，人没有站稳，由车上摔至地面，人体与地面之间作用所致的损伤。损伤严重程度与跌下来的高度、跌倒前受力程度、地面的质地、跌倒接触部位、人体受保护程度等有关。跌倒伤轻重不一，轻则仅致皮肤软组织擦伤、挫伤，重则可致骨折、内脏损伤等。如跌倒时头部着地，可以导致颅骨骨折、颅内出血等。特殊情况下，伤者跌倒后又被前进或路过的车辆碾压或挤压。如果车辆速度很快，由于惯性作用，身体跌落地面后不能立即停止，而是沿着粗糙的路面滑行，导致大面积板样体表擦伤，称之为“板刷样擦伤”，伤者表情十分痛苦。

(5) 撕裂伤：系指人体受到强大的拉伸暴力牵拉所致的损伤。撕裂伤为开放性损伤，创面较大，粗糙不平，污染严重，常常形成巨大皮瓣，创面可见血管、神经、肌肉等。在严重撞击、碾压中，巨大的瞬间暴力也可以形成肢体的撕裂伤。

(6) 挥鞭样损伤：系指因颈部的过伸或过度屈曲所导致的一类损伤。高速行驶的汽车遭到突然撞击或者紧急制动过程中，车辆与身体因撞击作用突然降低速度，头部因惯性作用维持原来运动所致，主要伤及驾驶员和乘客的颈椎和脊髓。

(7) 切割伤：因锐器切割所致的损伤，主要见于撞车时驾驶员、乘客被碎裂的汽车挡风玻璃致伤，表面伤口与锐器所致切割伤一致，在放大镜下可见到玻璃碎片。

(8) 装载物击打伤：在事故中由于载重物体散落，击打人体所产生的损伤。损伤严重性与装载物体的形状大小、车辆的行驶状态有关，损伤对象可以是行人，也可以是驾驶员与乘客。

5. 按照损伤与外界相通与否分类　依照损伤与外界是否相通可分为开放性损伤与闭合性损伤。开放性损伤系指损伤器官与外界相通，这类损伤通常污染严重，容易继发感染。损伤与外界不相通者为闭合性损伤，这类损伤污染较轻，但容易漏诊。

(二) 大量伤员的处理

一般性交通事故每天发生，人员伤亡较少，容易抢救，而严重的交通事故往往会造成群死群伤，出现批量的伤员，应及时有效地进行救治。

1. 现场抢救伤员　在查明事故情况、消除危险因素的同时，应立即确定现场伤员临时抢救治疗点，并设有明显标志，待危险情况解除后，迅速对伤员进行简单而及时有效的抢救，如畅通气道、人工心肺复苏、抗休克、包扎止血、固定骨折等。

2. 伤员筛选和转运　在现场紧急抢救伤员的同时，应设专门人员对伤员进行检查分类和填写伤员分类卡，首先筛选出需要立即送到医院救治的重伤员或生命垂危的伤员，以便于进一步检查和抢救治疗，然后再将伤情相对较轻的伤员送到相应医院进行检查和治疗。

3. 医院急诊室抢救步骤

(1) 首先对较多的伤员进行分类。迅速做出初步判断，分清轻重缓急、先后主次。按照先急后缓、先重后轻的原则将伤员分别送至相应的救治科室进行抢救。

（2）急诊室的工作程序：①对心跳、呼吸停止者进行心肺复苏。②大出血伤员（四肢血管伤，内脏伤），在抢救复苏的同时，予以手术止血。伤员病情非常紧急，可在抢救室内行手术救治。③体腔脏器伤的伤员在急救室内复苏后，尽快转入手术室，由专科医师处理。④少数危重伤员经过上述处理，情况恶化，呈现为多器官衰竭（MOF），无法进一步处理时，转入ICU进行监护治疗。⑤将轻伤员送至轻伤处理室进行清创或观察。

（三）多发伤的处理

1. 多发伤的急救　严重多发伤的早期处理应包括现场急救、运送、复苏、抗休克、重要脏器损伤的专科处理等一系列措施。

经过现场和运送途中抢救的伤员，到达急诊室后是否能够成功救治，很大程度上取决于急救工作是否及时有效，而不是依靠某一个专科。因为无论哪个部位的损伤和伤情有多么严重、复杂，立即威胁生命的伤情主要有以下两种情况：①呼吸道阻塞或呼吸功能紊乱，引起呼吸功能衰竭和心跳、呼吸骤停。②大出血和休克造成循环功能衰竭。

因此，早期急救的重点是清理呼吸道、复苏、给氧、补液、输血、止住活动性出血，以及紧急闭合开放性胸部伤或固定多发性肋骨骨折、纠正胸壁异常活动等。伤员到达急诊室后，首先接触伤员的医务人员必须毫不犹豫地立即开始抢救，非但不能中断现场抢救和救护车中已经开始的急救，而且要给予针对性更强的生命支持疗法。有关专科的处理则应当在抢救的同时，或在抢救的基础上迅速组织人力，协同进行。

2. 多发伤的检查与诊断　多发伤的特点是损伤部位多，伤情比较严重、复杂。多数情况下，开放性和闭合性损伤同时存在，明显外伤和隐蔽性外伤同时存在，不同系统的损伤症状与体征相互影响，而且伤员大多不能叙述清楚自己的损伤过程及受伤部位。在紧急情况下，医护人员很容易把注意力集中在明显的开放性外伤上，发生误诊与漏诊。因此应遵循以下原则：①根据损伤情况，按照诊疗常规进行临床检查。②快速准确进行相关辅助检查。③系统检查与专科会诊相结合。

（1）对危重伤员进行初步检查。危重伤员到达急诊室后，接诊医师应立即注意观察伤员的神志、面色、呼吸、体位、伤口、伤肢的姿势、衣服撕裂和污染程度等与损伤有关的信息。初步检查为下一步采取紧急措施提供了重要的依据，紧急抢救措施一般包括：除去呼吸道的阻塞物、止住活跃的动脉出血、必要的人工呼吸和体外心脏按压、气管插管、给氧及初步估算失血量等。

(2) 紧急情况下重点检查与系统检查相结合。紧急情况下，诊治医师不可能进行全面、细致的检查，但是在急救成功或伤情稳定后，即已经完成了对致命外伤和明显外伤的紧急救治，必须用轻柔的手法迅速进行一次有重点的系统检查，以免漏诊与误诊。检查时，对于可疑的创伤部位和复杂的合并伤，应当特别重视，仔细认真系统检查，减少遗漏。例如，颈椎骨折脱位与颅脑或颌面部损伤同时发生时，颈椎损伤容易漏诊。严重腹壁撞击伤容易发生膈肌和腹腔脏器的损伤。骨盆骨折容易合并膀胱、尿道损伤。股骨近端骨折可能合并髋关节脱位。另外多发性肋骨后出现腹肌紧张，以及腹膜后血肿会引起腹膜刺激征，都容易误诊为腹腔脏器损伤。检查者要尽量做到心中有数，将检查重点放在可疑部位上，即在系统检查的基础上突出重点，对一时间无法确诊的伤情进行必要的连续性观察，减少误诊和漏诊的机会。

各种辅助检查应快速有效，尽量做到无损伤检查。尤其不应在伤者生命体征没有稳定之前，为了完成相关检查而过多地搬动伤员。检查要有重点，在伤情许可的情况下，可在推车或者手术台上进行。

(3) 伤情稳定后，再次进行系统检查。抢救阶段对伤者进行一次系统性体格检查，可以减少或防止严重外伤的漏诊和误诊。但是一些隐蔽性外伤仍存在漏诊风险。等到伤者病情稳定后，须再一次进行全面的体格检查，及时纠正抢救阶段诊断和治疗的缺点和错误。

3. 紧急情况下在急诊室就地手术的指征 急诊室就地紧急手术是一种救命措施，仅仅适用于那些伤情极不稳定、经不起搬动的多发伤的伤员。急诊室紧急手术的指征如下：①颅脑外伤，出现一侧或者两侧瞳孔散大、呼吸出现鼾声者。②胸、腹腔内脏器损伤大出血，经过抢救后血压不升或者升后复降者。③心脏外伤、心包填塞者。④骨盆骨折，伴有多发伤，不能搬动，腹膜后血肿增大伴有血管伤，出现失血性休克，需要急诊手术止血者。⑤严重多发伤，抢救中心搏骤停，胸外心脏按压无效，需要开胸心脏按压。如果有两处危及生命的严重多发伤需要紧急手术，为了抢救伤员生命、缩短麻醉及手术时间，可以分组同时进行手术。

4. 多发伤抢救程序

(1) 伤员以四肢为主的多发伤，胸腹部等脏器无严重损伤，诊治应以骨科处理为主。

(2) 伤员以泌尿系统损伤为主的多发伤，首先是抗休克，处理泌尿系统损伤，然后再进行骨科治疗。

(3) 颅脑损伤合并其他部位明显损伤，可能有休克、昏迷，处理首先以颅脑伤为主，骨科损伤应在颅脑伤稳定之后。

(4) 伤员颅脑损伤合并其他部位的损伤，常见为脑震荡合并腹腔脏器损伤、开放性骨折等。伤员由于脑外伤的昏迷而使腹部损伤体征不明显，可以因内出血导致休克。处理时应以腹部伤为主，对于颅脑也应密切关注，以决定下一步治疗方案。

（5）胸部损伤发生呼吸功能紊乱合并其他部位损伤，处理应以胸科为主，骨科处理应该在呼吸功能稳定后。

（6）腹部脏器合并其他部位损伤，处理以腹部外伤为主。

（四）危重伤员的处理

救治危重伤员的首要任务是挽救伤员的生命，减少残疾，防止病情恶化。接诊医师经过初步的系统检查后，对伤者各个部位的损伤及严重程度迅速做出判断和评估，优先处理威胁伤员生命最严重的创伤，妥善安排好各部位创伤处理顺序。首先保护伤员心、肺、脑等重要器官的功能，随后逐渐恢复伤员的生活和工作能力。

1. 现场急救与转运　现场急救是创伤救治的开始，也是极其重要的一环，现场复苏和转运工作有时候决定着伤员的生死存亡，并影响着进一步救治。在现场急救和运送中应注意以下几个问题。

（1）迅速而安全地使伤员离开现场，避免发生继发性损伤。

（2）维持呼吸道通畅，应及时解决呼吸道梗阻和呼吸功能障碍的问题。

（3）心肺复苏，对于心跳、呼吸停止者，应尽快实施心肺复苏术，包括口对口人工呼吸，胸外心脏按压。

（4）外固定损伤的肢体。对于骨折、关节伤、肢体挤压伤、大块软组织伤者，都要用夹板固定骨折部位上下两个关节，以免运动途中造成继发性损伤。

（5）尽快止血。加压包扎出血伤口，控制住外伤性出血，抬高患肢。四肢大血管撕裂伤可使用止血带并做出特别标志，但要定时放松，防止肢体坏死。

（6）适当予以止血、镇痛剂，但是颅脑伤和呼吸功能不良者，禁用吗啡和哌替啶等类药物。

（7）力求快速转运伤员，优先转送损伤严重但救治及时可以挽救者，运送途中不能中断急救措施。

2. 医院急诊室救治　医院内急诊室救治是现场救治和转运途中急救的延续，早期救治重点仍然是保持呼吸道通畅、复苏、给氧、补液、输血、止血等，闭合开放性胸部伤，对多发性肋骨骨折等紧急处理。有关专科处理应在抢救的同时或者在抢救的基础上，迅速组织人力协同进行。

（1）成立抢救小组。应以急诊科为主，成立一个由临床经验丰富、复苏技术熟练的医护人员参加、有统一领导的创伤科抢救组。制订抢救措施，分清轻重缓急，迅速、有效而有序地处理各处损伤。

（2）全面而有重点的临床检查。快速判断伤情，确定分类，组织专科抢救。

(3) 纠正和改善呼吸功能紊乱。包括保持呼吸道通畅，建立人工气道，氧气疗法，辅助机械通气，封闭开放性气胸，对于张力性气胸、血胸应行胸腔穿刺引流术。

(4) 防止休克是创伤救治的重要环节，重点应放在补充血容量上。

(5) 手术处理。首先，明确手术顺序与原则：①优先处理威胁生命安全的严重损伤，如开放性胸部损伤、心包填塞、大出血、颈部损伤、阻塞呼吸道的颌面部损伤，已经出现脑疝的颅脑外伤。②对于不至于立即威胁生命的严重损伤，如颅脑伤、休克、不严重的闭合性胸腹部伤、四肢开放性伤等，可以在抗休克的同时进行必要的检查和术前准备，待到休克缓解后进行手术。③一般性外伤，如闭合性骨折的手术复位，以及体表开放性伤，待到伤情稳定后按照计划进行治疗。其次，注意急诊科(室)都为紧急手术。伤员因为伤情危重、复杂，有生命危险不适宜搬动的，应当争取在急诊室就地实施抢救性手术，这通常也是挽救伤员生命的决定性手术。手术适应证参照多发伤处理原则。

第三节　各部位损伤的急救处理

一、阻塞性窒息

阻塞性窒息常见原因有下颌骨双侧体部骨折，上颌骨骨折段下垂，组织移位引起舌骨后移、压迫会厌等。此外，颈、胸部伤或颌面部损伤后血块、碎牙片及胃内容物反流等阻塞气道也可导致阻塞性窒息。

(一) 诊断标准

1. *病史*　注意损伤原因、部位及患者意识状态等。

2. *检查*　注意受伤情况，如骨折部位有无移位，口底、咽、喉部水肿情况，有无出血及呼吸困难等。

(二) 处理原则

(1) 因血块或分泌物等异物阻塞喉部，应迅速用手指掏出或用吸引器吸出阻塞物。

(2) 因下颌骨骨折引起舌后坠所致窒息，应迅速将舌牵拉出口外，必要时可以在舌尖后约 2 cm 处用粗线(或别针)穿过全层舌组织，将舌向口外牵拉，并固定在绷带或衣物上。

(3) 上颌骨骨折段下垂、移位堵塞咽喉，在迅速清除口内分泌物或异物后，可使用筷子、小木棒、压舌板横放在两侧前磨牙部位，将上颌骨向上提，并将两侧固定在头部绷带上，即可解除窒息并可达到止血的目的。

(4) 各种原因压迫呼吸道，可由口腔或鼻腔插入各种形式的通气管道，若情况紧急又无合适通气管道，可用25号以上的粗针头，由环甲膜插入气管内，如仍有通气不足，可以同时插入2～3根。随后做气管切开术。

(5) 改变体位，采取侧卧或俯卧位，以利于口腔内容物流出。其他颈胸部损伤也可以采用此项紧急措施。

二、休克

严重的交通事故伤可发生低血容量及创伤性休克，应及时抢救。

(一) 诊断标准

一般检查，注意意识变化，不安、忧虑、躁动或压抑、忧郁；皮肤温度、湿度，是否有湿冷感；黏膜有无发绀；周围静脉塌陷或怒张；脉搏强弱，脉率快慢、是否律齐；呼吸频率、深浅；尿量、血压等变化。

(二) 对休克时期的判断

1. 早期休克(代偿期)　微血管痉挛期，面色苍白、皮温下降、口唇或四肢末梢轻度发绀；意识清楚，伴有轻度兴奋、烦躁不安；血压基本正常、脉速弱、脉压减小，呼吸浅而快；尿量减少。

2. 严重休克(失代偿期)　微血管扩张期，全身皮肤湿润，四肢温暖，烦躁不安或意识淡漠，体温正常或升高，脉搏细弱，血压降低，尿量进一步减少。

休克急救应充分重视早期诊断和及时有效处理。早期及时抗休克治疗效果好，可以挽救伤员生命。如休克持续时间长，则会造成全身多器官的损伤，甚至发展为弥漫性血管内凝血(DIC)及多器官功能衰竭(MOF)，基本失去了挽救伤员生命的机会。

(三) 抗休克急救治疗

1. 祛除病因　抗休克治疗应首先去除直接造成休克或明显加重休克的原因。有效止血，对于内脏器官破裂伴有大出血的伤员，一边予以输血、输液，一边准备立即手术止血。

2. 恢复有效血容量　有效血容量减少及微循环灌注不足是休克的根本病理改变。补充有效血容量，及早恢复组织血液灌注，是治疗休克的基本措施。①建立有效的输液通道。对于休克伤员要迅速建立有效的静脉输液通道。最常用的方法是浅表静脉穿刺，穿刺针要粗大，以保证快速补充有效血容量。如果休克严重，静脉塌陷，浅表静脉穿刺不成功，应该及时行静脉切开插管或深静脉穿刺。还可以多通路同时输液，必要时可行动脉输液。②快速有效补充血容量。请注意，抗休克输液首先是尽早快速补充血容量，然后才是选择液体。首先是平衡液（即乳酸钠林格氏液），其次是等渗盐水或葡萄糖溶液。在抢救失血性休克时，要在 10～30 min 内输入平衡液 2 000 mL 左右，之后再输入全血。输液的过程也是为了赢得交叉配血的时间。全血、血浆和血浆增溶剂，能产生一定的胶体渗透压，有利于保持血液内液体的容积，减少水分向血管外转移，且对于维持有效循环血容量比电解质溶液维持时间长。没有条件输血时，也可以先输入血浆制品或血浆增溶剂。国内最常用的血浆增溶剂是右旋糖酐。电解质溶液与胶体液的比例应为 3∶1，在血压不容易维持平稳时，应增加胶体液。③血容量补足的指标：a. 尿量≥30 mL/h。b. 收缩压≥12 kPa，脉压≥4 kPa。c. 中心静脉压（CVP）正常值为 0.5～1.2 kPa。CVP 过低，提示血容量不足；CVP 过高，提示输液、输血量过多或过快，或心功能不全。④补液量的原则是“需要多少，补充多少”，而不是“失多少，补多少”。应一边输液，一边分析，一边估量输液量，一边调整输液量。须注意补液量过多过快也会造成严重并发症。

3. 纠正酸中毒　休克时，组织细胞内葡萄糖呈缺氧性代谢，容易导致代谢性酸中毒，酸中毒又会加重休克，且会诱发并发症，应及时使用碱性药物纠正酸中毒，这也是抗休克治疗的重要辅助措施。纠正代谢性酸中毒应根据血气分析的结果计算补碱的量。但在紧急抢救情况下，无条件做血气分析，可以按照“休克越严重，持续时间越长，则酸中毒越严重”的一般规律来掌握病情。首次用 5%碳酸氢钠溶液 250 mL，然后根据实际检测的酸碱变化来掌握病情。

4. 心血管活性药物的使用　对于严重休克，如果单用输液、输血不能改善组织灌注，可以适当选用心血管活性药物。如经过上述处理血压仍不能稳定，可以选用加压药或根据病情选用有关血管活性药物。

5. 一般措施　保持安静、禁食，尽量少搬动，采取仰卧位，并头低脚高或平卧位。保持呼吸道通畅、给氧。注意保温，保护角膜，预防压疮等。

6. 预防感染　应急诊给予破伤风抗毒素注射及其他抗生素预防性抗感染治疗。

三、颅脑损伤

交通事故中，颅脑损伤发生率非常高，有关统计数据高达 50%～80%。颅脑损伤可以简单分为开放性和闭合性两大类。闭合性颅脑损伤一般包括脑震荡、脑挫伤、颅内血肿。

（一）脑震荡

1. 诊断标准

（1）有头部外伤史。

(2) 有短暂性意识障碍。伤后立即发生一过性意识丧失或一过性神志恍惚。意识障碍可以短至数秒钟、数分钟或20～30 min不等，清醒后意识恢复正常。

(3) 逆行性遗忘。伤员对于受伤时情况及受伤后经过不能记忆，但对于受伤前的事情能够清楚记忆。

(4) 可以出现自主神经功能紊乱，如情绪不稳、容易激动、耳鸣、心悸、多汗、失眠等症状。

(5) 神经体系检查无阳性体征，血压、脉搏、呼吸基本正常。

(6) CT扫描、MRI扫描、脑脊液压力和常规检查基本正常。

2. 处理原则

(1) 一般应卧床休息7～10日，早期尚需密切关注意识、瞳孔、脉搏、血压、呼吸变化，以免遗留其他继发性病变。如自觉症状，头痛、头昏、恶心、呕吐、失眠等，严重或老年伤员，应适当延长休息时间。

(2) 急性期可以适当应用镇静和止痛药物，如口服止痛药、安定、甲氧氯普胺等，也可以适当给予维生素和谷维素等对症治疗。

(3) 加强心理治疗，向伤者说明脑震荡一般无后遗症，鼓励其尽早恢复正常生活、工作。

(二) 脑挫伤

1. 诊断标准

(1) 病史。仔细询问受伤原因、时间、机制和着力点。一般额部着力，多会产生冲击点的脑挫裂伤；枕部着力，多会产生额极、颞叶、额颞叶广泛性脑挫伤；头部侧方着力，多会产生冲击部位脑挫伤及对冲性脑挫伤。

(2) 症状与体征。①意识障碍可轻可重，常反映脑损伤的程度。如出现中间清醒期或意识障碍进行性加重，提示发生颅内血肿或脑水肿。②注意头痛、恶心、呕吐、怕光，以及瞳孔、血压、脉搏、体温等变化。③神经损伤定位症状，如抽搐或瘫痪，感觉障碍、失语症，脑膜刺激征等，大多取决于脑损伤的部位。④有血性脑脊液。⑤CT扫描显示高低混杂密度影；如出现不规则片状高密度影，则提示出血性脑挫伤。

2. 处理原则

(1) 密切观察病情变化。伤后早期要密切观察伤员的意识、瞳孔、血压、脉搏、呼吸等变化，并且注意及时观察何时出现神经系统损伤定位症状和变化情况。

(2) 昏迷或频繁呕吐者，禁食、补液。静脉补液总量一般在每日1 500～2 000 mL，以10%葡萄糖溶液为主，等渗盐水不应超过500 mL，以免加重脑水肿。

(3) 使用脱水剂。严重脑挫伤可酌情选用20%甘露醇250 mL,静脉滴注2～4次/日。可给予50%葡萄糖溶液60～100 mL+呋塞米20～40 mg,静脉滴注或静脉注射,加地塞米松5～10 mg。

(4) 经过短时间观察后伤情加重,应紧急清除血肿、止血等。

(三) 颅内血肿

1. 诊断标准　颅内血肿可以分为硬膜外血肿、硬膜下血肿、颅内血肿和多发性颅内血肿等。

(1) 应注意受伤机制和头部受伤的部位,如硬膜外血肿多见于额顶颞部直接暴力,常伴有骨折,硬膜下血肿多见于运动状态下头部减速伤及枕部受力等。

(2) 重视临床症状,伤后意识障碍有进行性加重;有昏迷→清醒→再昏迷的过程,或患者由清醒进入意识障碍,观察中出现定位症状以及生命体征变化者,均应考虑颅内血肿存在。

(3) 颅骨摄片、头颅CT、头颅MRI等检查,及时查明颅骨骨折与颅内血肿的具体情况。

2. 处理原则

(1) 临床症状严重,CT等检查提示血肿较大,占位效应明显,应及时尽早手术,清除血肿。

(2) 血肿定位不明确者,可以根据受伤机制、头部着力点、临床表现及颅骨骨折,采取诊断性颅骨钻孔等。

(3) 重视综合性治疗,如脱水、止血等药物应用。

(四) 开放性颅脑损伤

1. 诊断标准

(1) 头部伤口内有脑组织碎屑、脑脊液或大量血液流出等。

(2) 头部伤口较小,但患者意识障碍严重或进行性恶化,伴有局灶性体征。

(3) 损伤颅内重要神经中枢时,出现昏迷、去脑强直、双侧瞳孔散大、光反射消失或呼吸衰竭。并发颅内血肿时,可伴有头痛、呕吐、血压升高、脉缓等颅内压增高表现,出现神经定位症状或颞叶沟回疝。

(4) 头颅X线、CT等证实颅内有碎骨片及异物。

2. 处理原则

(1) 立即将伤员转移至安全地带。

(2) 保持呼吸道通畅。

(3) 包扎伤口。有组织突出时,伤口周围垫上棉布垫圈后再包扎。

(4) 简要记录伤员意识状态、瞳孔及肢体活动等情况。

(5) 尽早护送伤员至具备实施脑手术的医院，注意及时观察途中伤情变化。

(6) 到医院后(伤后 24 h 内)尽早进行彻底颅内血肿清除术，清除伤口内血块、失活脑组织和各种异物，尤其是骨碎片等有机异物。妥善止血，变开放性损伤为闭合性损伤。

四、眼外伤

交通事故中强烈机械性暴力作用于颜面部常引起眼部损伤。根据作用力强弱和方向不同，可引起眼眶、眼睑、结膜、角膜、巩膜、虹膜、睫状体、晶状体、视网膜、视神经等眼内各组织结构损伤。轻度损伤一般仅限于眼前部，如前房积血及外伤性瞳孔散大等，重者可导致虹膜根部断离、外伤性白内障、晶体脱位、玻璃体积血、视网膜震荡、脉络膜破裂等，严重损伤可引起眼球破裂、视神经撕脱。下面对于不同的损伤分别进行简述。

(一) 前房积血

最常见的眼部损伤。早期少量前房积血可以采用冷敷，一段时间后改用热敷，同时服用止血药，取半卧位。如血量较大，应用降眼压药，必要时行前房穿刺，防止血染角膜。不必扩瞳和缩瞳，因扩瞳后前房积血可流向后房和玻璃体内，而缩瞳会减少虹膜吸收血液的面积，虹膜根部阻塞前房角。且缩瞳剂有扩张血管的作用，可增加出血和虹膜后粘连的发生概率。

(二) 眼眶损伤

眼眶损伤一般表现为眼睑淤血、眼球结膜下淤血等。重者可引起眼眶骨折、视神经损伤及眼球移位等。要注意眼眶挤压综合征，表现为对侧眼睑呈眼镜圈状淤血、眼球结膜下淤血、鼻腔或外耳道出血、眼肌麻痹等，要特别注意有无颅底骨折。有些颅底骨折累及鼻窦腔，会引起颅内感染，伤及颅腔可以损伤脑组织，伤及海绵窦附近组织会引起动静脉瘘。常规应做眼眶 CT 或 X 线检查，并邀请耳鼻喉科、神经外科医师会诊。

(三) 脉络膜、视网膜损伤

外力可以引起脉络膜出血、剥离或破裂，视网膜震荡、水肿及外伤性视网膜脱离，多发生在黄斑部位和乳头之间，引起视力下降。以上损伤均应当卧床休息，给予维生素 B_1 和 B_{12}、皮质类固醇、碘剂、血管扩张剂或者相关中药等。如果经过药物治疗，脉络膜、视网膜剥离仍没有复位，且伴有裂孔，应考虑手术治疗。如果为玻璃体机化物牵引所致，可以行玻璃体切割术。

(四) 眼球破裂

暴力过大致巩膜层间或全层破裂，多发生在赤道和角巩缘，应尽早修补和抗感染。如破裂口较大，结膜下可见大量黑色葡萄膜和玻璃体脱出，合并眼内大出血，评估无恢复视功能的可能性，应做眼球摘除术。

五、鼻部损伤

鼻部位于面部正中最突出部位，容易遭到损伤。主要为鼻部软组织损伤及鼻骨骨折。

（一）鼻部软组织损伤

鼻部软组织损伤可分为闭合性损伤与开放性损伤。其中闭合性损伤主要有挫伤、挤压伤、跌伤等，开放性损伤有撞击伤、刺伤、割伤等。

1. 损伤特点

（1）鼻部挫伤、挤压伤可引起外鼻及周围软组织淤血、肿胀及畸形等，即通常所说的鼻青脸肿。

（2）开放性损伤常会有异物存留在组织内。异物分为透光性和非透光性异物。透光性异物通过一般 X 线摄片、CT 检查较难发现，容易遗留在组织内，导致伤口难以愈合。

（3）开放性损伤除了本身创面容易感染之外，鼻腔与咽、口腔交通，继发感染概率也较高。

2. 诊断标准

（1）通过病史与常规检查，软组织损伤容易诊断。在检查时，应注意对伤员进行全身系统性检查，如发现窒息、休克、出血等症状和体征应及时抢救。

（2）疑有骨折或异物存留时，可以用探针探查伤口，探查时应注意动作轻柔，防止引起血管出血。

（3）X 线摄片及 CT 检查，进一步了解伤情，并检查有无非透光性异物存留。

3. 治疗原则

（1）软组织闭合性损伤可以按照一般的外伤处理，如早期局部冷敷，或内服止痛、止血、消炎药物等。

（2）开放性损伤常常合并面部软组织损伤及鼻骨、鼻软骨骨折等，在处理时，应及时将鼻骨、鼻软骨的骨折进行整复固定。外鼻裂伤应对位缝合，对于较大的黏膜撕裂也应缝合。当黏膜缺损较大、缝合较困难时，可以用凡士林或碘伏纱布条填塞鼻腔，以防止黏膜回缩。如鼻部缺损较大，可以用面部皮肤转移缝合。缝合面部撕裂伤时，应尽量保留组织，并使创缘接触对位，减小张力，消灭无效腔。对于深部撕裂伤，应分层对位缝合，既可以保证肌肉正常功能，又可以避免深层瘢痕形成。如果缺损组织过多，可以采用各种游离皮瓣进行移植手术。

(二) 鼻骨骨折

鼻骨是面部正中最突出而又很薄的骨头，遭受暴力很容易骨折。可以单独发生，也可以并发于其他面颅骨骨折。

1. 诊断标准

(1) 鼻骨骨折的程度依外力强度及方向而异，多为塌陷性骨折，一侧呈一定角度隆起，另一侧凹陷；有时候合并鼻中隔骨折及眶壁骨折。表现为：受伤后立即出现鼻梁下陷或鼻梁歪斜征象，数小时后，因为软组织肿胀或血肿，畸形反而不明显，消肿以后，畸形复现。常常伴有鼻腔黏膜损伤而出血，即开放性鼻骨骨折。鼻部皮肤或黏膜未破损，单有鼻骨骨折，称为闭合性鼻骨骨折。

(2) 受伤严重时，常发生鼻中隔骨折，往往有软骨外露；如果受伤部位在鼻根部，造成鼻根部明显凹陷，常并发筛窦、上颌窦、额窦壁骨折。在伤及筛板时，甚至会有脑膜撕裂，导致脑脊液漏出。必要时摄鼻骨侧位 X 线片或鼻骨 CT 可以确诊。

2. 治疗原则

(1) X 线摄片及 CT 检查明确鼻骨骨折，对于鼻骨骨折无移位，也没有鼻外形变化者，无须处理，但要注意保护鼻部，避免触摸、受压等。

(2) 闭合性骨折并有移位时，在 1% 利多卡因表面局部麻醉下，可用鼻骨复位器、剥离器、枪状镊子缠以凡士林纱布或棉花条作为复位工具。复位方法：先在外鼻部位测量骨折部位距鼻孔的距离，然后将复位器插入鼻腔内，置于骨折部位后下方，向上用力将凹陷部位抬起，此时可以听到骨折复位声音。骨折复位后，在鼻腔内用凡士林纱布或棉条填塞，有利于骨折部位固定和止血，24～48 h 后，取出纱布。在 2 周内洗脸时，注意不要用力擦拭鼻背，也不要用力擤鼻。

(3) 开放性鼻骨骨折经过止血处理后，再对软组织进行清创，清除异物及游离碎骨片。在直视条件下将鼻骨复位，然后逐层缝合软组织。若骨片移位较大，无法在创口处复位，可以先将软组织清创缝合，再按照闭合性鼻骨骨折方法复位处理。鼻腔以凡士林或碘伏纱条填塞，以防止鼻腔粘连而形成狭窄畸形。如果伴有鼻中隔血肿，必须切开血肿，引流并清除血块，防止继发感染和鼻中隔脓肿。如果合并有脑脊液鼻漏，鼻腔填塞不能过紧。注意防止感染，给予足量抗生素，如果 1～2 周仍不能愈合，应当及时行脑膜瘘修补术。

六、口腔颌面部伤

颌面部暴露于体表，容易遭受到外伤，且常与颅脑损伤并存。救治原则：根据颌面部解剖结构和生理特点，制订合理措施，防止窒息，迅速有效止血、抗休克和抗感染，尽量恢复功能，减少面部畸形与毁坏容貌。

(一) 创伤性口腔出血

1. 诊断标准

(1) 病史，了解受伤经过、原因、先前救治经过及伤情变化情况。

(2) 检查，特别注意出血的性质，血管破裂的位置，伤口处有无异物存留。

(3) 观察血压及脉搏情况。

2. 治疗原则

(1) 压迫止血法。适用于一些较大血管出血的临时性处理。根据血管解剖位置，将出血部位的主要供血动脉的近心端用手指压向颈椎（颈动脉出血）或下颌骨（面动脉出血）。

(2) 填塞加压包扎法止血。适用于一些小血管出血。包扎时注意压力适中，保证呼吸道畅通。深部或穿透性伤口，将纱布块填塞在创口内，外加压包扎。

(3) 结扎止血法。对于开放性伤口，有明显活动性出血，用血管钳结扎止血。对于面颅骨深部的出血，无法彻底止血者，必要时可以考虑颈外动脉结扎术。

(4) 对于填塞加压包扎止血的伤口，可加入具有消炎止血等功效的中草药或各种止血粉，如云南白药、大蓟止血粉等。

(二) 口腔颌面部软组织损伤

1. 诊断标准

(1) 询问病史，了解受伤经过与原因，先前救治情况。

(2) 体格检查。注意损伤类型，如挫伤、撕裂伤、切割伤及刺伤等，有无呼吸道梗阻，有无组织缺损等。

2. 治疗原则

(1) 建立并且保持呼吸道通畅。

(2) 立即止血。与上文创伤性口腔出血的止血方法相似。

(3) 清创缝合。①清创既要彻底，又要尽量保留残存组织，选用适当的清创液（例如1%氯己定碘液），并且彻底止血。②尽量注意解剖学对位，减少面部畸形及功能障碍。③与窦腔交通的伤口应首先缝合窦腔黏膜，并做口腔内引流。④缝合伤口时应尽量用小针细线，严密细致，减少面部瘢痕、畸形和功能障碍。⑤舌组织的缝合要用大针、粗线，针距宽大，深度缝合，便于止血并防止缝线脱落。⑥对于组织缺损较多，不能做严密缝合者，应做对位拉拢或将黏膜与皮肤缝合。组织缺损待后期整复。

(三) 颌骨骨折

1. 诊断标准

(1) 询问病史。了解外伤原因、受伤时间、暴力方向、受伤部位、有无救治处理等。

(2) 体格检查。注意损伤类型,有无穿透口腔、鼻腔或上颌窦,单发还是多发性骨折,骨折段有无移位及缺损。

(3) 辅助检查。X线摄片或CT检查,明确诊断。

2. 治疗原则　上颌骨和下颌骨骨折常常为严重性多发性损伤,首先检查有没有呼吸道阻塞和休克,是否伴有颅脑损伤。如有上述损伤,应先对这些损伤进行处理或请相关科室会诊。排除颅脑及身体上其他部位严重损伤后,及时进行骨折复位与固定,常用的固定方法如下。

(1) 单颌结扎固定法。适用于无明显移位的单纯性颌骨骨折(如牙槽骨骨折、线性骨折)。

(2) 颌间结扎固定法。适用于各个部位损伤致牙齿咬合明显错位的颌骨骨折。

(3) 骨间结扎内固定法。适用于开放性颌骨骨折及无牙槽骨骨折。方法包括钢丝结扎内固定术、钛钢板及螺丝钉内固定术。

七、颈部损伤

近年来,由于车祸增多,颈部损伤也明显增多。颈部含有多个重要性组织结构,外伤容易导致危及生命的大血管损伤、颈椎损伤、颈段脊髓损伤、气管损伤、食管损伤及颈部神经丛损伤。颈部损伤可分为闭合性损伤和开放性损伤两种。车祸引起的闭合性损伤多为挫伤、挤压伤、扭伤等,开放性损伤多为刺伤、割伤和撕裂伤。

(一) 临床表现及检查

1. 血管损伤　动脉损伤多见于颈总动脉,出血猛烈,伤员可立即死亡;如果伤口较小,血液不能向身体外面流出,形成大的血肿,表现为血管进行性扩张。如果同时伤及大静脉,可以形成动静脉瘘,受伤部位可以听见血管杂音。伤侧的颈动脉、颞浅动脉搏动消失。若颈部大静脉损伤,除了大量出血之外,最主要的危险是血管内出现气体栓塞,大量空气进入心脏,直接导致伤员死亡。

2. 气管损伤　除了呼吸困难,伤口处还会喷射出血液、空气和泡沫。如果血液流入气管内则可能发生气道阻塞而出现窒息。如果气管伤口较小,漏出来的空气不能向外溢出,可出现皮下气肿或纵隔气肿。

3. 食管损伤　伤口内可见唾液和食物流出,有时候在颈部发生皮下气肿。伤口较小时,症状不明显,可以让伤者口服色素溶液,以明确诊断。食管损伤如果引流不畅,可引起颈部深层组织感染,并向纵隔内扩散,继发化脓性纵隔炎。

(二) 颈部外伤的急救

颈部创伤最大的危险包括:上呼吸道梗阻引起的窒息,颈部大血管破裂所致的大出血,颈椎损伤引起的高位截瘫,导致呼吸肌麻痹,造成动力性呼吸衰竭。如果抢救不及时,死亡率很高。

1. 颈部制动 对所有颈部严重外伤都要考虑到可能存在颈椎骨折。头颈部两侧沙袋制动,防止伤员头部左右摆动,加重颈椎脊髓损伤。

2. 保持呼吸道通畅 处理原则如下。

(1) 气管内插管。对于颈部损伤并已经出现意识不清或伴有颅脑损伤而昏迷者,应及时清除口腔内血块、呕吐物、痰液、分泌物,然后行气管内插管,必要时用呼吸机辅助呼吸。

(2) 气管切开术。对于颈部外伤涉及喉外伤,或者颌面部外伤所致咽部水肿、血肿等,不能气管插管者,应尽早做气管切开术或环甲膜切开术。

(3) 环甲膜穿刺或切开术。对于颈部严重外伤或伴有口腔、颌面部外伤,不能进行气管插管,或因伤情严重来不及行气管切开术时,可以采用环甲膜穿刺或切开术,确保呼吸道通畅。此方法简单、迅速、安全,切口处可以置入气管导管连接呼吸囊或呼吸机,进行机械通气和充足给氧,保证暂时通气。

3. 大血管出血的急救处理原则

(1) 动脉出血。①指压止血法:在颈部大动脉出血的紧急情况下,可以用指压法止血。具体做法:伤员取仰卧位,头部转向健侧,先用拇指置于胸锁乳突肌前缘,扪及搏动的颈总动脉,而后垂直将它压迫到第 6 颈椎横突上,以阻断其血流、减少出血。但是每次压迫时间一般不超过 10 min。②填塞加压止血法:即用无菌纱布直接填塞在伤口内,紧紧压住出血的血管,然后在健侧用铁丝夹板或将伤员健侧上臂垂直举起,作为支架施行单侧加压包扎。填塞的敷料应在 3～5 日内取出,否则容易因引流不畅,并发严重感染。取出敷料时应做好充分准备,防止出现无法控制的大出血。

(2) 大静脉出血。应立即用无菌纱布填塞压迫伤口,不让空气进入静脉内。如果出血不多,但是出现心脏骤停,应当考虑到大量空气进入心脏,应立即行右心室穿刺将空气抽出来,有时候可以转危为安。

(3) 特别注意。对于颈部大血管出血,不能用止血钳盲目夹住出血处,以免损伤颈部重要结构。对于颈部出血点,也尽量不要用探针尝试探查伤口的深度,否则可能会将暂时堵住的血管壁破裂口凝血块捅破,引起难以控制的致命性大出血。

4. 休克处理 颈部外伤发生休克较为常见,必须及时按照创伤性休克的抢救原则输血、输液,同时检查有无多发性损伤,按照伤情进行抢救。

5. 控制感染。

八、胸部损伤

胸部损伤多为交通伤与暴力损伤所致，在各部位损伤中发生率居于第三位，仅次于四肢与颅脑损伤。胸部遭受损伤后，可造成循环与呼吸功能紊乱，须及时抢救，降低死亡率。在救治方面，要尽快恢复胸膜腔完整性和呼吸道通畅，防止休克和维持血液循环功能。根据胸膜腔是否完整，胸部损伤可以分为钝性损伤和穿透伤两类。下面以胸部器官结构分别进行阐述。

（一）胸廓骨折

包括肋骨骨折、胸骨骨折、多根多处肋骨骨折（连枷胸）等。

1. 诊断要点

（1）询问病史。胸部有无直接暴力。

（2）胸痛，尤其在呼吸或咳嗽时加重。

（3）局部压痛，有时可触及骨擦音、骨擦感，挤压胸廓时骨折处疼痛明显。

（4）多根、多处肋骨骨折时，可见胸壁局部凹陷性畸形，反常呼吸运动可导致呼吸困难。

（5）胸廓正位 X 片及胸部 CT 片可显示肋骨骨折及骨折断端有无移位畸形。

2. 治疗原则

（1）保持呼吸道通畅。清除呼吸道内分泌物，给氧。

（2）止痛。口服止痛药或用 1%普鲁卡因阻滞肋间神经，减轻疼痛。

（3）多发性肋骨骨折并有大面积胸廓浮动者，可以施行手术治疗。

（4）鼓励咳嗽，给用祛痰剂，防止肺部感染。

（5）根据伤情轻重程度，适当给予抗生素预防感染。

（二）创伤性血胸

胸腔脏器或胸壁血管损伤，均可导致胸膜腔内出血，即血胸。

1. 诊断要点

（1）有胸部外伤史。

（2）少量血胸仅仅表现为胸部疼痛、咳嗽或咯血。中等以上量的血胸，可有内出血或出血性休克表现。

（3）常常合并有气胸，形成血气胸。

（4）伤侧下胸部浊音，呼吸音减弱或消失。血胸量较多者可出现纵隔或气管向健侧移位；受伤侧肋间隙饱满。

（5）胸腔穿刺可以抽出血性液体，多为不凝固血液。

（6）摄 X 片及 CT 检查：正位片可见胸腔上缘弧形阴影，血气胸可见气液平面。少量血胸仅仅表现为肋膈角消失；中等量血胸，积血上界可达到第 4 前肋水平；大量血胸，则积血上界可达到第 2 前肋水平。

2．治疗原则

（1）非进行性出血的血胸，可采用胸腔穿刺抽血，使肺膨胀。如果积血较多，可行闭式引流术。同时根据全身状况及出血量予以输血补液，并予以抗生素预防感染。

（2）对于进行性血胸伴有休克者，应一边积极抗休克治疗，一边准备开胸探查，进行手术止血，术后置胸腔闭式引流。

（三）创伤性气胸

临床上分为闭合性气胸、张力性气胸和开放性气胸三种类型。

1．闭合性气胸的诊断要点及治疗原则

（1）诊断要点：①胸闷、程度不等的呼吸困难。②伤侧呼吸音减弱，叩诊呈鼓音，气管偏向健侧。③胸部摄 X 片及 CT 检查显示伤侧肺不同程度的萎陷，胸腔内积气。

（2）治疗原则：肺压缩小于 30%且症状较轻者，可密切观察，大部分可自行吸收。

2．张力性气胸的诊断要点及治疗原则

（1）诊断要点：①进行性加重的呼吸困难，可伴有休克。②伤侧叩诊呈鼓音，呼吸音消失，气管偏向健侧。③可伴有纵隔气肿或皮下气肿。④胸部摄 X 片及 CT 检查显示伤侧无肺纹理区域及肺压缩带。⑤胸腔穿刺提示胸腔内高压状态，并在排出气体后，短时间内又出现呼吸困难及大量气胸征象。

（2）治疗原则：①立即行胸腔穿刺排气减压，降低胸腔内压力。紧急情况下，可在前胸第 2 肋间用 15 号针头穿刺减压；也可以将底部剪出一个小口的橡皮手指套结扎在 15 号针头的尾部，再将针头刺入肋间，行排气减压。②决定性处理方法：及时行胸腔闭式引流，或者采用无水封瓶的单向引流管引流和（或）持续行负压吸引。③行胸腔闭式引流后，症状不见改善，气胸仍有发展或纵隔气肿、皮下气肿仍不断加重者，应开胸探查。④严重纵隔气肿者，可行纵隔切开术。

3．开放性气胸的诊断要点及治疗原则

（1）诊断要点：①胸部穿透伤可引起开放性气胸，造成呼吸功能紊乱，应及时救治，挽救伤员生命。②严重呼吸困难，合并创伤性休克。③胸壁软组织缺损，随着呼吸运动，空气出入胸壁伤口，有时候可闻及吸吮样嘶嘶声。④胸部摄 X 片及 CT 检查显示伤侧肺不同程度的萎陷，纵隔偏向健侧。

（2）治疗原则：①首先是封闭胸壁伤口，变开放性气胸为闭合性气胸。②行胸腔闭式引流术。③输血、输液抗休克，待全身状况稳定后，行清创和封闭胸腔手术。④应用广谱抗生素，预防感染。

(四) 心脏穿透伤和急性心包填塞

严重的胸部创伤可造成心脏损伤，最严重者可引起心脏穿透伤，产生急性心包填塞，如果不能及时有效抢救，伤员即刻死亡。

1. 诊断要点

(1) 主要是休克症状。血压低、脉压小，周围循环呈衰竭状态。

(2) 颈静脉怒张(吸气时更明显)，心音低远。

(3) 心包穿刺不仅可以明确诊断，而且可以抽出心包积血，减轻心包内压力，缓解症状。

(4) 超声检查有助于诊断。

2. 治疗原则

(1) 心包穿刺抽出积血，可立即缓解症状。在局部麻醉下做心包穿刺术，于左肋缘和剑突夹角处进针。针与腹壁呈 45°角，针尖向后上方，指向锁骨中点。一般刺入 2～5 cm，即可达到心包。穿入心包腔时，有突破感。如针尖触及心室壁，针尖有搏动感，应将针尖稍微后退。

(2) 补液、输血及抗休克。

(3) 必要时，开胸进行心脏缝合修补术。在心包穿刺明确诊断、缓解症状的基础上，一边抗休克，一边做术前准备，创造条件及时开胸，实施心脏缝合修补术。

(4) 心功能紊乱时，可用洋地黄类及抗心律失常药物。

(5) 有条件应进行心脏监护。

九、腹部损伤

腹部损伤可分为开放性和闭合性损伤。开放性损伤根据腹膜是否穿透又分为穿透伤和非穿透伤。交通事故引起的腹部损伤以闭合性损伤常见。开放性腹部损伤诊断较为容易，及时行手术治疗，故不易误诊。而闭合性损伤常很难立即判断有无内脏损伤，容易延误诊断并危及生命。

(一) 诊断要点

1. 外伤史　无论是开放性损伤还是闭合性损伤，如果外力伤及腹部，且有腹痛、腹部压痛、腹肌紧张，均要重视。经验不足的医师面对车祸伤所致的多发性损伤，在诊治过程中，注意力常常会被骨折、颅脑等损伤吸引，忽视腹部检查，易造成漏诊或误诊。特别是在抢救休克、截瘫、昏迷伤员的过程中，更容易遗留此问题。如果伤员腹部有明显外伤史，并且出现低血压等症状，应考虑到腹部脏器损伤。

2. 腹痛　腹腔内脏器破裂或穿孔，均有液体（血液或胃肠道内容物）流入腹腔，刺激腹膜，出现持续性腹痛。早期腹痛最明显部位提示对应部位脏器损伤可能性大，对诊断很有帮助。在多发性损伤中，伤员意识不清或处于昏迷状态，一般无腹部疼痛主诉，更应注意不要遗漏腹部的体格检查。

3. 恶心、呕吐　腹腔内脏器损伤常常伴有反射性呕吐。腹腔内感染后呕吐，常常因肠麻痹所致。

4. 腹膜刺激征　腹腔内空腔脏器损伤，胃肠内容物流入腹腔，主要表现为腹膜炎症状，一般均有压痛、反跳痛及腹肌紧张等腹部刺激征，有时还会出现肝浊音界缩小或消失。随着病情发展，出现腹胀、肠鸣音减弱或消失。实质性脏器损伤一般会引起内出血，造成血腹。当腹腔内积血达到一定量，会出现移动性浊音。压痛最明显处，提示对应部位可能存在腹腔内脏器损伤。

5. 休克　实质性脏器损伤引起内出血，常常出现失血性休克表现，休克程度与失血量成正比。如果合并空腔脏器损伤，则休克更加严重。

6. 实验室检查　如果腹腔内有出血，红细胞、血红蛋白、红细胞压积均低于正常值。如果腹腔内空腔脏器与实质性脏器同时损伤，白细胞数量明显增多。若尿、血淀粉酶增高，提示急性胰腺损伤可能。

7. X线及CT检查　腹部X线平片对于腹腔内金属异物定位、膈下游离气体、腰椎椎体及附件骨折都有较大帮助。CT检查可以进一步明确腹腔内脏器的损伤、腹腔内出血等。

8. 诊断性腹腔穿刺术或灌洗术　在紧急情况下或者当前设备检查不能明确的情况下，可以考虑使用此方法。

(1) 腹腔穿刺术。是一种简单有效的辅助诊断方法，可以在急诊室进行操作。方法：伤者平卧位，膀胱排空，在局部麻醉下，选用能够通过细塑料管、针尖较钝的穿刺套针。位置：在脐与髂前上棘连线中、外1/3交界处或经过脐水平线与腋前线交接处。在穿刺点轻柔缓慢进针，当穿刺针透过腹膜时，持穿刺针的手指能感受到进入腹腔的落空感，试行抽吸。如果抽出为不凝固的血液，提示有腹腔内实质性脏器损伤。如果抽出浑浊性液体，则提示有空腔脏器损伤。如抽不出液体，可以改变针头方向和位置，或者将塑料管插入深部再进行抽吸。如果抽不出液体，应严密观察，并尽快进行腹腔X线或CT检查。

(2) 腹腔灌洗术。在腹腔穿刺阴性而又怀疑腹内脏器损伤时可以使用此方法。操作方法：在脐下3 cm腹部正中线穿刺术进针（穿刺方法与腹腔穿刺术相同）。将有侧孔的塑料管插入腹腔，管的末端连接盛有500～1 000 mL生理盐水的输液瓶，使盐水缓慢地流入腹腔内。当液体流尽后，将盐水瓶置于床下，借助虹吸作用回收腹腔内灌洗液。取出灌洗液进行肉眼观察或者在显微镜下检查，必要时，可以采取涂片、培养或者淀粉酶值测定。若灌洗液呈现血色或淡血色，镜检有大量红细胞或脓球菌均提示阳性；若灌洗液澄清，镜检没有细胞成分，则为阴性。

(二) 急救处理原则

1. 对于多发伤的伤员　应首先处理可能立即威胁伤员生命的伤情。如保持呼吸道通畅、纠正呼吸功能障碍和止住明显外出血。

2. 抗休克、抗感染　积极预防休克，当休克发生后，快速输血、输液，尽快恢复血容量。输液时，最好选择上肢静脉。若伤者腹部损伤合并下腔静脉系统血管损伤，下肢输血会增加内出血的风险。对于尚不明确的腹部损伤，为了防止掩盖症状与体征，一般禁用吗啡等止痛剂，但应使用抗生素和破伤风抗毒血清预防感染。严重休克或尿潴留的伤员应该及时留置导尿管，并且记录每小时尿量。

3. 急诊手术适应证

(1) 严重腹部损伤怀疑有腹腔脏器破裂、出血，合并出血性休克，经过抗休克抢救，血压仍升不到 10.7 kPa 以上，应在抗休克过程中同时实施紧急手术。

(2) 腹膜刺激征明显，疑有腹腔脏器损伤。

(3) 腹腔内诊断性穿刺或灌洗阳性者。

(4) 腹部 X 线或 CT 检查提示有膈下游离气体或肾周、腰大肌周围有积气，虽然腹腔内穿刺阴性，但结合病史和体格检查怀疑有腹膜后十二指肠、升结肠或降结肠破裂者。

4. 手术探查步骤　首先是止血，然后修补损伤的脏器。肝破裂一般采用缝合止血或肝动脉结扎术。如果肝脏断裂的肝组织已失去血运，应行清创性部分肝切除术。脾脏破裂合并休克，一般情况较差者，宜行脾脏切除术。胃或小肠破裂可以行胃或小肠破裂口修补或吻合术。结肠完全断裂，污染比较严重者，应做结肠外置术。腹膜血肿，必要时可行剖腹探查术，查找脏器损伤。十二指肠破裂混有胆汁的血肿，应清除血肿后修补并引流。

十、泌尿系统损伤

交通伤中，泌尿系统组织器官损伤的机会也较多，致伤原因较为复杂，直接或者间接暴力都会造成泌尿系统的损伤。

(一) 肾脏损伤

1. 诊断要点

(1) 外伤史。作用于腰背部的直接或间接暴力，常为巨大冲击或挤压力所致。

（2）出血或者血尿。可见肉眼或者镜下血尿，但出血严重程度与外伤严重程度不一定匹配。严重出血会导致休克症状。

（3）腰部疼痛明显，腰部肌肉紧张，腰部出现肿块。如果伴有严重的尿液外渗，或者腹腔内脏器破裂或出血，可有腹膜刺激征象。

（4）血常规及尿常规生化检查，可有阳性表现。

（5）腹部尿路平片（KUB）可以发现受伤侧的肾脏影增大、肾区阴影扩大，腰大肌阴影模糊或消失，脊柱向伤侧弯曲。

（6）B超及CT检查，可进一步了解肾脏损伤的部位、肾周有无血肿、输尿管及肾盂积水等。

2. 急救处理原则

（1）非手术保守治疗。适应于闭合性肾脏损伤，出血不严重，无休克征象，无继发性感染的伤员。保守治疗必须注意：①严密观察血压、脉搏等生命体征。②绝对卧床休息10～14日。③使用止血剂，如酚磺乙胺、卡巴克洛、维生素K_1、氨甲苯酸等。④输液，维持血容量，必须时刻备血、输血。⑤止痛。⑥给予一定量的广谱抗生素，预防感染。⑦随访血常规、尿常规，注意血红蛋白含量及尿中红细胞含量。

（2）手术治疗。当出现休克且病情快速加重，包括肾周围明显肿大，B超及CT检查提示血肿明显增大，张力增加，或者继发性肾周感染时，应当尽快手术治疗。根据术中不同情况采用不同的手术方式：①肾脏切除。肾脏组织明显碎裂，无法修补者。②肾脏修补术或者部分切除术。③清除肾周血肿及异物，并做肾周引流。④如果有肾周血管损伤，及时修补。⑤合并腹腔脏器损伤，同时做相应处理。

（二）膀胱损伤

1. 诊断要点

（1）下腹部、会阴部、臀部外伤史。

（2）下腹部及耻骨区疼痛。腹腔内膀胱破裂可出现腹膜刺激征，严重时可有休克症状。

（3）血尿和排尿困难。

（4）膀胱空虚。插入导尿管后，注入20～50 mL无菌液体，不能如数再次抽出。

（5）下腹部、会阴部可出现尿液外渗、水肿。

（6）膀胱造影检查可了解膀胱破裂的范围及程度，了解有无尿液外渗。

2. 急救处理原则

（1）抗休克治疗。镇痛、输液，必要时输血等。

（2）轻度的膀胱破裂，尿液外渗不严重，可以留置F16号导尿管引流尿液，并严密观察病情变化。如果有恶化倾向，及时手术。

（3）开放性膀胱破裂、腹腔内破裂、尿液外渗严重、大量出血者，应及时手术，行膀胱修补术、止血术、膀胱造瘘术等。有明显尿液外渗时，可以先切开引流，择期再进行修补手术。

（4）予以广谱抗生素、抗感染治疗。

（三）尿道外伤

1．诊断要点

（1）外伤史。如骨盆骨折并伴有尿道膜部损伤。

（2）尿道内出血和血尿，可出现会阴部及阴囊血肿。

（3）疼痛。局部常有压痛，排尿时疼痛加重，并且向阴茎头部及会阴部、肛周围放射。

（4）排尿困难，包括尿潴留。

（5）尿液外渗。不同部位的尿道损伤导致尿液外渗的部位与范围有明显差异。盆腔内尿外渗可出现直肠刺激症状和(或)下腹部腹膜刺激征。

（6）骨盆平片。了解有无骨盆骨折及损伤程度。

（7）试插导尿管。尿道完全断裂并有移位，一般不能插入导尿管。在导尿管插入过程中，开始能够插入，进去后不能再深入，提示有尿道损伤。

（8）直肠指检。骨盆骨折合并后尿道完全断裂时，直肠指检可以发现，表现为前列腺向上移位，有浮动感，能够向上方推动。如果前列腺仍然较为固定，则提示尿道没有完全断裂。指套上血迹或者有血性尿液溢出时，说明合并有直肠损伤。

2．急救处理原则

（1）防止休克。止血、输液，必要时输血。

（2）预防感染。一般应用广谱抗生素。

（3）尿道挫伤，轻度尿道流血，一般能够自行排尿者，只需要静卧休息、预防感染。

（4）尿道部分裂伤，能插入导尿管者，可以留置导尿管7～10日，卧床休息，预防感染。导尿失败者，如果膀胱充盈，可以先用50 mL空针进行膀胱穿刺，抽吸尿液，避免加重尿液外渗。

（5）在损伤期间(72 h内)出现闭合性损伤，应积极设法恢复尿道的连续性。阴茎部或球部的尿道断裂、破裂，应当予以修补或者吻合。后尿道破裂，可以行尿道会师牵引术、膀胱造瘘术。尿液外渗严重时，应做多处切开引流。

（6）对于已经进入炎症期的损伤(72 h以上的闭合性尿道损伤，或者超过

24 h 的开放性尿道损伤，或者有尿道直肠穿透损伤），应做单纯性膀胱造瘘术。有尿道外渗者应做外渗部位皮肤多处切开，充分引流，二期择期修补术。

十一、四肢及骨盆损伤

交通伤中骨折是最常见的外伤。骨折一般伴有软组织损伤，严重骨折常常并发休克、内脏脏器损伤、血管神经损伤，应及时急救和早期正确处理。

（一）四肢长骨骨折

1．*诊断要点*

（1）有明显外伤史。重点了解暴力作用形式及受伤时的体位，以便于分析伤情，迅速排除脑、胸、腹部脏器的合并伤。

（2）休克表现。多见于多发性骨折及股骨、盆骨骨折等。多有广泛性软组织损伤、大血管损伤或合并多脏器损伤，均容易发生休克。

（3）疼痛。局部压痛、叩痛等。

（4）局部皮下软组织肿胀、皮下淤血等。

（5）畸形。骨折断端有移位，可出现肢体短缩、成角或者旋转畸形。不全性骨折和嵌插型骨折畸形不明显，容易遗漏。

（6）功能障碍。骨折后由于疼痛，肌肉出现放射性痉挛及软组织损伤，导致相邻关节活动功能障碍。

（7）X 线及 CT 检查，常规的正侧位片一般都能明确诊断，可以显示骨折线的形态及移位方向，有助于骨折固定与复位。

2．*急救处理原则*　首先把伤员全身多处损伤视为一个整体，抢救生命第一，局部服从整体。对于伤情迅速做出判断，并及时记录生命体征的变化。

（1）保证呼吸道的畅通。迅速清除呼吸道异物，必要时行气管插管或气管切开。对于高位颈椎脱位合并脊髓损伤，要及时给予氧气。

（2）如果呼吸循环停止，应立即进行人工呼吸或者胸外按摩。

（3）迅速建立输血、输液通道。尽量选择输入平衡液、羧甲淀粉。尽快配血、输血，以恢复有效循环血容量。

（4）检查和救治同时进行，切忌等待检查而贻误抢救时机。尽量减少搬动伤员，在有效的救治措施下，进行针对性辅助检查。

（5）止痛。肌内注射吗啡或哌替啶，1%～2%普鲁卡因 10～20 mL 血肿内注射，具有良好的止痛作用。但胸腹部内脏损伤未能确定者慎用，以免掩盖病情。

（6）止血或伤口包扎。伤口用消毒纱布加压包扎，多可以有效止血。大血管损伤者，出血不容易控制，应及时用止血带止血，并做好相应的标记，待紧急情况稳定后及时救治。

(7) 临时固定。凡有骨折者，尽量采用夹板或石膏托等做临时固定，防止搬运伤员时加重疼痛和损伤。

(8) 骨折断端畸形的处理。闭合性骨折呈角明显，需要用夹板固定或石膏托临时固定。开放性骨折戳出软组织，一般只做包扎固定。

(9) 对于骨折伤员的搬运要十分注意，以免加重损伤。对于脊柱损伤的伤员，要特别注意搬运方法。

(10) 预防感染。开放性骨折予以抗生素预防感染，并注射破伤风抗毒素。

(二) 骨盆骨折

骨盆骨折多由直接暴力所致，其中骨盆侧方或者前后方被车辆或重物冲击、挤压是常见的受伤方式。当骨盆受到侧面方向挤压时，骨折多局限于耻骨支与耻骨联合处；受到前后方向挤压时，多造成耻骨体部和髂骨联合骨折；强大的暴力可导致人体包括骨盆处多部位、多发性骨折。这些损伤都比较常见，但有些复杂的损伤处理比较困难。

1. 诊断要点

(1) 有明显外伤史。

(2) 局部有疼痛、肿胀、软组织挫擦伤或皮下血肿。

(3) 局部压痛，骨盆挤压、分离试验阳性。

(4) 肛门指检。合并有肛门直肠损伤者，直肠指检指端可有血迹。

(5) 全身体格检查，注意有无其他脏器损伤及内出血。

(6) X 线及 CT 检查，明确骨折部位及类型，排除有无内脏损伤。

2. 并发症　骨盆骨折多伴有严重合并症，且常比原发性骨折本身更为严重，必须重视。

(1) 腹膜后血肿。腹膜后为疏松结缔组织，出血不易局限和自行止血，缓慢出血较为常见，有时可达到 3 000～4 000 mL。骨盆后方骨折移位者可发生严重出血。因此，对于骨盆后部骨折或多处骨折的伤员，要注意积极抗休克治疗。耻骨或坐骨支骨折也可以刺破血管引起大出血。

(2) 尿道、膀胱损伤。对于骨盆骨折的伤员，应考虑到下尿路损伤的可能性，尿道损伤概率远远高于膀胱损伤。

(3) 直肠损伤。骨盆骨折伴有会阴部开放性损伤时，直肠损伤也是比较常见的并发症。

(4) 神经损伤。骶骨或者髂骨骨折、骶髂关节脱位等可能会伤及骶丛神经，引起括约肌功能障碍等。

3. 急救处理原则

(1) 骨盆骨折合并大出血，发生休克时，应先积极抗休克治疗。

（2）合并内脏脏器损伤，优先处理内脏脏器的损伤，然后处理骨盆骨折。

（3）处理好骨盆骨折的并发症，如尿道破裂、膀胱破裂、直肠破裂等。

（4）对于骨盆骨折本身，可以根据骨折类型来处理。一般先卧床休息，减少搬动，等待专科处理。

十二、脊柱损伤

交通事故致脊柱损伤较为常见，常常合并脊髓损伤及其他脏器损伤，必须及时救治。

（一）诊断要点

（1）有交通伤的病史。

（2）受伤部位局部疼痛，肢体运动障碍和受伤节段以下感觉障碍。

（3）局部有压痛、淤血和畸形。

（4）询问受伤时的姿态，以判断受伤机制可能造成的损伤类型和稳定性大小。

（5）注意有无脊髓损伤和合并其他损伤。

（6）X 线或 CT 检查，明确有无骨折及骨折类型。

（二）急救处理原则

必须进行全面检查。首先排除有无休克症状，如有休克，及时抗休克治疗，并保持呼吸道通畅。合并其他内脏损伤或其他部位损伤，优先处理威胁伤员生命的合并伤。

（1）对于单纯性的颈椎压缩性骨折，可以用头部吊带或行颅骨牵引，2～3 周后改为头颈胸石膏外固定。

（2）对于胸、腰椎压缩性或附件骨折，单纯性稳定型骨折先卧硬板床 1～2 周。对于后凸畸形而无脊髓损伤者，腰部垫一软枕，待疼痛减轻后做腰背部肌肉训练，6～8 周后可根据实际情况下床活动，但是不能做弯腰动作。对于屈曲型椎体压缩 1/2 以上或多个椎体呈楔形变的伤员，可以采用腰部悬吊法、两桌法和踝部悬吊法等过度伸展的原则进行复位，复位后立即以贴身的石膏背心在过伸位固定 3～4 个月。

（3）对于有移位或脱位，且无脊髓损伤的不稳定型骨折，如屈曲牵张型、过伸型和爆裂型骨折，只要条件允许尽可能手术复位，并用不锈钢丝连环结扎，或者用脊柱接骨板等固定。如果关节交锁妨碍复位，可以部分切除交锁的关节突。

十三、交通多发伤

（一）多发伤的临床特点

（1）为多种致伤方式所致，发生率高。在交通事故中，有时会合并多种暴力，包括直接撞击伤、爆炸伤、坠落伤等。在严重的交通事故中，容易发生多发伤。

（2）生理功能严重紊乱，死亡率高。由于多发伤的伤情复杂、严重，多伴有一系列复杂的全身性应急反应，且相互影响，导致伤员出现严重的生理功能紊乱和病理性改变，早期死亡率很高。

（3）伤势严重，休克发生率高。多发伤损伤面较广，失血量较大，容易发生休克。

（4）容易发生低氧血症。严重的多发伤早期，低氧血症发生率很高，可高达90%以上，尤其是颅脑外伤、胸部外伤常伴有休克及昏迷，PaO_2 低至 30～40 mm Hg 时直接危及生命。

（5）诊断较困难，容易漏诊。因为损伤部位较多，多数情况下，闭合性损伤（隐蔽）与开放性损伤（显露）并存。伤员全身疼痛，不能诉说清楚所有伤势，因而容易发生漏诊。

（6）需要处理多方面矛盾。在急诊科，对于严重多发伤的处理，首先应保持呼吸道通畅，这是降低死亡率的重要措施。其次应及时抗休克治疗，这将直接影响随后入院继续治疗的效果。保持呼吸道畅通和抗休克治疗往往同时进行，但又容易顾此失彼。据统计，多发伤约半数以上需要手术治疗。但由于创伤严重程度、部位和所累及内脏器官或深部组织的不同，直接关系到手术的先后顺序。有时候几个部位的创伤都很严重，又会因处理先后顺序而发生矛盾。如果需要立即处理的创伤没有得到及时处理，将直接危及伤者生命。

（7）并发症较多，感染发生率高。多发伤由于病情复杂，生理功能明显紊乱，休克和感染严重，以及对上述问题认识不足和处理不当等因素，都会造成并发症发生率高（23%），伤者常因严重并发症而死亡。

（二）多发伤的检诊程序

准确判断、及时处理是降低多发伤伤员死亡率的关键。在危急情况下，诊断方法尽量简洁，减少搬动，一边抢救伤员，一边明确脑、胸、腹部是否存在致命的损伤。

1. 检查内容　呼吸道是否通畅，有无出血，是否存在休克。为了不遗漏重要损伤，Feeland 等建议急诊科医师应该牢牢记住“CRASH PLAN”为指导的检查内容。其含义如下：C = cardiac（心脏），R = respiratory（呼吸），A = abdomen（腹部），S = spine（脊柱），H = head（头部），P = pelvis（骨盆），L = limb（四肢），

A = arteries（动脉），N = nerves（神经）。牢记这两个单词，在紧急情况下，几分钟内对呼吸、循环、消化、泌尿、脑、脊柱及四肢骨骼系统进行全面检查。

2. 检查时注意事项

（1）颅脑和颌面部损伤常常合并颈椎骨折或脱位，在 CT 及 X 线检查时，应该注意颈椎有无骨折和脱位。伤者昏迷或瘫痪时，应该注意检查腹内有无损伤。

（2）胸外伤，尤其是左侧多发性肋骨骨折、血气胸，除了常规的 X 线检查外，应结合 CT 及心电监测等，注意有无心肌挫伤、外伤性心肌梗死及心包填塞等。

（3）严重腹部损伤，应该注意检查有无膈肌破损。

（4）骨盆骨折要常规检查尿液，排除泌尿系统损伤，必要时行腹腔穿刺，排除腹腔内出血。

3. 多发伤的系统检查

（1）多发伤中脑外伤的检查与诊断

1）最主要是观察伤员的意识是否清晰，瞳孔变化及一侧肢体有无运动障碍。

2）只要条件允许，尽快做 CT 检查，明确诊断。

（2）多发伤中胸外伤的检查与诊断

1）系统进行胸部体格检查，大多数伤通过望、触、叩、听能明确诊断。

2）胸腔穿刺，明确血气胸。

3）只要条件允许，尽快做 X 线、CT 等特殊检查，明确诊断。

（3）多发伤中腹外伤的检查与诊断

多发伤中腹部外伤较单纯性腹部外伤诊断困难，尤其是颅脑损伤或休克、意识不清、烦躁不安的伤员，诊断更为困难，容易漏诊。

1）外伤史及系统性体格检查。

2）腹部 B 超、X 线、CT 检查，对腹腔内脏器损伤、腹膜后血肿、腰椎骨折、骨盆骨折等有较高诊断价值。

3）腹腔穿刺或诊断性腹腔灌洗术。有颅脑损伤、昏迷、休克及下胸部或背部钝挫伤、锐器伤，应尽量做腹腔穿刺或诊断性腹腔灌洗术。

4）常规进行直肠指检，检查直肠内有无出血及直肠损伤。如果前列腺位置升高，提示尿道断裂可能；肛门括约肌松弛，提示脊髓或马尾神经损伤。

（4）多发伤中泌尿系统损伤的检查与诊断

多发伤中泌尿系统损伤较多见。肾脏单独损伤比例不高，多合并其他器官损伤，比例高达 60%～80%。骨盆骨折有一定比例合并膀胱与尿道损伤。

1）尿液常规检查。镜下血尿或肉眼血尿。

2）导尿是简单实用的诊断与治疗方法，如导尿管插入顺利，并导出血尿，提示泌尿系统损伤。如果导尿管插入困难，估计有尿道损伤的可能，尽快进行尿道造影检查，明确损伤部位。

3）如果条件允许，尽早进行B超或CT检查。

（5）多发伤中骨盆骨折的检查与诊断

多发伤中骨盆骨折发生率为40%～60%，检查和诊断中应注意以下几个问题。

1）骨盆骨折常常造成大量失血，要注意失血性休克。

2）骨盆挤压伤时，应注意有无腹腔脏器损伤。

3）尿道破裂和膀胱损伤是最常见的合并损伤。

4）必要时进行腹腔穿刺或腹腔灌洗术，明确有无腹腔脏器损伤。

5）检查尿常规，排除尿道损伤。

6）骨盆挤压试验，如果有弹性感觉，说明骨盆环已经遭到严重破坏。

7）做X线或CT检查，明确诊断。

（6）多发伤中四肢外伤的检查与诊断

1）骨折多有明显临床症状及体征，如肢体功能障碍、肿胀、压痛、肢体畸形、异常活动和骨擦音等。

2）做X线或CT检查，明确诊断。

3）注意有无血管损伤，常规检查包括肢体血管搏动、缺血体征，如远端动脉搏动减弱或消失、皮肤苍白、皮肤温度降低等。

4）必要时行血管多普勒检查，检测受伤处动脉血流是否通畅。

5）做四肢骨折检查时，注意骨筋膜室综合征。其特点为：由于出血或肿胀引起筋膜间室内压增高，引起肢体疼痛、肿胀、苍白和无脉搏，会发生肢体肌肉、血管、神经损伤和坏死。如果不能得到及时救治，会造成肢体残废。

4. 多发伤的处理　严重多发伤的抢救必须迅速、准确、有效，必须制订一套严重多发伤抢救程序预案，在抢救中严格实施，才能提高抢救效率。

West（1985）提出多发伤的抢救程序（VIP），后来我国专家结合我国实际情况，提出了VIPCO程序。

（1）V＝ventilation（通气），是指保证伤员有通畅的气道，保证正常的通气和给氧。

（2）I＝infusion（输液），是指用输血、输液扩充血容量及等渗溶液，以防止发生休克，或抗休克治疗。伤员呈明显休克状态时，预计失血量为1 000～2 000 mL及以上，因此，在纠正缺氧的同时，应尽快输液、尽早输血，在代谢功能丧失之前迅速补充血容量。

（3）P＝pulsation（搏动），是指监护心脏搏动，维护心脏的泵血功能，要特别注意心脏压塞。如果气道畅通、血容量补充后，血压仍然不断下降，脉搏弱而不规则，颈动脉充盈，中心血压逐渐上升，心音遥远或消失，提示存在心包填塞，尽快行心包穿刺，必要时予以手术治疗。如果有张力性气胸，行胸腔闭式引流。

（4）C = control bleeding（控制出血），是指多发伤救治中，对于出血明显的伤者，最有效的方法就是止血，立即用敷料覆盖伤口，加压包扎。如果怀疑胸腹腔内有大量出血，可行胸腹腔穿刺或诊断性腹腔灌洗术，一旦明确诊断，立即行手术止血。

（5）O = operation（手术），是指抢救严重性多发伤的伤员，分秒必争，在抢救室开展急诊手术，可以给危重患者赢得宝贵时间，降低死亡率。抢救手术的适应证如下。

1）严重颅脑外伤，一侧或两侧瞳孔散大者。

2）胸腹腔内脏脏器损伤，合并大出血，经过抢救，血压不升反而下降，或者短暂升压后又快速下降者。

3）心脏损伤、心包填塞者。

4）骨盆粉碎性骨折，伴有多发伤、不能搬运，腹膜后血肿逐渐增大，重度休克，须紧急手术者。

5）严重多发伤，在抢救过程中突然心脏骤停，胸外按压无效，需要开胸按摩者。

十四、交通挤压伤和挤压综合征

（一）单纯性挤压伤

1．*诊断要点*　轻者，受压部位肿胀、疼痛、压痛、淤血斑。重者，局部剧痛，肢端变凉，远端麻木或瘫痪。多无全身症状。

2．*紧急治疗原则*

（1）局部冷敷，减轻胀痛，切忌热敷和抬高肢体，防止加重组织缺血、缺氧和细胞变性、坏死。

（2）适当服用口服药、镇静药。

（3）有肢体麻木或瘫痪者，解压 24～28 h 后，酌情予以理疗，促进神经功能恢复。

（4）严密观察有无筋膜间隙综合征。有时候挤压伤表面肿胀并不严重，但深层已形成了筋膜间隙综合征。对于单纯性挤压外伤，首先要警惕有无筋膜间隙综合征，以防止漏诊，造成肢体残废。

（5）适当服用碳酸氢钠以碱化尿液，防止肌肉坏死分解的肌红蛋白等对肾脏造成损伤。

（二）筋膜间隙综合征

1．*诊断要点*

（1）典型表现。受伤部位剧烈疼痛、发亮、进行性肿胀，皮肤淤血或苍白，肢体麻木；局部变硬，张力较高；有血管、神经、循环功能障碍或肢体挛缩性强直，不能屈伸；肢体变凉，远端脉搏消失。

(2) 不典型表现。早期，症状不典型，容易漏诊、误诊，造成机体残废。主要原因有：一方面，病情发展比较慢，解除挤压物后局部疼痛不严重，肿胀也不是很明显，饮食起居、行动基本正常；另一方面，全身多发伤非常严重，抢救过程中只关注了其他伤情，容易忽视此疾病。

(3) 测定筋膜间隙压力，可以减少误诊、漏诊。

(4) 检测血、尿肌红蛋白和血清磷酸肌酸激酶。

2. *急救治疗原则*

(1) 尽早解除挤压物，恢复肢体血液循环，伤肢固定制动，不能抬高和按摩。

(2) 早期切开筋膜间隙进行减压。注意：切口走行应与肌群纤维方向平行，切口要足够大，保证引流通畅，彻底清除坏死肌肉、软组织，如果觉得筋膜切口不够大，可在切口两端或者一端增加横行切口。切口应尽量避开神经和血管。

(3) 小腿筋膜综合征，可行腓骨中段切除术。腓骨中段切除，一个小切口即可减轻小腿四个筋膜间隙压力。

(4) 补充血容量，切开筋膜间隙减压时，有大量液体渗出，结合伤者患肢出血、渗出等，及时补充液体，防止休克。

(5) 碱化尿液。

(6) 防止感染。

(三) 挤压性急性肾衰竭综合征

1. *诊断要点* 可以分为三个阶段：早期、少尿期、多尿期。

(1) 第一阶段，早期的临床表现如下。

1) 有挤压伤病史。

2) 肌红蛋白尿。

3) 少尿(＜400 mL/24 h)或无尿(80 mL/24 h)3 天以上。

4) 尿比重持续低于 1.012。

5) 氮质血症。

(2) 第二阶段，少尿期的临床表现如下。

1) 少尿(＜400 mL/24 h)或无尿(80 mL/24 h)，少尿期一般可持续 7～14 天。死亡病例多发生在伤后 4～8 天，最常见的死亡原因为水中毒。

2) 全身水潴留。全身水肿、肺水肿，严重者可出现脑水肿。血容量骤增，导致高血压、心力衰竭。

3) 少尿导致电解质失衡。低钠血症(稀释性)、高磷血症、高钾血症，血钾可达到 8～10 mmol/L 及以上，造成心脏骤停而死亡。

4）少尿导致酸碱平衡紊乱，横纹肌坏死分解产生的乳酸、磷酸蓄积，血 pH 和 HCO_3^- 下降，产生严重酸中毒。严重酸中毒可导致死亡。

5）少尿导致肌酸、肌酐、尿素氮极度升高，严重尿毒症。少数患者可能发生尿毒症性心包炎，严重者呈现昏迷状态。

6）尿比重下降，持续在 1.012 以下，出现蛋白、红细胞、色素和颗粒管型。

7）血液呈高凝状态，严重者可出现 DIC、消化道应激性溃疡等，加上凝血物质的大量消耗，可能发生消化道出血、吐血、便血，病情非常凶险。

（3）第三阶段，多尿期的表现如下。

1）从少尿转入多尿，每日尿量达到 3 000～5 000 mL。

2）肾功能并未完全恢复，血肌酐、血尿素氮仍然很高。

3）低钠、低钾血症。

4）多尿期一般维持 1～3 周，肾功能完全恢复比较缓慢，需要 6～12 个月。

2. *少尿期急诊救治原则*　针对不同临床期表现采用相应的救治措施。死亡病例主要发生在少尿期。主要采用以下治疗方案。

（1）利尿剂，促进尿液排泄。

（2）控制水的摄入量。

（3）水中毒透析治疗。指征：少尿或无尿 3 天以上，全身水肿、肺水肿和脑水肿。

（4）纠正高钾血症。

（5）纠正代谢性酸中毒。

（6）纠正低钠血症。

3. *多尿期急诊救治原则*　此阶段肾脏功能并未恢复，血尿素氮和肌酐仍然较高，加上大量低比重的尿液排泄，水、电解质平衡失调仍比较明显。如果不能及时纠正，可能导致死亡。特别是液体丢失造成的真性低钠、低钾血症，必须及时纠正。

4. *控制感染*　感染是常见的死亡原因，应使用对肾脏毒性较小的广谱抗菌药物进行治疗。

十五、烧烫伤

交通事故中装载物质爆炸、车辆起火燃烧常会烧伤驾驶员与乘客，烧伤可以单独发生，也可以合并其他损伤，包括火焰烧灼伤、化学物质烧灼伤、电灼伤、热液烫伤及高温金属烫伤等。

（一）面积计算的方法

1. *九分法*　为了便于记忆，将人体体表面积分为 11 个 9%，加上 1%，构成

100%。其中头颈部为 9%,头部、面部、颈部各占 3%;双上肢为 9%×2,其中双上臂占 7%,双前臂占 6%,双手占 5%;躯干部为 9%×3,躯干前占 13%,躯干后占 13%,阴部占 1%;双下肢为 9%×5+1%,其中双臀占 5%,双大腿占 21%,双小腿占 13%,双足占 7%。

2. 手掌法　较为简便易行,即按照一个手掌的面积相当于体表面积的 1% 进行估算。

(二) 烧烫伤深度估算

临床一般采用三度四分法。

Ⅰ°烧烫伤:伤及表皮浅层,生发层健在,再生能力强。局部红肿(又称红斑)、发热、疼痛、烧灼感,无水疱,3～7 天痊愈,不留瘢痕。

浅Ⅱ°烧烫伤:伤及表皮的生发层和真皮浅层(乳头层),局部红肿、大水疱、剧痛,水疱破裂后创面渗出液较多,基底肿胀、发红、皮温高,约 2 周愈合,不留瘢痕。

深Ⅱ°烧烫伤:伤及真皮层,小水疱、渗液少、感觉迟钝,基底部湿润、微红或红白相间,3～4 周痊愈,留有瘢痕。

Ⅲ°烧烫伤:伤及皮肤全层,甚至深达皮下、肌肉、骨骼,创面无水疱,痛觉消失,呈蜡白色或焦黄色,或有黑痂,可见树状栓塞的血管。自行愈合比较困难,需要植皮,愈合后有瘢痕,甚至畸形。

(三) 烧烫伤严重性分度

轻度:Ⅱ°烧伤体表面积在 9%以下。

中度:Ⅱ°烧伤体表面积在 10%～29%,或者Ⅲ°烧伤体表面积在 10%以下。

重度:Ⅱ°烧伤体表面积在 30%～49%,或者Ⅲ°烧伤体表面积在 10%～19%,或者Ⅱ°、Ⅲ°烧伤体表面积没有达到上述面积,但是已发生休克等并发症,或呼吸道烧伤,或有严重的复合伤。

特重度:Ⅱ°烧伤达到体表总面积 50%以上,或Ⅲ°烧伤体表面积在 20%以上,或者有严重并发症。

(四) 现场急救

1. 消除病因

(1) 烧伤时,让着火的伤员迅速脱去衣物,如来不及脱去衣物,可立即跳入水中或用水冲洗。烫伤肢体可以浸泡在冷水中 10～15 min,使局部降温,减轻高温损伤。

(2) 遇到化学物质烧灼伤,如强酸、强碱,应迅速用大量清水或中和剂冲洗受伤部位,使强酸、强碱流失,避免组织继续受到损伤。

（3）遇到电灼伤，迅速切断电源。如果伤者出现心搏骤停，迅速进行心肺复苏，然后对局部损伤处进行消毒，并保持创面干燥。

2. 保护创面　用干净的布制品包扎创面，降低运送医院途中感染的机会。

3. 镇静止痛　各种原因的烧烫伤都会引起疼痛，尤其大面积烧伤疼痛剧烈，应予以药物止痛。

4. 保持呼吸道畅通。

（五）处理创面

1. 小面积烧灼伤　可以用消毒液清洗创面，抽尽大小水疱中的疱液，剪去破溃的疱皮，涂擦烧伤膏，包扎或暴露创面，并全身使用抗生素及破伤风抗毒素，促使创面愈合。

2. 中大面积烧灼伤

（1）首先必须抗休克治疗。大面积烧伤应根据烧伤的面积和深度制订补液计划，建立静脉补液通道。一般采用国内通用的烧伤补液公式进行补液，成人每烧伤体表面积 1%，应补充液体 1.5 mL，还要补充人体每天正常的需要量，即基础需要量。补液公式：补液量 = 体重 × 烧伤面积（%）× 1.5 + 每天基础需要量。

（2）及时清创包扎。包括清洗周围皮肤、清除异物、剃去头发、剪掉指甲、抽尽水疱液、剪去破溃皮肤、创面消毒，尽量保持创面清洁干燥。

（3）对于四肢烧伤的创口进行包扎处理。

（4）对于头面部、颈部、会阴部、大面积烧灼伤多采用暴露法，也可采用红外线照射来保持暴露下机体所需的体温，同时可以促进痂下愈合。

（六）抗感染治疗

烧伤创面容易感染，尤其是大面积烧伤会使机体抵抗力大大降低，免疫力低下，容易发生脓毒血症，所以必须及时处理好烧伤创面，保持其干燥，防止液化、感染，并早期大剂量合理使用抗生素。

（七）手术治疗

深度烧伤的创面自然愈合缓慢，甚至很难愈合。未愈合的创面容易感染，在抵抗力低下的情况下还有可能继发其他严重并发症。即使愈合后，也可能因为瘢痕的大量增生，造成器官畸形或功能障碍。因此必须积极处理创面，做必要的手术治疗，促进创口早日愈合。手术治疗包括切痂、削痂、脱痂、植皮。

1. 切痂植皮手术　用于Ⅲ°烧伤。一般在 48～72 h 内开始手术切痂，深达深筋膜。若深部组织已经坏死，应一并切除。创面止血后，立即植皮。

2. 削痂植皮手术　主要用于深Ⅱ°烧伤。多在伤后 3～5 天内进行，因伤者全身情况稳定，局部坏死组织很明显，削去失活组织，形成新鲜的创面，有利于植皮。

3. *脱痂植皮手术* 脱痂后痂下组织自行溶化，痂壳与基底分离，约需要2周，此时痂皮很容易清除，只要对基底清洗、换药，待生长出新鲜肉芽组织即可植皮。

目前国内外已经开展烧伤患者早期植皮手术。在清创时即可根据烧伤创面处皮肤有无血液循环，早期清除缺血坏死组织行植皮手术，有利于防治休克和感染。

第四节 交通伤的防范

现代社会，交通工具的迅速发展，给人们的生活带来了便捷，但是交通事故造成的人员伤亡也严重威胁着人类健康，交通事故已经成为危害人类生命健康的公害之一。2004年5月1日，《中华人民共和国道路交通安全法》正式施行，标志着我国道路交通安全步入了法治化轨道。交通事故的预防与管理涉及公安、交通、卫生、规划、建设、教育、财政、司法等多个部门，因此防范交通伤是一个非常复杂的系统性工程。

为了防范交通安全，各国都通过不同方法来研究相关的策略。研究交通事故理论，分析交通事故的原因，是各项工作的基础。交通事故虽然是偶然事件，但是绝对不是没有规律可循，偶然中包含着必然。通过流行病学、心理学、交通工程等相关学科的共同研究，可揭示其内在规律，包括时间规律、空间规律、人群规律等。掌握交通事故的发生规律，采取相应的防范措施，最大限度减少交通事故发生的频率，是大家的共同目标。

交通事故均包含三因素：交通环境（道路、航道、空间、天气等），交通事故者（驾驶员、乘客、行人、骑车人等），交通工具（车辆、轮船、飞机等）。预防交通事故应根据相关因素做出相应的措施：①车辆驾驶员和行人自觉遵守交通规则，养成良好的交通习惯。②车辆保持良好的运行状况，按照技术规范及时保养维护。③道路建设符合技术规范，保证路基坚实、路面平整和配套设施完好。④交通管理机构严格执行交通安全法规和监督检查技术规范，严格履行监管职责。违反交通规章制度造成交通事故或破坏交通安全的行为要及时给予相应的处罚。针对上述问题，下面从交通安全管理方法、人员管理工程、车辆管理工程、道路环境管理工程四个方面分别进行阐述。

一、交通安全管理方法

（一）现代交通安全管理的基本原则

交通安全管理是人们在道路上进行交通活动或与交通有关的活动中，必须遵循交通法规的规定安全行驶、顺利完成交通出行，避免发生交通事故，造成人身伤亡或财产损失。现代交通工具、交通方式日新月异，但是交通安全管理有着自身的运行规律与原则。

1. 系统管理原则　现代交通安全管理的对象、管理的工作本身及管理功能相互联系，形成了一定的系统。主要表现如下。

(1) 构成现代交通管理体系的人、交通环境、交通工具等各种要素相互作用、相互联系。

(2) 现代交通管理要素的系统性决定了该系统的各组成要素之间既有联系也有区别，既相互依赖也相互制约。

(3) 现代交通管理功能应该是围绕目标做出决策。从明确目标开始，制订实施计划，健全机构，组织力量，指挥行动，控制运行，协调关系，跟踪监督，发现问题并及时解决。此过程是个周而复始的动态系统，有时候各个要素、各个环节之间交错进行，是一个有机的整体，缺一不可。

2. 分层管理原则　交通安全管理作为一个系统，必然具有层次性。就一个国家、一个地区、一个城市而言，一般可以分为高、中、低三个层次，与此相应的三种管理方式可以称为宏观管理、中观管理、微观管理。每一个层次又有各自的功能，必须规定明确的任务和职责权利范围。交通安全管理成效的高低很大程度上取决于能否分清管理的层次。

3. 综合管理原则　要提高安全管理实效，必须将各个要素按照系统的内在联系科学地综合成一个整体，才能很好地发挥系统的整体效能。随着社会的发展，人们的交通活动日益频繁，使得现代交通安全系统越来越复杂。系统各要素之间要协调平衡发展，没有综合性的管理方法，就没有系统的效果。

4. 预测管理原则　现代交通安全管理体系有许多不确定的因素和变量，特别是在决策环节，面临的问题越来越复杂。因此，要求现在位于交通管理岗位上的决策者必须具有战略眼光，高瞻远瞩，把握未来交通变化的发展趋势。如果没有科学的预见，不能把握交通变化的趋势，就不能做出正确的安全决策。

5. 应变管理原则　主要体现在两个方面：一是多变性，一是时效性。现代交通发展迅速，相应的交通软件设施、硬件设施必须及时跟进。

现代交通安全管理只有符合以上五个方面的原则，才能有效地预防交通事故的发生。

（二）交通安全管理的基本策略

1. 目标管理　交通安全工作非常复杂，涉及多个管理领域，但对于具体某个单位、某项区域、某个城市的交通管理任务，必须设定具体目标，即安全目标一定要量化。量化的好处在于使人们感到目标“真实存在”，便于实施。但同时必须考虑到目标设定的合理性，否则容易带来较大弊端。例如，有的地区设定的目标管理为单纯地控制死亡人数，就很容易造成基层单位弄虚作假、欺上瞒下。原因就是设定的目标既不符合交通事故的发生规律，也缺乏公正。

2. 全面质量管理　全面质量管理是组织管理学上的一个术语，是指全体职工和有关部门“全员”参与，综合运用现代科学管理技术和管理方法，全面控制产品质量的各种因素，施行全流程管理体系监管，确保生产出满足客户需求的产品。

交通事故的多样性与复杂性决定了管理系统的多样性与复杂性。特别是事故具有偶然性的特点，安全管理系统中的任何一个环节，在某一个条件下，某个偶然因素就可能导致事故的发生，甚至酿成重大特大事故。因此必须对交通管理流程的任何环节实施“全面质量管理”。

“以预防为主”是“全面质量管理”的基点。这一要求的提出，是依据“产品的质量是制造出来而不是检查出来的”原理。质量管理重点放在生产产品之前，而非产品完成以后。产品销售以后都有售后服务，出现质量问题还有弥补的机会，但交通事故造成的经济损失、社会影响，特别是给受害者及其家属带来的难以弥补的伤痛，是既定的事实。因此，交通安全必须坚持“以预防为主”和“全面质量管理”，保证理论意义和客观效果一致。

3. 单向交通管理　单向交通是指只允许车辆向某一个方向行驶的交通策略。我国现有中等以上城市450多个，大多是由居民点、集镇经过漫长的岁月演变而成。城市道路网络已经形成，而老旧的中心城区街道比较狭窄，上下班高峰期间很容易造成车辆拥堵现象。解决的办法，一个是增加主干道或拓宽道路，但受到现有建筑的布局限制，面临较大社会与经济压力。另一个方法就是加强现有道路的管理，其中单向交通就是一种不错的选择。单向行驶投入少、效益高、见效快，国内外的实践已经证明了单向交通管理可以很好地预防交通事故的发生。

4. 交通分离管理　根据“各行其道”的基本要求，将存在于同一道路空间的不同交通方式，如步行、自行车、机动车，按照交通类型、特点和速度进行群体分离，以降低道路状况的复杂性，保障道路交通安全通畅，称作交通分离策略。道路交通分离有不同的表现形式，主要有以下几种。

(1) 空间分离和时间分离。空间分离，是指根据各种不同的交通方式，设置不同的道路平面，或在同一交通平面上，利用道路工程设施或交通管理工程，分隔不同的交通方式，从而减少不同形式交通流的相互干扰，消灭交通冲突点，保证道路安全与通畅。例如交叉路口的立体交叉、人行天桥或地道，各种分隔带、行人通道、自行车专用车道等都属于这一范畴。时间分隔，是指在同一道路空间，在不同时段，规定各种交通形式为不同的通行状态，以减少同一时间段道路上过大的交通负荷。例如交通信号灯控制系统等。

（2）物理分离和法规分离。物理分离，指的是在道路上设置某种工程设施对不同交通方式进行分离。例如，使用不可逾越的标志、标线、“电子眼”、隔离带、护栏、铁路道口栏杆等。法规分离，是指在道路上不是采用物理设施分离交通，而是依据交通法规将不同交通方式进行分离。例如在狭窄的道路上，机动车与非机动车都在同一道路平面内通行，可以采用法规“机动车在中间行驶，非机动车靠右行驶，行人靠边行走”来实现分离。

5. 交通流优化　交通流优化是针对交通流分布的特点，依照交通法规，采用某些管理手段，对交通流进行科学的调节和疏导。交通流优化大致可以分为两大类，即时间上的优化和空间上的优化（表 2-2）。

表 2-2　交通流优化方法

时间优化方法	空间优化方法
1. 错峰上班制	1. 用环路或干路引导交通流
2. 试行分区或分系统，每周不同时间休息	2. 开辟过境交通专线
3. 开展夜间货运	3. 单向交通
4. 各种定时、限时的单行线或专用车道	4. 可变车道
	5. 禁止转弯
	6. 设置专用车道

6. 交通速度控制　是指依据交通法规的规定，对于某些区域的交通流实施必要的车速管制，预防交通事故。例如，最高交通速度限制，或者根据交通的具体情况，利用各种限速标志对区域、路段或某一地点进行限速。

二、人员管理工程

交通安全教育是交通安全预防的先导，贯穿在交通管理的全流程中，是调整交通管理机关和交通群体行为关系的重要手段，是维护交通秩序、预防交通事故的重要举措，也是增强民众交通安全意识和培养民众交通法规观念的重要途径。

（一）交通安全教育的特点

交通安全教育符合一般教育的规律，但也有自己的一些特点，主要体现在教育对象、教育目标、教育方法上，两者有较大差别。

交通安全教育对象主要是具有安全目标导向的群体。交通安全教育的基本目的：交通安全教育者按照自己的意图，把交通安全知识灌输到被教育群体的意识中去，从而改变他们原有的观念体系，并不断巩固和加强现有的观念体系，即用所提供的教育内容影响目标对象的感知系统，使其接受教育内容，并按照教育内容的要求自觉约束自身的交通行为。

交通安全教育和宣传是两位一体的。交通安全教育是交通安全宣传的根本职能之一，在宣传教育过程中，宣传者和被宣传者、教育者和被教育者是相互作用、相互影响的。例如，《中华人民共和国道路交通安全法》的宣传教育，对于接受宣传教育的群众来说，懂得了交通秩序和交通安全的重要性，消除对交通警察执法行为的误解，改变不遵守交通法规的态度；从交通警察的角度来看，通过宣传教育增加与被教育者之间的交流，减少交通管理方面的消极情绪，提高执法行为的自觉性。

针对现实，审时度势，机动灵活进行解释与示意。交通安全教育必须结合实际情境和事件，运用多种方式进行宣传教育活动，推动情境和事件尽量向着有利方向转化，避免向不利方向发展。这就要求交通安全教育者必须经常深入群众，了解普通民众对交通秩序和交通安全的看法和意见，从而采用有针对性的方法进行交通安全教育和宣传。

（二）安全教育的形式

主要有口头教育、书面教育和影视图片教育等形式。

（1）口头教育，主要包括报告、演说、讲座、新闻发布会、总结报告等，也包括一些艺术表现形式，如说唱、相声、歌唱、朗诵等，这些是教育者和被教育者直接接触的教育形式。信息在传递过程中可以当场实现反馈。

（2）书面教育，除了报纸、刊物、专题宣传材料外，还包括墙报、黑板报、通知、布告、备忘录、各类人员的守则或手册，以及过街横幅、纵向挂幅、标语、挂图、活动橱窗等。这些书面宣传材料具有权威性，其内容在传播过程中不易被扭曲，可以长期保存。

（3）影视、照片、视频等教育资料。电影、电视、录像、小视频等都是运用现代科学技术进行的教育手段，场景丰富，情节急速，动作明朗，表现简洁，具有说服力。

（三）驾驶员的选拔与培训

交通安全教育的目标对象主要是驾驶员与社会人群，其中驾驶员是重点，70%左右的交通事故由驾驶员造成，必须对他们进行有针对性的交通安全教育。

1. 驾驶员选拔　为了增强驾驶员群体安全防范能力，应该从申领驾驶员执照前的教育和培训开始。首先，要对驾驶员的适应性做必要的诊断。驾驶员适应性检测，是指对准备申领驾驶执照的人员，在接受教育培训之前，对其具有的适应驾驶机动车的潜能与倾向，如灵敏度、判断能力、应变能力等进行测评，挑选出符合条件的人员。但我国目前尚未把驾驶适应性检测列入驾驶员选拔指标，在一定程度上降低了交通事故预防相关策略的综合效应。因此将来有必要大力推进驾驶适应性检测，对于提高交通安全策略、科学管理水平，降低潜在风险，保证交通安全具有重大意义。

2. 驾驶员培训

(1) 培训网络的系统化。公安交通部门是主管部门，任何部门培训或考核机动车驾驶员，应接受主管部门监管。应当自上而下统一培训体系，合理安排培训网点，结合专科、技工、职业中专、短期培训等多种形式，建立系统性多层次的培训网络。

(2) 课程安排规范化。交通主管部门应统一制订教育培训大纲，统一编写教材，统一课程内容，统一达标要求；驾驶学校的教练最好从专门学校进行选拔，并形成一整套完整的培训计划与课程。

(3) 培训管理科学化。采用网络系统化统一管理，对学员的文化素质、生理素质、法治观念、交通法规等考核内容进行数据化管理。

(4) 驾驶员的常态化培训制度。针对获证后的驾驶人员，要通过各种形式进行常态化教育，使其不断更新观念，掌握新的信息、新的法规。驾驶员培训不是一劳永逸，应当常态化。

(四) 社会人群、非驾驶员的教育与培训

社会人群主要是指行人及非机动车驾驶人员，他们往往是交通事故的受害者。交通事故可能对他们的身心造成严重伤害，甚至使其付出生命的代价。但不可否认，在很多交通事故中，导致事故的主要原因是社会人群交通意识淡薄、疏忽大意等。因此，必须加强对社会人群的教育，让每个公民从小养成遵守交通规则、遵纪守法的好习惯，这也是防范交通事故的重要手段。

1. 骑自行车人的交通安全教育　在我国自行车与电动自行车拥有量非常巨大，是交通系统的重要组成部分。自行车、电动自行车稳定性较差，骑车人员层次比较复杂，因此，对骑车人员的安全教育必须做到：教育内容贴近群众生活，采用多种形式，喜闻乐见。

2. 行人的交通安全教育　根据不同年龄、不同职业、不同地区的行人状况、行为能力，采用不同的方式进行教育。

3. 主干道沿路群众，尤其是农民群众的教育　对于没有物理隔离的主干道沿线的农民群众，他们长年行走在车辆高速奔驰的公路上，发生交通事故的风险很高。对他们的交通安全教育必须不断强化，不能有丝毫松懈。

4. 企业职工的教育　园区、乡镇各类企业蓬勃发展，容纳了大量就业人口。企业职工中很多人以自行车与电动自行车作为上下班的交通工具，这类人群中，有较大比例的人交通意识比较淡薄，可以通过乡镇部门、企业工会等不同路径对他们开展交通安全教育。

5. *在校学生的教育* 在校的青少年占人口很大比例，很多人是未成年人。各级政府、教育主管部门、学校、老师、家长必须重视对他们的交通安全教育，可以不定期组织交通警察到学校进行相关课程的教学与实践培训。

（五）交通安全教育的原则

1. *明确重要性* 通过交通安全教育，提高全体公民的交通安全意识，发动群众自觉遵守交通法规，才能很好地预防交通事故。必须摒弃“交通安全教育是软指标”的错误观点。既要提高驾驶员的安全意识、驾驶技术，也要加强全社会的交通安全教育，使“安全第一，预防为主”的观念深入人心，落到实处。

2. *多种形式* 交通安全教育不拘一格，可将不同形式的交通安全教育融合在一起，灵活运用，因地制宜，注重实效。

3. *多层次* 应根据交通安全教育的对象开展多层次的教育。专业驾驶员、运输企业的干部、车管所的干部为第一层次；机关干部、教师、工人、学生为第二层次；流动人口、农民、老人、小孩为第三层次。层次不同，对于交通安全知识的理解也不同，教育的方式和内容也应随之不同。

4. *多渠道* 交通安全教育仅仅依靠交通管理部门及宣传机构来进行，肯定是不够的，必须发挥各个阶层、各个领域、各个部门的力量，齐抓共管，协同作战，通过不同的渠道广泛地开展宣传教育。

5. *防止走入误区* 交通安全教育误区主要表现在：不顾城乡实际情况，进行空洞的教育，群众不能理解和接受；用虚假材料进行教育；以简单粗暴的训导方式进行教育；用老套形式、群众听不懂的语言来说教。

遵循上述原则，交通安全教育才可能达到预期目标，否则会徒劳无功。

三、车辆管理工程

车辆安全性能对于交通安全十分重要。如果车辆安全性能高，可以有效地防止和减少驾驶员的操作失误，减少交通事故发生率。安全性能属于车辆机械功能的范畴，主要可从主动性与被动性两个方面来提高机动车的安全性能。

（一）主动性安全技术策略

是指在汽车设计中尽量采用技术手段减少交通事故发生的概率，即使发生险情，也要尽量避免发生重大事故。这个策略是指在汽车设计过程中，主动增加汽车安全性能，在一定程度上可以预防交通事故的发生。

（二）被动性安全技术策略

是指在交通事故发生时，汽车物理特性能够保障乘员生命安全的技术。如许多国家都规定，汽车生产厂家研发出新型汽车，必须先进行碰撞试验，达到一定安全标准才能进入市场销售。安全标准主要是指汽车碰撞时保护乘客安全的能力，主要取决于汽车的物理结构对乘员及行人的保护措施。在汽车设计过程中，要从车室的强度、车体变形距离、碰撞反力等方面，协调好攻击性和共存性之间的关系。目前，被动性安全技术运用较为广泛的主要有安全气囊和安全带。另外，在被动性安全策略中，一些减震保护系统，如座椅的弹性及防护措施也被广泛应用于汽车设计。

四、道路环境管理工程

道路环境对交通安全的影响是不容忽视的重要环节。据统计，60%～80%的交通事故与道路条件有直接或间接的关系。因此，良好的道路设施对于预防和减少交通事故具有十分重要的意义。

（一）道路设计

为了预防和减少交通事故的发生，道路设计人员必须系统地考虑道路线形、坡度、曲线组合、车道宽度及抗滑性能等因素，才能让车辆在道路上顺畅行驶，让驾驶员舒适驾驶；在紧急情况下，驾驶员能及时控制车速，避免交通事故的发生。

（二）交通标志

交通标志一般包括图形符号、标牌、标线等。完善合理的交通标志，可以为驾驶员提供充足的行车信息，提高驾驶的安全性和驾车过程的舒适性。交通标线对于优化交通、分道行驶及引导交通流起着重要作用，标线线形的流畅程度、与道路路线的一致性、几何尺寸的规范性、夜间的可视性、与路面附着能力等都会对交通安全产生较大影响。交通警示标志的安全信息水平与道路实际情况的符合程度也会影响交通安全。另外，不合理的绿化带也可能间接导致交通事故的发生。

（三）交通安全设施

在一些特殊路段，设置特殊交通安全设施可以很好地预防交通事故，如在长陡下坡路段的特殊区域设置制动车道；在容易发生风、雪、沙、坠石等险情，危及公路安全的路段设置防风栅、防雪栅、防沙栅、防落网等交通安全设施。

（四）行人过街设施

设置合理的、人性化的行人过街设施是保障行人交通安全的重要举措。目前，我国许多城市交通规划、交通管理工作还不完善，许多行人过街设置也很不合理，如设置间隔过长，给行人过街带来很大不便，容易引发过街行人的交通违法行为；另外，行人过街指示标志不够明确，使行人难以找到便利的过街通道，增加了行人的交通违法行为，也增加了行人交通事故的发生率。

（五）智能交通系统

智能交通系统是将先进的信息技术、数据通信传输技术、电子传感技术、电子控制技术及计算机处理技术等有效地集成，运用于整个交通运输管理系统，建立起一种在大范围、全方位发挥作用的实时的、准确的、高效的综合运输和管理系统。智能交通系统可以用于机场和车站疏导、城市交通智能调度、高速公路智能调度、营运车辆调度管理和机动车自动控制等方面。智能交通系统通过对人、车、路的协调配合，提高交通运输的效率，缓解交通阻塞，进而增加路网通行能力，减少交通事故，降低能源消耗，减轻环境污染。

第三章　交通伤后康复

第一节　概　　述

一、康复医学在交通伤治疗中的地位

康复医学是现代医学的重要组成部分。随着经济、技术的发展，人们对生活质量的要求也相应提高，既要治好疾病与损伤，也要尽量恢复身体的整体功能。“提升功能、全面康复、重返社会”是康复医学的三大指导原则，康复治疗在交通伤治疗中发挥着重大作用。以严重交通伤所致的截瘫为例，1950 年前截瘫后患者平均只能生存 2.9 年，1950 年以后虽然延长到 5.9 年，但是这类人群由于残疾，大多不能为社会服务，成为社会和家庭的负担。随着康复医学的推广与普及，到了 1976 年，已经有 53%的截瘫患者能够重返工作和学习岗位。1980 年，这个比例提高到了 83%左右，不但减轻了社会与家庭的负担，而且患者以不同的方式为社会做出了贡献。因此康复医学越来越为人们所重视，世界卫生组织(WHO)已经将其与保健、预防、临床并列为一级医学分支。

交通伤的治疗过程一般包括急救阶段、院内救治阶段和后期康复治疗，且人们越来越重视后期的康复治疗。康复治疗贯穿交通伤整个治疗过程，具体如下。

(1) 制动期间预防继发症和其他不良反应。交通伤后，由于多种原因，往往需要有一个制动期或者完全卧床期。在此期间，如果没有做到谨慎注意，常会引起一些继发症和不良反应。例如肌肉在短缩状态下制动 5～7 天，肌原纤维就会缩短；制动超过 3 周，肌肉和关节周围的疏松结缔组织就会变为致密结缔组织，容易导致关节挛缩。因而治疗期间必须进行预防性康复治疗。

(2) 各种治疗处置措施要考虑到后期功能的恢复。如截肢时，应该考虑到后期安装假肢和功能恢复的结构需求。目前临床上已经放弃陈旧的圆锥形残端而采用现代科学的圆柱形残端，便于后期安装假肢时更好地与全面接触式的接受腔相配合。脊髓损伤后为了使脊柱稳定，常用器械固定脊柱，除了必须考虑到固定的可靠性以外，尚需保留伤者脊柱的部分活动功能。临床上出现过，仅仅一个椎体骨折的伤员，因进行整个胸腰段脊柱固定且时间过久，出现了类似于强直性脊柱炎的症状。总之，在交通伤治疗过程中，必须时刻关注伤员的功能恢复，为其将来的生活、工作提供保障。

二、康复的内容

(一) 康复评定

康复医学的目的不是查找疾病的原因与治疗疾病，而是最大限度地恢复残疾身体的功能。因此，首先必须对残疾身体进行客观、准确的评价，明确功能障碍的性质、部位、范围、严重程度，预判其发展趋势、预后和转归，为康复治疗打下科学基础。康复评定有的需要仪器，有的不需要复杂的仪器。康复评定至少应该在康复治疗的前、中、后阶段各进行一次，根据评定结果，适时制订、修改治疗计划，并对前一阶段的康复治疗效果做出客观评价。

(二) 运动疗法

运动疗法是徒手或者借助器械，让患者进行各种运动以改善肢体功能的方法。如肢体瘫痪后应设法进行适当活动，将不正常的运动模式转变为正常或接近正常的运动模式，以增加肌肉的力量，改善躯体运动的协调性、平衡性和耐力等。这一疗法借助或者不借助运动器械，科学、有针对性、循序渐进地恢复患者丧失或减弱的运动功能；同时预防和治疗肌肉萎缩、关节强直、骨质疏松、局部或全身畸形等并发症。

(三) 作业疗法

作业疗法是针对患者的功能障碍，从日常生活活动、手工操作劳动或文体活动中，选择一些针对性强、能恢复患者功能和技巧的作业（常常结合患者的兴趣因素），让患者按照指定的要求进行训练，以逐步恢复其功能的方法。在自理生活方面，常常选用进食、梳洗、穿衣、从床上到轮椅上等活动；在手工操作方面，常常选用木工、纺织、刺绣、陶艺等；在文体活动方面，常常配套选用书法、绘画、拼图、套环等各种游戏。

对于装配了假肢、矫形器和特殊轮椅（电动、气动、颌控等）的患者，必须进行操作设备的训练。对于认知障碍的患者，也要进行认知功能的训练。

(四) 物理疗法

广义的物理疗法包括运动疗法。依据我国的习惯，物理疗法多指光、电、声、磁、水、蜡、压力等物理方法治疗。物理疗法对于炎症、疼痛、瘫痪、痉挛和局部血液循环障碍等都有较好的疗效。压力对于防止瘢痕增生，局部冷疗法对于一些关节病和急性运动损伤都有一定疗效。经皮神经电刺激可以镇痛，功能性电刺激可以帮助恢复代偿性肢体、脏器的功能等。

（五）言语疗法

对于颅脑外伤、脑卒中、小儿脑瘫等疾病引起言语功能障碍的患者，言语疗法是矫治的重要方法。首先通过评定，鉴别出言语障碍是声音异常、构音异常、言语异常或流畅度异常，然后选用发音器官练习、构音结构练习、单音刺激、物品命名练习、读字练习、会话练习、改善发音等方法恢复患者的言语交流能力。

（六）文体治疗

选择患者力所能及的文化、娱乐、体育活动，对患者进行功能恢复训练，一方面恢复其功能，另一方面使患者在娱乐的同时锻炼身体及参加集体活动。

（七）中医康复治疗

祖国传统医学中，数千年积累的按摩、针灸、体育锻炼等康复疗法也有较好的作用。

（八）康复工程

是应用现代工程学的原理与方法，恢复、代偿或重建患者功能，包括设计制造假肢、矫形器、自助器具及环境改造以适应康复需求。

（九）康复护理

是除了治疗性护理手段以外，采用与日常生活活动有密切关联的运动治疗、作业治疗的方法，帮助残疾者生活自理的护理方法。如为了防止患者肌肉萎缩和关节强直，对患者进行被动性运动、按摩；训练患者利用自助用具进食、穿衣、梳洗、排便等。

三、康复医学在交通伤治疗中的适应证

在交通伤中，康复医学的主要适应证是颅脑损伤、脊髓损伤、骨关节创伤、手外伤、周围神经损伤、烧伤等后期康复，以及其他交通创伤引起的并发症和继发症的康复治疗。

第二节 交通伤康复中常用的功能评定方法

康复功能评定指为了评判当前的治疗效果，制订后期的治疗计划，对患者组织器官目前的功能状态及潜在能力进行评测，估算残存功能或功能障碍的程度及潜在功能。康复功能评定是康复医学的重要组成部分。在康复治疗过程中，

可以多次评定，以便不断修正治疗方案，改善治疗技术，提高治疗效果。康复功能评定可分为治疗前、治疗中和治疗后评定。

康复功能评定大体分为三个层次：单项功能评定（如感觉、运动、言语、认知、心理等）、个体功能评定（主要是综合功能，即日常生活活动能力）、社会功能评定。评定主要是通过询问病史、谈话、测量、检查等手段收集第一手资料，并对内容进行分析，做出评价。交通伤治疗、康复和伤残鉴定中主要是对伤员进行单项功能评定与个体功能评定。下面介绍几种常见的功能评定方法。

一、肌力评定方法

肌力是指肌肉收缩的力量。肌力评定是评定人体主动运动时相关肌肉或肌群的收缩力。肌力评定在评价肌肉、骨骼、神经系统功能，尤其是周围神经疾病或损害中非常重要。通过肌力评定可以发现神经、肌肉系统的疾病及其损伤程度，选择合适的治疗方案，比较治疗效果。肌力评定方法简单、标准明确，可靠性与灵敏度较高。

手法肌力检查主要参考肌肉抵抗重力和抵抗阻力的程度，分为六个级别，分别为 0 级、1 级、2 级、3 级、4 级、5 级（表 3-1）。其中 3 级是该手法检查的中心，即恰好能够抵抗该段肢体的重力，完成关节全范围运动，但是不能抵抗阻力。每一种具体肌肉的手法肌力检查均应受到姿势、肢体位置和固定点的影响，要准确检测受检肌肉的肌力，应按照规定的正确肢体位置、姿势操作，防止代偿动作。因此要熟悉肌肉、肌腱的解剖位置，在固定关节近心端的状态下进行操作。

表 3-1 手法肌力分级标准

级别	名称	标准	相当于正常肌力的比例/%
0	零	无肌肉收缩	0
1	微缩	有轻微收缩，但不能引起关节运动	10
2	差	在减重状态下，能做关节全范围运动	25
3	可	能抗重力做关节全范围运动，但不能抗阻力	50
4	良好	能抗重力、抗一定阻力	75
5	正常	能抗重力、抗充分阻力	100

每一个级别的肌力又可以用“+”“-”号细分。如果测得的肌力比某个级别稍微强，则在右上角用“+”表示，稍差时，则在右上角用“-”表示。

二、关节活动度评定方法

关节活动度（range of motion，ROM）又称关节活动范围，是指关节活动时所转动的角度，是评定运动功能状态的最基本、最重要的手段之一。

引起 ROM 异常的原因很多，首先是关节疾病，如关节骨或软骨的损伤、病变、退行性病变、畸形等。其次是关节周围的软组织痉挛、挛缩、瘢痕粘连、疼痛、无力等。而肌无力或瘫痪时，主动 ROM 变小，被动 ROM 正常。ROM 评定主要是确定有无关节活动障碍及障碍程度，可以作为评价治疗效果的重要参数。

(一) 测量工具

(1) 普通量角器：是临床上应用最为普遍的测量关节活动度的器械。

(2) 方盘量角器。

(3) 电子量角器。

(二) 测量方法

ROM 必须按照统一的方法进行测量，以保证测量结果的正确性和可比性。

(三) 测量注意事项

(1) 熟悉各关节的解剖结构与正常活动范围，熟练掌握测量技术，正确使用测量工具。

(2) 须得到患者的充分配合，充分暴露检查部位。

(3) 同时测量主动与被动 ROM，在评价 ROM 时，尽量以被动活动度为准，检查结果应该写明关节活动的起、止读数。

三、痉挛评定方法

(一) 痉挛的主观评定方法

主观评定方法就是依靠检查者徒手操作及观察，主观评判患者的痉挛情况。传统的方法主要是根据被检测肌群的肌张力是否增高来判断有无痉挛，根据肌张力增高的程度将痉挛分为轻度、中度、高度三个等级。这种方法只能粗略评定痉挛程度。目前常用的主观评定方法有两种，即 Ashworth 量表法（Ashworth scale）及修订的 Ashworth 量表法（modified Ashworth scale，MAS），这两种方法把痉挛分为五等六个级别，使其评定由定性转化为定量。实际工作中多采用修订的 Ashworth 量表法（表 3-2）。

表 3-2　修订的 Ashworth 量表法

0	无肌张力的增加

续表

Ⅰ	肌张力略微增加：受累部位关节被动屈伸时，在 ROM 之末呈现最小的阻力或出现突然卡住和释放
Ⅱ+	肌张力轻度增加：在 ROM 后 50%范围内出现突然卡住，然后在 ROM 后 50%范围均呈最小的阻力
Ⅱ	肌张力明显增加：在 ROM 的大部分范围，肌张力均明显增加，但是受累部分肢体仍然能较容易地被移动
Ⅲ	肌张力严重增高：被动运动很困难
Ⅳ	强直：受累部位关节被动屈伸时呈现强直状态，不能活动

（二）临床痉挛指数(clinic spasticity index, CSI)

20 世纪 90 年代初，加拿大学者 Levin 和 Hui-Chan 根据临床实际应用，提出一套定量评定痉挛的量表。CSI 的评定内容包括腱反射、肌张力与阵挛三个方面。CSI 评价标准如下。

1. 腱反射　无反射，0 分；反射减弱，1 分；反射正常，2 分；反射活跃，3 分；反射亢进，4 分。

2. 肌张力　无阻力（软瘫），0 分；阻力降低（低张力），2 分；正常阻力，4 分；阻力为轻度至中度，6 分；阻力为重度，8 分。

3. 阵挛　无阵挛，1 分；阵挛 1～2 次，2 分；阵挛 2 次以上，3 分；阵挛持续时间超过 30 秒，4 分。

结果判断：0～9 分为轻度痉挛；10～12 分为中度痉挛；13～16 分为重度痉挛。CSI 主要用于评定脑损伤和脊髓损伤造成的下肢痉挛，特别是累及踝关节，评定的内容包括跟腱反射、小腿三头肌的肌张力和踝关节阵挛。

（三）痉挛的客观评定方法

目前痉挛的客观评定方法主要有两种，分别为神经电生理评定方法和生物力学评定方法。

1. 神经电生理评定方法　临床上通过肌电图检查 F 波、H 波、T 反射（腱反射）等电生理指标来反映脊髓节段内 α 运动神经元、γ 运动神经元、Renshaw 细胞及其他中间神经元的活性，为患者脊髓的节段性损害程度提供客观的评价指标，也为临床选择适当治疗方法提供技术支持。

2. 生物力学评定方法　应用等速装置进行痉挛量化评定，主要包括两种方法：①借助等速装置描记重力摆动试验曲线图进行痉挛量化评定。②应用等速装置控制运动速度，以被动牵张方式完成类似 Ashworth 评定的痉挛量化指标的评定方法，可以作为痉挛量化评定的可靠性参照。

四、上肢功能检查与康复评定方法

（一）上肢形态学缺损与功能丧失的关系

上肢的功能主要是围绕手功能，个人运动功能主要通过上肢和手功能来完成，交通伤引起上肢形态学缺损后，需评定相当于人体、上肢和手功能丧失的程度，估算方法如表3-3。

由表3-3可以知道：单侧手在掌指关节（metacarpophalangeal joint，MP）处所有手指全部缺损，相当于丧失了整个人体功能的54%，该上肢功能的90%，该手功能的100%。

表3-3 上肢不同缺失水平与功能丧失的相当值

缺失水平	相当于整个人体功能丧失的%	相当于整个上肢功能丧失的%	相当于整个手功能丧失的%	相当于整个手指功能丧失的%
A 肩关节	60	100		
B 肘关节	57	95		
C MP关节				
全部手指	54	90	100	
拇指	21.6	36	40	100
示指、中指	10.8	18	20	100
环指、小指	5.4	9	10	100
D PIP关节				
拇指	10.8	18	20	50
示指、中指	8.6	14.4	16	80
环指、小指	4.3	7.2	8	80
E DIP关节				
示指、中指	4.9	8.1	9	45
环指、小指	2.4	4.0	4.5	45

PIP关节：近端指间关节。
DIP关节：远端指间关节。

（二）感觉障碍与手功能的关系

1. *检查两点分辨觉*（two point discrimination） 两点分辨觉一般用探针检查，让被检测人闭上眼睛，压力大小控制在令上肢皮肤出现白点为宜。若探针在该处皮肤按压10次，有7次回答正确，表示两点分辨觉检查成功；若在该处皮肤按压10次，10次回答均不正确，表示两点分辨觉检查失败；若在该处皮肤按压15次，仍然不能辨别，则终止进一步检查。可以通过上肢两点分辨觉检查表来评价感觉障碍与手功能的关系（表3-4）。

表 3-4　上肢两点分辨觉检查表

1	正常：	能分辨距离<6 mm 的两点，可完成手表上弦等精细动作
2	尚可：	能分辨距离为 6～10 mm 的两点，可持小器械(镊子、小钳子等)或物品
3	差：	两点辨别觉为 10～15 mm，可持大器械(锹、锄头等)
4	保护性：	仅有一点感觉，持物有困难
5	感觉缺失：	无任何感觉，不能持物

2. 手掌面感觉缺失　手掌面感觉部分缺失与手功能缺失所对应百分比关系如下：拇指、示指、中指、环指和小指的掌面尺侧缘感觉缺失，分别相当于整个手功能丧失了 12%、4%、4%、2%、2%；桡侧缘感觉缺失，分别相当于整个手功能丧失了 8%、6%、6%、3%、3%。

3. 手功能的综合评价　一般采用 Jebsen 的手功能试验(hand function test，HFT)，主要由七项活动组成：写字、翻卡片、拾起小物品放入容器内、模仿进食、堆放棋子、移动大而轻的物体、移动大而重的物体。对利手与非利手分别进行测试，将每个项目的完成时间与正常时间比较，估算手功能障碍的程度。

4. 手工作能力障碍的评分　通过手工作能力障碍评分表(表 3-5)进行手工作能力障碍程度评价，并估算相当于手功能的损伤程度。

表 3-5　手工作能力障碍评分表

+	极轻度	仅有一些恼人的感觉，提示有 0～25%的损伤
+ +	轻度	干扰了某些动作，提示有 25%～50%的损伤
+ + +	中度	妨碍了某些动作，提示有 50%～75%的损伤
+ + + +	重度	妨碍了全部或绝大部分的工作，提示有 75%～100%的损伤

五、下肢功能检查与康复评定方法

下肢功能主要为直立行走功能，涉及人体结构、神经功能和生物力学的复杂过程。步态分析是通过系统性研究人体步行方式的几个主要指标，包括步长、步速、步频、步态等，评价伤者下肢行走功能。检查者可参考临床步态分析的常用指标及正常值(表 3-6)，比较患者步态的参数与正常值之间的差异，评价伤者的步态变化情况。利用步行功能分级表(表 3-7)，检查者可根据患者能否独立完成行走、行走场地的要求、患者是否需要他人帮助等指标，进行步行功能分级的评定，级别越低则表示功能障碍越明显。

表 3-6 临床步态分析的常用指标及正常值

指标	男性(X±SD)	女性(X±SD)
步长/cm	78±6	65±5
跨步长/cm	160	137
步速/(m/min)	91±2	74±9
步频/(步数/min)	113±9	117±9
步态周期/s	1.06±0.09	1.03±0.08

表 3-7 步行功能分级表

0	无功能:患者不能行走
Ⅰ	需要他人的大力帮助:需要有一个人连续不断地给予坚定的扶持,以便患者能支撑自身体重,保持躯体平衡和协调
Ⅱ	需要他人的帮助:需要一个人持续或间断地接触身体,以帮助患者维持躯体的平衡和协调
Ⅲ	需要有人监护:需要一个人在旁边照看,或用语言提示,但不需要接触患者身体
Ⅳ	在平地上能独立行走:在平地上能独立行走,但上、下楼梯或斜坡或在不平坦的路面上行走时,需要他人监护或帮助
Ⅴ	独立行走:在任何路面上都能独立行走

六、智力评定方法

颅脑损伤等创伤常常引起智力障碍。智力也称智能,体现个体认识事物的综合能力,包括观察力、注意力、记忆力、思维能力和想象能力等各种能力,是人类认识客观事物和改造客观世界的多种能力的综合体现。其中,思维能力是智力的核心,而创造思维能力和创造性解决问题的能力是衡量智力的重要标志。智力测验是通过量表测验的方法,评价个体智力水平的一种科学方法,但须注意,不能把智力和智力测验结果完全等同起来。智力测验的方法很多,目前常用的方法是韦氏智力量表法。测试时,一般运用韦氏成人智力量表评定其智商(IQ),然后按照表 3-8 进行分类。

表 3-8 智力障碍分类表

级别	分度	与平均水平差距/%	IQ 值	适应能力
一级智力障碍	极重度	>5.01	20 或 25 以下	极度适应缺陷
二级智力障碍	重度	4.01~5	20~35 或 25~40	重度适应缺陷
三级智力障碍	中度	3.01~4	35~50 或 40~55	中度适应缺陷
四级智力障碍	轻度	2.01~3	50~70 或 55~75	轻度适应缺陷

七、日常生活活动能力

日常生活活动能力(activities of daily living，ADL)，是个人在独立生活中日常反复进行的、最必要的、基本的共性活动，包括：进食、床上活动、穿衣、修饰、洗澡、床椅转移、行走、大小便、用厕等能力。在检查和评定日常生活活动时，按照被测人员完成的能力可以分为四个等级，分别为：无护理依赖、部分护理依赖、大部分护理依赖、完全护理依赖。

日常生活活动能力项目总分值为100分。总分值在61分以上，日常生活活动基本自理，无护理依赖；总分值在60分以下，有护理依赖。其中总分值在60分～41分，为部分护理依赖；总分值在40分～21分，为大部分护理依赖；总分值在20分以下，为完全护理依赖(表3-9)。

表3-9 躯体伤残日常生活活动能力项目评定分值(100分)

项目	评定分值		
进食	10分 自己到就餐处，自主完成	5分 依靠他人帮助把食物拿取到面前(身边)才能完成	0分 完全依靠他人拿取食物和接触身体的帮助才能完成，或需他人喂食
床上活动	10分 自主完成床上活动，包括：翻身、平移、起坐	5分 需要他人看护或扶助才能完成，或只能自主完成翻身、平移、起坐中的1项或2项，其余需依靠他人接触身体的帮助才能完成	0分 完全依靠他人接触身体的帮助才能完成床上活动包括：翻身、平移、起坐
穿衣	10分 自主完成穿衣，包括：穿脱上身衣服、穿脱下身衣服	5分 需要他人帮助把衣服拿到身边才能完成，或只能完成穿脱上身衣服、穿脱下身衣服中的一项	0分 完全依靠他人接触身体的帮助才能完成穿衣包括：穿脱上身衣服、穿脱下身衣服
修饰	5分 自主完成修饰，包括：洗(擦)脸、刷牙、梳头、剃须		0分 完全依靠他人帮助把洗漱用品拿到身边，或主要依靠他人接触身体的帮助才能完成洗(擦)脸、刷牙、梳头、剃须
洗澡	5分 自主完成		0分 主要或完全依靠他人引领、扶助或接触身体的帮助才能完成

续表

项目	评定分值			
床椅转移	15分 自主完成	10分 借助残疾辅助器具(康复辅助器具)或其他工具才能完成	5分 需依靠他人引领、看护或扶助才能完成	0分 完全依靠他人接触身体的帮助才能完成
行走	15分 自主完成行走,包括:平地行走、上楼梯、下楼梯。	10分 借助残疾辅助器具(康复辅助器具)或其他工具才能完成平地行走、上楼梯、下楼梯。	5分 借助残疾辅助器具(康复辅助器具)只能完成平地行走,其余需依靠他人引领、看护或扶助才能完成	0分 完全依靠他人接触身体的帮助才能完成平地行走、上楼梯、下楼梯。
小便始末	10分 自主完成	5分 需他人引领、看护或扶助才能去规定的地方完成小便过程	0分 在床上小便或完全依靠他人接触身体的帮助才能完成,并依靠他人帮助清理小便	
大便始末	10分 自主完成	5分 需他人引领、看护或扶助才能去规定的地方完成大便过程	0分 在床上大便或完全依靠他人接触身体的帮助才能完成,并依靠他人帮助清理大便	
用厕	10分 自主完成用厕,包括:蹲下站起、拭净、冲洗(倒掉)、整理衣裤。	5分 只能完成蹲下站起、拭净、冲洗(倒掉)、整理衣裤中的3项以下,其余需依靠他人接触身体帮助或借助其他设施、辅助用具才能完成	0分 完全依靠他人接触身体帮助才能完成蹲下站起、拭净、冲洗(倒掉)、整理衣裤。	

注1. 自主完成:指躯体伤残者不需要他人帮助就能完成。
注2. 完全依靠:指躯体伤残者某项日常生活活动能力完全丧失,完全靠他人帮助才能完成。
注3. 他人接触身体的帮助:指护理人员近距离给予伤残者抱、抬、搬、背等帮助。
注4. 看护:指为了防止躯体伤残者在进行日常生活活动时出现行走不稳、摔倒、跌下等危险,而需他人在旁边照看、保护。
注5. 扶助:指为了防止躯体伤残者在进行日常生活活动时出现行走不稳、摔倒、跌下等危险,而需他人在旁边实施搀扶、护持等帮助。
注6. 看护和扶助,躯体伤残者日常生活活动主要是靠自身的能力完成。

八、电诊断学评定方法

(一) 电诊断学的概念

电诊断学就是应用各种神经电生理学技术，诊断各种损伤累及神经、肌肉系统的疾病。包括：记录和分析神经与肌肉对电刺激的反应情况，检测分析肌肉和神经组织内各种电位（如插入电位、自发电位、非自主和自主性电位）的活动特点，并根据电生理信息诊断疾病的一套方法学。

(二) 常用电诊断学评定方法

1. 肌电图检查（electromyography，EMG） 指将探针电极插入肌内，记录和分析该肌肉放松和自主收缩时的电位活动情况。

2. 周围神经传导检查（nerve conduction study，NCS） 主要包括：运动神经传导检查，感觉神经传导检查，H 反射检查，F 波检查，眨眼反射研究，重复电刺激检查法等。

3. 肌肉的电刺激检查 即传导的电刺激式电诊断，如直流-感应电诊断，时间-强度曲线检查。

4. 诱发电位检查 包括体感诱发电位（SEP）、脑干听觉诱发电位（BAEP）、视觉诱发电位（VEP）、运动诱发电位（MEP）、事件相关电位（ERP）等检查方法。

第三节 常见交通伤的康复治疗

一、颅脑损伤的康复

(一) 颅脑损伤严重程度的评定

在患者昏迷期间或清醒后，采用不同方法评价其颅脑损伤的严重程度。

（1）昏迷或朦胧状态期间的评定，主要采用格拉斯昏迷量表（Glasgow coma scale，GCS）评定，方法见表 3-10。GCS 计分 = E 分 + M 分 + V 分。

表 3-10 格拉斯昏迷量表

试验	患者反应	评分
项目	眼睛	E
自发	自己睁眼	4

续表

试验	患者反应	评分
言语刺激	大声向患者询问时，患者睁眼	3
疼痛刺激	捏患者时，能睁眼	2
疼痛刺激	捏患者时，不能睁眼	1
项目	运动反应	M
口令	能执行简单命令	6
疼痛刺激	捏痛时，患者掰开医师的手	5
疼痛刺激	捏痛时，患者撤出被捏的部分肢体	4
疼痛刺激	捏痛时，患者身体呈去皮质强直（上肢屈曲、内收内旋；下肢伸直，内收内旋，踝跖屈）	3
疼痛刺激	捏痛时，患者身体呈去脑强直（上肢伸直、内收内旋；腕指屈曲；下肢去皮质强直）	2
疼痛刺激	捏痛时，患者毫无反应	1
项目	言语反应	V
言语	能正确回话，并回答出位置、姓名及生日	5
言语	言语错乱，定向障碍	4
言语	说话能被理解，但无意义	3
言语	发出声音，但不能被理解	2
言语	不发声	1

注：最少为 3 分，最大为 15 分；≤8 分提示昏迷；≥9 分提示无昏迷。
<8 分为严重损伤，8～11 分为中度损伤，≥12 分为轻度损伤。

（2）清醒后的评定方法，由 Russel 提出，主要根据伤后遗忘（post-traumatic amnesia，PTA）时长进行评定，简单易行。PTA 评定标准如下。

<10 min：极轻型

10 min～1 h：轻型

1 h～1 日：中型

1 日～1 周：重型

>1 周：极重型

（二）康复目的

颅脑损伤由于严重程度的不同，会导致不同结局，主要有死亡、植物状态、严重残疾、中度残疾和恢复良好，具体诊断标准见表 3-11。康复治疗主要目的为：使重型脑损伤患者力争达到表中第四项结局；使轻中型患者力争达到表中第五项结局。

表 3-11 格拉斯结局量表

死亡	
植物状态	无意识，有心跳和呼吸，偶尔睁眼、吸吮、打哈欠等局部运动反应
严重残疾	有意识，但认知、言语和躯体运动有严重残疾，24 h 均需他人照看
中度残疾	认知、行为轻度障碍，性格有障碍，有轻度偏瘫、共济失调、言语困难等残疾，但在日常生活、家庭与社会活动中尚能勉强独立完成
恢复良好	能重新进入正常社交生活，恢复工作，但是可遗留有各种较轻的后遗症

（三）康复治疗原则

在闭合性脑损伤中，对于运动和知觉障碍康复治疗的主要原则是：抑制异常的原始反射活动，改善运动模式，重建正常的运动模式。情绪障碍治疗方法一般是使用药物和心理治疗。认知障碍的治疗，应依障碍程度的不同而采用不同的治疗原则。

1. 早期，对患者进行躯体感觉方面的刺激，尽力提高其觉醒能力，使其能辨认出周围环境中的人和物。

2. 中期，集中在减少患者的定向和言语错乱方面，进行记忆、注意力、思维的训练，训练其组织（分类、排列顺序、补缺填空）和学习能力。

3. 后期，增强患者在各种环境中的独立和适应能力，提高中期训练中的各种功能技巧，并推广到日常生活中去。

（四）康复治疗方法

1. 认知障碍

（1）记忆训练。每次训练，患者需要记住的内容较少，信息呈现时间相对长些；两种信息出现的时间间隔亦加大。对于信息量较大的内容，可以采用如下方法。

1）PQRST 方法：P-先预习（preview）需要记住的内容；Q-向自己提问（question）与内容有关的主要问题；R-为了回答问题而仔细阅读（read）资料；S-反复陈述（state）阅读过的资料；T-用回答问题的方法来检验（test）自己的记忆。

2）编故事法：把需要记忆的内容按照自己的习惯和爱好编成一个小故事，有助于记忆。

3）对于脑损伤患者，更重要的是采用一些日常生活管理的记忆方法，逐步记住周边生活环境中的内容。例如建立日常活动常规，不间断地重复和练习某些动作；从简单到复杂的活动的训练；利用视觉、听觉、嗅觉等多种感觉输入信息配合训练。

（2）注意力训练

1）猜测游戏。猜玻璃杯覆盖玻璃球数目的训练。

2）删除作业训练。在作业本中写上简单的汉字或者字母，然后删除相同部分。

3）时间感训练。用秒表训练伤者对于时间长短的感受。

（3）思维训练。思维包括推理、分析、综合、比较、抽象、概括等多种过程，可以通过观测个体解决具体问题的能力得到体现，因此解决问题就是训练抽象思维能力。简单实用的推理和解决问题的能力训练有多种方法，主要有以下几种。

1）寻找报纸中的消息。

2）数字卡顺序的排列。

3）从一般到特殊的推理。从工具、食品、动物、植物、运动等各项内容总结出它们的特征或类别。

4）给予多种物品，找出其中不属于同类的物品。

5）分类训练，给予一张列有30种物品的图片，让患者进行分类。

6）家庭预算的训练等，训练过程可以多种多样，并非一天之内完成所有项目内容，而是按照循序渐进的方法，完成一个项目训练以后，再训练下一个项目。患者出院后在家里也可以训练。

2．行为障碍

（1）发作性失控，给予卡马西平等镇静类药物，配合行为疗法中的暂停法（time-out）。

（2）额叶攻击，用暂停法合并鼻孔下方释放挥发性氨气等正向惩罚。

（3）负性行为障碍，可采用以下方法。

1）用神经行为疗法中的成形法，训练患者每天早晨完成ADL活动。如果患者有能力完成这些动作，但是因为存在行为障碍，不愿意操作，可以采用代币法处理。具体方法：让患者起床，若能完成该项动作，给予一枚代币奖励，可以换取他喜欢的食物；患者起床后整理好床单，也给予一枚代币奖励，即一种行为给予一枚代币奖励。经过一段时间，可以两种行为给予一枚代币奖励。逐渐鼓励患者将孤立行为转换成系列行为。

2）用负惩罚法，要求患者行走，如其步行能力完好，但是由于负性行为障碍，不愿意完成行走训练，而且对于上面的代币法训练也不感兴趣，可以规定：患者自己走到餐厅，可以一日吃5餐；否则，只给其少量牛奶、水等维持生存，等到其耐受不了饥饿，再自己到餐厅就餐。

3．情绪障碍　常见为抑郁症状，甚至有自杀念头，治疗方法除了心理治疗外，可少量使用抗精神病药物。

4．迟发性癫痫　可以预防性使用药物两年，如苯妥英钠或卡马西平等抗癫痫药物。

二、脊髓损伤的康复

(一) 脊髓损伤后残存功能的评定

脊髓损伤后残留功能多少与损伤平面有密切的对应关系,见表3-12。

表3-12 完全性脊髓损伤残留功能的估计

残留功能	脊髓损伤节段							
	C_4	C_5	C_6	C_7	C_8～T_2	T_3～T_{12}	L_1～L_2	L_3～L_5
完全不能自理生活,全靠他人帮助	√							
基本上不能自理生活,需要大量帮助		√						
能部分自理生活,需中等量帮助			√					
基本上能自理生活,需少量帮助				√				
能自理生活,在轮椅上能独立行动,但不能走路,只能做治疗性站立					√			
能自理生活,在轮椅上能独立行动,只能做治疗性步行						√		
能自理生活,在轮椅上能独立行动,能做家庭性功能性步行							√	
能自理生活,在轮椅上能独立行动,能做社区性功能性步行								√

注:C:颈髓,T:胸髓,L:腰髓。

(二) 脊髓损伤康复目标

根据残留功能的情况,拟定出康复目标,见表3-13。

表3-13 脊髓不同损伤水平的康复目标

脊髓损伤节段	康复目标
C_4	用口棍或气控开关控制环境控制系统(ECU),用颏控或气控开关控制电动轮椅
C_5	用辅助工具自己进食;利用手摇杆控制电动轮椅;在他人帮助下完成从床到轮椅的转移
C_6	自己穿衣;利用加大摩擦力的手轮圈,用手驱动轮椅;独立进行某些转移动作
C_7～T_2	独立自由地使用轮椅;独立进行各种转移;独立进行大小便
T_3～T_{12}	除C_7～T_2的功能外,借助背甲、矫形器或拐杖,可进行站立和治疗性步行

续表

脊髓损伤节段	康复目标
$L_1 \sim L_2$	除 $T_3 \sim T_{12}$ 的功能外，借助矫形器或拐杖可进行家庭功能性步行
$L_3 \sim L_5$	除 $L_1 \sim L_2$ 的功能外，借助矫形器和手杖可进行社区功能性步行

注：C：颈髓，T：胸髓，L：腰髓。

（三）脊髓损伤常见并发症的处理

对于影响脊髓损伤患者生活和功能训练的并发症，须同时处理，以免影响正常的训练。

1. *排尿问题*　患者常有尿潴留或尿失禁，以尿潴留为多，处理方法主要如下。

（1）间歇性导尿。

（2）限制水的摄入量。

（3）针对尿频、尿急、尿失禁患者，选择性使用膀胱松弛药物；针对尿潴留患者，使用括约肌松弛药物。

（4）利用刺激或者压迫排尿等方法进行膀胱训练，以达到膀胱平衡的目的，仅适用于圆锥及以下的损伤引起的潴留性膀胱。当自动排尿频率低于每 2 h 1 次，或排尿后残留尿量少于 100 mL 时，可以认为达到了膀胱平衡。

2. *排便问题*　脊髓损伤患者容易出现大便潴留或失禁的问题，要对患者进行大肠功能训练。目的：使患者大肠能留住大便和有规律地每 2～3 日排一次大便，尽量少灌肠。方法主要如下。

（1）饮食调节：饮食尽量以高纤维、高容积、高营养食物为主。每日至少给予 3 次以上蔬菜或水果，也可以每日给予 2 次以上麦芽或麦麸，每次 1 汤勺。注意适当选择食物，如茶、奶酪、大米、苹果酱等容易引起便秘，樱桃、杨梅等水果容易引起腹泻，应根据大便情况适时进行调整。

（2）泻药：少量使用价廉、安全的泻药。

（3）排便训练：排便频率以每 2～3 日一次为宜；排便的时间间隔尽量接近患者以往的排便习惯。排便前适当进行腹部按摩；排便前 15 min 利用胃肠道反射运动，喝一杯白开水，增加肠道的蠕动；尽量减少使用坐便器；在使用栓塞剂前，可以用戴上手套的手指插入肛门内轻轻旋转 15～30 s。

3. *泌尿系统感染*　脊髓损伤患者常见。检测方法：收集中段尿液，掀开阴唇或者翻起包皮，用蒸馏水擦拭干净外尿道口，让一部分尿液冲洗尿道细菌，将标本在 30 min 内送化验室进行定量细菌培养，如果菌落数达到 10 万/mL，表示存在尿道感染。防治尿路感染常用方法为少量使用价格便宜的抗菌药物。

4. *疼痛* 主要使用药物抑制，少量应用镇痛药、镇静催眠类药物和抗抑郁药物等。

5. *痉挛* 频繁发生痉挛会让患者感到痛苦或明显不适，影响日常生活活动和康复训练，应当予以治疗。主要使用药物治疗、物理治疗及手术治疗等。

6. *异位骨化* 异位骨化是指在通常无骨骼的身体部位形成了骨组织，多见于软组织中。异位骨化在脊髓损伤的患者中发生率为16%～58%，发病机制不是很明确，与运动康复治疗之间没有明确的关联性。好发部位依次为髋部、膝部、肩部、肘部等。发病期多在脊髓损伤后1～4个月内，通常发生在损伤脊髓平面以下，局部有炎症反应，表现为局部低烧。脊髓损伤后出现不明原因的低烧症状，应考虑此病发生。症状：该部位软组织肿胀，1～2日变硬，数日后皮下组织出现质地较硬的团块，2周后影像学检查可有阳性结果。

7. *自主神经反射异常* 主要发生在慢性四肢瘫和C_6颈髓以上截瘫患者，由于内脏的恶性刺激或损伤水平以下的其他不良刺激而产生不良综合征，包括高血压、心动过缓、大量出汗、面色潮红、焦虑不安、头痛等。临床上如发现C_6颈髓及以上平面脊髓损伤的患者突然出现双侧颞部跳动性、猛击样头痛，损伤节段水平以上皮肤大量出汗、潮红，神情焦虑不安，体检时发现心动徐缓或心动过速，血压比基础血压高出5.3 kPa以上，甚至高达40/21.3 kPa时，必须立即处理，否则容易引起脑血管意外或失明等。

8. *压疮* 长期卧床患者，必须预防压疮。方法：定期翻身，如发现压痕处有明显充血，须进行局部减压，一般采用泡沫、气垫、悬空等方式。长期坐在轮椅上的患者，每隔15 min设法让臀部减压一次。如果发生压疮，予以消炎药物治疗。

9. *性功能方面* 脊髓损伤容易影响性功能，需要从下面几个方面进行检查。

(1) 检查有无精神性勃起功能可能。睾丸的传入神经纤维进入T_9胸髓，如果捏睾丸感觉不适，提示脊髓损伤在T_9胸髓段以下，则有精神性勃起功能的可能性，反之则无。

(2) 检查有无触摸性勃起的可能。一手戴上指套放入肛门内，另一手捏住龟头。如果肛门括约肌收缩，表示圆锥、马尾和阴部神经完好，有触摸引起勃起的可能，反之则无。

(3) 检查有无性高潮体验。常用方法有下面两种。

1) 检查外生殖器的痛、冷、热觉，如果存在，表示外生殖器→外侧脊丘束→脑的通路存在，可能会有性高潮体验。

2) 让患者按照指令收缩肛门括约肌，如果存在，表示脑→锥体束→外生殖器的通路仍存在，可能会有性高潮的体验。

这两种通路都能正常完成，才可能会有性高潮体验，男性才有可能完成射精。

(四) 脊髓损伤的功能训练

患者进行功能训练，需要能坐直，且无头晕、心悸等直立性低血压的表现。如果患者不能坐直，必须先在斜床上进行训练。对于刚离开病床的患者，床上训练可以从身体仰卧位 30°开始，每日 2 次，每次 30 min 到 2 h，每 3 日增加 15°，直到能坐直为止。也可以从第 1 周仰卧位 45°开始，第 2 周 60°，第 3 周 90°。能够坐直以后，训练每日坐直一定时间。当患者能够坐直，并且能在轮椅上坐 2 h 左右，就可以进行各种训练了。必须记住，坐在轮椅上，一定要每隔 15 min 用上肢撑起躯体，让臀部离开椅面减压一次，以免长时间挤压坐骨结节处软组织形成压疮。如果不能独自撑起躯体，可以由家人帮助。

1. C_4 脊髓损伤患者的训练

(1) 口棍或者头棍的应用。C_4 脊髓损伤患者，四肢全瘫，无法用手，但是控制头部的肌肉完好，因此可以口含一根棍子或利用固定在头箍上的棍子进行简单的活动。患者可利用口棍进行写字、绘画、打字、翻书、敲击按键等多种活动。头棍与口棍类似，只是咬合端除去咬合片，改换为固定在头箍上，使用方法相似。

(2) 使用环境控制系统(environmental control unit, ECU)的训练。在现代化的康复机构中，能提供一种高度自动化的环境控制系统，使 C_4 脊髓损伤患者能自理部分生活。使用时，患者用口棍按下电源开关，进入环境控制系统的操作界面，点击菜单，就可以享受对应内容的服务。方法：使用口棍按下电源开关，项目选择面板上各个项目旁的指示灯依次亮灭，当灯亮到患者所需要的项目时(如电视)，用口棍按下按键，电视机即会开启。另外经训练后，患者亦可以使用吸管式的气控开关。

(3) 使用颏控或气控轮椅。由于患者手没有功能，只能用颏控或气控轮椅。颏控轮椅的控制开关为一个杯状小托盘，用轻型支架固定在患者的颏部前下方。患者用颏部推压颏部开关，使轮椅向前、后、左、右运动。气控开关则改用一根吹管，通过变换吹、吸的次数来控制轮椅。由于患者头部控制力弱，轮椅要装有头托；为了保证患者在躯干不稳定时也能控制住轮椅，要用安全带固定躯干；两侧上肢无力下垂，容易被车轮碰伤，需要将双手放于轮椅的受托板上。为了防止手的畸形，需要用静力夹板将手固定和保持于功能位。

2. C_5 脊髓损伤患者的训练　患者三角肌、二头肌尚有功能，可以完成一些动作。

(1) 利用辅助工具进食。由于手没有抓握功能，但是三角肌和肱二头肌可以运动，因此可以利用“多功能日常生活套袋”进行活动。应用时，可以根据需要将刀叉或汤匙插入前臂矫形器上的套袋内，利用三角肌和肱二头肌的活动将食物送到口中。

(2) 使用手控电动轮椅。利用手臂移动功能，拨动放在扶手上的摇杆开关，操纵电动轮椅。

(3) 在他人帮助下，完成身体从床到轮椅上的转移。由于三角肌和屈肘肌有功能，在他人帮助下，用上肢钩住他人的颈部，使臀部离开床，转移到轮椅上。另外，将手伸入固定在轮椅背柱上的套环内，让身体前倾，使臀部离开轮椅，给臀部坐骨区域减压。

(4) 手功能重建。为了使 C_5 脊髓损伤患者能够屈伸肘关节，手术将后三角肌加腱条移植到肱三头肌肌腱上；为了使拇示指能够侧捏，手术将肱桡肌固定在腕伸肌上，并将拇长屈肌肌腱固定在桡骨掌面，并将拇指的指关节固定。

3. C_6 脊髓损伤患者的训练　C_6 脊髓损伤患者比 C_5 脊髓损伤患者多了伸腕关节功能，但不能屈手指和握物。

(1) 自己穿简单和特制的衣服。由于上肢有部分功能，故能够完成穿宽大、简单、衣扣和带子改为尼龙子母扣的衣服。

(2) 利用头上方的三角框架或横木完成躯体转移活动。可以将上肢屈肘，钩在头上方的三脚架或横木上，再利用上臂内收，悬起臀部，转移身体。

(3) 使用加大摩擦力手轮圈的轮椅。利用屈肘力量带动伸腕的手，推动有摩擦力的手轮圈驱动轮椅。由于手不能抓握，故不能推动光滑的手轮圈；由于手部感觉不佳，容易擦伤，推轮椅时应戴上露出手指的手套。

(4) 用手驱动抓捏矫形器补偿抓的功能。患者仍有伸腕力量，通过伸腕动作，驱动抓捏矫形器完成抓捏动作。伸腕时，矫形器的一个部件将拇指带向上方，使之与示指、中指对合，完成抓捏物品的动作；屈腕时，矫形器释放物品。训练时，首先让患者充分了解其结构与功能，并由技师多次示范，然后让患者反复训练，从简单到复杂，直至训练写字。

(5) 手功能重建。C_6 脊髓损伤，患者能完成伸肘、拇示指对捏功能的手外科手术，同 C_5 脊髓损伤；为了使患者能够完成较粗的抓握，可以将桡侧腕长伸肌腱固定在指屈肌上。

4. C_7～T_2 脊髓损伤患者的训练　患者能够伸肘，但手指功能差，可以进行如下训练。

(1) 坐位或者轮椅上的减压。由于伸肘肌群功能基本正常，可以完成撑起身体动作，即以轮椅扶手或轮子为支点，伸肘，垂直撑起躯干，使臀部离开椅面，给坐骨结节区皮肤软组织减压。

(2) 用滑板完成各种转移活动。利用滑板进行从轮椅到床之间的转移。转移时，轮椅与床平行，前轮尽量靠前，闸住椅子，拆去靠床侧扶手，在椅子与床面之间架上滑板，用一系列撑起动作将臀部移到滑板上，再利用撑起动作，一步一步地将臀部从床上移到轮椅上，其他类似。

（3）肌肉训练。患者应使用重锤滑车装置大力训练三角肌、胸大肌、肱三头肌，特别是背阔肌，此肌肉由 C_6～C_8 脊髓神经支配，但是肌纤维一直向下延伸，分布到骨盆，因此在 C_6～C_8 脊髓损伤时，背阔肌是将骨盆和下部脊柱信号传向中枢的重要桥梁，称为桥肌；另外，背阔肌在完成撑起动作时，是下压和固定肩胛骨的重要肌肉，因此必须加强训练。

（4）抓握力弱的患者，训练用腕关节驱动抓握矫形器，与 C_6 脊髓损伤相仿。

（5）斜靠床站立。由于 C_7 脊髓损伤患者有伸肘关节的能力，斜靠床站立时可以让数人围成一圈，中央放上一个改装的篮球筐，让患者进行投篮等运动，一方面可以避免长久站立的枯燥，另一方面也可以训练上肢功能。

为了使拇指完成对掌动作，可以手术将肱桡肌固定到拇指的掌肌上，重建手功能。

另外，C_8～T_2 脊髓损伤的患者，手功能绝大部分保留，患者在床上活动、轮椅转移、生活自理方面均能够独立完成，能够驱动标准轮椅上下马路镶边石，能够在轮椅上平衡，能够独自完成大、小便，能够查看容易发生压疮的臀部皮肤，能够独立使用通信工具、写字、穿衣；能够进行轻体力的家务劳动；可以从事居家的工作，或者靠轮椅可以完成的坐位工作，少数人能够利用背支架及膝踝足矫形器（KAFO）在步行双杠内站立。

同时，为了加强上肢的强度和耐力训练，可以继续使用 C_7 脊髓损伤患者训练背阔肌的各种方法训练耐力。并且继续用上肢撑起的方法，给坐骨结节区减压，以及练习维持轮椅后轮平衡和上下马路镶边石等技巧性较高的轮椅操纵技术。

5．T_3～T_{12} 脊髓损伤的训练　重点在站立和治疗性步行。需要的辅助用具有双腋杖（拐）、膝踝足矫形器、腰背支架。矫形器制成后即可按照以下步骤训练步行。

（1）在步行训练双杠内活动。穿上矫形器，在治疗师的帮助下进行如下训练。

1）站立平衡训练：包括头部、躯干和骨盆稳定性的躯体平衡。

2）迈至步练习：T_6～T_8 脊髓损伤患者进行迈至步训练，在此阶段暂时用步行双杠代替双拐。原理如下：迈至步时，双拐同时向前着地，然后升起躯干将双足越离地面向拐迈进，直到足的落地点位置不超过拐的着地点为止。由于双足迈至拐的着力点，故名迈至步，这是一种较为稳定的步态。

3）迈越步练习：T_9～T_{12} 脊髓损伤患者进行迈越步练习。迈越步是一种最快、姿态较为优雅但最为困难的步态。双拐先向前着地，然后抬起身体将双足向前迈离地面，越过双拐的着力点，并落在拐的前方，故名迈越步。这种步态对于 T_6～T_8 的脊髓损伤患者不如迈至步安全，因为动作完成时，肩部与髋部均落在拐的后方，一旦发生意外的屈髋痉挛，身体将失去平衡而跌倒，因此只有 T_9～T_{12} 脊髓损伤患者才可以试用这种步法。

（2）用双拐和矫形器在步行双杠外重复上述步行训练。

（3）向外侧踏步。

（4）向后踏步。

由于是治疗性步行，以上训练量已经足够。

6. L_1～L_2 脊髓损伤患者的训练　能进行 T_3～T_{12} 脊髓损伤患者的一切活动；能用踝足矫形器（AFO）和肘拐或手杖在家中进行功能性步行。如需长久户外活动，为了减少体力消耗和方便行动，仍应使用轮椅。

（1）步行训练。训练步骤与 T_8～T_{12} 脊髓损伤基本相同。在上述迈步训练时改为用 KAFO 或 AFO 做迈至步、迈越步和四点步练习。四点步的四个点和运动次序为：①右拐向前。②左脚向前。③左拐向前。④右脚向前。每次只移动一个点，另有三点着地，故是一种很稳定的步态。

（2）按照 T_3～T_{12} 脊髓损伤患者的②③④进行训练，然后加入以下步骤。

1）在不平整的表面上试行走。

2）上下楼梯训练。L_1～L_2 脊髓损伤患者有能力将骨盆抬起，使足跨越楼梯台阶，并可以利用单侧扶手上下楼梯。

3）上下斜坡训练。迈越马路镶边石，进出门槛。

4）安全跌倒和重新爬起。训练家庭或社区功能性步行能力，患者必须学会安全跌倒和重新爬起。跌倒训练方法：落地时躯干侧倾，支在一根拐上，释放出另一只手，将另一拐放在地面上，并将另一只手支在地面上，两只手交替前移，逐步进入俯卧位。爬起过程与前相反。这种训练，开始一定要在垫子上进行，并且由治疗人员监督和帮助。首先训练躯干前倾，支在一根拐上的平衡，熟练后才能腾出另一只手用来支撑地面，保证安全的进行训练。

7. L_3～L_5 脊髓损伤患者训练　患者的特点：下肢仍有部分麻痹，但用手杖及 AFO 或甚至不用任何辅助用具（L_5 脊髓损伤以下）也可以训练社区功能性步行。方法：训练步骤基本与 L_1～L_2 脊髓损伤患者相同，迈步训练可以不用 KAFO，而只用 AFO 做四点步、迈至步、迈越步的训练，而且只用肘拐和 AFO 就可以进行。其余各种训练同 L_1～L_2 脊髓损伤。

三、骨与关节损伤的康复

（一）肢体功能康复的主要目标

1. 上肢功能锻炼的主要目标　上肢的主要功能是手的运用。上肢各关节的结构、连接方式变化多样，都是为了充分发挥手的功能，从而完成各种运动动作和复杂的劳动。肩部只有锁骨内端与躯干相连，与胸部之间形成胸锁关节。盂肱关节接触面较小，肱骨头与肩胛盂的关节角度值差别较大，加上肩胛骨的联合运动，上肢运动幅度较大，能保证远端的手能在以上肢全长为半径的球形面上充分活动。肘关节虽然为单向运动，但前臂具有旋转功能，扩大了手的运用范围。手结构复杂，肌肉高度发达，尤其拇指的对掌运动，让手指从单向运动扩展为对位运动，使手的功能达到了十分精致的程度。

由此可见，上肢各关节的运动都与手的功能有关，上肢任何一个关节运动受限，都会影响手功能的发挥。因此，在治疗上肢的骨关节损伤时，除恢复损伤所属关节的功能之外，对其他未受伤的关节也应进行功能锻炼，预防发生功能障碍。例如，治疗中，前臂骨折患者除了进行手部功能锻炼之外，还需要注意肩部的活动，老年人尤需注意。

当关节损伤，功能不能充分恢复时，就必须保证最有效、最起码的活动范围，即以各关节的功能位为中心扩大活动范围。上肢三大关节功能位分别如下。

(1) 肩关节的功能位：外展 50°、前屈 20°、内旋 25°。

(2) 肘关节的功能位：屈曲 90°。最有用的活动范围是 60°～120°。前臂的功能位：旋前、旋后中立位。最重要的活动范围是旋前、旋后各 45°。但右手利者，一般右前臂旋前的活动范围较多，而左前臂旋后的活动范围较多；左手利者则相反。

(3) 腕关节的功能位：背伸 20°。有时需要根据生活及工作特殊情况而定。

在上肢的功能锻炼中，最容易忽视肘关节功能。在多数情况下，肘关节是固定在(或限制在)屈肘 90°位。当开始肘关节功能锻炼时，患者由于认识不足，害怕肘关节伸不直，自然地把注意力集中在练习伸肘运动，忽略更加重要的方面，即更难恢复的屈肘运动。由于体位和重力作用，自然姿势中上肢下垂就是伸肘，因而肘关节功能不能完全恢复，往往是屈肘受限较多而伸肘活动基本正常，但这样会失去手发挥作用的最有利的活动范围。针对这种情况，上肢功能锻炼开始阶段，医师就应该向患者讲清楚锻炼目标，采用有效的方法，并在实施过程中具体指导、检查督促。

2. *下肢功能锻炼的主要目标* 下肢的主要功能是负重和行走，要求下肢各关节保持充分的稳定。人体的负重与行走动作需要几个方面功能协调才能完成。

(1) 站立：人体在站立时，负重、保持身体平衡受到三个方面因素的影响，即承重面的面积大小、重心的高低、重力线与承重面的关系。承重面越大、重心越低、重力线落在接近承重面的中心位置，其站立姿势的稳定性越好。人体承重面较小，重心偏高(约相当于第 2 骶椎水平)，稳定性较差。另外，人体的平衡不断受到外界的干扰，因此身体总是处在神经肌肉系统不断调节下的运动状态，才能保证重力线尽量落在承重面中心附近，维持站立状态。

（2）行走时下肢各主要关节位置的变化：正常行走分为负重期和摆动期。负重期：自足跟着地开始，然后全脚掌着地至跖骨头部着地，身体垂直经过足跟离地，前脚掌离地，然后足趾离地而结束。摆动期：始于足趾离地，下肢向前摆动，到足跟着地而结束。两足交替，一足处在负重期之末（足趾离地前），另一足处在负重期之始（足跟部着地），有短暂的重叠。这里面包括下肢三个主要关节的活动。①踝关节：行走时活动范围为70°～110°，当足跟离地时约为背屈70°，足趾离地时约为跖屈110°。②膝关节：活动范围为5°～60°，当足跟着地时接近完全伸直，而后转为屈曲位，到足跟开始离地时又接近伸直。这个小范围的伸直—屈曲—伸直活动，吸收了足跟接触地面时产生的震动，同时也使身体重心在垂直方向上的移动尽量减小。从足跟开始离地，膝关节渐渐屈曲，到足趾离地后最大，范围达到60°，有利于向前摆动。③髋关节：当足跟着地时屈曲最大，前脚掌离地时接近完全伸直。此外髋关节还有轻度的旋转。各关节在行走时的活动范围与步距（两步之间距离）有关，步距大时，关节活动范围也相对较大。

（3）行走时主要肌肉的作用：①踝关节：背屈肌只在足跟部着地到足前掌着地时起作用，防止足下垂，并减少着地时的震动。足趾离地时该肌肉轻微收缩，以避免足尖拖地。跖屈肌是主要的，从足跟离地时开始收缩，到足前掌离地时达到高峰，从而使身体向前推进，同时屈膝为前摆做准备。②膝关节：伸膝肌是主要的，当足跟着地时，另一下肢进入摆动期，身体重心落在膝后方，伸膝肌强力收缩以防止屈曲。屈膝肌在足跟部着地前收缩达到高峰，使前摆运动减慢并防止髋过度屈曲。足跟部着地后直到足部完全承重时，就转向伸髋运动，与股四头肌协同作用。③髋关节：伸髋肌是主要的，足跟部着地时伸髋肌收缩以伸髋，直到身体重心达到垂直位，收缩达到高峰。屈髋肌肉则在下肢摆动时发挥作用。外展肌肉收缩自足跟部着地开始，以稳定骨盆，很快张力就降低。

由此可见，行走时不仅要求下肢各关节稳定，而且必须具备一定的活动范围。在各组肌肉中，尤其需要强有力的臀大肌、股四头肌和小腿三头肌，才能保证正常行走。下肢功能锻炼的主要目标就是保持这些肌肉、肌群功能正常。

我国人民的生活劳动习惯，尤其是农民，往往要求充分下蹲。下肢损伤后，固定膝关节的位置多接近于伸直位，在进行功能锻炼时，患者往往十分注意练习屈膝运动，而忽略伸膝活动范围和伸膝肌肉的锻炼，因而容易造成日后行走困难，务必注意。

（二）功能锻炼的方式

主动活动和被动活动应该是主从关系，主动活动是锻炼的根本，被动活动是前者的准备和补充，不可代替主动活动。功能锻炼的最终目标是恢复受伤肢体的正常活动能力。在一定条件下，被动活动固然可以预防关节粘连僵硬，或增加受限关节的活动范围，但最终仍然需要由神经支配的肌群主动运动，协调肌肉间支配，运动关节与肢体才能逐渐恢复肌肉张力，从而防止肌肉萎缩等。因此主动活动为主，被动活动为辅，凡是有利于主动锻炼的被动活动均应进行，否则必须坚决禁止。

1. *被动活动*

（1）肢体按摩：对于损伤部位以远的肢体进行按摩，帮助消肿和解除肌肉痉挛，为主动锻炼做准备。

（2）关节的被动活动：昏迷、神经麻痹及瘫痪患者无法进行主动锻炼，对其未僵硬的关节进行轻柔的被动活动，可预防肌肉粘连，减少关节痉挛和畸形的发生率。这种被动活动少量即可，但每次被动活动须达到该关节最大的活动幅度。

（3）助力关节活动：肌肉无力带动关节主动运动时，开始阶段给予被动力量作为启动，弥补肌肉力量的不足。如果患者用当时体能极限进行主动活动，仍未能达到关节的最大活动幅度，为了扩大关节的活动范围，可以适当给予外力，增加活动关节力量。

（4）挛缩肌腱的被动牵张：主要是前臂的肌腱挛缩，既影响了该肌肉本身的作用，也限制了所支配关节的反向运动（如屈指肌腱的挛缩会影响伸指运动）。通过逐渐增加力度、反复操作、缓和被动牵拉，可以使之伸展。

（5）强直关节的手法治疗：关节内软组织粘连、机化，成为缺少血管的瘢痕组织，关节僵硬已经形成，仅依靠主动活动无法改善关节活动范围。为了创造主动锻炼的条件，可以采用手法，一次性撕断瘢痕组织。但手法操作前一定要做好充分的术前准备，严格掌握适应证，在操作过程中，手法轻柔缓和，严密观察，防止发生骨折、神经、血管损伤等并发症，术后应尽早进行主动的功能锻炼，且在短期内不应重复操作。

（6）持续性关节功能活动（CPM）器械的应用：近年来，CPM日益推广普及，在一定程度上改变了大家对被动活动的认知。在术后（如坚强内固定术、关节松解术）患者麻醉作用尚未完全消失之前，将患肢固定在CPM器械架子上，有限度、有节律地进行持续性关节被动活动，可以产生良好功效。CPM只能增加关节的活动度，不能增强相关肌肉的肌力。

2. *主动活动*　主动功能锻炼由患者自己掌握，一般运动比较适度，而被动活动则不容易掌握，易造成关节损伤。完全以被动活动代替主动功能锻炼的情况必须严加禁止。当给予关节强力牵拉时，会造成拮抗肌反射性紧张，保护受牵拉并产生疼痛的关节，反而达不到活动关节的效果。有经验的骨科医师都会避免用强力被动牵拉治疗关节。对于已经形成粘连的关节，如果再进行强力被动牵拉，则容易导致再次损伤，关节囊内出血、渗出，形成新的粘连，结果是关节完全强直。对于儿童患者更应注意，医师有责任教会患儿与家长正确的锻炼与辅助运动的方法，纠正他们急于恢复关节运动的错误心理，告诫他们盲目地被动牵引反而会造成严重的不良后果。另外，并非所有的主动活动都有利于关节功能恢复。总体来看，只有降低或者削弱骨折端应力活动的锻炼才是有利的，反之都是不利的。肌肉的等长收缩可以促进骨折断端紧密的接触，克服分离趋势，并借助外固定物的支点杠杆作用所产生的反作用力维持骨折复位后的位置，防止侧方移位或成角。例如，小腿骨折固定稳定后，在有可靠保护的条件下部分负重，可以产生一定程度的指向轴心压力，有利于骨折愈合。关节内骨折患者，予以牵引、局部外固定或者内固定后，进行关节主动活动，利用关节面的研磨塑形，可减少关节内粘连，有利于关节功能恢复。

与原始移位趋势相反的活动，如伸直型肱骨髁上骨折患者进行屈肘动作，Colles骨折患者进行腕关节掌屈动作，非背伸压缩性踝关节骨折进行踝关节背伸动作，脊柱压缩性骨折患者进行背肌锻炼，都不会影响关节复位。

但是，如伸直型肱骨髁上骨折患者进行伸肘动作，Colles骨折患者进行腕关节背伸动作，股骨粗隆间骨折患者进行髋关节内收等动作，都有加重移位的可能。骨折断端之间的活动增加，不利于骨折愈合。骨折断端的剪刀、成角、扭转应力的活动，将影响骨折的愈合过程。

对于关节损伤患者，功能锻炼的体位与具体动作应该从有利和不利两个方面加以分析，严格要求。不应盲目进行，不顾时间、条件地追求早期功能锻炼，忽视锻炼方法的科学性、合理性。应当积极进行有利于关节功能恢复的主动功能锻炼，限制一切不利于关节功能恢复的活动。

3. 利用肢体重力作用　当肌力微弱时，可以利用肢体的重力作用带动身体进行锻炼。肱骨干骨折的患者，在屈肘活动练习初期，如果采用直立位练习屈肘，会因为上肢力量较弱，很难完成，效果也有限。如果让患者平卧在床上，或将上臂水平位放在桌面上，前臂垂直向上，以屈肘90°位为出发点，无论练习屈肘或伸肘，前臂的自身重力均可起到协同作用，显著增减训练效果。这种锻炼属于“顺重力运动”。

当肌力达到三级左右，即可进行抗重力运动，才可以进行主动运动，继续增强肌肉收缩力量。例如，前述的肱骨干骨折患者，此时进行身体直立位屈肘功能锻炼，就能增强屈肘肌群的力量。这种锻炼属于“抗重力运动”。

“顺重力运动”的目的是扩大关节活动范围，“抗重力运动”的目的是增强肌力。在关节相反的方向运动，往往会具有上述两方面的性质。不同的体位，所达到的锻炼目的也不同。例如，坐位状态练习膝关节，伸膝关节属于“抗重力运动”，是为了增强股四头肌的肌力；屈膝关节属于“顺重力运动”，是为了增加屈膝关节的活动范围。而在俯卧位练习屈膝关节活动时则相反。利用肢体重力作用进行锻炼，主要的优点是简便易行，不受条件限制。但如果肌肉关节条件很差，锻炼难度较大，仍需要依靠物理疗法、运动疗法及器械辅助。

在肌力已经获得一定程度的恢复，达到四级，可以进行对抗阻力运动。为了加强肌肉锻炼的效果，可以进行抗阻力的肌肉等长收缩运动，即肌肉对抗阻力收缩而不产生运动。这种肌肉收缩效果最大。阻力的大小最好由患者自己来掌握，即以健侧肢体抵抗患肢，使之平衡。例如，在练习右侧肘关节屈肘运动时，用左手抵抗其前臂，使之不能产生屈肘动作。如此产生对抗阻力的等长收缩，力量较为适当。注意，如果给予的阻力过大，超出了收缩肌肉当时所能承受的最大力量，会造成主动收缩的肌肉转变为被动牵拉而受到损伤。等长收缩的训练时间也应该适当，一般每次收缩持续 1.5 s 为宜。

4. 过渡阶段的练习　肢体从非使用性活动到正常运用之间有一个过程。例如，股骨干骨折的患者从一般的关节肌肉活动训练，到正常的行走之间，要经过一个练习负重的使用性锻炼过程。在这个过程中往往会出现各种症状和体征，下肢尤为明显，包括关节疼痛、足趾痉挛、肿胀、皮肤发绀等。如果患者不改变锻炼方式，这些症状和体征往往会更加严重，甚至长期不能消失，反而会延误关节功能恢复。这就需要改变锻炼方式，采用一些过渡性措施，使患肢逐渐适应新的运动方式。例如，当患者进行下肢的使用性锻炼时，出现足部肿胀、发绀等，此时必须暂停练习负重，立即抬高患肢，进行足踝的主动活动，并进行足部按摩。也可放入温水中进行足、踝的主动活动，等到症状消退后，继续练习。

在锻炼过程中，常常会出现疼痛反应。需要注意以下几个方面。

(1) 疼痛出现在主动活动锻炼中，而不是出现在被动活动中。

(2) 疼痛发生在关节部位，而不是发生在骨折部位。

(3) 疼痛伴随着关节活动的进展出现，而不是伴随着活动的暂停而出现。

(4) 疼痛是随着关节活动范围增大而逐渐明显，而不是突然发生的。

当出现了关节部位的疼痛，可以采取理疗等辅助措施减轻痛苦，但是因不能过分顾虑疼痛而终止功能锻炼。转换运动的方式、时间间隔及每次锻炼时间，随着效果的进展而逐步进行调整。最好由患者根据锻炼中的自我感觉和体会自行掌握，而不做硬性规定。

肢体从非使用性运动过渡到正常运用必须具备足够的条件，除了骨折的临床愈合之外，还需要足够的肌力和一定的关节活动范围。对下肢要求更加严格，当骨折已经愈合，除去牵引和外固定，练习负重行走时，没有足够的肌力是不能维持膝关节的稳定的(部分负重须肌力三级以上，完全负重须四级以上)；而膝关节屈曲明显受限(在 30°以内)，确实会对日常活动产生显著影响，特别是在负重情况下。这种受限不仅会影响行走和上下楼梯等基本活动，还会增加骨折端的应力，使得完成某些动作变得更加困难。因此，在除去外固定后，如果肌力或关节条件不足，则应该首先加强肌力训练并扩大关节活动范围，然后转入负重练习。

5. 作业治疗在上肢骨关节损伤后康复中的应用　作业治疗也称为职业疗法，过去不为大家熟悉，随着康复医学的发展而逐渐受到人们的重视。此种治疗是利用各种材料、工具及器械，有计划、系统地进行训练，有目的地进行日常生活活动、职业活动、文娱活动和作业，以达到恢复损伤肢体功能的目的。

作业疗法是以肢体综合功能恢复为目的的治疗。以上肢伤残为例，假定伤者存在肘关节活动度受限、三角肌肌力低下、手指疼痛，不能完成进食动作。对于上述的功能障碍应该分别予以物理疗法、被动运动及肌力增强运动加以康复治疗，但是也不等于立即可进行进食动作的作业训练。因为进食动作需要上肢充分发挥功能，包括：将盘子中的食物用手指提取，屈曲肩、肘关节并且上举，送入口中等综合统一动作。不是单纯的肘关节运动，也不是增强三角肌肌力运动就能完成的，而是需要进行多个动作的综合、统一的功能训练。上肢伤残的作业治疗，就是通过功能综合训练、日常生活动作训练及职业前训练，以达到康复的最终目的。作业治疗包括几方面内容，按照一定顺序依次进行。

(1) 心理的作业治疗，以减轻和解除疼痛。

(2) 功能的作业治疗，用以维持或增大关节活动度，增强肌力，提高协调性，维持和增加持久性。

(3) 日常生活活动评定和训练、重返职场前评定和训练，以达到功能综合强化。

另外，在选定作业治疗活动时应注意以下几方面内容。

(1) 能达到治疗目的。

(2) 患者必须感兴趣。

(3) 患者能完成80%以上的训练内容。

例如，患者肩关节挛缩，上肢上举活动度受限，让其用锯子锯断高处的木头。为了锯断木头必须进行上肢的前上举，肩关节活动度逐渐得到改善。为了增大肘关节活动度，可以采用拉锯子、挥舞锤子、刨刮木板等作业。作业治疗的种类很多，如编织、刺绣、金属加工、木工、木刻、陶器制作、胶泥、棋类、打字、书法、球类等，根据不同的训练目的选择不同的作业种类和作业量。

6. 运动疗法在下肢骨关节损伤后康复中的应用　运动疗法是指让患者进行全身或局部运动，以达到缓解关节创伤后症状或恢复关节功能的治疗方法。根据骨关节创伤后功能障碍的范围及程度不同，针对性地选择各种特殊的专门操练，包括肌力训练、关节活动度恢复训练、耐力训练、矫正姿势的训练、步态训练、平衡和协调训练及综合训练等。例如股骨干骨折，无论手术内固定或牵引治疗，均应尽早地进行股四头肌肌力和膝关节活动的训练，治疗后第3～4日开始进行股四头肌静力等长收缩活动，并且逐渐过渡到小范围的主动伸膝。如骨折能获得坚强的内固定时，应尽早进行股四头肌和膝关节屈伸活动功能训练。而对于牵引治疗的患者，在骨折稳定后，约 4 周，即可以借助于牵引架上的附属架子进行被动关节活动锻炼。髋部的被动活动应从治疗的次日就开始进行。可以利用脚踏车锻炼，脚踏车对于下肢各个关节活动及肌肉的训练可以同时发挥作用。利用 Cybex 型等速训练仪器，可以对下肢关节活动和肌力进行量的准确评价。对于下肢骨折后患肢负重量的确定，可以通过载荷评定仪进行量化测量，让治疗师和患者本人能够更科学地进行功能训练。在开始借助拐杖下地行走时，要教会患者正确使用拐杖的方法。逐步矫正患者的步态，可以利用步态分析仪更准确地进行步态评定。步态改善是身体姿势、下肢各关节活动度、肌力、协调能力和患肢负重能力改善的综合体现。

7. *物理疗法的应用* 在现代医学中，物理疗法是指应用天然和人工物理因素，如电、光、声、磁、冷、热和机械力等治疗疾病的方法。近年来，物理疗法有了较大发展，特别是将中医疗法引入物理疗法中，如中药电离子导入、药物浴等。在不同的治疗时间段，应用不同的物理治疗方法，如局部物理治疗对于骨关节损伤的早期和晚期康复都非常重要。在损伤的早期阶段，应用冷敷疗法，可治疗急性期的肿胀、出血。冷可以使血管收缩，减少肿胀与出血；冷还有止痛作用。

在骨关节损伤中，后期康复阶段热疗的应用也很重要，可以减少关节疼痛，缓解关节僵硬和肌肉痉挛。所以在关节活动训练时，根据不同的康复目的，选择不同的热疗方法，包括蜡疗、水疗、泥疗、电疗、光疗等。人工股骨头置换术后，进行水中运动疗法是非常有效的方法。各种原因造成的膝关节僵硬，在蜡疗和水疗的配合下进行膝关节功能训练也是非常有效的方法。对于周围神经损伤的患者，应用低频率电疗法，可以很好地防止肌肉萎缩。应用肌电生物反馈疗法可以增强肌力，减少肌肉萎缩，强化肌肉功能等，故对行肌腱移植手术的患者术后的功能训练很有帮助。药物离子透入对于缓解炎症症状和关节粘连很有帮助。

8. *骨关节损伤后步行训练* 应用步行训练要考虑很多相关因素，如骨折的部位、骨折治疗方法、骨折治疗的不同时期、骨折固定的方法及患者自身因素等。步行训练过程，由不负重到部分负重到完全负重，循序渐进，逐步实施。关节内骨折或不稳定性骨折早期负重可能会造成骨折移位，因此不要过早进行负重训练。在不负重步行训练中，早期需要借用拐杖或步行器，老年人更适合步行器。当骨折部位已经有骨痂连接，可以开始部分负重训练，但是需要准确把握负重量的大小。负责步行训练的人员必须为患者制订全面的步行训练计划，可以将患肢踏在地秤上，观察患者能够耐受相当体重量的百分比来确定负重量，也可以通过负载仪器测量不同时期的负重量。随着负重量的增加，由使用双拐逐渐过渡到使用单拐。在应用单拐时必须提醒患者，单拐应用在健侧肢体，而不是应用在患侧肢体。例如髓内钉或AO钢板治疗的股骨干中段横行骨折，内固定术后1～2周，部分负重可以是体重的25%，2～3周后部分负重可以增加到体重的50%，6周以后基本可以完全负重。

完全负重的步行训练一般是在骨折已经达到比较牢靠的愈合才能进行。在进行完全负重训练时除了进行室内的平地、阶梯、斜坡及跨越等项目之外，还需进行必要的室外步行训练。为了及时矫正患者的步伐，可以通过步态训练仪器检查和评估前期步行训练的效果，观测其步态是否已经接近或者达到正常步态，从而指导下一阶段的康复训练。

（三）功能障碍的后期治疗

交通伤患者中，有些人经过康复治疗后肢体功能障碍改善不明显，还需要通过手术改善运动功能。

1. *肢体矫形术的应用* 由于外伤后肢体遗留较为严重的畸形，必然会导致功能障碍，往往只有通过矫形手术才能改善功能障碍。这种矫形术的目的主要是恢复功能，还可以兼顾外形。尽管两者经常并行，但也有主次之分。矫形术不是单纯恢复骨骼或肢体的解剖关系，如骨折的畸形愈合，在某些情况下，矫形手术并不一定在原来骨折部位进行，也不一定是进行骨折的原位对合。有些骨折畸形愈合后，涉及的关节已经僵硬或者限制在固定位置。矫形术首先保证把骨折断端对合在有利的功能位，尽可能地减少畸形愈合对关节活动的影响，而不是完全追求恢复原始的解剖关系。例如桡骨骨折旋转畸形愈合后，造成前臂旋转功能障碍。矫形手术时，并不一定完全恢复桡骨的解剖位置，而应根据骨折上段尚存在的旋转范围，决定骨折下段放置的位置，通过手术方法与上段骨折段对合，尽可能恢复前臂的支撑功能并兼顾前臂的旋转功能。

2. *关节松解术的应用* 关节损伤或邻近关节部位受伤后，由于关节内、关节周围软组织粘连，容易导致关节功能障碍。有些患者需要通过关节松解术改善关节功能，临床上对于膝关节与肘关节应用此方法较多。而肩关节与髋关节如果有粘连，用此方法却很少有效。膝关节、肘关节粘连性松解术后，功能锻炼也是手术能否取得成功的重要因素。近年来提倡使用连续被动活动（CPM）功能练习器，常常能够取得较好的效果。

3. *重建关节稳定性* 有些患者，关节脱位、韧带损伤（尤其是交叉韧带损伤）等会遗留关节不稳定，单纯依靠加强有关肌肉的锻炼，往往不一定能恢复关节的稳定性，而需要对损伤组织进行修复、关节稳定性重建。

肩关节脱位后的不稳定性表现为习惯性关节脱位和功能障碍，只能通过手术方式加强关节稳定性。无论是骨性手术或软组织手术，其目的均为恢复关节的稳定性。膝关节韧带断裂后遗留的膝关节不稳定日益受到骨科医学重视，特别强调早期诊断、早期治疗及预防治疗。如果已经造成垂直方向或旋转不稳定，常常借助于韧带重建，或者人工韧带置换以恢复膝关节的稳定性。

4. *其他弥补性治疗*　主要有关节成形术和关节融合术。

(1) 关节成形术：如果关节功能障碍是由组成关节的骨骼造成的，单纯关节松解术难以奏效，为了使损伤关节重新获得一定范围的活动，肢体得到正常的关节支点，传导肢体负载，常常需要进行关节成形术。以往的关节成形术很难兼顾恢复关节有效活动度与肢体足够力量两方面的要求。人工关节出现后，一定程度上兼顾了关节活动度与肢体力量两方面的要求。特别是人工髋关节置换术，大大地改善了患者的髋关节功能。人工假体一般采用生物相容性与机械性能良好的金属或非金属材料制成，但植入体内后仍有较多并发症，尤其是松动与疼痛，因此只能在一定年龄组人群中使用。

(2) 关节融合术：有些情况下，患者肢体损伤后关节功能恢复确实困难，为了最大限度地增加肢体功能，不得不牺牲关节的活动，换取肢体其他功能的改善。主要有以下几种情况。

1) 神经损伤不能恢复，常需要将某些关节融合于功能位。

2) 关节强直于非功能位，又不能行关节成形术者，只能再次手术将该关节融合于功能位。

3) 关节严重破坏者。

4) 关节极度不稳定，无法形成支撑，又无条件修复或重建关节稳定性者。

5) 关节严重疼痛者。

以上列举了几种关节融合术的适应证，对于个案，需要临床医师根据具体情况，决定采用关节成形术或关节融合术。关节一旦融合，与该关节相关的其他关节和肌肉也会受到重大影响，以期得到充分代偿。

(3) 肌腱移位术：一组或者一个肌肉功能减弱或丧失而造成关节功能障碍时，可以将其他肌腱移位过来，代替原有肌肉功能。

四、手外伤的康复

(一) 手外伤康复的主要目标

上肢各个关节的运动都与手的功能有关，上肢任何一个关节运动受限制都会影响手功能的充分发挥。因此，在治疗手外伤时，上肢未受伤的部位都应该在治疗过程中适时进行功能锻炼，对于老年患者尤其重要。

手外伤后的康复目标是利用各种康复治疗方法尽可能地保持手功能位，减少皮肤瘢痕挛缩，尤其是避免虎口位置瘢痕挛缩，使手指各关节保持最大限度的被动和主动活动范围，防止肌腱粘连、肌肉萎缩和挛缩，减少截指后残端痛，保持手的协调动作。当手指关节功能不能得到充分恢复时，则必须保证最起码、最有效的活动范围，即以手的各关节的功能位为中心而扩大活动范围。特别是保持拇指的外展位和对掌功能非常重要。还要注意避免掌指关节的伸直位强直。

（二）功能锻炼的方式

1. *主动活动锻炼*　手外伤后功能锻炼一般从主动活动开始，如果没有伤及手关节，术后立即进行主动活动。例如，单纯性皮肤裂伤缝合术后，单纯的指端残损或外伤性截指直接缝合术后，指骨骨折用小钢板、螺丝钉内固定后，不需要外固定限制的各种手外伤，都应该在术后及时进行主动功能锻炼。需要外固定限制的手外伤，当制动解除后，应立即进行主动功能锻炼，如主动的屈、伸、拇指外展和对掌等活动，同时配合握力器、橡胶圈等做肌肉的锻炼。在主动锻炼中应该强调，每一次屈、伸手指活动都应尽量达到最大限度，可能带来一定疼痛，但必须坚持锻炼。尤其是肌腱松解术后，一次最大限量的屈伸活动效果，远远大于数十次不足限量的屈伸活动。要注意及时指导患者手功能锻炼方法。例如，在练习指间关节屈曲活动时，应该用健侧手指将患侧手的掌指关节固定，尽量利用指间关节进行屈伸锻炼。在日常生活工作中，除了有目的的主动功能锻炼之外，尽量地多使用患指工作生活。患者在伤口愈合拆线后，尽快将包扎伤口的敷料去除，更有利于手的活动与运用。

2. *被动功能锻炼*　对于存在功能障碍的手关节进行早期被动活动是非常重要的，可以很好地改善关节功能。Salter 等在 20 世纪 70 年代曾经进行过动物关节外伤后的实验研究，发现缓慢地连续被动活动，可以加速伤口愈合、实现关节软骨再生和改善关节功能。

当采用手法被动活动时，要根据病情，如患指关节的愈合牢固程度，患指关节活动障碍程度，患指软组织条件等因素综合分析。被动功能锻炼，一般遵循从轻到重、缓慢连续进行，以不加重原有损伤为前提。例如，当手指骨折未愈合或者愈合不牢固，被动功能锻炼时应当用一只手固定骨折部位，再用另一只手活动强直的关节，且被动锻炼手指某个关节时，应当将其近端的关节固定。当进行多手指的被动锻炼时，可以用掌压的方法。治疗师可以一只手固定患手的腕部，用另外一只手掌置于患手的背侧，按压患手，从远侧指间关节到近侧指间关节，再到掌指关节做屈伸活动。如果仅依靠治疗师每日短时间训练肯定是不够的，可以指导患者自己进行被动功能锻炼。当怀疑手的肌肉损伤，发生缺血性挛缩时，应该尽早地在分指器上练习分指功能，特别是拇指外展功能。

3. *关节牵引*　用适当的支架或专用的牵引器械将手指关节近端固定，使肌肉充分放松，在关节远端直接通过弹簧、橡皮筋等持续牵引，或者通过滑轮系统悬挂一定重量，按照需要的方向做重力牵引。重量大小以引起关节轻度疼痛为宜，一般手指为 1～2 kg，腕关节为 2～4 kg，牵引时间为 30 min。牵引的要求：以适宜的牵引力，持续稳定地作用较长时间，使纤维组织有足够的时间通过蠕变产生更大的延伸，从而获得更好的恢复效果。可以矫治较为牢固的关节挛缩。

4. 肌肉训练　神经、肌腱、肌肉损伤及关节损伤后，经过较长时间关节制动固定，有可能造成相应的肌肉萎缩，表现为肌肉力量不同程度的减弱甚至丧失。为了防止肌肉萎缩，需要尽早进行肌肉力量训练，促进肌力恢复。方法：原则上是尽量让肌肉最大能力收缩，引起肌肉适度的疲劳，然后再适当休息，恢复其收缩力。在肌肉恢复过程中，对肌肉收缩过程中损耗的物质进行补充，并适当超量补偿，促进肌肉纤维增粗，肌力增大，因此肌力训练时要适当控制节奏。

肌肉损伤后，手关节活动幅度较小时，动力性训练存在困难，适合进行等长收缩为主的静力性训练，可以有效地预防和矫治肌肉萎缩。训练方法如下。

(1) 肌力为 0 级或 1 级的肌肉，主要做低频脉冲电疗或干扰电疗法，以引起肌肉有节奏的收缩。

(2) 肌力为 2 级的肌肉，主要做辅助运动或者在减除重力载荷的条件下做主动运动。

(3) 肌力为 3 级的肌肉，主要做主动运动。

(4) 肌力为 4 级的肌肉，主要进行抗阻力运动，可以做人力对抗或通过专用的肌力训练器械进行。

5. 作业治疗训练　主要是功能性作业治疗，治疗手的功能障碍或残疾，改善上肢的活动能力。

根据手外伤后关节功能障碍的程度、性质和范围，有目的地选择适当的作业活动，以增加上肢，主要包括手的关节活动范围，增强肌力，改善手的协调性和灵活性，提高肌肉运动的耐力，改善手功能活动，使之能完成日常生活和劳动必需的动作。

作业治疗训练主要是对手指的精细动作的训练，包括制作黏土塑像、陶土工艺、编织、刺绣、装订、弹琴、书法、健康球运动、打字、珠算、组装、结绳、下棋及木工等。进行作业治疗时，还需要根据患者的性别、年龄、文化程度、个人兴趣等选择不同的方法。例如，女患者对于家务、编织、刺绣有兴趣，儿童多通过游戏、有趣的作业活动。

6. 支具在手外伤后期康复中的应用　支具在手外伤后期康复中，有防止畸形、锻炼肌力和配合关节活动训练等作用。手支具按照其功能可以分为固定性和功能性两大类。固定性支具，主要作用是把手指固定在功能位上，防止畸形，限制非生理活动。功能性支具，主要作用是协助手指活动，从而达到治疗目的。有的支具可能同时兼顾到上面两种功能。

(1) 固定性手支具。手指制动支具，用于固定单一或多个指间关节，防止关节屈曲或过伸。例如，最常用的手基部对掌支具，可保持拇指固定于对掌位。对掌位是指拇指与其他四指相对的状态，对于抓握和捏取物体至关重要。手基部对掌支具通过将其固定在这个位置，可以帮助患者维持正常的抓握能力。

（2）功能性手支具。例如，伸腕及伸指支具，当桡神经损伤，患手伸肌功能障碍时，利用此支具，用弹力橡皮筋或弹簧钢丝将第 2～5 指吊起，并且用弹力钢丝协助拇指伸展，既可控制腕、指于伸展位置，又可以练习手的屈曲。

7. 感觉康复训练　当支配手部的感觉神经损伤后，手部皮肤感觉会有不同程度的下降。表现为：感觉减退或丧失；皮肤干燥、粗糙；手指变细。感觉减退也会影响手的功能。对于感觉明显减退、缺乏保护觉的患者，一般需要进行感觉康复训练，方法为：让患者闭上眼睛，物理治疗师用各种尖锐的物品轻轻刺激患手，然后让患者睁开眼睛查看刚才检查时的感觉，是针刺还是冷热，如此反复训练。对于部分保护觉缺失的患者，训练方法为：用铅笔、硬币、纸盒、橡皮、玻璃球等物品，让患者反复触摸、把持，体会物品的种类、形状和性质等，最后达到在闭上眼睛的情况下，能够识别日常生活中所接触的各种物品的触知感受和冷热温度。

（三）功能障碍的后期治疗和康复

1. 瘢痕切除、皮肤移植术的应用和康复　手部的瘢痕挛缩可导致手的畸形。轻者表现为手指屈曲畸形，虎口缩小，严重者甚至达到全手屈曲挛缩，呈握拳的形状。手的畸形既影响美观，也影响手的功能。轻度畸形影响手指关节的活动，重度畸形可能会导致手的功能完全丧失。

手部严重损伤，治疗过程中要根据瘢痕的性质采用不同的方法进行皮肤移植、修复创面。常用方法：将瘢痕切除，以解除畸形和粘连，术后予以一段时间的固定，去除固定后应尽早进行主动和被动的功能锻炼。一些患者在不进行锻炼时仍需要应用石膏或支具外固定，以更长时间保持手的功能位。由于移植的皮肤缺乏感觉，所以禁止使用热敷治疗，防止烫伤。

2. 手部骨折和关节损伤的功能康复　为了促进骨折愈合和改善功能，可以应用物理治疗。常见的方法有直流电、中频电流和磁疗等，都有利于骨折愈合。超短波和红外线的局部照射均可促进血液循环，但是需要注意，对已经存在非金属内固定植入的骨折，虽然可以采用超短波治疗，但是要严格掌握剂量，不应有热量。

当石膏或夹板外固定物去除后，关节有不同程度的僵硬，可以进行局部蜡疗。对于主动和被动活动都僵硬的手关节，要注意，当骨折愈合尚不牢固而进行被动活动时，手法应该轻柔，严禁暴力，同时应该将骨折部位先用手指固定。关节脱位一般伴有韧带损伤，不宜过早进行功能锻炼，以免牵拉损伤的侧副韧带。经过 6～8 周韧带愈合牢固后，方可进行被动活动。

3. 肌腱修复术后的康复

（1）肌腱吻合术后康复：随着手外科和显微外科技术水平的提高，手指屈肌腱可以一期愈合。如手指的切割伤，当伤口整齐，在彻底清创后，用显微外科手术修复肌腱，不需要切除腱鞘。术后用石膏托置于手的背侧，将腕关节屈曲，手指轻度屈曲，保持被吻合的肌腱处于松弛位，没有张力。用与石膏托连接的橡皮筋牵引患指，使患指处于屈曲位，术后 24 h 即开始患指的主动伸指锻炼。在石膏托的制动下，即使伸指到最大范围，被吻合的屈肌腱仍然处在松弛状态，无张力，但患指禁止主动用力屈曲。这些措施可以保障肌腱吻合术后早期就可进行牵拉活动，从而减少肌腱吻合口与周围组织的粘连。

如果不采用上述方法对吻合肌腱进行制动，而采用常规的石膏托制动，一般术后 3 周即可除去石膏制动，在蜡疗等物理治疗的配合下，开始做主动屈伸的功能锻炼；注意在术后 3～4 周内因肌腱愈合不牢固，只限于进行主动活动训练；在术后 5～6 周，开始进行被动活动的功能训练。为了防止挛缩和增加关节的活动范围，可以使用弹力支具帮助进行活动练习。

（2）游离肌腱移植术后康复：手术后需要对关节制动 3 周，3 周后拆线，去除制动，开始功能锻炼。康复训练基本与肌腱吻合术的锻炼方法相同，3～4 周以后做主动活动，5～6 周后增加被动活动。应同时配合蜡疗等方法，以促进瘢痕的软化，8～10 周以后可以在物理治疗师的指导下进行作业治疗训练，由轻到重，3 个月后方可做力量大的阻抗练习。

（3）肌腱移位术后康复：一般在肌腱移位术后同样需要制动 3～4 周，解除制动后，开始练习主动活动，在蜡疗、水疗等物理治疗配合下，5～6 周后可以加大运动量。由于移位的肌腱已改变了原有的功能，开始阶段往往不能运用自如，必须借助视觉和神经反射的作用帮助患者恢复对受影响部位的控制能力。例如，用小指外展肌腱移位术重建拇指外展功能，功能训练方法是让患者做小指外展活动，同时练习拇指的外展动作。经过这样的反复训练，新的外展拇指的条件反射可以逐渐重新建立。肌腱移位术后，一般不需要被动活动，若发现术后有粘连，可以在 4～6 周后做一些被动活动，但是不宜用力过大，以免拉伤肌腱缝合处。

（4）肌腱松解术后康复：一般在术后 24～48 h 即可去除敷料，开始练习手指的主动屈伸活动，每次屈伸活动都要用最大的力量，并且达到充分屈伸的程度。此时，局部可能会肿胀、疼痛、出血，妨碍练习，医师一定要向患者说明清楚早期训练的重要性，并鼓励患者忍住疼痛、坚持锻炼，否则将很快发生粘连，丧失恢复功能的时机。医师一定要指导和监督患者的锻炼。手术 24 h 后，即开始练习手指的屈伸，一定要达到最大的屈伸活动度，每日 4～5 次，每次屈伸 1～2 次即可；48 h 后要逐渐增加练习的次数，为了增加屈伸效果，练习屈指时，用健侧手拇指按住患指近节手指掌侧滑车处，可以明显增加关节活动范围；术后开始3日内的功能锻炼非常关键。如果错过了时机，再锻炼也不一定能够达到理想的效果。在此期间，实施被动活动，对于防止术后再次粘连作用不明显。蜡疗和音频电疗，对于轻度粘连有一定的改善作用。

4. 手指重建术后的功能锻炼　拇指的缺损会严重影响手的功能，要根据患者具体条件，如年龄、性别、职业要求，以及皮肤、关节、肌腱、拇指的缺失范围和其余手指的情况，采用不同的方法重建拇指功能。对于全拇指缺损，用第2足趾游离移植重建拇指的手术方法较为理想。各种方法再造拇指，除了用带神经血管蒂的皮肤移植术或示指拇指化外，早期重建手指皮肤均没有感觉。故在进行物理治疗时，一定要注意不要使用热疗方法，以免造成烫伤。如果再造的拇指保留关节，手术后制动解除，就可以对僵硬的关节进行轻柔的被动活动训练，力量由小至大，应以拇指关节的屈伸、外展和对指功能为主，避免虎口部位的粘连与挛缩，并且鼓励患者进行主动的关节活动、功能锻炼、增加肌力的训练，同时要对皮肤感觉进行康复训练，最后达到正常拇指或接近拇指活动功能。

5. 外伤性截指术后残指的康复　外伤性截指术在手外伤中很常见，但一些外伤性截指术后患者长期不能从事日常的生活、工作与劳动。其中一个很重要的原因是患者缺乏足够的医学知识，术后没有得到专业医师的正确康复治疗和指导。

截指术后的手指，创口逐渐愈合，拆线后，残端往往被无生机的角化层痂皮覆盖，在手部皮肤比较粗糙的体力劳动者中更常见。需要及时用湿毛巾热敷，使痂皮逐渐软化脱落，或在换药时，用剪刀轻柔剪除痂皮，使残端皮肤外露。如果发现痂下的皮肤未完全愈合或感染化脓，必须进一步处理。截指残端皮肤愈合后就不需要再用敷料包扎，应尽早进行主动和被动活动。被动活动方法：用健侧手对残指进行按摩、拍打。主动活动方法：尽早地用患手从事日常生活和劳动。如果残端疼痛，可以进行物理治疗，如用普鲁卡因电离子导入治疗法。如果经过康复治疗后残端仍然疼痛严重，应进一步检查是否存在其他原因，如炎症、神经粘连、神经瘤、残端皮肤张力过大、骨端过长、骨刺挤压皮肤、血运不良等，需要进一步治疗。

五、周围神经创伤的康复

（一）损伤严重程度的康复评定

周围神经创伤的康复评定主要包括判断病变的部位、病理变化性质和过程、功能障碍程度和预后等。

1. 运动障碍的评定　依据病史和物理检查材料，详细进行肌力评定、关节运动范围评定、日常生活活动能力评定。上肢损伤注意检查手的灵活性和精细动作能力，下肢应做步态分析。评定时，裸露患者检查部位，体位要标准，准确检查相关肌肉的收缩运动，防止代偿运动，以便正确评定肢体障碍程度和残存的潜力。

2．肌电诊断对病变程度和预后的评定

（1）对病变性质和病程预后的判断。周围神经损伤后2周的患者，如果有运动功能丧失或感觉障碍，就需要进行肌电检查。

1）若肌肉松弛时，肌电图无失神经电位；肌肉用力收缩时，无运动单位电位；神经传导速度正常。诊断提示：轴索连续性存在，可以判定为神经失用症，适当治疗可以恢复。

2）若肌肉松弛时，肌电图有失神经电位；肌肉用力收缩时，动作电位明显减少；神经传导速度有改变。诊断提示：轴索有损害，可能是轴索断裂。经过治疗，有恢复希望。

3）若肌肉松弛时，出现大量失神经电位，插入电活动延长；肌肉用力收缩时，无运动单位电位；神经传导速度检查无诱发电位。诊断提示：神经断裂。

上述3种情况在肌电图诊断标准中，分别认定为正常肌电图、部分失神经肌电图、完全失神经肌电图。完全失神经肌电图可以是神经完全断裂，或者是神经严重受压。如果3个月后，肌电图无明显变化，应做手术探查。如果3个月后肌电图有好转，应继续积极治疗，有望恢复肌肉部分功能。肌电图是周围神经损伤不可缺少的检查手段。如果条件限制，也可以采用电刺激式电诊断来进行评定。当直流感应电诊断和强度——时间曲线判断为“无变性反应”“正常曲线”，多为神经失用症，可望在3个月内经过治疗恢复；如果判断为“部分变性反应”“部分失神经曲线”，多为轴索断裂，经过治疗可望在半年至1年内恢复；如果判断为“完全变性反应”“完全失神经曲线”，多为严重性受压或神经断裂。其中神经严重受压后，必须经过1年以上的恢复期，才有可能获得功能部分恢复；神经断裂必须进行手术缝合，才有希望恢复部分功能。因此必须进行肌电诊断（肌电图或电刺激式）检查，越早越好，并且每隔1～3个月复查一次，直到完全恢复或完全放弃治疗。

（2）对周围神经损伤部位的定位诊断。根据肌电图所表现的失神经电位分布部位，可做出根性或干性神经损伤的定位。根据感觉神经传导速度评定，可以区分根性损害、干性损害、节段性损害。其中感觉神经根性损害的传导速度正常，而干性或节段性损害感觉神经传导速度减慢或消失。

（3）对神经再生做出评定。定期做肌电诊断、肌电图检查，如失神经电位逐次减少和消失，运动单位电位出现新生电位和正常运动单位电位，神经传导速度由减慢到逐步恢复正常，说明神经功能恢复。强度-时间曲线由完全失神经曲线逐渐向部分失神经曲线发展，则为神经再生的特征。

3．对感觉障碍的评定　根据深、浅感觉障碍的部位、范围和程度，对感觉神经损伤进行定位和定性，按照感觉障碍和肌电图感觉神经传导速度评定，评定感觉神经损伤程度。检查者沿着病损神经区域进行诊断性叩击，根据患者的感觉分布，判定神经再生部位。

（二）周围神经创伤的康复治疗

康复治疗原则：除去病因，及早消除炎症、水肿，减少神经损害，防止肌肉萎缩、肢体挛缩变形，促进神经再生，使神经传导功能、肌力、耐力及运动协调功能得到恢复。

1．损伤早期康复治疗

（1）根据病因，适当应用药物治疗原发损伤，及时控制感染，减少对神经的损伤。

（2）保持良好的体位，防止肢体挛缩变形。周围神经损害后，肢体运动障碍早期由于局部水肿，纤维素渗到组织间隙，导致肌肉挛缩、肢体变形，特别是手指、足趾容易发生挛缩，不易恢复。防止挛缩最好的方法是保持肢体适当的体位，用夹板或石膏托等固定患肢，并适当抬高。也可以利用水的浮力将患肢浮起，以免长期受压后血液或淋巴液回流受阻，加重水肿。

（3）被动活动和推拿治疗。肢体麻痹后立即进行被动活动，即使患肢肿胀、疼痛及炎症反应严重，也要尽早进行必要的被动运动，再由被动运动逐渐转为辅助运动。预防肌肉挛缩变形，主要做拮抗肌的被动活动，保持肌肉正常张力和活动范围。在活动过程中，切忌肌肉疲劳运动，尤其是麻痹的肌肉不能过度伸展。

（4）早期利用超短波、短波和微波疗法，可以消除炎症、促进水肿吸收，有利于神经再生。

（5）温热疗法和水疗法。热敷、蜡疗、红外线、白炽灯照射等，通过温热作用改善局部血液循环、缓解疼痛、松解粘连，减轻水肿和吸收积液。但要注意，温度必须适宜，以免烫伤，特别是感觉障碍者必须更加小心。也可以用温水浸浴、漩涡浴，利用水的浮力、温热作用缓解肌肉紧张，促进血液和淋巴回流。在水浴中可以进行被动和主动活动，防止肌肉挛缩。

（6）激光照射疗法。沿神经走行位置，用氦-氖激光照射对应部位表皮和穴位，可以消除炎症，促进神经再生。

2．恢复期康复治疗　急性期炎症水肿消退后，即进入恢复期。在此期间，可以继续采用温热疗法和水疗法，着重于防止肌肉萎缩，促进神经再生，增强肌力，恢复神经正常功能。

（1）物理疗法。继续选用早期康复治疗方法，如果有粘连或瘢痕形成，可以采用直流电碘离子导入、超声波和音频电疗法。也可以用新斯的明、士的明等药物和钙离子电透法，提高肌肉收缩力和张力。对于麻痹肌肉，可以根据肌电图诊断结果，选用不同的波形参数的低频脉冲电流刺激疗法，使患肢产生节律性肌肉收缩，预防和延缓肌肉萎缩。对于完全性失神经肌肉，需要采用指数曲线电流，选择性作用于病变肌肉。低频调制的中频电流也可以达到相似的作用效果。沿着神经走行浅表部位的皮肤，采用氦-氖激光穴位照射和指数曲线电流刺激疗法，对于促进神经再生效果较好。如果出现轻微主动运动时，采用肌电生物反馈疗法，发挥患者主动潜力。

（2）医疗体育和水中运动疗法。根据神经损伤和肌肉瘫痪程度编排训练方法，运动量由助力运动→主动运动→抗阻力运动渐进，动作尽量缓慢，活动范围尽量大。医疗体育和蜡疗、泥疗、红外线、电光浴、温热疗法配合效果更佳。水中运动是医疗体育与温水浴相结合的较好方法。水的温度、浮力和压力有利于肢体功能锻炼。

（3）作业疗法。根据肌力及肌张力检查结果，进行有关作业疗法训练，如编织、打字、木工、雕刻、缝纫、刺绣、泥塑和仪器修理等。作业疗法可以增加肌肉的灵活性和耐力。注意，逐渐增加作业的难度和时间，在肌力未充分恢复之前，尽量进行不加阻力的作业疗法。注意防止由于感觉障碍而引起机械性摩擦性损伤。

（4）矫形器的应用。支配肌肉的神经麻痹后，肢体肌力很弱或完全消失，很难保持功能位，可以使用器械矫治。例如上肢肌力较弱，可使用夹板固定手腕和手指；胸长神经损伤致前锯肌无力，可使用复杂的肩胛骨固定架；足部肌力不平衡导致足内翻、外翻、下垂，可使用下肢短矫形器；大腿肌群无力致膝关节支撑不稳，小腿外翻、屈曲挛缩，可使用下肢长矫形器矫正。

（5）手术吻合和矫治。根据神经再生受阻的原因，可行手术吻合断裂的神经，切除损伤神经的骨刺、骨痂，将神经从瘢痕中松解出来，同时对挛缩畸形的肢体进行手术矫正。

第四章 交通伤鉴定与赔偿

第一节 交通伤法医学鉴定

一、交通伤法医学鉴定的目的和意义

现代社会交通伤非常多见，有些情况还比较复杂。伤亡人员可以是驾驶员、乘客、行人等。造成伤亡的原因和方式可能是意外事故、违反交通法规，也可能是自杀、他杀，或者交通肇事逃逸，甚至有他杀后伪装车祸死亡的情况。因事故涉及的法律关系不同，事故处理时适用的法律也不同。交通伤的法医学鉴定为交通事故调查、处理提供法医学证据，其目的主要有：明确伤亡机制、通过对交通事故现场重建明确事故的责任；明确死亡原因；明确事故性质是意外、他杀或自杀；鉴定死者身份，如驾驶员还是乘客；无名尸体身份的确定；判定伤员损伤程度或伤残等级；收集各种物证，为侦查肇事车辆提供线索，协助侦破案件；总结教训，预防事故的发生。

二、交通伤法医学主要鉴定项目

（一）交通伤导致的残疾程度评定

交通伤绝大多数是民事案件，伤亡人员均涉及损伤赔偿。受伤人员在治疗终结后，往往遗留不同程度的残疾，包括精神的、生理功能的和解剖结构的异常，以及所导致的生活、工作和社会活动能力的不同程度的丧失，处理交通事故时应该对交通伤者伤残程度进行评定，为受伤人员的赔偿提供依据。残疾程度由司法鉴定机构司法鉴定人根据《人体损伤致残程度分级》进行评定。2016 年 4 月 18 日，最高人民法院、最高人民检察院、公安部、国家安全部、司法部发布了《人体损伤致残程度分级》，自 2017 年 1 月 1 日起实施。对于在上下班途中发生的交通事故，大多情况可以认定为工伤，还要同时按照《劳动能力鉴定-职工工伤与职业病致残等级》(GB/T 16180—2014)进行工伤残疾程度评定。

（二）交通伤导致的损伤程度评定

交通事故绝大多数属于民事案件，但是肇事人有构成交通事故罪的嫌疑时，

需要明确事故造成财产损失的大小及受害人人身损伤程度，此时需要对受伤人员的损伤程度进行法医临床鉴定，为案件的审判提供定罪、量刑的医学证据。依据交通事故伤对人体造成的不同程度损伤，按照《人体损伤程度鉴定标准》，损伤程度可以分为重伤、轻伤、轻微伤。该标准于 2013 年 8 月 30 日由最高人民法院、最高人民检察院、公安部、国家安全部、司法部发布，2014 年 1 月 1 日实施。

（三）死亡人员的鉴定

对于交通事故中的死亡人员应进行法医学尸体检验及法医病理学鉴定。法医病理学中死因鉴定是获得医学证据的重要手段，包括尸体体表检验和尸体系统解剖两部分。其目的是确定死亡原因、判断死亡方式和案件性质、推断死亡时间、生前伤还是死后伤，为交通事故侦破提供线索，为事故的后续处理提供依据。我国先后制定和实施了一系列法医学国家和部门标准，与法医学尸体检验有关的标准有《道路交通事故尸体检验》（GA/T 268—2019）、《法医学尸体检验技术总则》（GA/T 147—2019）、《法医学尸体解剖规范》（SF/ZJD 0101002—2015）等。

1．*尸体体表检验*　尸体体表检验包括衣着情况、皮肤表面及尸体各外部器官的检验，重点是检查损伤的特点和尸体现象。按照顺序依次进行检查并记录尸体现象的分布、位置、程度，损伤的形态、数目、位置、分布、程度，并结合案情调查内容明确致死机制、死亡原因，推断死亡方式。

2．*尸体解剖*　尸体外表检验不能明确死亡原因的尸体，需要进行尸体解剖才能明确其死亡原因，依据《道路交通事故尸体检验》（GA/T 268—2019）、《法医学尸体检验技术总则》（GA/T 147—2019）、《法医学尸体解剖规范》（SF/ZJD 0101002—2015）、《法医学机械性损伤尸体检验规范》（GA/T 168—2019）、《法医学中毒尸体检验规范》（GA/T 167—2019）等标准，结合案情进行死亡原因分析，明确其死亡原因，判断死亡方式，排除他杀可能，为案件的处理提供法医学证据。

3．*无名尸体检验*　不知道姓名、暂时无人认领、身份不明的尸体即无名尸体。无名尸体检验属于特殊类型的尸体检验，与法医学一般检验方法基本相同，但是检验时要特别注意个人识别，包括死者的衣着情况及尸体外表、内部特征、DNA 特征、指纹等，以有利于死者身份的确认。

（四）医疗终结与继续医疗费用的鉴定

交通事故受伤人员一般都要到医院进行治疗，并于治疗终结后进行伤残评定。但是有些伤者在临床治疗效果稳定后仍然需要长期住院治疗或多次入院治疗，增加了医疗费用、误工费等经济开支，更增加了案情处理的难度，因此办案机关有时候需要委托司法鉴定机构对医疗终结时间进行鉴定。由于伤者身体情况、伤情及各地医疗水平的不同，损伤治疗时间或临床效果恢复不同，目前国内尚没有统一的医疗终结时间评定标准。在法医临床实践中，多以临床治愈或稳定的效果作为判断医疗终结的依据。

交通事故中受伤人员在医院治疗一段时间后病情已经稳定，但是遗留有后遗症，需要再次或多次入院治疗，并且有些损伤需要长期治疗或者终身治疗，案件又不能等到医疗完全终结再来处理。当事人双方对目前治疗情况达成一致处理意见后，需要对后续的治疗费用和(或)护理费用等进行评估。司法鉴定人在接受委托后可以根据当前当地的医疗费用平均水平对其后续治疗费用进行评估，既要保证受伤人员得到足够的费用顺利进行下一步治疗，又要避免医疗费用的过度支出。

(五) 驾驶员饮酒、吸毒、疲劳驾驶的鉴定

《中华人民共和国道路交通安全法》(2004 年 5 月 1 日实施)第二十二条规定，饮酒、服用国家管制的精神药品或者麻醉药品，或者患有妨碍安全驾驶机动车的疾病，或者过度疲劳影响安全驾驶的，不得驾驶机动车。

多年来酒后驾驶是我国一个普遍存在的顽疾，酒后驾驶，特别是醉酒驾驶严重影响我国人民的生命财产安全。近年来，随着醉驾入刑的威慑力作用，酒驾醉驾已经明显减少了。但是不可否认，因为侥幸心理作用，酒驾醉驾仍然时有发生。酒精可以影响人体的正常精神状态、心理和生理活动，驾驶员饮酒后会产生视觉障碍、注意力障碍、平衡失调、疲劳、心血管系统的变化、精神亢奋状态等症状，降低了交通安全性，增加了交通事故发生的概率。目前我国已经实施的《车辆驾驶人员血液、呼气酒精含量阈值与检验》(GB 19522—2024)4.1 条规定：车辆驾驶人员血液中酒精含量大于或者等于 20 mg/100 mL，小于 80 mg/100 mL 的驾驶行为为饮酒后驾驶；车辆驾驶人员血液中酒精含量大于或者等于 80 mg/100 mL 的驾驶行为称为醉酒驾驶。

近年来在我国的交通事故中，开始出现驾驶人员使用国家管制的精神药品或者麻醉药品后造成交通事故的情况，尤其是使用毒品。《中华人民共和国刑法》第三百五十七条规定：本法所称的毒品，是指鸦片、海洛因、甲基苯丙胺(冰毒)、吗啡、大麻、可卡因以及国家规定管制的其他能够使人形成瘾癖的麻醉药品和精神药品。毒品能够改变人的精神和生理状态，并容易产生依赖性，干扰驾驶员中枢神经系统的正常功能。2009 年 7 月 28 日公安部部长办公会议通过了《吸毒检测程序规定》，于 2010 年 1 月 1 日起实施，对涉嫌吸毒人员进行生物医学检测，为认定吸毒行为提供了科学依据。

疲劳驾驶也是造成交通事故的重要原因之一。驾驶员由于各种原因或者长时间连续驾驶，出现驾驶技能降低的现象，呈现无力感、注意功能失调、知觉功能减退、操作技能下降、记忆和思维能力差等临床表现，甚至出现行车中困倦瞌睡、四肢无力，不能及时发现和准确处理路面交通情况导致发生交通事故。据统计，

与疲劳驾驶有关的交通事故占交通事故总数的20%左右，占特大交通事故的40%以上。目前国内外学者都在运用现代科技手段，采用生理学、心理学、运动生理学等医学指标对疲劳驾驶检测做了很多研究，利用脑电图、心电图、人眼图像系统等技术对疲劳进行检测，但是尚未达到普及应用阶段。驾驶员饮酒、吸毒、疲劳驾驶是交通事故的高危因素，对驾驶员进行酒精、吸毒及疲劳驾驶检测，可以很好地防患于未然，减少交通事故发生率；在事故发生后及时进行检测也可以明确责任，作为量刑处罚的依据。

（六）驾驶员身份鉴定

在交通事故中遇到有车辆坠崖、翻滚，驾驶员死亡且被抛出车外的情况时，法医学鉴定人需要根据死亡人员的顶部、胸腹部、肢体的挫裂创、挫裂伤等损伤特征结合驾驶室黏附的血痕、毛发、纤维等检验对比和结合案情调查资料确定驾驶车辆的驾驶员身份。

三、交通伤司法鉴定一般原则

交通伤残的鉴定程序一般包括了解案情、摘录病史、体格检查、审阅影像学资料等。鉴定人首先审查所有鉴定资料，根据医院提供的病史资料，分析伤情与遗留残疾之间的因果关系，参照鉴定标准，综合得出相应的鉴定意见。老年人身体老化，常患有慢性疾病，体质较差，治疗恢复时间较长。鉴定时，鉴定人须考虑到老年人交通伤与非老年人之间存在一定差异，选择合适鉴定时机，并对老年人交通伤后遗留伤残进行鉴别，区分交通伤与疾病作用力大小，分析损伤参与度。

（一）鉴定时机选择

一般情况下，交通伤伤残的鉴定时机在4～6个月为宜，但老年人机体老化，患有慢性疾病，易出现并发症、继发症，治疗恢复比较缓慢。鉴定时，必须充分考虑到老年人的实际住院时间、治疗经过、自身恢复状况和感受、出院后休息时间和康复时间等，结合鉴定时提供的病史、影像学资料等，动态回顾整个诊治及康复过程，对伤者的伤情及恢复状况进行评估，选择合适的鉴定时机。一般认为老年人康复期较长，以1年期比较合适。例如患有糖尿病的老年人，交通伤导致股骨颈骨折，治疗恢复较长。鉴定时，可以根据实际情况，结合伤者复查病史与影像学资料，延迟至骨折基本愈合为宜。

（二）判定伤病关系

在交通伤的处理中，常常碰到伤者在受伤前存在某种（些）疾病或者伤后患有某种（些）疾病的情况，此时需要判断损伤与疾病之间有无因果关系，损伤是否为疾病加重或者促进因素。有时候疾病与损伤的关系很复杂，会影响伤残等级评定或者其他方面的鉴定意见，而鉴定意见直接关系到事故各方的利益。因此需要对伤者伤病关系做出科学鉴定。

1. 损伤参与度　老年人严重交通伤以后经过一段时间治疗，或多或少会遗留后遗症。但老年人常患有慢性疾病，交通伤后遗症可能不是完全由原发性创伤所致，有的为损伤的直接后果，有的为原有疾病的后果，有的为疾病与损伤的共同作用所致；还有少数情况，涉及医疗行为与损伤后果之间的关系。鉴定人必须首先对损伤的后遗症原因进行分析，判断损伤后果与原发损伤之间的因果关系。1980 年，日本法医学家渡边富雄与其他学者采用了定量比例方法对交通伤与损害后果（死亡或者后遗症）进行研究，提出了“事故寄予度”的概念，并用此方法划分事故在损害中作用力的大小。1986 年，我国吴军教授等把“事故寄予度”的概念引入国内，翻译为“损伤参与度”。所谓“损伤参与度”是指受害人同时受到了创伤性损害与自身疾病的共同作用，机体出现暂时性或者永久性结构破坏、功能障碍及死亡等损害后果，原发性创伤及其并发症、继发症对受害人损害后果的介入程度，即原因力大小。在《国际功能、残疾和健康分类》自身疾病（包括以前的损伤）分类方法中，原发性损伤应该包括原发性交通伤及其并发症、继发症。

2021 年 11 月 17 日，司法部发布实施中华人民共和国司法行政行业标准《人身损害与疾病因果关系判定指南》（SF/T 0095—2021），目前涉及伤病关系分析等鉴定内容，应参照该标准实施。

人身损害与疾病的因果关系类型按照损害在疾病中的原因力大小，分为完全作用、主要作用、同等作用、次要作用、轻微作用和没有作用六种类型。具体如下：

a）完全作用（完全原因）：外界各种损害因素直接作用于人体健康的组织和器官，致组织和器官解剖学结构的连续性、完整性破坏，和/或出现功能障碍，现存的后果/疾病完全由损害因素造成；

b）主要作用（主要原因）：外界各种损害因素直接作用于人体基本健康的组织和器官，致组织和器官解剖学结构的连续性、完整性破坏，和/或出现功能障碍，现存的后果/疾病主要由损害因素造成；

c）同等作用（同等原因）：既有损害，又有疾病。损害与疾病因素两者独立存在均不能造成目前的后果，两者互为条件，相互影响，损害与疾病共同作用致成现存后果，且所起的作用基本相当；

d）次要作用（次要原因）：既有损害，又有疾病。疾病在前，是主要原因；损害在后，为次要原因。即损害在原有器质性病变的基础上，使已存在疾病的病情加重；

e）轻微作用（轻微原因）：既有损害，又有疾病。疾病在前，是主要原因；损害在后，为轻微原因。即损害在原有器质性病变的基础上，使已存在疾病的病情显现；

f）没有作用（没有因果关系）：外界各种损害因素作用于人体患病组织和器官，没有造成组织和器官解剖学结构连续性、完整性破坏及功能障碍，不良后果完全系自身疾病所造成，与损害因素之间不存在因果关系。

在《人身损害与疾病因果关系判定指南》（SF/T 0095—2021）的附录A中，明确规定了损伤参与程度判定规则：

首先宜根据第7章判定人身损害在疾病后果中的因果关系类型，然后再根据参与程度分级进行判定，具体如下：

a）人身损害与疾病存在直接因果关系，单独由损害引起的疾病或者后果，损害参与程度为96%～100%，建议为100%；

b）人身损害与疾病存在直接因果关系，人身损害是主要原因，疾病是潜在的次要或者轻微因素，损害参与程度为56%～95%，建议为75%；

c）既有人身损害，又有疾病，若损害与疾病两者独立存在均不能造成目前的后果，为两者兼而有之，作用基本相等，损害与疾病之间存在同等作用因果关系，损害参与程度为45%～55%，建议为50%；

d）既有人身损害，又有疾病，若损害与疾病之间存在间接因果关系，损害为次要原因，损害参与程度为16%～44%，建议为30%；

e）既有人身损害，又有疾病，若损害与疾病之间存在间接因果关系，损害为轻微原因，损害参与程度为5%～15%，建议为10%；

f）既有人身损害，又有疾病，若现存后果完全由疾病造成，即损伤与疾病之间不存在因果关系，外伤参与程度为0～4%，建议为0。

按照人身损害在疾病后果中的原因力大小（因果关系类型），依次将人身损害参与程度分为以下六个等级：①完全因果关系：96%～100%（建议为100%）。②主要因果关系：56%～95%（建议为75%）。③同等因果关系：45%～55%（建议为50%）。④次要因果关系：16%～44%（建议为30%）。⑤轻微因果关系：5%～15%（建议为10%）。⑥没有因果关系：0～4%（建议为0）。

经过几十年的实践与理论探讨，“损伤参与度”已被行业逐步接受。这种分法虽然含有鉴定人主观判断的成分，但只要根据医学知识认真全面分析，仍可得出一个相对可供参考的参与度范围，便于解决实际问题。鉴定中，我们不能因为老年人机体衰老、体质差、免疫力低下，从而减轻交通伤的责任，而应从实际出发，把与原发性损伤直接导致的并发症、继发症一并作为评定伤残的依据。

2. 老年人退行性改变器官伤残的鉴定

（1）不考虑退行性改变的因素，依据原发性损伤评定伤残等级。进入老年后，身体机能与结构退化明显加速，有些器官、组织结构与生理功能表现为渐进式退行性改变，进入老年阶段，仍完成各器官基本功能，其正常功能也是保持人体正常状态组成部分，很难把这种退行性改变认定为原有疾病因素。如果交通伤中老年人伤及此类器官，不考虑退行性改变的因素，即对于损伤后果，不区分“损伤参与度”，只依据原发性交通损伤评定伤残等级。例如老年人群中普遍存在骨质疏松，典型表现是骨密度降低，特别是老年女性，绝经后体内雌性激素水平降低，体内钙盐沉积将会大大降低，但是钙盐沉积量在不同骨骼中不完全一致，以股骨上段及腰椎骨质疏松最常见，且骨质疏松程度与骨折发生率呈现正相关。对于老年人交通伤，股骨颈骨折或者腰椎压缩性骨折，通常不区分骨质疏松对交通伤所致伤残的参与度，而认为交通伤是导致损伤结果的直接原因。

（2）考虑退行性改变因素，结合器官退行性改变，校正后评定伤残等级。老年阶段，有些器官退行性改变明显，功能普遍明显减退，与非老年人群存在较大差异。对于此类案件伤残鉴定，必须采用相应的校正方法，去除该器官退行性改变作用因素。例如，老年交通伤中，肢体损伤最常见，考虑到大部分人两侧肢体有相似退化过程，建议用健侧肢体活动度作为参考值，进行肢体活动功能丧失的计算。鉴定时，同时对两侧肢体的关节活动度进行测量。除非有特殊情况，如对侧肢体缺失或损伤，颈部、腰部活动度，只能依据正常人参考值进行计算，可引用参考值的平均值或者上限。另外，听力障碍也是老年伤残中经常碰到的问题，正常人听力功能在30～40岁以后就会逐步减退，对于老年人听力障碍的评定，测定与计算其听阈值时，按照《声学听阈与年龄关系的统计分布》（GB/T 7582—2004）听阈级偏差的中间值（50%）进行修正，其中4 000 Hz的修正值参考2 000 Hz的数值。

（3）考虑退行性改变因素，不评定伤残等级。有些器官在人的一生中只是阶段性发挥作用，到了一定年龄阶段后，这项功能快速减退，甚至完全缺失。老年人群中，大部分不具有此项功能。对老年人生活能力、工作能力、社交能力也没有明显影响。此类器官损伤，首先认为退行性改变导致器官功能障碍，然后才考虑交通伤对该器官的作用因素。鉴定时，通常做法为只说明因果关系，不评定伤残。最典型的例子是老年男性性功能、女性的生育功能等。但是行业内没有完全形成共识，是老年人交通伤鉴定中的难点。60岁以上男性，性功能明显下降，虽部分人阴茎仍然能够勃起，完成性活动，甚至具有生育能力。但在鉴定实践中，对于会阴部及神经损伤，虽然可能导致阴茎勃起功能障碍，一般不进行性功能方面的测定，只说明交通伤与阴茎勃起障碍之间的因果关系，不评定伤残等级。对于女性生殖器官的损伤，一般只对造成器官的直接损伤评定伤残，而不对生育功能评定伤残。

四、交通伤伤残鉴定适用标准

目前,交通伤伤残鉴定的主要依据为《人体损伤致残程度分级》。依据五个方面伤残程度划分伤残等级,分别为:组织器官缺失或功能丧失;是否需要医疗依赖;日常生活及活动能力;工作与学习能力;社交能力。将人体伤残人为分成十个等级,从一级到十级,伤残系数为100%到10%。每个级别内按照人体解剖部位及功能进行条目编排,便于司法鉴定人及相关人员对伤残标准的理解、掌握与运用。后面几个章节我们分别按照解剖部位及功能进行分述。

第二节　诈伤(病)鉴定

一、概念及特点

诈伤(病)即被鉴定人为了达到某种目的,故意反映虚假的病情。其主要特点为:①诈伤(病)的主体是因为某种法律纠纷而需要鉴定的人。②诈伤(病)的被鉴定人主观上是故意的。③其动机是为了逃避法律责任,或者加重当事另一方的法律责任,或者为了获得某种经济或其他利益等。④所反映的伤情不真实,可以是无病装病,或者夸大已有的伤病症状、体征,或者隐匿伤病。具体到某一个人属于哪一种情况,要视其法律关系的实际情况而确定。

诈伤就是为了达到某种目的,被鉴定人采用某些方法故意损害自己,制造虚假病情。在交通伤事故中也比较常见,主要表现为伤者故意扩大伤情,以期获得更多的赔偿,甚至有个别人自编自导通过自伤、自残诈称交通事故所致,诈骗钱财。在司法鉴定过程中,鉴定人必须认真进行检查与鉴别,对其中存在的夸大或诈伤的病情进行鉴定。

二、诈伤的常见表现及其法医学鉴定

诈伤的逼真程度与诈伤者的文化知识、医学知识、经验、学习能力、心理状态等有密切关系,几乎人体所有的系统、器官和组织都有可能发生诈伤,其表现形式多种多样,最常见的有以下几个方面。

(一) 伪装疼痛

伪装疼痛最多见,且不容易确定。诈伤者可表现为全身各个部位的疼痛,如假装头痛、胸痛、心绞痛、胃痛、坐骨神经痛等。由于疼痛没有很好的检验方法,仅凭借主诉作为诊断依据,对诈伤者有利,给鉴定造成一定的困难。

伪装疼痛者常常在鉴定人面前呻吟，看似病痛，但是体格检查过程中发现其无发热、无任何损伤痕迹或损伤不明显，且使用药物效果不明显。注意观察会发现，伪装者远离检查者的时候就会谈笑风生、毫无痛苦了。

（二）伪装发热

诈伤者通常采用人工办法使温度计所示的温度增高，趁检查者不注意时，假装测量体温，伪装正在发烧。对此，检查者加强监察就可以查明实情。

（三）伪装视觉功能障碍

诈伤者伪装视力减退或失明，并且故意制造盲人碰撞物体的假象或手持拐杖而行，也有测定视力时故意不配合，伪装视力下降。因此鉴定人对于头部、眼部损伤后主诉失明或视力障碍者，要检查眼球是否有结构破坏、屈光介质、眼底和视觉传导通路及视觉中枢异常等损伤基础。若未能发现解释盲的原因，需要考虑到伪盲。对于伪装视力障碍者，要仔细分析各种检查结果，特别是使用镜片矫正视力方法，改变不同度数的镜片，造成受检测者判断错误来识别是否存在伪盲。

（四）伪装听觉功能障碍

对于伪装耳聋者，常见于头部或耳部损伤后，仅有轻微损害或轻度听力减退，但是为了诉讼或获得经济利益等，有意夸大病情或伪装。常常表现为单耳聋或双耳聋，单耳聋伪装较为容易，不易被识别，故较为常见。一般采用电测听和声阻抗两项检查可以判别是否耳聋。

（五）伪装语言功能障碍

对于伪装失语者，被检查者神志清，体表损伤轻微，神经系统包括视觉、听觉及吞咽反射无异常。面肌、咀嚼肌运动正常，伸舌无障碍、偏斜，声带活动正常。脑电图、头颅 CT 检查无异常。其检查多不配合。由于失语的原因很多，应做精神、意识和神经系统等相关的详细检查，如果均无异常，可以排除器质性失语，认定为功能性失语，进一步排除癔症性失语后，可以初步认定为伪装失语。这需要长时间的观察，也可以向周围群众进行调查，以了解真实情况。

（六）伪装运动功能障碍

诈伤者伪装肢体瘫痪，故意使肢体屈曲或伸直，保持一种特殊的姿态或“偏瘫”样步态，但是检查显示其神经系统并无病理性阳性体征。诈伤者伪装双手震颤，表现为双手无节律性抖动，幅度不大，因为这种震颤由意志控制，检查者观察受检者主动拿物体时的表现可以辨别真假。对于伪装跛足者，检查肢体长度及关节活动情况即可辨别。

（七）伪装内脏损伤（疾病）

对于伪装呼吸道出血、咳嗽、胸痛、痰中带血者，通过认真检查口腔、鼻腔黏膜有无破损出血及影像学检查可以鉴别；伪装心脏病者主要是造成心动过速，让其安静休息后可以明确诊断；伪装呕吐者用手指刺激咽喉部引起呕吐，检查其有无脱水等临床表现；对于伪装胃出血、便血者，通过住院多次检查就可以识破。

（八）伪装肾炎、遗尿或糖尿病

诈伤者将肾炎的尿化验单或肾炎患者的尿冒充自己的，或者在尿中掺入蛋白质或血液伪装成蛋白尿或血尿，或者在尿中加蔗糖或葡萄糖后送检，伪装成糖尿病，通过体格检查、住院检查、反复检查一般都可以识别。

（九）伪装癫痫

典型的癫痫发作不容易伪装，如故意伪装成痉挛性发作、突然性意识丧失、四肢抽搐、口吐白沫，比较容易识破。在法医学实践中常常遇到头部受伤者自己或者家属诉说有癫痫样发作，此时法医学鉴定人应当详细了解其“发作”的表现、“发作”时间、“发作”场地、“发作”时有无跌倒等情况，并结合头部的原发性损伤、脑电图检查，以及病史记录的诊疗经过等，可以识别。

（十）伪装精神病

伪装精神病在交通伤的法医鉴定中较少见。常见于轻微的颅脑损伤的交通事故伤者，在损伤治愈后缺乏明显神经精神功能障碍的情况下，故意伪装精神病而丧失劳动能力，期望获得更多的经济赔偿，获取非法利益。伪装者多在以往的日常生活中对精神疾病有一定的感性认识，但是缺乏系统的精神病学知识。交通事故伤者伪装精神病患者通常有以下一些特点：多有轻度的颅脑损伤病史，但是无明显、严重的器质性损伤证据；精神病样症状最初发作一般都在临床治愈以后、伤残鉴定之前，而在住院期间神经行为表现正常；症状表现多比较怪异、夸张，常常为简单的精神障碍，如兴奋发作、装疯卖傻、胡言乱语，或聋哑、痴呆、木僵状态等。发病前无初期症状，发作时表现往往不自然，多为突然性发作，并在发作后短期内表现为安静或症状消失，间歇性出现，各种表现自相矛盾，没有规律。为了制造真实、深刻印象，常在鉴定人检查时出现所述的典型精神病症状发作，但是伪装者常常表现为某种精神病的支离破碎的夸张片段，情感与思维活动无分离，不符合某种精神病的发病规律，无法进行临床分类。伪装行为逼真程度常常与其文化程度、个人素养及对精神病学知识的了解程度有一定的关系。各种精神病学物理检查缺乏阳性资料。伪装精神病的认定必须由司法精神病专业鉴定人或在精神病专家的指导和帮助下进行。

三、鉴定时应注意的问题

（一）了解案情

仔细阅读案情，了解损伤情况，如有必要，可调查当时的目击证人和就诊医师。

（二）掌握病情，慎重对待临床资料

耐心听取被鉴定人陈述受伤经过的同时，观察其表情、态度、不经意的细微动作，发现其是否存在自相矛盾的情况。对其提供的病历资料，应注意真实性，观察是否存在伪造、涂改的痕迹。

（三）应用多种检查方法

除了常规检查之外，根据不同的表现，选用特殊的检查方法尤其是客观方法检查结果，如 X 线、CT、脑干诱发电位、听觉诱发电位等检查结果作为鉴定依据。

第三节　道路交通事故人身损害的赔偿

道路交通事故大多会造成人员或财产损失，严重的交通事故往往会导致人员的伤亡。财产损失、人员损害的民事赔偿是交通事故类案件的重要内容。《中华人民共和国道路交通安全法》(以下简称《道路交通安全法》)第七十四条规定：对交通事故损害赔偿的争议，当事人可以请求公安机关交通管理部门调解，也可以直接向人民法院提起民事诉讼。经公安机关交通管理部门调解，当事人未达成协议或者调解书生效后不履行的，当事人可以向人民法院提起民事诉讼。

一、道路交通事故人身损害赔偿的依据

依据《道路交通安全法》的相关规定，机动车发生交通事故造成人身伤亡、财产损失的，由保险公司在机动车第三者责任强制保险责任限额范围内予以赔偿。不足的部分，按照下列方式承担赔偿责任：

（一）机动车之间发生交通事故的，由有过错的一方承担赔偿责任；双方都有过错的，按照各自过错的比例分担责任。

（二）机动车与非机动车驾驶人、行人之间发生交通事故，非机动车驾驶人、行人没有过错的，由机动车一方承担赔偿责任；有证据证明非机动车驾驶人、行

人有过错的，根据过错程度适当减轻机动车一方的赔偿责任；机动车一方没有过错的，承担不超过百分之十的赔偿责任。交通事故的损失是由非机动车驾驶人、行人故意碰撞机动车造成的，机动车一方不承担赔偿责任。

二、道路交通事故人身损害赔偿的原则

发生道路交通事故的原因复杂多样，在道路交通事故人身伤害民事赔偿案件中，赔偿的执行要综合考虑多种因素，一般可参照以下原则。

1. 对于财产损失，采取全部赔偿的原则　就车、物损失而言，是指事故直接损失的全部内容，而不包括事故的间接损失。

2. 对于人身损害，采取赔偿由此引起的经济损失的原则　对于精神上的损害，视具体情况也应赔偿一定的抚慰金。

3. 按交通事故责任承担损害赔偿的原则　即几方当事人对交通事故均负有责任时，按照各自应负的交通事故责任分担相应的损害赔偿。

4. 机动车方负无过错赔偿责任的原则　即机动车与非机动车、行人发生交通事故，造成对方人员死亡或者重伤，机动车一方无过错的，应当分担对方 10% 的经济损失，但总额最高不超过交通事故发生地 10 个月的平均生活费。

5. 公平合理的原则　不仅要考虑当事人的交通事故责任，还要考虑当事人的经济状况。

三、道路交通事故人身损害赔偿项目

为正确审理人身损害赔偿案件，依法保护当事人的合法权益，根据《中华人民共和国民法典》《中华人民共和国民事诉讼法》等有关法律的规定，结合审判实践，2022 年 2 月 15 日，最高人民法院审判委员会讨论通过了《最高人民法院关于修改〈最高人民法院关于审理人身损害赔偿案件适用法律若干问题的解释〉的决定》，并于 2022 年 5 月 1 日起施行。修改后发布实施的《最高人民法院关于审理人身损害赔偿案件适用法律若干问题的解释》（以下简称《解释》），第一条规定：因生命、身体、健康遭受侵害，赔偿权利人起诉请求赔偿义务人赔偿物质损害和精神损害的，人民法院应予受理。

按照修改后《解释》的相关规定，受害人遭受人身损害，因就医治疗支出的各项费用以及因误工减少的收入，包括医疗费、误工费、护理费、交通费、住宿费、住院伙食补助费、必要的营养费，赔偿义务人应当予以赔偿。受害人因伤致残的，其因增加生活上需要所支出的必要费用以及因丧失劳动能力导致的收入损失，包括残疾赔偿金、残疾辅助器具费、被扶养人生活费，以及因康复护理、继续治疗实际发生的必要的康复费、护理费、后续治疗费，赔偿义务人也应当予以赔偿。

受害人死亡的，赔偿义务人除应当根据抢救治疗情况赔偿本条第一款规定的相关费用外，还应当赔偿丧葬费、被扶养人生活费、死亡补偿费以及受害人亲属办理丧葬事宜支出的交通费、住宿费和误工损失等其他合理费用。

同时，《解释》第二十三条规定：精神损害抚慰金适用《最高人民法院关于确定民事侵权精神损害赔偿责任若干问题的解释》予以确定。精神损害抚慰金的请求权不得让予或者继承。但赔偿义务人已经以书面方式承诺给予金钱赔偿，或者赔偿权利人已经向人民法院起诉的除外。

依据上述规定，人身损害赔偿案件中，涉及的赔偿项目包括：医疗费、误工费、护理费、交通费、住宿费、住院伙食补助费、营养费、残疾赔偿金、残疾辅助器具费、被扶养人生活费、康复费、后续治疗费和精神损害抚慰金；受害人死亡的，赔偿义务人除应当根据抢救治疗情况赔偿本条第一款规定的相关费用外，还应当赔偿丧葬费、被扶养人生活费、死亡补偿费以及受害人亲属办理丧葬事宜支出的交通费、住宿费和误工损失费。

《解释》对部分内容进行了修订和明确，针对残疾赔偿金、被扶养人生活费、死亡赔偿金的计算，取消了城乡二元化赔偿标准。第十二条明确规定：残疾赔偿金根据受害人丧失劳动能力程度或者伤残等级，按照受诉法院所在地上一年度城镇居民人均可支配收入标准，自定残之日起按二十年计算。但六十周岁以上的，年龄每增加一岁减少一年；七十五周岁以上的，按五年计算。受害人因伤致残但实际收入没有减少，或者伤残等级较轻但造成职业妨害严重影响其劳动就业的，可以对残疾赔偿金作相应调整。

对于超过赔偿年限的一些赔偿项目，《解释》同样给予了明确，以更好地保护赔偿权利人的合法权益。《解释》第十九条规定：超过确定的护理期限、辅助器具费给付年限或者残疾赔偿金给付年限，赔偿权利人向人民法院起诉请求继续给付护理费、辅助器具费或者残疾赔偿金的，人民法院应予受理。赔偿权利人确需继续护理、配制辅助器具，或者没有劳动能力和生活来源的，人民法院应当判令赔偿义务人继续给付相关费用五至十年。第二十条规定：赔偿义务人请求以定期金方式给付残疾赔偿金、辅助器具费的，应当提供相应的担保。人民法院可以根据赔偿义务人的给付能力和提供担保的情况，确定以定期金方式给付相关费用。但是，一审法庭辩论终结前已经发生的费用、死亡赔偿金以及精神损害抚慰金，应当一次性给付。第二十一条规定：人民法院应当在法律文书中明确定期金的给付时间、方式以及每期给付标准。执行期间有关统计数据发生变化的，给付金额应当适时进行相应调整。定期金按照赔偿权利人的实际生存年限给付，不受本解释有关赔偿期限的限制。

（一）医疗费

医疗费是人体遭受损伤后，为治疗损伤而支付的出诊费、挂号费、检查费、治疗费、药费、住院费等医疗人身伤害的费用。《解释》第六条规定：医疗费根据医疗机构出具的医药费、住院费等收款凭证，结合病历和诊断证明等相关证据确定。赔偿义务人对治疗的必要性和合理性有异议的，应当承担相应的举证责任。医疗费的赔偿数额，按照一审法庭辩论终结前实际发生的数额确定。器官功能恢复训练所必要的康复费、适当的整容费以及其他后续治疗费，赔偿权利人可以待实际发生后另行起诉。但根据医疗证明或者鉴定结论确定必然发生的费用，可以与已经发生的医疗费一并予以赔偿。所谓后续医疗费，是指医疗终结并定残后，如确实需要继续治疗并经原治疗医院证明，特别是针对维持生命或主要器官功能而依赖一定药物以及相应病症的治疗等，侵权人应当适当赔偿受害人继续医治费用。

在人身损害赔偿案件中，医疗费的赔偿从理论上讲本不应该存在争议，因治疗而支出的费用是用多少、赔多少。由于实践中存在小伤大养，轻伤久治，以及伤者借疗伤之机治疗与损伤毫无关系的疾病的情况，甚至有的医院为了经济利益，不合理地扩大费用，采用不必要的昂贵的检查方法，随意延长住院时间等，导致巨额医疗费，增加了人身损害赔偿合理、及时、正确解决的难度。针对医疗费赔偿的争论，也是人身损害赔偿案件处理中的一个难点。医疗费的赔偿一般不属于鉴定内容，在上述情况下，针对巨额医疗费用产生争议的，可针对医疗费用的合理性、医疗费用与损伤的相关性等内容进行审查鉴定。

在审查医疗费的赔偿范围时，应当注意到以下几点。

(1) 医疗费应符合以下几个原则：①对症原则，即诊疗措施必须具有针对性。②必要原则，即采用的诊疗措施是必不可少的。③适时原则，即各种诊疗措施除必须具备适应证之外还应适时采用。

(2) 受害人先后在几个医院诊治的，一般以所在地最先就诊的医院或主要治疗的医院所做的治疗确定医疗费。转往外地医院治疗的需经当地医院同意，未经同意而擅自转院治疗的，其转院后的医疗费一般不予赔偿。

(3) 医疗费必须是治疗外伤或外伤直接引起的并发症的费用，治疗与外伤无关的疾病不予赔偿。受害人为消除因人身损害而带来的不良后果，确实需要安装假肢、整容等补救性治疗所产生的费用也应赔偿。

(4) 在经治医院以外的地方购买的药品等，须经经治医院批准，私自购买的，原则上不赔偿。

(5) 对“继续治疗费”“功能训练费”“整容费”等在赔偿时应当结合医疗病情证明与法医学鉴定合理考虑。

(二) 误工费

误工费是指从受害人遭受人身损害之日起至医疗终结，其间因不能正常工作而导致的实际收入损失，应根据受害人的误工时间和收入状况确定。在法医学鉴定中，鉴定内容不是误工费，而是误工期限，赔偿中可依据相应规定计算出误工费。对误工期的鉴定应注意如下问题：损伤与诊治内容的一致性，损伤与用药之间的一致性，损伤的临床表现及并发症等，以及不同年龄、不同职业对医疗及休养时间的不同要求。针对误工费的赔偿，《解释》第七条规定：误工费根据受害人的误工时间和收入状况确定。误工时间根据受害人接受治疗的医疗机构出具的证明确定。受害人因伤致残持续误工的，误工时间可以计算至定残日前一天。受害人有固定收入的，误工费按照实际减少的收入计算。受害人无固定收入的，按照其最近三年的平均收入计算；受害人不能举证证明其最近三年的平均收入状况的，可以参照受诉法院所在地相同或者相近行业上一年度职工的平均工资计算。

（三）护理费

在法医学鉴定中，鉴定内容不是护理费，而是护理期限，赔偿中可依据相应规定计算护理费。《解释》第八条规定：护理费根据护理人员的收入状况和护理人数、护理期限确定。护理人员有收入的，参照误工费的规定计算；护理人员没有收入或者雇佣护工的，参照当地护工从事同等级别护理的劳务报酬标准计算。护理人员原则上为一人，但医疗机构或者鉴定机构有明确意见的，可以参照确定护理人员人数。护理期限应计算至受害人恢复生活自理能力时止。受害人因残疾不能恢复生活自理能力的，可以根据其年龄、健康状况等因素确定合理的护理期限，但最长不超过二十年。受害人定残后的护理，应当根据其护理依赖程度并结合配制残疾辅助器具的情况确定护理级别。

护理级别参照《人身损害护理依赖程度评定》（GB/T 31147—2014），根据“日常生活活动能力”和“日常生活自理能力”进行评定，其中“日常生活活动能力”的评定适用于躯体残疾者，评定项目包括进食、床上活动、穿衣、修饰、洗澡、床椅转移、行走、大小便、用厕等能力；“日常生活自理能力”适用于精神残疾者，评定项目包括进食、修饰、更衣、整理个人卫生、大小便、外出行走、使用日常生活工具、乘坐交通工具等能力。《人身损害护理依赖程度评定》明确规定：护理依赖程度是根据躯体伤残或精神障碍者需要他人护理所付出工作量的大小，分为完全、大部分和部分护理依赖三个等级。不同护理依赖程度对应不同的赔付比例，该标准附录B明确规定：护理依赖赔付比例是指各护理依赖程度等级所需护理费用的比例，分为三等：完全护理依赖，按100%的比例计算；大部分护理依赖，按完全护理依赖费用的80%计算；部分护理依赖，按完全护理依赖费用的50%计算。

（四）交通费

《解释》第九条规定：交通费根据受害人及其必要的陪护人员因就医或者转

院治疗实际发生的费用计算。交通费应当以正式票据为凭；有关凭据应当与就医地点、时间、人数、次数相符合。对于不合理的以及受害人故意扩大的交通费不予赔偿。

（五）住院伙食补助费

《解释》第十条规定：住院伙食补助费可以参照当地国家机关一般工作人员的出差伙食补助标准予以确定。受害人确有必要到外地治疗，因客观原因不能住院，受害人本人及其陪护人员实际发生的住宿费和伙食费，其合理部分应予赔偿。

（六）营养费

在法医学鉴定中，鉴定内容不是营养费，而是营养期限，赔偿中可依据相应规定计算出营养费。营养费是指受害人仅靠药物治疗和普通的饮食摄入尚不能满足受害人身体的需要，亦不能尽早恢复健康，而需要普通饮食以外的营养品作为对身体补充而支出的费用。对于伤情较重，受害人情况特殊严重影响进食且确实需要大量补充营养的，可根据当地平均生活水平酌情考虑给付。《解释》第十一条规定：营养费根据受害人伤残情况参照医疗机构的意见确定。

（七）残疾赔偿金

按照2004年5月1日实施的《最高人民法院关于审理人身损害赔偿案件适用法律若干问题的解释》的相关规定：残疾赔偿金根据受害人丧失劳动能力程度或者伤残等级，按照受诉法院所在地上一年度城镇居民人均可支配收入或者农村居民人均纯收入标准计算。2022年修订后的《解释》第十二条规定：残疾赔偿金根据受害人丧失劳动能力程度或者伤残等级，按照受诉法院所在地上一年度城镇居民人均可支配收入标准，自定残之日起按二十年计算。但六十周岁以上的，年龄每增加一岁减少一年；七十五周岁以上的，按五年计算。受害人因伤致残但实际收入没有减少，或者伤残等级较轻但造成职业妨害严重影响其劳动就业的，可以对残疾赔偿金作相应调整。该内容的修改彻底终结了我国人身损害赔偿的“城乡二元化”机制，统一了赔偿标准，是我国人身损害赔偿制度的一大进步。

（八）残疾辅助器具费

残疾辅助器具费是指因残疾而造成身体功能全部或者部分丧失，从而需要配置补偿功能器具的费用。在确定赔偿时一定要公正、合理地考虑，既要考虑受害人生活所必需，也要考虑加害人的赔付能力，更要准确确定用具的价格、更换次数及维修费用。《解释》第十三条规定：残疾辅助器具费按照普通适用器具的合理费用标准计算。伤情有特殊需要的，可以参照辅助器具配制机构的意见确定相应的合理费用标准。辅助器具的更换周期和赔偿期限参照配制机构的意见确定。

残疾辅助器具主要指以下几种：①肢残者的支辅具、假肢及其零部件、义眼、假鼻、内脏托带、矫形器、非机动助行器、生活自助器、特殊卫生用品。②视力残疾者的盲杖、导盲镜、助视器、盲人阅读器。③语言、听力残疾者用的语言训练器。④智力残疾者用的行为训练器、生活能力训练用品。

（九）丧葬费

侵犯他人生命权并致受害人死亡的，一般应当赔偿丧葬费。《解释》第十四条规定：丧葬费按照受诉法院所在地上一年度职工月平均工资标准，以六个月总额计算。

（十）被扶养人生活费

被扶养人是指受害人依法应当承担扶养义务的未成年人或者丧失劳动能力又无其他生活来源的成年近亲属。最高人民法院《关于贯彻执行〈中华人民共和国民法通则〉若干问题的意见（试行）》，第147条规定：侵害他人身体致人死亡或者丧失劳动能力的，依靠受害人实际扶养而没有其他生活来源的人要求侵害人支付必要生活费的，应当予以支持，其数额根据实际情况确定。

按照2004年5月1日实施的《最高人民法院关于审理人身损害赔偿案件适用法律若干问题的解释》的相关规定：被扶养人生活费根据扶养人丧失劳动能力程度，按照受诉法院所在地上一年度城镇居民人均消费性支出和农村居民人均年生活消费支出标准计算。上述规定明确体现了当时有关人身损害赔偿中涉及“被扶养人生活费”的“城乡二元化”赔偿机制。

2022年修改后的《解释》，彻底终结了人身损害赔偿中“被扶养人生活费”的“城乡二元化”赔偿机制。《解释》第十六条规定：被扶养人生活费计入残疾赔偿金或者死亡赔偿金。第十七条规定：被扶养人生活费根据扶养人丧失劳动能力程度，按照受诉法院所在地上一年度城镇居民人均消费支出标准计算。被扶养人为未成年人的，计算至十八周岁；被扶养人无劳动能力又无其他生活来源的，计算二十年。但六十周岁以上的，年龄每增加一岁减少一年；七十五周岁以上的，按五年计算。被扶养人还有其他扶养人的，赔偿义务人只赔偿受害人依法应当负担的部分。被扶养人有数人的，年赔偿总额累计不超过上一年度城镇居民人均消费支出额。

（十一）死亡赔偿金

按照2004年5月1日实施的《最高人民法院关于审理人身损害赔偿案件适用法律若干问题的解释》的相关规定：死亡赔偿金按照受诉法院所在地上一年度城镇居民人均可支配收入或者农村居民人均纯收入标准，按二十年计算。但六十周岁以上的，年龄每增加一岁减少一年；七十五周岁以上的，按五年计算。上述规定明确体现了当时有关人身损害赔偿中涉及"死亡赔偿金"的"城乡二元化"赔偿机制。

2022 年修改后的《解释》，彻底终结了人身损害赔偿中"死亡赔偿金"的"城乡二元化"赔偿机制。第十五条规定：死亡赔偿金按照受诉法院所在地上一年度城镇居民人均可支配收入标准，按二十年计算。但六十周岁以上的，年龄每增加一岁减少一年；七十五周岁以上的，按五年计算。

（十二）精神损害抚慰金

精神损害抚慰金的赔偿，各国立法不尽相同，但一般都采取了限制原则，以法律规定的情况为限。通常认为，精神损害赔偿是民事主体因其人身权利受到不法侵害，使其人格权益和身份权益受到损害或遭受精神痛苦，要求侵权人通过财产赔偿等方式进行救济和保护的民事法律制度。这一制度在法律上既具有补偿性的功能，又具有惩罚性的功能，即对受害人所遭受的精神损害进行补偿，同时对加害人的行为进行惩罚。

《解释》第二十四条规定：精神损害抚慰金适用《最高人民法院关于确定民事侵权精神损害赔偿责任若干问题的解释》予以确定。精神损害抚慰金的请求权，不得让与或者继承。但赔偿义务人已经以书面方式承诺给予金钱赔偿，或者赔偿权利人已经向人民法院起诉的除外。

精神损害赔偿范围的确定，直接涉及侵害人是否承担赔偿责任和受害人赔偿请求权是否获得法律的支持等法律适用问题。它是依法确定赔偿标准和赔偿数额的前提与条件。最高人民法院于 2001 年 2 月 26 日颁布实施、2020 年 12 月 23 日修订的《最高人民法院关于确定民事侵权精神损害赔偿责任若干问题的解释》明确了涉及人身损害时精神损害赔偿的范围：侵害他人生命权、健康权、身体权，造成他人精神痛苦等不良后果，受害人提出请求赔偿精神损害的。如何确定精神损害赔偿的标准，目前还缺乏统一的法律规定。精神本身是一种无形存在，精神损害无法量化，精神损害赔偿也无法标准化。但没有标准，随意性又太大，不利于司法审判。故实践中奉行适当限制、区分对待，并由法官酌定确定的操作方法。考虑到精神损害赔偿具有补偿性和抚慰性的特点，在确定精神损害赔偿数额时，应考虑以下因素：侵权人的过错程度，侵权行为的目的、方式、场合等具体细节，侵权行为所造成的后果，侵权人的获利情况，侵权人承担责任的经济能力，受理诉讼法院所在地的平均生活水平。

四、相关标准及名词释义

在人身损害赔偿案件中，常涉及"赔偿权利人""赔偿义务人""城镇居民人均可支配收入”“城镇居民人均消费支出”“职工平均工资”“上一年度”等术语或时间界定内容。根据2022年修改后的《解释》相关规定可以明确。

“赔偿权利人”是指因侵权行为或者其他致害原因直接遭受人身损害的受害人以及死亡受害人的近亲属。

“赔偿义务人”是指因自己或者他人的侵权行为以及其他致害原因依法应当承担民事责任的自然人、法人或者非法人组织。

“城镇居民人均可支配收入”“城镇居民人均消费支出”“职工平均工资”的界定，按照政府统计部门公布的各省、自治区、直辖市以及经济特区和计划单列市上一年度相关统计数据确定。

“上一年度”是指一审法庭辩论终结时的上一统计年度。

五、道路交通事故人身损害赔偿的注意事项

对于道路交通事故人身损害赔偿纠纷，诉诸法院的，原告方应向法院提供的主要证据如下。

（1）提供公安机关制作的调解书、调解终结书或该事故不属于任何一方当事人违章行为造成的结论。

（2）提供公安机关制作的道路交通事故责任认定书或上级公安机关重新认定的决定。对公安机关做出责任认定不服的，还应提供能够证明当事人责任的证人、证言及有关物证等。

（3）提供就诊医院诊断证明、病历及司法鉴定意见书。

（4）提供医疗费单据、交通住宿费凭证等证明材料。

（5）提供误工经济损失的证明材料，包括误工天数和误工费数额。

（6）残疾者应提供伤残鉴定意见书，需要配备残疾用具的应出具医院证明。

（7）提供死者生前或残者丧失劳动能力前实际抚养的、没有其他生活来源的近亲属的姓名、性别、年龄、住址，以及该被抚养人是否还有其他抚养人的证明材料。

（8）提供财物直接损失，如因交通事故损坏的车辆、物品、设施建筑等的修复或折价费用等证明材料。

（9）提供事故车辆的保险单据。

第四节　职工工伤与职业病致残人员人身损害赔偿

在我国，交通事故造成的人身损害赔偿的计算方式，与工伤保险赔偿之间是

两个不同的赔偿体系，但 2011 年 1 月 1 日修订后实施的《工伤保险条例》第十四条的规定中，既涉及在工作场所因工作原因导致损伤的情况，也包括因交通事故损伤而需要认定工伤的情况，如该条第六款规定：在上下班途中，受到非本人主要责任的交通事故或者城市轨道交通、客运轮渡、火车事故伤害的，应当认定为工伤。这种情况，就存在交通事故人身损害伤残赔偿与工伤保险伤残赔偿两种请求权竞合。

最高人民法院 2016 年 11 月 30 日发布的《第八次全国法院民事商事审判工作会议（民事部分）纪要》中关于社会保险与侵权责任的关系问题做出了规定：①被侵权人有权获得工伤保险待遇或者其他社会保险待遇的，侵权人的侵权责任不因受害人获得社会保险而减轻或者免除。根据《社会保险法》第三十条和四十二条的规定，被侵权人有权请求工伤保险基金或者其他社会保险支付工伤保险待遇或者其他保险待遇。②用人单位未依法缴纳工伤保险费，劳动者因第三人侵权造成人身损害并构成工伤，侵权人已经赔偿的，劳动者有权请求用人单位支付除医疗费之外的工伤保险待遇。用人单位先行支付工伤保险待遇的，可以就医疗费用在第三人应承担的赔偿责任范围内向其追偿。也就是说，法律已规定，虽两种请求权基于同一损害事实，存在于两个不同的法律关系中，存在竞合关系，但互不排斥，即用人单位和侵权人应当承担各自的赔偿责任，不因工伤职工先行获得一方赔偿而免除另一方的责任。当第三人侵权赔偿与工伤保险待遇竞合时，受害人可以获得双赔。

一、工伤认定的法律依据及赔偿原则

（一）工伤认定的法律依据

我国政府历来十分重视对劳动者的健康保护。1951 年 2 月 26 日，政务院公布（1953 年 1 月 2 日修改公布）的《中华人民共和国劳动保险条例》，初步确立了我国的劳动保险制度。1994 年，第八届全国人大常委会第八次会议通过了《中华人民共和国劳动法》（以下简称《劳动法》）。2004 年 1 月 1 日开始实施《工伤保险条例》，2010 年 12 月 20 日修订后重新公布，并于 2011 年 1 月 1 日实施。随着劳动保险制度的建立，与之相应的劳动伤残鉴定法规也逐步制定和完善。1996 年 3 月 14 日，经国家技术监督局批准，10 月 1 日实施的《职工工伤与职业病致残程度鉴定》（GB/T 16180—1996），是我国第一部评定劳动伤残的国家标准。2006 年，针对该标准进行了修订。2014 年，再次修订为《劳动能力鉴定 职工工伤与职业病致残等级》（GB/T 16180—2014）。

认定工伤必须符合一定的法律条件，即首先看是否存在劳动关系，其主体有两个方面，即用人单位、劳动者。判断劳动关系是否存在，按照《工伤保险条例》

第十八条的相关规定，工伤认定必须具有“与用人单位存在劳动关系（包括事实劳动关系）的证明材料”，主要体现在用人单位与劳动者之间有无签订劳务合同；没有签订劳务合同的，是否形成了事实劳动关系。其次看是否有伤情存在，如损伤、伤残、死亡等。

（二）工伤致残的赔偿原则

《劳动法》规定，国家发展社会保险事业，建立社会保险制度，设立社会保险基金，使劳动者在年老、患病、工伤、失业、生育等情况下获得帮助与补偿。社会保险是保障劳动者基本生活需求的一种社会保障制度，带有一定的立法强制性，由《劳动法》进行调整，有别于商业保险。主要内容包括养老保险、疾病保险、医疗保险、工伤保险、失业保险、生育保险、伤残保险、死亡保险等。

工伤保险是对因工致伤或职业病致残造成劳动力丧失者给予工资补偿、医疗护理、伤残补偿及生活照顾；若因工伤（或职业病）死亡者，对其供养直系亲属给予丧葬费、抚恤费等。它是社会保障体系中最基本的内容，遵循以下原则。

（1）无责任补偿原则。因工负伤，无论责任在雇主、个人或第三者，受伤者都应得到经济补偿。一般都由社会保险机构统一管理和组织工伤补偿。一般工伤保险基金来源于企业缴纳的工伤保险费、滞留金、利息及法律法规规定的其他资金。

（2）区别因工与非因工的工伤原则。非因工负伤基本上与工作无关，保险待遇属于补助、救济性质，明显低于工伤，故区别因工与非因工是建立工伤保险的前提条件。

（3）补偿工资损失原则。

（4）工伤保险基金原则。工伤保险基金是通过立法强制征收的企业工伤保险费，而个人不缴费，最大限度保障了劳动者的权益。

（5）补偿与预防相结合的原则。工伤保险的目的是工伤补偿，但更重要的是预防事故，以及进行医疗康复和职业康复。从另一角度考虑，对保护社会利益和职工的根本利益，比工伤补偿具有更积极深远的意义。

职工因工负伤治疗，享受工伤医疗待遇，即所需的挂号费、住院费、医疗费、药费、就医路费全额报销；若住院治疗，还应给予住院伙食补助费。

职工因工作遭受事故伤害或者患职业病需要暂停工作接受工伤医疗的，在停工留薪期内，原工资福利待遇不变，由所在单位按月支付。停工留薪期一般不超过 12 个月。伤情严重或者情况特殊的，经设区的市级劳动能力鉴定委员会确认，可以适当延长，但延长不得超过 12 个月。工伤职工评定伤残等级后，停发原待遇，按照有关规定享受伤残待遇。工伤职工在停工留薪期满后仍需治疗的，继续享受工伤医疗待遇。生活不能自理的工伤职工在停工留薪期需要护理的，由所在单位负责。

二、工伤致残的赔偿内容

依据《社会保险法》及《工伤保险条例》的规定，员工工伤发生的费用，一部分为工伤保险基金支付，一部分为用人单位支付。到底哪些费用由工伤保险基金承担，哪些由用人单位承担，下面从承担主体予以分类，结合最新统计数据，将这些费用明细进行归纳，供大家在实务中参考。

（一）医疗费

依据《工伤保险条例》第三十条的规定，职工因工作遭受事故伤害或者患职业病进行治疗，享受工伤医疗待遇。职工治疗工伤应当在签订服务协议的医疗机构就医，情况紧急时可以先到就近的医疗机构急救。

治疗工伤所需费用符合工伤保险诊疗项目目录、工伤保险药品目录、工伤保险住院服务标准的，从工伤保险基金支付。工伤保险诊疗项目目录、工伤保险药品目录、工伤保险住院服务标准，由国务院社会保险行政部门会同国务院卫生行政部门、食品药品监督管理部门等部门规定。超出目录及服务标准的医药费由工伤职工个人还是用人单位承担，目前在实践中各地处理存在不同做法，较多地区的做法是用人单位不承担。

针对伤残等级较高者，由工伤保险基金支付其医疗费需要一定条件，即职工因工致残被鉴定为一级至四级伤残的，由用人单位和职工个人以伤残津贴为基数，缴纳基本医疗保险费。

（二）康复费

工伤职工到签订服务协议的医疗机构进行工伤康复的费用，符合规定的，从工伤保险基金支付。

（三）住院伙食补助费

职工住院治疗工伤的伙食补助费，具体标准由统筹地区人民政府规定，工伤保险条例未做统一规定。

（四）异地就医的交通、食宿费

职工住院治疗期间的工伤伙食补助费，经医疗机构出具证明，工伤职工到统筹地区以外就医所需的交通、食宿费用等，报经办机构同意，由工伤保险基金支付，基金支付的具体标准由统筹地区人民政府规定。工伤职工治疗非工伤引发的疾病，不享受工伤医疗待遇，按照基本医疗保险办法处理。

（五）残疾辅助器具费

工伤职工因日常生活或者就业需要，经劳动能力鉴定委员会确认，需要安装假肢、矫形器、假眼、假牙和配置轮椅等辅助器具，所需费用按照国家规定的标准由工伤保险基金支付。需要注意的是，辅助器具一般应当限于辅助日常生活及生产劳动之必需，并采用国内市场上的普及型产品。工伤职工选择其他型号产品，费用高出普及型部分，由个人自付。

社会保险行政部门做出认定为工伤的决定后发生行政复议、行政诉讼的，行政复议和行政诉讼期间不停止支付工伤职工治疗工伤的医疗费用。

（六）治疗工伤期间的工资福利

职工因工作遭受事故伤害或者患职业病需要暂停工作接受工伤医疗的，在停工留薪期内，原工资福利待遇不变，由所在单位按月支付。停工留薪期一般不超过 12 个月。伤情严重或者情况特殊的，经设区的市级劳动能力鉴定委员会确认，可以适当延长，但延长不得超过 12 个月。工伤职工评定伤残等级后，停发原待遇，按照有关规定享受伤残待遇。工伤职工在停工留薪期满后仍需治疗的，继续享受工伤医疗待遇。

（七）生活不能自理的护理费

工伤职工已经评定伤残等级并经劳动能力鉴定委员会确认需要生活护理的，从工伤保险基金按月支付生活护理费。生活护理费按照生活完全不能自理、生活大部分不能自理和生活部分不能自理三个不同等级支付，其标准分别为统筹地区上年度职工月平均工资的 50%、40%、30%。

（八）停工留薪期护理费

生活不能自理的工伤职工在停工留薪期需要护理的，由所在单位负责。如果单位未安排护理，则由单位支付护理费。一般可参照当地护工从事同等级别护理的劳务报酬标准支付。

（九）一次性伤残补助金

依据《工伤保险条例》第三十五条、第三十六条、第三十七条的规定，职工因工致残被鉴定为一级至十级伤残的，由工伤保险基金依据本人工资（一般为受伤前 12 个月平均工资）支付一次性伤残补助金，标准如下：一级伤残为 27 个月的本人工资；二级伤残为 25 个月的本人工资；三级伤残为 23 个月的本人工资；四级伤残为 21 个月的本人工资；五级伤残为 18 个月的本人工资；六级伤残为 16 个月的本人工资；七级伤残为 13 个月的本人工资；八级伤残为 11 个月的本人工资；九级伤残为 9 个月的本人工资；十级伤残为 7 个月的本人工资。

（十）一至六级伤残职工按月领取的伤残津贴

依据《工伤保险条例》第三十五条、第三十六条的规定，职工因工致残被鉴定为一级至四级伤残的，保留劳动关系，退出工作岗位，依据本人工资（一般为受伤前 12 个月平均工资）从工伤保险基金按月支付伤残津贴，标准如下：一级伤残为本人工资的 90%，二级伤残为本人工资的 85%，三级伤残为本人工资的 80%，四级伤残为本人工资的 75%。

职工因工致残被鉴定为五级、六级伤残的，保留与用人单位的劳动关系，由用人单位安排适当工作。难以安排工作的，由用人单位按月发给伤残津贴，标准如下：五级伤残为本人工资的 70%，六级伤残为本人工资的 60%，并由用人单位按照规定为其缴纳应缴纳的各项社会保险费。伤残津贴实际金额低于当地最低工资标准的，由用人单位补足差额。

工伤职工达到退休年龄并办理退休手续后，停发伤残津贴，享受基本养老保险待遇。基本养老保险待遇低于伤残津贴的，由工伤保险基金补足差额。

（十一）一次性伤残就业补助金

劳动、聘用合同期满终止，或者职工本人提出解除劳动、聘用合同的，由用人单位支付一次性伤残就业补助金。一次性伤残就业补助金适用于五至十级伤残，具体金额根据伤残等级确定，《工伤保险条例》未规定统一标准，具体标准授权各省、自治区、直辖市人民政府规定。如某些省市规定一次性伤残就业补助金标准如下：五级伤残为 50 个月的本人工资；六级伤残为 40 个月的本人工资；七级伤残为 25 个月的本人工资；八级伤残为 15 个月的本人工资；九级伤残为 8 个月的本人工资；十级伤残为 4 个月的本人工资。

（十二）一次性工伤医疗补助金

劳动、聘用合同期满终止，或者职工本人提出解除劳动、聘用合同的，由工伤保险基金支付一次性工伤医疗补助金。一次性工伤医疗补助金适用于五至十级伤残，具体金额根据伤残等级确定，《工伤保险条例》未规定统一标准，具体标准授权各省、自治区、直辖市人民政府规定。如某些省市规定一次性工伤医疗补助金标准如下：五级伤残为 10 个月的本人工资；六级伤残为 8 个月的本人工资；七级伤残为 6 个月的本人工资；八级伤残为 4 个月的本人工资；九级伤残为 2 个月的本人工资；十级伤残为 1 个月的本人工资。

（十三）职工因工死亡，其近亲属按照规定从工伤保险基金领取丧葬补助金、供养亲属抚恤金和一次性工亡补助金

（1）丧葬补助金为 6 个月的统筹地区上年度职工月平均工资。

（2）供养亲属抚恤金按照职工本人工资的一定比例发给因工死亡职工生前提供主要生活来源、无劳动能力的亲属。标准如下：配偶每月 40%，其他亲属每人每月 30%，孤寡老人或孤儿每人每月在上述标准的基础上增加 10%。核定的

各供养亲属的抚恤金之和不应高于因工死亡职工生前的工资。供养亲属的具体范围由国务院社会保险行政部门规定。

(3) 一次性工亡补助金标准为上一年度全国城镇居民人均可支配收入的20倍。伤残职工在停工留薪期内因工伤导致死亡的,其近亲属享受本条第一款规定的待遇。

一级至四级伤残职工在停工留薪期满后死亡的,其近亲属可以享受本条第一款第(1)项、第(2)项规定的待遇。

伤残津贴、供养亲属抚恤金、生活护理费由统筹地区社会保险行政部门根据职工平均工资和生活费用变化等情况适时调整。调整办法由省、自治区、直辖市人民政府规定。

(4) 职工因工外出期间发生事故或者在抢险救灾中下落不明的,从事故发生当月起3个月内照发工资,从第4个月起停发工资,由工伤保险基金向其供养亲属按月支付供养亲属抚恤金。生活有困难的,可以预支一次性工亡补助金的50%。职工被人民法院宣告死亡的,按照前述职工因工死亡的规定处理。

(5) 工伤职工有下列情形之一的,停止享受工伤保险待遇:丧失享受待遇条件的;拒不接受劳动能力鉴定的;拒绝治疗的。

(十四) 用人单位支付的费用

1. *未参加工伤保险的费用承担* 用人单位未参加工伤保险期间职工发生工伤的,所有的工伤保险待遇项目费用均由用人单位自行承担。

2. *不及时申请工伤认定的费用承担* 用人单位未在事故伤害发生之日或者被诊断、鉴定为职业病之日起30日内提交工伤认定申请,在此期间发生的工伤待遇等有关费用由用人单位负担。

第五章　中枢及周围神经损伤

第一节　颅脑损伤

一、头皮损伤

（一）头皮组织特点

头皮是指覆盖在颅盖骨表面的特殊皮肤组织，上面覆盖毛发，参与容貌的构成，同时具有保护和调节头部温度的功能。在烧灼伤中，头皮是常见的损伤部位；在机械性损伤中，头皮撕裂也不少见。头皮血供丰富，又富有毛囊、皮脂腺等上皮结构，损伤后多数情况下创面很快愈合。但是如果全层头皮损坏，破坏了局部毛囊结构，可导致毛发缺失或者仅仅长出汗毛样稀疏的毛发，影响容貌。头皮缺损的修复方法很多，大多数缺损头皮通过手术治疗都能得到良好的改善。但是有些严重损伤的头皮不能完全修复，留有明显瘢痕性秃发或者毛发不生长。

（二）头皮缺损的鉴定要点

（1）头皮完全缺损是指头顶部外伤前毛发覆盖区域的头皮组织均存在头皮缺损情形，且难以或者无法手术修复，或者虽然经过手术修复，但是仍然难以得到有效的疗效，头皮创面暴露，毛发无法生长，皮下组织甚至颅骨外露。

（2）头皮瘢痕形成或者无毛发，是指头皮损伤后头皮瘢痕组织形成，影响了毛发生长，形成了瘢痕性秃发，或者瘢痕区域毛发稀疏影响容貌。

（3）头皮面积的测量，可以采用体视学方法（方格子计数法）、薄膜描记、计算机软件测量法等技术手段，测量头皮缺损、瘢痕或者无毛发生长区域的面积和头皮总面积，得出相应的比例。

《人体损伤致残程度分级》根据头皮缺损程度和面积设定了专门性条款。例如，5.8.2 第 3）条，头皮完全缺损，难以修复，评定八级伤残。5.9.2 第 1）条，头皮瘢痕形成或者无毛发，达头皮面积 50%，评定九级伤残。5.10.2 第 2）条，头皮瘢痕形成或者无毛发，面积达 40.0 cm^2，评定十级伤残。

二、颅骨损伤

(一) 颅骨结构特点

头颅由23块大小不同、形状各异的骨组成，可以分为脑颅和面颅骨两部分。面颅诸骨通过骨性连接构成了眼眶、鼻腔和口腔的骨性支架，是面部容貌的重要组成，同时参与了视觉、嗅觉及咀嚼、吞咽、呼吸、语言等生理功能。交通伤中脑颅骨骨折包括颅盖骨骨折与颅底骨骨折。颅盖骨骨折有线性骨折、凹陷骨折及粉碎性骨折。严重的颅盖骨凹陷性骨折及粉碎性骨折压迫脑组织，或并发颅内血肿、骨折碎片刺破脑膜等，临床须行颅骨骨折修复手术治疗。头面部损伤常常导致面颅骨单发或者多发性骨折，对于复杂的面颅骨骨折，多数采用手术切开复位内固定或者依靠颌间牵引复位固定等治疗方法，但是均可能导致无法达到完全的精确复位，遗留不同程度的后遗症。

(二) 颅骨缺损或者畸形的鉴定要点

(1) 颅骨缺损，主要是指脑颅骨的缺损，是指因为头颅外伤或者外伤后因为治疗需要，造成颅骨局限性缺损。

(2) 面颅骨缺损或者畸形。面颅骨损伤后遗症在《人体损伤致残程度分级》中条款较多，包括上颌骨或下颌骨缺损、眼眶骨折导致眼球突出下降、鼻尖或者鼻翼缺损、张口受限、咬合紊乱或咀嚼困难等规定。根据“专门性条款优先，功能性条款优先”的标准适用原则，此处颅骨缺损或者畸形仅仅指影响容貌的情形，而不包括面颅骨骨折影响面部专门器官的功能障碍的情形。

(3) 面颅骨质缺损，是指相应的面颅骨骨折愈合后通过医学影像学检查确证存在骨质部分缺失，且该缺失骨质使面颅骨的形态结构失去完整性，或者两侧面颅骨失去对称性。“畸形”是指相对应的面颅骨骨折端呈现明显错位、分离，虽然经过治疗已经达到了愈合程度，但是未达到良好的解剖复位，骨折处与健侧相比存在明显不对称，甚至影响整体面容容貌。

(4) 影响容貌判定。符合下列条款之一的，可以认定为影响容貌。①因为面颅骨骨折致使面部呈现整体凹陷畸形，如“盘状脸”“马面”等，常见于上颌骨骨折。②骨折部位塌陷错位后遗留局限凹陷畸形，致使面部外观失去常态或者两侧不对称，如颧骨骨折或者上颌窦前壁骨折后遗留面部塌陷畸形愈合。③骨折部位愈合后遗留局部异常突起或者凹陷畸形，致使面部外观失去常态或者两侧不对称，如下颌骨骨折后断端错位，一侧骨折端突起畸形愈合。

《人体损伤致残程度分级》针对颅骨损伤设立了相应条款：5.2.2第2)条，上颌骨或者下颌骨完全缺损，构成二级伤残；5.4.2第2)条，上颌骨或者下颌骨缺损达1/2，构成四级伤残；5.7.2第11)条，上颌骨或者下颌骨缺损达1/4，构成七级伤残。颅底骨折一般为内开放性骨折，骨折本身无须特殊处理，但少数情况下会并发脑脊液漏及同侧面神经损伤，可以参照 5.8.2 第 16）条，脑脊液漏经手术治疗后持续不愈，构成八级伤残；5.9.2 第 22）条，颌骨骨折，经牵引或者内固定治疗后遗留功能障碍，使用功能性障碍条款评定九级伤残；5.9.2 第 2）条，颅骨缺损 25.0 cm^2 以上，不宜或者无法手术修补，构成九级伤残；5.10.2 第 1）条，面颅骨部分缺损或者畸形，影响面容，构成十级伤残；5.10.1 第 8）条，开颅术后，构成十级伤残。5.10.2 第 1）条，上颌骨或者下颌骨骨折，经过手术治疗或者非手术治疗，遗留骨质缺损或者畸形愈合影响面容，评定十级伤残；5.10.2 第 1）条，颧骨（颧弓）骨折，经过手术治疗或者非手术治疗，遗留骨质缺损或者畸形愈合，影响容貌，评定十级伤残。

三、脑损伤

（一）脑损伤种类

颅脑位于颅骨围成相对封闭的颅腔内，交通伤中外力多作用于颅骨，传导至颅内，致脑实质损伤，伴有或不伴有颅骨骨折。主要有脑震荡伤、硬膜外出血、硬膜下出血、蛛网膜下腔出血、脑挫裂伤、弥漫性轴索损伤等。临床上一般将颅内脏器少量出血称为出血，出血量较大，血液在颅腔内积聚达到一定体积，形成的局灶性出血称为血肿。一般幕上 20 mL 以上，幕下 10 mL 以上。根据出血量多少、对周围组织结构的压迫程度，以及出血能否及时止血等，采用手术与非手术治疗。各种损失可以单独发生，也可以同时发生，主要有以下几种。

1. *脑震荡伤*　是一种轻微的可逆性损伤，表现为暂时性功能障碍，无明显器质性改变。一般不遗留明显后遗症，不构成伤残。但有些严重的脑震荡，治愈后会遗留严重脑震荡综合征，影响生活和工作。

2. *硬膜外出血*　是颅骨骨折或颅骨局部暂时性变形使血管破裂，血液积聚在硬脑膜外间隙所致，多伴有颅骨骨折。硬膜外血肿与脑实质之间隔着硬脑膜，出血量较少，对脑实质压迫较轻，症状较轻。出血量较大时，会出现明显的颅内压增高及脑疝症状，表现为意识障碍、昏迷、间歇性清醒、瞳孔散大、呼吸减慢、脉搏徐缓而有力、血压升高、体温升高等。脑内压越高、脑疝症状越严重、持续时间越长，预后越差。

3. *硬膜下出血*　积血位于硬膜下腔，即为硬脑膜与蛛网膜之间。按照发病时间可以分为：急性硬膜下血肿（3 天以内）、亚急性硬膜下血肿（3 天到 3 周）、慢性硬膜下血肿（3 周以上）。急性硬膜下出血一般多伴有脑挫伤或蛛网膜下腔出血，临床症状与其他损伤无明显区别，预后也相似。需要注意的是，交通伤中，慢性硬膜下血肿也不少见，有些人只受到了轻度外力作用，可能是脑组织受到前后或者后前位撞击，由于脑与颅骨速度不一致，发生了相对运动，导致上矢状窦的桥静脉撕裂。

4. 蛛网膜下腔出血　积血位于蛛网膜与软脑膜之间，主要由脑挫裂伤所致，严重的脑损伤一般都伴有蛛网膜下腔出血。孤立血管损伤较少见，需要鉴别是否存在血管畸形。蛛网膜下腔出血量较少，混合于脑脊液中，可以在 24～48 h 内被分解、吸收。若出血量较大，血液不能被及时吸收，可能会引起脑膜粘连，阻碍脑脊液循环与吸收，甚至导致脑积水，并出现颅内压增高表现，遗留不同程度的神经症状，严重者需要手术引流治疗。

5. 脑挫裂伤　多位于受力部位脑皮质表面或者对冲部位，也可以发生在脑实质深部，为圆形、点状出血灶，积血较多即为脑内血肿。多继发颅内压增高与脑水肿。脑挫裂伤会出现严重的意识障碍、昏迷、功能障碍，典型表现为功能区定位症状体征。预后也会遗留严重头痛、脑激惹、功能区功能障碍、自主神经功能障碍等。

6. 脑干损伤　多为头部旋转或挥鞭样损伤所致。临床表现为严重的意识障碍，持续时间长，恢复缓慢。严重者为长期昏迷状态。

7. 下丘脑损伤　多为头部直接撞击、挤压所致。表现为意识障碍、嗜睡、昏迷状态、体温调节功能障碍、尿崩症、自主神经功能紊乱、内分泌功能紊乱。下丘脑损伤常伴有弥漫性脑挫裂伤、脑干损伤等。预后较差，表现为特有的下丘脑综合征。

8. 弥漫性轴索损伤　属于原发性闭合颅脑损伤，交通伤中多见。为交通事故中头颅遭受快速旋转运动，致神经纤维弥漫性损伤，临床表现多为长时间昏迷，病情危重，治愈困难，多会遗留严重的神经系统损伤，直至植物状态及死亡。

（二）根据颅脑原发性损伤直接评定伤残等级

头部交通伤的伤残评定依据，主要为损伤直接后果及后遗症。《人体损伤致残程度分级》中以头部损伤后果作为鉴定依据的条款不多，主要为颅骨缺损与颅内手术，分别为：5.9.1 第 3）条，脑叶部分切除术后；5.9.2 第 2）条，颅骨缺损 25.0 cm^2 以上，不宜或者无法手术修补，构成九级伤残。5.10.1 第8）条，开颅术后；5.10.2 第 1）条，面颅骨部分缺损或者畸形，影响面容，构成十级伤残。

（三）根据颅脑损伤后遗症评定伤残等级

脑实质含有许多人体高级运动神经中枢，支配身体多项功能。脑实质损伤后，会导致不同组织器官、系统的不同程度的功能障碍。治疗常会遗留不同程度神经功能障碍，影响伤者的生活、学习、工作能力。根据颅脑损伤后遗症评定伤残等级主要有以下几种。

1. 植物生存状态　植物生存状态表现为严重颅脑损伤后患者长期处于基

本生命状态，无意识与思维，对外界缺乏认知反应，但有明显觉醒与睡眠周期，自主呼吸及心跳功能正常，脑干功能存在，丧失自我生存能力。原发性损伤皆为严重颅脑损伤，主要有原发性或继发性脑干损伤、弥漫性脑损伤、广泛性脑挫裂伤、严重颅内高压、较长时间脑缺血缺氧等。

植物生存状态的诊断标准：①有严重的颅脑损伤病史，包括原发性或者继发性脑干损伤、弥漫性脑损伤或广泛性脑损伤，严重颅内高压，较长时间脑缺血缺氧史。②伤后一直处于深昏迷状态，治疗后病情稳定，仍处于无意识状态，能够自动睁眼或对刺激睁眼，也可以出现睡眠与睁眼周期，但是无思维、无表情，不动、不语，对外界刺激无正确反应，出现病理性反射，如握手、吮吸、掌颏等原始反射。③去皮质状态者，双上肢屈曲（肘、腕、指关节屈曲状态），双上肢伸直内旋，双下肢伸直内旋，呈现交叉样收缩，双踝、趾跖屈；去大脑强直者，头颈躯干后伸，双上肢伸展内旋，双下肢强直性伸直，四肢张力高，锥体束征阳性。④有疼痛刺激肢体逃避、角膜、咳嗽等反射和对光反射，有无意识吞咽活动。⑤脑电图检查：可无生物电测出或散在性低频慢波，部分患者可见睡眠与觉醒节律，少数人枕部有 α 波。⑥CT、MRI 检查：显示脑室、脑池扩大，白质萎缩，脑实质内广泛性软化灶。

植物生存状态是人体严重的功能障碍状态，也是最严重的交通伤伤残。参照《人体损伤致残程度分级》5.1.1 第 1）条，持续性植物生存状态，构成一级伤残。

2. *瘫痪*　颅脑损伤导致的瘫痪包括偏瘫、四肢瘫和单瘫等。偏瘫，是指一侧上、下肢及面、舌神经瘫痪。多为脑皮质运动区、内囊、脑干及脊髓的损伤所致。皮质及皮质下偏瘫多为不全瘫，或上肢重、下肢重，可伴有癫痫发作，以及失用、失语、失认等症状。内囊区域损伤所致偏瘫多表现为三偏征，即偏瘫、偏侧感觉障碍、偏盲。脑干性偏瘫多为交叉性偏瘫，即患侧病变平面脑神经周围性瘫，对侧平面下中枢性脑神经瘫痪及上、下肢瘫。四肢瘫，指四肢均出现瘫痪，可以为神经性或肌源性瘫。双侧大脑及脑干病变者可表现为四肢瘫，主要因为真、假延髓性麻痹，并伴有精神症状、意识障碍、痴呆等。

肢体瘫痪鉴定要点：①明确损伤部位，判断瘫痪的类型（单瘫、偏瘫、四肢瘫或者截瘫），再根据肌力减退的程度适用条款。②确证是否存在脑部、脊髓损伤，了解外伤病史，审阅病史资料。颅脑损伤、脊髓损伤、颈椎骨折或者脱位应有医学影像学资料支持。脊神经损伤可以通过神经电生理检验提供支撑。③凡是颅脑、脊髓、周围神经损伤恢复后可能遗留肢体功能障碍的，应该在治疗终结、损伤恢复达到稳定状态（即功能障碍基本稳定，经过评估认为其功能障碍程度一般不会进一步好转或者恶化）后进行鉴定，一般建议在损伤 6～12 个月以后。

《人体损伤致残程度分级》中，关于瘫痪的条款分别为：5.1.1 第 3）条，四肢瘫(肌力3级以下)或者三肢瘫(肌力2级以下),构成一级伤残。5.2.1第2)条,三肢瘫(肌力3级以下);5.2.1第3)条,偏瘫(肌力2级以下),构成二级伤残。5.4.1第3)条,偏瘫(肌力3级以下),构成四级伤残。5.5.1第5)条,四肢瘫(肌力4级以下);5.5.1第6)条,单肢瘫(肌力2级以下),构成五级伤残。5.6.1第5)条,三肢瘫(肌力4级以下);5.7.1第4)条,偏瘫(肌力4级以下);5.7.1第6)条,单肢瘫(肌力3级以下),构成七级伤残。5.8.1第5)条,单肢瘫(肌力4级以下),构成八级伤残。

3. 非肢体瘫运动障碍　是指椎体系、椎体外系运动受到损伤,出现肢体随意运动障碍。椎体系分为上运动神经元和下运动神经元。下运动神经元是直接与骨骼肌相连接的神经元,而上运动神经元是支配下运动神经元的。当损伤发生在上运动神经元时,由于下运动神经元不再受到上运动神经元抑制作用,可能发生功能亢进。非肢体瘫运动障碍不是单纯的某一种具体的损伤或者疾病,而是指除了肌力下降的瘫痪肢体以外的肢体运动功能障碍综合征。其主要表现包括肌张力增高、深感觉障碍和(或)小脑共济失调、不自主运动或震颤等。

(1) 非肢体瘫运动障碍的主要临床表现:①肌张力增高。肌张力是维持身体姿势及正常运动的基础,可表现为多种形式,如运动性肌张力、姿势性肌张力、静止性肌张力等。肌张力过高表现为肌张力亢进,反而使身体姿势异常,呈现下肢伸直、内收交叉,呈现剪刀状;手足不间断地徐徐震动,类似抽搐,甚至去大脑强直。肌张力目前一般采用Ashworth肌张力分级法,分为0～4级,共五个级别,具体见表5-1。②共济失调,是指肌力正常的情况下,肢体运动的协调障碍。

表5-1　Ashworth肌张力分级法

分级程度	肌张力表现
0级	无肌张力增高
1级	轻度增高,被动运动时有一过性停顿
2级	增高较明显,活动未受到限制
3级	增高明显,被动活动困难
4级	肢体僵硬,不能被动活动

肢体随意运动的幅度及协调发生混乱,以及不能维持躯体姿势和平衡。但是不包括肢体轻度偏瘫时出现的协调障碍、眼肌麻痹所致的随意运动偏斜、视觉障碍所致的随意运动困难及大脑病变引起的失用症。深感觉、前庭系统、小脑和大脑损害都会发生共济失调。③不自主运动,是指患者在意识清楚的情况下无目的、不自主、不能控制的病态动作。不自主运动可以出现于神经系统的任何部位病变,如大脑皮质运动区及其下行纤维,基底节、脑干、小脑、脊髓、周围神经及各个

部位的病变都可以引起，其表现形式多种多样，产生不自主运动的主要原因与椎体外系功能失调有关。临床上常见的不自主运动有震颤、舞蹈样运动、偏身投掷症、手足徐动症、肌强直、肌痉挛、肌纤维颤动、肌肉阵挛等。④深感觉障碍，是指传导深感觉的神经纤维或者大脑感觉中枢病变，出现肌肉及关节位置觉、运动觉、震动觉减退或者丧失。

(2) 非肢体瘫运动障碍的分级。根据《人体损伤致残程度分级》标准附录B.8，非肢体瘫的运动障碍对照生活自理能力的影响程度，划分为轻度、中度、重度三个等级。重度：不能自行进食、大小便、洗漱、翻身和穿衣，需由他人护理。中度：完成上述动作困难，但在他人帮助下可以完成。轻度：完成上述动作虽有一定困难，但基本可以自理。

非肢体瘫运动障碍鉴定要点：①全面了解外伤史、诊疗病史，并审阅伤后系列影像学资料，确认是否存在椎体系、椎体外系损伤。全面查体，结合必要的辅助检查全面分析，综合认定损伤及后遗症的类型及严重程度。②非肢体瘫运动障碍病因复杂，临床表现形式也多种多样，对于外伤所致非肢体瘫运动障碍的致残程度等级并非简单依据张力、共济失调、不自主运动或者震颤等临床表现的严重程度，而须着重依据伤者生活自理能力受限程度进行鉴定。

在《人体损伤致残程度分级》中，关于非肢体瘫运动障碍有三个条款：5.2.1第5)条，非肢体瘫运动障碍(重度)，评定二级伤残。5.5.1第7)条，非肢体瘫运动障碍(中度)，评定五级伤残。5.8.1第6)条，非肢体瘫运动障碍(轻度)，评定八级伤残。

4. *精神障碍* 又称精神疾病，是指在包括生物学因素、社会心理因素等各种致病因素的作用下发生大脑功能失调，而出现的感知、思维、情感、行为、意志及智力等精神运动方面的异常，需要用医学方法进行治疗的一类疾病。精神障碍的致病因素可分为三类：①器质性损伤，实验室及各种检查方法能够确证脑损伤的存在，并评估其严重程度。②无器质性损伤存在，即损伤仅仅作为精神创伤，对于精神障碍的发生起主要或者部分作用，即存在直接或者间接因果关系。③损伤对精神障碍发生仅仅起到诱发、促进作用，甚至不起明显作用。交通伤所致精神障碍一般只评定器质性损伤所致精神障碍。

器质性精神障碍是指由脑部器质性损害所致的认知、情感、行为、意识和(或)人格等各方面障碍构成的一大组综合征。临床表现主要有：①智能损害综合征。②遗忘综合征。③人格改变。④意识障碍。⑤精神病性症状(如幻觉、妄想、紧张综合征等)。⑥情感障碍综合征(如躁狂综合征、抑郁综合征等)。⑦解离(转换)综合征。⑧神经症样综合征(如焦虑综合征、情感脆弱综合征等)。

5. *智力减退* 是精神障碍的一种表现形式，交通伤致智力减退主要是指由于脑外伤、一氧化碳中毒等器质性损伤导致的智力损害，病程至少持续6个月以上，且难以治愈和康复。检测智力减退的指标主要是智力商数（IQ），简称智商，可以通过量表进行测量，相对来讲，有一定的客观评价指标（表5-2）。

表5-2 智力减退程度分级

	智力商数(IQ)	社会适应能力
极度智力减退	20以下	语言功能丧失；社会功能完全丧失，不能逃避危险，生活完全不能自理
重度智力减退	20～34	语言功能严重受损，不能进行有效的交流；不能学习和劳动；生活大部分不能自理
中度智力减退	35～49	能够掌握日常生活用语，但是词汇贫乏；对周围环境辨别能力差，只能以简单方式与人交流；生活部分不能自理；能从事简单劳动，但是质量差、效率低
轻度智力减退	50～69	无明显语言障碍；对周围环境有较好的辨别能力，能比较恰当地与人交往；生活能自理，能从事非技术性工作
边缘智力状态	70～84	抽象思维能力或者思维广度、深度及机敏性显示不良；不能完成高级或者复杂的脑力劳动

精神障碍与智力减退一定要结合日常生活能力，不能仅仅根据精神障碍与智力减退，特别是不能简单地根据智商进行评价。《人体损伤致残程度分级》中，关于精神障碍与智力减退设定十个条款，分别为：5.1.1第2)条，精神障碍或者极重度智能减退，日常生活完全不能自理，构成一级伤残；5.2.1第1)条，精神障碍或者重度智能减退，日常生活随时需有人帮助，构成二级伤残；5.3.1第1)条，精神障碍或者重度智能减退，不能完全独立生活，需经常有人监护，构成三级伤残；5.4.1第1)条，精神障碍或者中度智能减退，日常生活能力严重受限，间或需要帮助，构成四级伤残；5.5.1第1)条，精神障碍或者中度智能减退，日常生活能力明显受限，需要指导，构成五级伤残；5.6.1第1)条，精神障碍或者中度智能减退，日常生活能力部分受限，但能部分代偿，部分日常生活需要帮助，构成六级伤残；5.7.1第1)条，精神障碍或者轻度智能减退，日常生活有关的活动能力极重度受限，构成七级伤残；5.8.1第1)条，精神障碍或者轻度智能减退，日常生活有关的活动能力重度受限，构成八级伤残；5.9.1第1)条，精神障碍或者轻度智能减退，日常生活有关的活动能力中度受限，构成九级伤残；5.10.1第1)条，精神障碍或者轻度智能减退，日常生活有关的活动能力轻度受限，构成十级伤残。

6. 外伤性癫痫　又称颅脑损伤后癫痫，是颅脑损伤引起的一种脑部疾病，系因颅脑器质性损伤，如颅内出血、颅骨凹陷性骨折、脑挫裂伤、脑水肿等引起的反复发生的脑部神经元异常同步过度放电，以暂时性中枢神经系统功能失常为典型特征，存在能产生癫痫反复发作的脑部持久性改变，并出现相应的神经生物学、认知、心理及社会学等方面的后果。

外伤性癫痫可发生在伤后的任何时间段，早者于伤后即刻出现，晚者可在头部外伤痊愈后发作。按初次癫痫发作的时间可分为即刻发生的癫痫（伤后 24～48 h 内）、早期发作癫痫（伤后 1 月内）、晚期癫痫（伤后 3 个月以后）。

癫痫发作形式通常有全身强直-痉挛性发作、单纯部分性发作、复杂部分性发作、失神发作等。多数外伤性癫痫发作类型较固定，少数可有改变。癫痫大多需要长期服药，有的药物可以控制，有的药物不能完全控制。

（1）全身强直-痉挛性发作性癫痫，即癫痫大发作。发作时表现为意识突然丧失，全身痉挛抽搐，持续数分钟，可以间歇性数周或者数月一次，按照其发作的过程一般可以分为 4 期。前驱期：发作前数小时或 1～2 天，患者有精神不振、易受激惹、头昏、全身不适等，患者有一种要出现发作症状的自我感觉。先兆期：出现在意识丧失和全身痉挛前的短暂时间内的一些症状，如精神性先兆，患者情绪不安、兴奋、恐惧、愤怒等；其他如视觉先兆、听觉先兆、感觉性先兆、运动性先兆等。这种先兆一般多为数秒钟，个别达到数分钟。痉挛期：患者突然意识丧失，跌倒在地，全身表现为强直性痉挛，上肢内收屈曲，双下肢伸直，持续 10～20 min，转入间隙痉挛状态，全身肌肉呈现有节律的一张一弛的抽搐，持续 0.5～1 min，最后一次强烈性痉挛，抽搐停止。此时出现心率增快、血压升高、唾液分泌增加、瞳孔散大等征象。由于喉部肌肉痉挛，患者可发出不同吼声；由于呼吸肌痉挛，出现呼吸困难或呼吸暂停，口唇和全身皮肤发绀；由于唇、舌可能被咬破，表现为口吐血沫和白沫；膀胱肌肉收缩可致小便失禁。痉挛后期：此时仍有短暂的散在性肌肉痉挛和牙关紧闭。呼吸首先恢复，随着呼吸逐渐平稳，缺氧得到改善，面色恢复正常；生命体征随之正常，肌肉松弛，大约数分钟或半小时，意识逐渐清醒，醒后诉头痛、全身酸痛、四肢无力，对当时抽搐发作全无记忆，有时候会出现精神失常。部分患者进入嗜睡，时间长短不定。

（2）单纯部分性发作性癫痫，是指发作起始阶段的临床表现和脑电图改变提示发作源于一侧大脑皮质的局部区域。单纯部分性发作除了具有癫痫的共性域之外，发作时意识始终存在，其主要特征表现为发作后能复述发作时的生动细节。

（3）复杂部分性发作性癫痫，是指发作时伴有意识障碍，对于外界刺激没有反应，往往有自主神经和精神症状发作。脑电图（EEG）可以记录单侧或双侧不同的脑部神经元异常放电，通常位于颞叶内侧的海马、海马回、杏仁核等结构，少数可始于额叶。

（4）失神性小发作：表现为突然发生短暂性的意识障碍，患者活动突然停止，讲话中断，手中物件落地，呼之不应，两眼凝视或上窜，伴有面色苍白、潮红、流涎，有时尿失禁。眼睑、颈部或者上肢发生轻微颤动。多数患者发作时间仅仅持续 5～30 秒，发作频繁者一日发作十余次或百余次。发作停止，患者立即清醒，对发作过程全无记忆。

颅脑损伤 3 个月后发生的癫痫，可分为以下三度：①轻度，是指各种颅脑损伤器质性晚期癫痫，不论何种类型，经系统性服药治疗 1 年后能有效控制发作效果。②中度，是指各种颅脑损伤器质性晚期癫痫，经系统性服药治疗 1 年后仍有发作，如全身强直-阵挛性发作、单纯或复杂部分发作，伴自动症或精神症状（相当于大发作、精神运动性发作），平均每月 1 次或 1 次以下，失神发作和其他类型发作平均每周 1 次以下。③重度，是指各种颅脑损伤器质性晚期癫痫，经系统性服药治疗 1 年后，全身强直-阵挛性发作、单纯或复杂部分发作，伴自动症或精神症状（相当于大发作、精神运动性发作），平均每月 2 次以上，失神发作和其他类型发作平均每周 2 次以上。

鉴定要点：①外伤性癫痫包括外伤后癫痫伤残评定是指晚期癫痫，由于外伤性癫痫好发于伤后 4～6 个月，因此，对于外伤性癫痫的评定应在伤后半年后进行，且评定伤残前须经过规范化的系统的抗癫痫药物治疗。②外伤性癫痫的认定，首先要通过案情确证受伤当时存在颅脑损伤，判定是否存在脑组织器质性病灶。然后通过全面审阅病史资料，判定癫痫发作的类型、发作的频率。③实验室及辅助检查，颅脑 CT 或者 MRI 可以明确脑部是否存在器质性损伤。脑电图和脑地形图是诊断癫痫的重要方法，但其阳性率有限。当脑电图或脑地形图检查结果正常时，并不能否定癫痫存在。所以，癫痫的诊断主要还是依靠临床表现。

《人体损伤致残程度分级》中，关于癫痫条款有三条，分别针对癫痫的三种程度制定相应的条款，分别为 5.4.1 第 2）条、5.6.1 第 2）条、5.9.1 第 2）条，分别对应外伤性癫痫重度、中度、轻度，评定四、六、九级伤残。

7. *颅脑损伤后失语*　言语是人类高级神经活动，大脑损伤累及言语-优势半球的侧裂周围区域，会引起不同程度的言语障碍。失语症是指由于中枢神经损伤导致抽象信号思维障碍而丧失口语、文字表达和理解能力的临床综合征。失语症不包括由于意志障碍和普通的智力减退造成的语言症状，也不包括听力、视觉、书写、发音等感觉和运动器官损害引起的语言、阅读和书写障碍。失语症又可以分为运动性失语、感觉性失语、混合性失语、失写、失用、失认等。每一种类型根据程度不同，又可以分为完全性和不完全性。

（1）运动性失语，称 Broca 失语、表达性失语或非流畅性失语，是指患者的语言输出或语言产生的障碍，而理解能力则相对完整保留。主要表现为语言表达不够流畅，即发音紊乱、单词量减少、韵律异常。口语理解能力相对完好，但是对于语句结构顺序的理解存在障碍。复述能力明显受损，经过提示可以改正。大多数患者伴有大脑病变引起的不同程度的偏瘫，多数患者可有一定程度的右侧躯体感觉丧失。

(2) 感觉性失语，又称 Wernicke 失语、流利性失语。患者有流利的语言，但是言语空洞，无实际意义，不知所云。受损部位为优势脑半球的颞上回的中后方，听力虽然存在，但是不能理解语言的意义，自身也能发音，但是发出来的言语杂乱无章，使人莫名其妙，无语言表达功能，因此有人称为"杂乱性失语"，阅读与书写功能均有障碍。

(3) 混合性失语，是指语言的所有基本功能均有严重损害或者基本丧失，包括自发性语言、命名、复述、听觉理解、阅读和书写能力的严重受损或者丧失，既有运动性失语的症状，也有感觉性失语的表现，但损害并非一定是完全性失语，也许保留部分功能。脑部损伤常涉及 Broca 区与 Wernicke 区在内的左脑广泛性的损伤。

(4) 失写症，是指无肌肉瘫痪及共济失调的情况下不能书写，属于失语症症状的一部分表现。目前关于失写症尚无统一标准，根据程度和特点一般分为以下几种。第一种，完全性不能书写。患者连自己的名字、数字和抄写都不能完成，多见于完全性失语和混合性失语患者，其他类型的失语和失读严重者也可以伴随完全不能书写。第二种，字词失写构字障碍。主要表现为书写的字或者词语的偏旁部首的缺失、代替、笔画遗漏和添加等，以及随意造字等。还有的患者表现为字词错写非常明显，用近义词、近音词随意代替，甚至用无关的词语代替。第三种，语句失写。患者可以正确地书写出单字或单词，但是在组词造句和写作短文时出现大量语法错误，不符合汉语的语法结构、标点符号，伴有字词失写。第四种，象形书写。以画图代替写不出的字词，如用三角形代替"三角"，画个方框代替"方"字，画个火苗代替"火"字。第五种，镜像书写。患者写出的汉字的字体出现逆转，好像是根据镜子影像所写的字，在右利手者常常由左侧大脑半球损伤引起。《人体损伤致残程度分级》中规定了完全性失写与不完全性失写，区分标准不是十分严格，必须适当把握。

(5) 失用症，是指无肢体瘫痪、无感觉丧失、无共济失调的情况下，不能完成以前能完成的有目的的技巧性动作的一种特殊症状。当损伤累及优势大脑半球的顶下回及缘上回的动作意念中枢时，可引起失用症。失用症有以下几种表现类型。第一种，观念性失用症。常用活动逻辑试验予以评价。试验方法：给患者茶叶、茶壶、开水瓶和茶杯，命令其泡茶。如果患者活动逻辑混乱，不能完成泡茶动作即为阳性。也可以给患者牙膏、牙刷，让其完成刷牙动作。如果患者不能顺利完成也即为阳性。第二种，结构性失用症。表现为对空间认识不足的一种失用症。试验方法有画空心十字、火柴棒拼图、临摹几何图形。轻者表现为不能画出正确图形或者画出的图形、线条、空间位置不均匀或者错误，但是能够认识所要画或者要拼的火柴棒图形；重者表现为不能认识所要画的或者要拼的火柴棒图形。第三种，运动性失用症。试验方法：命令伤者进行扣纽扣、系鞋带、穿针引线等简单动作，不能完成即为阳性。第四种，穿衣失用症。试验方法：命令伤者给玩具娃娃穿衣服，不能完成即为阳性。也可以让伤者自己穿衣服，如果衣服左右不分，胳膊穿不进袖子里，即为阳性。第五种，步行失用症。试验方法：命令伤者前进几步，若伤者不能发起迈步动作，但是引导其能够完成行走动作，且遇到障碍物能够跨过去，能够上下楼梯，即为阳性。《人体损伤致残程度分级》中规定了完全性失用与不完全性失用，区分标准不是十分严格，必须适当把握。

(6) 失认证，是指在没有感觉器官功能不全、智力衰退、意识不清、注意力不集中的情况下，不能通过器官认识身体部位和熟悉物体的临床症状。临床上根据临床表现一般分为五种。第一种，Gerstmann 综合征。表现为：①双侧空间失认。试验方法：检查者喊出左或者右，嘱咐患者举起对应侧的手臂。如果不能根据指令准确举起相应的手臂，即为阳性。②手指失认。试验方法：检查者让患者先弄清楚各个手指的名称，然后检查者说出不同手指的名称，请患者伸出相应的手指。如果不能随着指令伸出相应的手指，即为阳性。以中间三个手指出现错误最为常见。③失写。试验方法：检查者口述短语，让患者写出相应的汉字。如果不能随着指令写出相应的汉字，即为阳性。④失算。试验方法：检查者说出 100 以内的数字，让患者进行简单的加减运算，可以心算或者笔算。不能完成者即为阳性。

第二种，视觉失认症。表现为：①物品失认。试验方法：把一些常见的生活用品，如梳子、牙刷、牙膏、肥皂、钢笔、手表等物品，摆在患者面前，检查者说出相应的名称，让患者拿起相对应的物品。不能随着口令拿起相应的物品，即为阳性。②相貌识人。检查者拿出几张患者熟人或者知名人士的照片，让患者现场指认，不能识别相应的照片，即为阳性。③颜色失认。试验方法：检查者拿出几张常用水果的黑白轮廓照片，如橘子、苹果、香蕉等，让患者用彩色铅笔涂上相应颜色，不能完成者即为阳性。

第三种，触觉失认症。表现为：①手触失认。试验方法：让患者闭上眼睛，用手触摸常见物体，识别其形状和材质。如三角尺、钢笔、金属器具等，不能识别者为阳性。②皮肤描画失认。让患者闭上眼睛，检查者在患者身体皮肤表面用铅笔或者火柴杆画出几何图形或者数字，不能识别者即为阳性。

第四种，听觉失认症。表现为：①环境音失认。试验方法：请患者听日常熟悉的声音，如风、雨、雷等声音，不能识别者即为阳性。②音乐失认。让患者倾听常见的音乐或者乐曲，如儿歌、国歌、二胡曲等，不能识别歌曲或者乐曲，或者不能识别节拍即为阳性。

第五种，半侧空间失认症。表现为：①平分直线。检查者在一张白纸上画一条横线，让患者画一条垂直短线，平分此条横线为左右两段，不能完成者即为阳性。②绘图。试验方法：给出一个钟面，让患者标上相应的1～12钟点数字，如果将12个数字都标注在钟面的一侧，即为阳性。③消去数字。试验方法：检查者在患者面前写出一长串数字，让患者分别删除左右两侧对应的数字，如果仅仅能完成一侧数字删除，对另一侧数字不能识别删除，即为阳性。

失语鉴定要点：脑外伤后失语症、失写症、失用症、失认症的认定应该符合以下几方面的要求：①脑损伤的部位应该与语言功能有关。②病史材料中应该有就诊记录，有相关失语的描述。③有明确的临床诊断或者专家咨询意见。单纯言语障碍情况较少，常伴有广泛性脑损伤，遗留多种后遗症。④根据《中国适用残疾人评定》，语言残疾是指各种原因导致语言障碍（经过治疗一年以上不愈合者），而不能进行正常的语言交流活动，故语言功能障碍的评残时间以一年以上为宜。

《人体损伤致残程度分级》中，关于言语障碍条款有五条，分别为：5.3.1第2)条，完全感觉性失语或者混合性失语，评定三级伤残；5.5.1第2)条，完全运动性失语；5.5.1第3)条，完全性失用、失写、失读或者失认等，评定五级伤残；5.7.1第2)条，不完全感觉性失语，评定七级伤残；5.8.1第2)条，不完全运动性失语；不完全性失用、失写、失读或者失认，评定八级伤残。

8. *外伤后尿崩症*　是由于外伤导致血管升压素（又称抗利尿激素，ADH）分泌不足，或肾脏对血管升压素的反应缺陷而引起肾小管重吸收水的功能障碍，其特点是多饮多尿、烦渴、低比重尿和低渗尿。严重脑挫伤和（或）脑干损伤、下丘脑损伤中，下丘脑-垂体束系统受损，合成、转运和分泌血管升压素不足，导致继发性尿崩症。头部外伤后尿崩症根据持续时间长短可以分为暂时性和持久性。只有持久性的尿崩症才会遗留伤残。《人体损伤致残程度分级》附录B.9规定，根据每日尿量多少，尿崩症分为轻中重三度。重度：每日尿量在10 000 mL以上；中度：每日尿量在5 001～9 999 mL；轻度：每日尿量在2 500～5 000 mL。

鉴定要点：①颅脑损伤所致尿崩症的认定，首先需要明确损伤基础，并通过影像学检查与实验室辅助检查，结合神经系统症状和体征等临床表现加以认定。②通过医学检验并结合每日尿量等进行分级。对于药物应用者，应测量停用药物后或者药物应用前的尿量，避免药物因素的干扰。③鉴定时机，尿崩症的鉴定须等到临床医疗终结，并确诊为持久性尿崩症后方可实施。建议在经过规范治疗12个月以后。

《人体损伤致残程度分级》中，关于尿崩症有三个条款，分别为：5.6.1第3)条，尿崩症（重度），评定六级伤残；5.8.1第3)条，尿崩症（中度），评定八级伤残；5.10.1第5)条，尿崩症（轻度），评定十级伤残。

第二节 脊髓损伤及周围神经损伤

一、脊髓损伤

（一）脊髓损伤的常见部位

脊髓位于椎管内，外包被膜，上端在枕骨大孔处延续延髓，下端与第一腰椎下缘平齐。脊髓损伤多为椎体或附件骨折后，椎管狭窄或骨折碎片突入椎管内，压迫脊髓所致。脊髓损伤按照程度可以分为脊髓震荡伤（又称脊休克）、脊髓受压、脊髓挫裂伤、脊髓横断伤。可以合并有神经根损伤。脊髓损伤临床表现：受伤平面以下对称性感觉、运动、反射完全消失，膀胱、肛门括约肌功能完全丧失，称为完全性截瘫。有些患者遗留部分功能，称为不完全性截瘫。脊髓在椎管位置可分为颈段、胸段、腰段及马尾。脊髓损伤有阶段性特征表现，具体如下。

1．颈段水平脊髓损伤　为头颈部受到直接或间接（挥鞭伤）所致，临床表现为四肢及躯干运动、感觉功能及排尿、排便功能部分或完全性障碍，称为四肢瘫。后遗症主要有：四肢瘫痪；排尿、排便障碍；性功能障碍。

2．胸段水平脊髓损伤　为胸背部受到外力致胸椎骨折所致，临床表现为躯干及下肢感觉、运动功能及排便、排尿功能部分或完全性障碍。后遗症主要有：高位截瘫；排尿、排便及性功能障碍。

3．腰段水平脊髓损伤（截瘫）　为腰背部受到外力致胸椎骨折所致，临床表现为躯干及下肢感觉、运动功能及排便、排尿功能部分或完全性障碍。后遗症主要有：截瘫；排尿、排便及性功能障碍。

4．马尾损伤　第2腰椎以下骨折、脱位可引起马尾损伤。马尾完全断裂者少见，多为不全性断裂。临床表现为损伤平面以下感觉、运动、反射消失，排尿、排便功能障碍。后遗症主要有：截瘫；排尿、排便及性功能障碍。若马尾未完全断裂，或断裂后缝合，经过神经再生，可以完全或部分恢复功能。

（二）脊髓损伤遗留伤残等级

脊髓损伤主要后遗症为瘫痪，又以截瘫或者四肢瘫较多。轻度脊髓震荡伤及脊髓损伤可不遗留后遗症。另外，脊髓损伤常常合并椎体骨折或者错位，诊疗过程中会综合脊髓与椎体损伤情况，进行手术或非手术治疗。特别是手术治疗，椎体及附件都会有不同程度畸形、部分影响脊椎活动功能，需要参照《人体损伤致残程度分级》中的脊椎骨折、畸形与瘫痪程度相关条款，分别评定伤残等级。

1. 肢体瘫痪　从大脑皮质到随意肌的运动通路中的任何一个部位受伤，都有可能导致随意肌收缩功能障碍，肌肉活动能力减弱或者丧失，称为瘫痪。脑部、脊髓、周围神经损伤都可导致肢体瘫痪，瘫痪程度主要依据肌力分级作为标准。《人体损伤致残程度分级》中的肢体瘫痪主要指大脑、脊髓严重损伤引起的肢体所有肌肉瘫痪，不包括周围神经损伤或肌肉疾病引起的某些肌群肌力下降、肢体部分肌瘫和功能性（或癔症性）瘫痪。周围神经损伤遗留某些肌群肌力下降、肢体部分肌肉瘫痪等，《人体损伤致残程度分级》中参照有关部分肌力下降等专门性条款进行伤残评定。

按照肌力减退的不同程度，可以简单分为完全性瘫痪和不完全性瘫痪（轻瘫）。瘫痪肢体处于完全不随意运动状态，肌力完全丧失，称为完全性瘫痪；肢体肌力呈现一定程度减退，可有一些随意运动，称为不完全性瘫痪。肢体肌力程度分为六级，为 0～5 级。按照损伤部位可分为截瘫、肢体瘫等。截瘫又分为高位截瘫（四肢瘫）与截瘫；肢体瘫又分为单肢瘫、二肢瘫、三肢瘫、四肢瘫。《人体损伤致残程度分级》中采用混合性分类方法进行分类命名。

（1）单瘫，也称为单侧肢体瘫痪，主要是指单个肢体所有肌肉无力或者瘫痪。颅脑损伤，特别是大脑前中央回的一些局部病变可引起上运动神经元性瘫痪，表现为肢体不能任意运动，肌张力高，瘫痪肢体腱反射活跃，肌肉不萎缩；脊髓前角损伤，可有肌肉萎缩、肌张力下降，但无感觉障碍的单瘫；周围神经丛或神经根受损伤可导致单瘫伴有肌肉萎缩、腱反射减弱或消失、肌张力下降，符合神经支配区域的感觉障碍。

（2）截瘫，仅为双下肢瘫，也有将双上肢瘫者称为颈截瘫。绝大多数为脊髓、神经根或外周神经损伤疾病引起，急性截瘫常见原因为脊髓外伤。

（3）四肢瘫，指四肢均出现瘫痪。可以为神经性或肌源性瘫。双侧大脑及脑干病变者可表现为四肢瘫，主要因为真、假延髓性麻痹，并伴有精神症状、意识障碍、痴呆等；高位颈髓病变者可表现为四肢瘫，伴有延髓性麻痹，但是无痴呆、面瘫等；颈膨大处病变者可表现为双上肢迟缓性、双下肢中枢性瘫痪；周围神经病变者可表现为四肢迟缓性瘫痪，常常伴有主观感觉障碍，如疼痛、麻木等，以及客观感觉障碍，如手套、袜筒样温觉痛觉减退等。

肢体瘫痪鉴定要点：①明确损伤部位，判断瘫痪的类型（单瘫、偏瘫、四肢瘫或者截瘫），再根据肌力减退的程度适用条款。②确证是否存在脑部、脊髓损伤，了解外伤病史，审阅病史资料。颅脑损伤、脊髓损伤、颈椎骨折或者脱位应有医学影像学资料支持。脊神经损伤可通过神经电生理检验提供支持。③凡是颅脑、脊髓、周围神经损伤恢复后可能遗留肢体功能障碍的，应该在治疗终结、损伤恢复达到稳定状态（即功能障碍基本稳定，经过评估认为其功能障碍程度一般不会进一步好转或者恶化）后进行鉴定，一般建议在损伤 6～12 个月以后。

《人体损伤致残程度分级》中，关于肢体瘫的条款有十三条，分别为：5.1.1第3)条，四肢瘫(肌力3级以下)或者三肢瘫(肌力2级以下)；5.1.1第4)条，截瘫(肌力2级以下)伴重度排便功能障碍与重度排尿功能障碍，构成一级伤残。5.2.1第2)条，三肢瘫(肌力3级以下)；5.2.1第4)条，截瘫(肌力2级以下)，构成二级伤残。5.3.1第3)条，截瘫(肌力3级以下)伴排便或者排尿功能障碍，构成三级伤残。5.4.1第4)条，截瘫(肌力3级以下)，构成四级伤残。5.5.1第5)条，四肢瘫(肌力4级以下)；5.5.1第6)条，单肢瘫(肌力2级以下)，构成五级伤残。5.6.1第5)条，三肢瘫(肌力4级以下)；5.6.1第6)条，截瘫(肌力4级以下)伴排便或者排尿功能障碍，构成六级伤残。5.7.1第5)条，截瘫(肌力4级以下)；5.7.1第6)条，单肢瘫(肌力3级以下)，构成七级伤残。5.8.1第5)条，单肢瘫(肌力4级以下)，构成八级伤残。

2. 排便和排尿功能障碍

(1) 排便功能障碍。这里的排便功能障碍是特指颅脑或脊髓损伤所致的神经源性排便障碍，而不包括消化道系统疾病或损伤(如直肠或肛管损伤)所引起的情形。正常排便功能依赖于完整的神经反射，当直肠壁内的压力感受器受到刺激，发送冲动经过盆内神经和腹下神经丛传入脊髓排便初级中枢，进而上传到大脑排便高级中枢，即产生便意。健康成年人能够很好地控制便意。颅脑和脊髓损伤如果破坏了上述神经反射通路，可引起排便功能障碍；但是多数伴有诸如肢体瘫等其他各种各样的神经系统症状和体征，单独后遗排便功能障碍的很少见。当骶髓以上脊髓损伤，虽然直肠的感觉不能传导到大脑皮质，不产生便意，但是排便的初级发射中枢仍然存在功能，会产生反射性排便。当骶髓或者马尾损伤时，排便初级中枢也受损，排便反射完全消失，则出现自主性或非反射性的排便。

神经源性排便障碍主要表现为大便失禁。《人体损伤致残程度分级》附录B.10规定，大便失禁按照严重程度分为重度和轻度两级。①重度：大便不能控制，肛门括约肌收缩力很弱或者丧失，肛门括约肌收缩反射很弱或者消失，肛门注水法测定直肠内压$<20\ cmH_2O$。②轻度：稀便不能控制，肛门括约肌收缩力较弱，肛门括约肌收缩反射较弱，肛门注水法测定直肠内压$20\sim30\ cmH_2O$。

(2) 排尿功能障碍。这里的排尿功能障碍是指颅脑或者脊髓损伤所致的神经源性排尿功能障碍，不包括泌尿系统损伤(如膀胱或者尿道损伤)所致排尿功能障碍。排尿高级反射中枢在大脑皮质旁的中央小叶、丘脑下部和脑干，低级反射中枢在第2至第4骶髓，相当于胸12及腰1椎体水平。低级中枢受到高级中枢的控制，故排尿动作具有随意性。大脑排尿指令发放后，可以控制下尿路排尿器官发挥相应的功能，完成排尿动作。下尿路是实现正常排尿的重要器官，包括膀胱充盈功能、膀胱储存尿液功能和排尿功能。低级或者高级排尿中枢损伤，都有可能影响下尿路的生理功能而导致排尿功能障碍，主要表现为尿失禁和尿潴留。尿失禁主要原因是逼尿肌过度活动或者括约肌失调，尿潴留主要原因是逼尿肌无力及膀胱顺应性下降。

根据颅脑或者脊髓损伤部位不同，排尿功能障碍可分为上运动神经元性膀胱和下运动神经元性膀胱。①上运动神经元性膀胱，也称为反射性膀胱或者自动性膀胱，损伤部位主要在大脑、脑干的排尿中枢或者其下行的神经纤维，特别见于双侧锥体束损伤，以及骶髓以上平面的脊髓损伤。因为上位神经损伤，而骶髓排尿中枢和马尾神经没有损伤，反射弧完整，故排尿充盈达到一定程度，即可引起逼尿肌收缩，克服尿道括约肌的阻力而发生反射性排尿，后来逐渐形成反射性膀胱。②下运动神经元性膀胱，也称为非反射性膀胱或者自律性膀胱，损伤部位主要在骶髓或者马尾神经，脊髓排尿中枢受到破坏，机体失去排尿功能，膀胱呈现为迟缓状态，反射性收缩功能破坏，膀胱充盈不产生尿意，不能引起逼尿肌反射性有规律地协调性收缩，常常需要按压下腹部帮助排尿，从而形成了自律性膀胱。

《人体损伤致残程度分级》附录 B.11 规定，排尿功能障碍分为重度和轻度两级。①重度：出现真性重度尿失禁或者排尿困难且尿潴留残余尿≥50 mL 者。②轻度：出现真性轻度尿失禁或者排尿困难且尿潴留残余尿≥10 mL 但<50 mL 者。真性重度尿失禁表现为患者起立活动或者卧位体位变化时可发生尿失禁，严重影响其生活和社交活动。真性轻度尿失禁在一般活动即夜间睡眠中不一定出现尿失禁，但是腹压增高（如大笑）时常常会发生尿失禁。

鉴定要点：①颅脑或脊髓损伤所致排便功能障碍，首先明确损伤基础，尽可能通过医学影像学资料及神经电生理等客观检查证实，其次通过医学检验并结合直肠肛门测压等肛门专科检查方法进行分级。鉴定时常规进行肛门直肠指检，大便失禁者一般肛门括约肌较为松弛，肛门反射减弱或者消失。②颅脑或脊髓损伤所致排尿功能障碍，首先明确损伤基础，并通过医学影像学及神经电生理等客观检查证实，尤其需要明确脊髓损伤的节段；其次，通过医学检验并结合尿动力学检查等方法进行分级，分析其排尿功能障碍的类型及损伤节段之间是否吻合，方可认定与本次外伤之间存在因果关系。检查上运动神经元性膀胱引发的尿失禁时，可以通过徒手刺激方法触发，如按压或有节律地拍打下腹部或者牵拉阴毛，观察尿道口有无小便溢出。检查下运动神经元性膀胱引起的尿失禁时，应检查被鉴定人家属是否采取了必要的防护措施（如采用尿袋或尿垫等）。

《人体损伤致残程度分级》中，关于排便和排尿功能障碍有三个条款，分别为：5.3.1 第 5）条，重度排便功能障碍伴重度排尿功能障碍，构成三级伤残。5.7.1 第 9）条，重度排便功能障碍或者重度排尿功能障碍，构成七级伤残。5.9.1 第 9）条，轻度排便功能障碍或者轻度排尿功能障碍，构成九级伤残。

3. *阴茎勃起功能障碍* 又称阴茎勃起障碍，是指阴茎勃起能力完全丧失或者虽然能够勃起，但是其硬度不足以插入阴道内实施正常的性交活动，或者虽然能够插入阴道内，但是勃起时间太短尚不足以完成性交过程，且上述表现持续6个月以上。完成阴茎勃起需要相关的神经、血管、内分泌激素、海绵体等因素共同参与。阴茎勃起过程直接受到神经系统的多重支配，大脑皮质是神经调节的最高级中枢，也是性生理活动的最高级控制中心。在大脑皮质的支配下，大脑皮质以下的神经中枢及分布于性器官的周围神经纤维，共同调节性器官完成性生理功能。神经系统中大脑皮质、脊髓、周围神经，从性感觉的传入到传出，从性冲动到反射性勃起，任何一个环节的损伤，都有可能引起阴茎勃起功能障碍。阴茎勃起的高级中枢位于大脑皮质性感觉相关区域（如前扣带回、枕颞区、扣带回、岛叶、眶额皮层、尾状核等），胸12至腰2脊髓节段是心理性勃起的脊髓控制中枢，骶2至骶4脊髓节段是反射性勃起的脊髓控制中枢。阴部神经则源于骶2至骶4神经根，分为传入的感觉神经、传出的运动神经及自主神经——海绵体神经。颅脑损伤一般影响心理性勃起，脊髓损伤根据不同节段可影响心理性勃起或反射性勃起，骨盆骨折或阴茎损伤一般只影响反射性勃起。

阴茎的血供主要来源于髂内动脉分支，阴部的动脉进入阴茎后分为阴茎海绵体动脉、阴茎背动脉、尿道海绵体动脉，其中阴茎海绵体动脉是阴茎勃起的主要血供。髂内动脉损伤或者阴部内动脉及其分支损伤，都可能会影响阴茎血供，从而导致阴茎勃起功能障碍。外伤后内分泌功能影响一般较小，也很少引起内分泌性阴茎勃起功能障碍。

临床上阴茎勃起功能障碍分为生理性、器质性、混合性三大类。司法鉴定中只涉及器质性勃起功能障碍。而器质性勃起功能障碍又可以分为神经性、血管性、内分泌性、药物性。司法鉴定中主要涉及神经性和血管性的阴茎勃起功能障碍。阴茎夜间勃起功能监测（nocturnal penile tumescence，NPT）是区分心理性、器质性勃起功能障碍的金标准。

《人体损伤致残程度分级》主要是根据阴茎夜间勃起功能监测的实验结果进行评价，同时参考《男性性功能障碍法医学鉴定》(GB/T 37237—2018)的分度方法，将器质性阴茎勃起功能障碍分为重度、中度、轻度。阴茎有效勃起是指经过NPT检测，能够记录到阴茎存在勃起现象，且最大勃起时阴茎头部及根部的平均硬度≥60%，且持续时间≥10 min。如果阴茎勃起能力损害虽然未达到勃起功能障碍程度，但是与正常男性比较有一定的减退，此时可以根据夜间监测试验所显示的有效勃起次数多少，分为严重影响勃起功能和影响勃起功能两种情况，并分成五个级别，判断标准如下：①影响阴茎勃起功能。连续监测3晚，平均每晚阴茎有效勃起2次以上（包括2次）。②严重影响阴茎勃起功能。连续监测3晚，平均每晚阴茎有效勃起1次以上（包括1次）。③阴茎勃起功能轻度障碍。

阴茎最大勃起时头部及根部的平均硬度≥40%，但是<60%，或者虽然阴茎最大勃起时平均硬度可以达到60%，但是持续时间<10 min。④阴茎勃起功能中度障碍。阴茎最大勃起时头部及根部的平均硬度>0，但是<40%。⑤阴茎勃起功能重度障碍。阴茎最大勃起时头部及根部的平均硬度及周径均无变化。

阴茎勃起功能障碍的鉴定要点：①神经性勃起功能障碍具备以下条件：a. 有明确的神经系统外伤史、手术史；b. 有阴部神经功能障碍的临床表现及病史记载；c. 有阴部神经电生理学传导障碍；d. NPT 检测未能够记录到阴茎正常有效勃起；e. 无其他器质性原因解释。②血管性勃起功能障碍具备以下条件：a. 有明确的阴部或者阴茎血管系统外伤、手术史；b. 有阴茎血液循环不良表现；c. 阴茎血管功能检测结果异常；d. NPT 检测未能够记录到阴茎正常有效勃起；e. 无其他器质性原因解释。

《人体损伤致残程度分级》依据阴茎勃起功能障碍分级方法，设定了相应条款，分别为：5.4.1 第5)条，阴茎器质性勃起障碍（重度），构成四级残疾。5.6.1 第10)条，阴茎器质性勃起障碍（中度），构成六级残疾。5.8.1 第9)条，阴茎器质性勃起障碍（轻度），构成八级残疾。5.9.1 第8)条，严重影响阴茎勃起功能，构成九级残疾。5.10.1 第7)条，影响阴茎勃起功能，构成十级残疾。

二、周围神经损伤

交通伤中周围神经损伤较常见，又以脊神经损伤较多，脑神经中面神经损伤较常见。周围神经损伤一般都有较明确的原发性损伤、临床表现及诊治经过。鉴定时，临床表现一般都比较明确，只要严格按照规范完成体格检查，结合神经电生理检查、病史，大多数可以得出明确鉴定意见。如接受过系统康复治疗，神经恢复过程有清晰脉络，则鉴定更为方便。对于周围神经损伤导致的单侧肢体不全瘫，注意比较两侧肢体肌肉力量，观察患肢是否存在失用性萎缩，结合多次肌电图检查，确定神经损伤及恢复情况。周围神经损伤恢复缓慢，须经过较长时间治疗恢复期，才可以进行鉴定。交通伤周围神经损伤鉴定时机最好安排在伤后1年以上。下面简要列举常见周围神经损伤临床表现及鉴定要点。

（一）面神经损伤

面神经是人体穿过骨管最长的脑神经，同时含有运动神经、感觉神经、副交感神经纤维，其自小脑中脚下缘出脑后进入内耳门，出内耳道底部进入面神经管，由茎乳孔出颅，向前穿过腮腺到达面部。面神经在面神经管弯曲处有膝神经节，并发出三个分支，分别支配舌前2/3味觉和腺体分泌的鼓索支和岩大分支，以及镫骨肌支。面神经经过颞骨外段进入腮腺实质后分为五支：①颞支出腮腺上缘支配额肌和眼轮匝肌等。②颧支向前上支配眼轮匝肌和颧部肌肉。③颊支出腮腺前缘支配颊部肌肉及口轮匝肌、口周肌肉。④下颌缘支沿着下颌骨下缘向前，支配面下部及下唇部肌肉。⑤颈支向下进入颈阔肌深面并支配该肌肉。面神经损伤最常见的损伤部位是鼓室段和乳突段，常见于颞骨骨折、面部外伤等。面神经管内出血、神经鞘膜挫伤和神经水肿，以及碎骨片或听骨嵌入骨管内，或骨折处骨管移位等，都可造成面神经纤维挫伤、牵拉、扭转、撕裂甚至断裂，均能引起面神经传导功能障碍，即"面瘫"。

因为面神经行程长，损伤可发生在面神经管、中耳、腮腺等不同部位，并有不同的临床表现。①面神经管外损伤表现：患侧表情肌瘫痪、额纹消失、不能闭眼、不能皱眉、鼻唇沟变浅、不能鼓腮、口角歪向健侧。②面神经管内损伤表现：除了以上表现，还可以出现舌前 2/3 味觉障碍，泪腺、舌下腺及下颌下腺分泌障碍，以及结合膜、鼻腔、口腔黏膜干燥等现象。面神经有五个分支，不同分支损伤后临床表现不同，具体见表 5-3。

表 5-3 面神经不同分支损伤后主要临床表现

损伤分支	临床表现
颞支	损伤侧额纹消失，不能皱眉
颧支	损伤侧闭眼困难或者不能
颊支	损伤侧表情肌活动减少，表情僵硬。颊支分支及吻合支、交通支较多，代偿功能较强
下颌缘支	损伤侧口角歪斜，鼓腮时口角漏气
颈支	损伤侧颈阔肌功能受限

《人体损伤致残程度分级》关于面瘫主要分为完全性面瘫、大部分面瘫和部分面瘫。附录 B.18 中关于面瘫的规定如下。完全性面瘫是指面神经 5 个分支（颞支、颧支、颊支、下颌缘支、颈支）支配的全部肌肉（包括颈部的颈阔肌）瘫痪。大部分面瘫是指面神经 5 个分支中有 3 个分支支配的肌肉瘫痪。部分面瘫是指面神经 5 个分支中有 1 个分支支配的肌肉瘫痪。

鉴定要点：①根据提供的病史资料，了解、分析致伤方式，确证有面神经及其分支损伤的病理基础。主要损伤有颞骨骨折（损伤面神经管）、腮腺咬肌部软组织创伤（损伤面神经颅外段相应部位的分支）。②损伤后出现周围性瘫的临床表现，神经电生理检查证实面神经损伤支配肌肉有失神经电位，且与损伤部位吻合，可以判定损伤与面瘫之间存在直接因果关系。

《人体损伤致残程度分级》关于面瘫制定了六个条款，包括：5.5.1 第 4）条双侧完全性面瘫，构成五级伤残。5.6.1 第 4）条一侧完全性面瘫，构成六级伤残。5.7.1 第 3）条双侧大部分面瘫，构成七级伤残。5.8.1 第 4）条一侧大部分面瘫，遗留眼睑闭合不全和口角歪斜，构成八级伤残。5.9.1 第 4）条一侧部分面瘫，遗留眼睑闭合不全或者口角歪斜，构成九级伤残。5.10.1 第 3)条一侧部分面瘫，构成十级伤残。

(二) 嗅觉障碍

嗅神经是第一对脑神经，嗅神经的主要功能是将气味的感觉传递给大脑半球的嗅球。嗅神经由特殊内脏感觉纤维组成，由上鼻甲以上和鼻中隔以上部分黏膜内的嗅细胞中枢突聚集而成，包括 20 多条嗅丝(即嗅神经)，穿过筛孔入颅，进入嗅球，传导嗅觉。颅前窝骨折延及筛板时，可撕脱嗅丝和脑膜，造成嗅觉障碍，脑脊液也可流入鼻腔。根据嗅觉功能障碍的程度，可以将嗅觉障碍分为嗅觉丧失和嗅觉减退。

嗅觉障碍的鉴定要点如下。

(1) 通过案情材料，了解被鉴定人的致伤方式，确定存在颅脑外伤病史。一般导致嗅觉丧失的颅脑伤有额叶、颞叶损伤、前颅底骨折等。

(2) 嗅觉功能的生理物理试验。简单方法为用不同气味的试剂，如酒精、氨水、吡啶进行检测，并用水进行对照。将装有各种试剂的同色小瓶子打开，置于被鉴定人一侧鼻孔下方，同时用手指捏住另一侧鼻孔，让被鉴定人说出气味的性质。一侧鼻孔检测完毕，再换另一侧鼻孔。鉴定人仔细观察被鉴定人面部表情，以上检测试剂都具有较强的刺激气味，如嗅觉功能存在，受试者会出现皱眉、避让等不愉快的表情，并可能会出现呼吸骤停数秒钟。当然该方法只能粗略测试被鉴定人有无嗅觉功能，可以多次反复进行，尽量排除伪装可能。

(3) 嗅觉诱发电位测试。有条件的实验室，通过观察嗅觉诱发电位波幅、潜伏期可以辨别是否存在嗅觉障碍。

(4) 伤病关系的分析。根据颅脑外伤病史、损伤后临床表现、嗅觉功能测试证实嗅觉完全丧失，可以判断损伤与嗅觉丧失之间存在直接因果关系。但是需要排除其他常见的导致嗅觉障碍的疾病，如呼吸道感染、鼻窦疾病、神经性疾病、有毒化学物质接触史等。

《人体损伤致残程度分级》中关于嗅觉障碍只有一个条款:5.10.1 第 4)条嗅觉功能完全丧失，构成十级伤残。是指双侧鼻腔均不能觉察到任何性质的气味，完全失去嗅觉功能。临床上其他嗅觉障碍，如部分嗅觉丧失、特殊嗅觉丧失、嗅觉减退、嗅觉倒错、嗅幻觉等，均不属于此条款规定的情形。

(三) 臂丛神经损伤

臂丛神经是由第 5 至第 8 颈神经(C_5～C_8)前支及第 1 胸神经(T_1)前支大部分纤维组成，有时候第 4 颈神经(C_4)、第 2 胸神经(T_2)也加入臂丛的组成。这些神经根出椎间孔后，在前斜角肌与中斜角肌之间穿出，汇合成臂丛神经干。C_5、C_6 合成上干，C_7 伸延成中干，C_8、T_1 合成下干。三个干向外下移行到锁骨中 1/3 后方，各自分成前后两股。三个后股合成后束，上、中干的前股合成外侧束，下干的前股自成内侧束。自后束发出腋神经和桡神经，外侧束发出肌皮神经和正中神经外侧头，内侧束发出正中神经内侧头、尺神经、臂内侧皮神经、前臂内侧皮神经。正中神经外侧头和内侧头合成正中神经。

臂丛神经损伤多由外力牵拉所致。当外力使头部与颈部向相反方向分离时（或称为颈-肩分离），或者重物坠落于肩部，使肩部突然向下牵拉，都容易引起臂丛神经损伤。当上肢过度向外、上伸展（如悬吊等）时，可以导致臂丛神经牵拉受损，多引起正中神经和尺神经（内侧束分支）所支配的肌肉瘫痪，进而累及桡神经支配的区域。如果损伤相当严重，可导致整个上肢肌肉萎缩、肢体残废；当上肢过度向后、上伸展（如背后强行扭拗）时，可导致臂丛神经牵拉受损，多引起桡神经和腋神经（后侧束分支）支配的肌肉萎缩瘫痪。

臂丛神经的几个重要分支的损伤表现如下。

（1）腋神经损伤后，上肢不能外展和上举，肩部肌肉萎缩并致尖峰突起，肩部有小块皮肤感觉迟钝。

（2）肌皮神经损伤后，不能屈肘，前臂外侧皮肤感觉障碍。

（3）正中神经损伤后，手腕与手指屈曲能力大大减弱，不能握拳（环、小指尚有屈曲能力），拇指不能外展、对指、对掌，示指和中指的掌指关节过伸等。晚期，大、小鱼肌萎缩，手掌变平。手掌面桡侧三个半手指出现感觉障碍。

（4）尺神经损伤后，环、小指“爪形手”畸形（因小鱼际肌和骨间肌麻痹），手指内收、外展功能障碍，手指不能并拢和散开，手掌面尺侧一个半手指和手背侧两个半手指皮肤感觉障碍，特别是小指感觉消失，手部精细活动受限，手内肌萎缩。晚期出现掌指关节过伸，指关节呈半屈状态（第 3、第 4 蚓状肌麻痹），手背因骨间肌萎缩而出现深沟。肘上尺神经损伤除以上表现外，还有环、小指末节屈曲功能障碍。

（5）桡尺神经高位损伤后，肘、腕、掌指关节不能伸直，手腕下垂，手不能握拳，拇指不能背伸和外展，手背桡侧皮肤有一大小不等的麻木区域。桡神经低位尤其是腕部损伤可伤及深支，导致手腕不完全性下垂，掌指关节不能伸直，不能握拳，拇指不能背伸和外展等；同时前支支配的相应区域皮肤感觉麻木。

鉴定要点：主要参考《周围神经功能障碍法医临床鉴定技术规范》（GB/T 43638—2024）。①尽可以全面了解案件，周围神经损伤多与锐器伤、骨折合并存在，详细收集病例资料，根据损伤部位出现的临床表现，以及手术探查所见、术中具体处置措施，判定神经损伤的部位、性质、程度等。②熟悉损伤神经的解剖部位和支配相应的肌群症状体征，有针对性地完成体格检查，印证病史中神经损伤诊断。③在了解神经损伤的部位和性质以后，进行必要的神经电生理检查，明确神经损伤的程度。

《人体损伤致残程度分级》中关于周围神经损伤，部分肌群肌力下降设立了两个条款，分别为：5.9.1 第 7）条，四肢重要神经损伤（上肢肘关节以上，下肢膝关节以上），遗留相应肌群肌力 3 级以下，构成九级伤残。5.10.1 第 6）条，四肢重要神经损伤，遗留相应肌群肌力 4 级以下，构成十级伤残。

（四）腰丛神经损伤

由第 12 胸神经前支的一部分、第 1 至第 3 腰神经前支和第 4 腰神经前支的一部分组成。第 4 腰神经前支的余部和第 5 腰神经前支合成腰骶干向下加入骶丛。腰丛位于腰大肌深面，除发出分支支配髂腰肌和腰方肌外，还发出下列分支分布于腹股沟区及大腿的前部和内侧部。

（1）髂腹下神经（T_{12}、L_1）出腰大肌外缘，经肾后面和腰方肌前面行向外下，在髂嵴上方进入腹内斜肌和腹横肌之间，继而在腹内外斜肌间前行，终支在腹股沟管浅环上方穿腹外斜肌腱膜至皮下。其皮支分布于臀外侧部、腹股沟区及下腹部皮肤，肌支支配腹壁肌。

（2）髂腹股沟神经（L_1）在髂腹下神经的下方，走行方向与该神经略同，在腹壁肌之间，并沿精索浅面前行，终支自腹股沟管浅环外出，分布于腹股沟部和阴囊或大阴唇皮肤，肌支支配腹壁肌。

（3）股外侧皮神经（L_2、L_3）自腰大肌外缘走出，斜越髂肌表面，达髂前上棘内侧，经腹股沟韧带深面至大腿外侧部的皮肤。

（4）股神经（L_2～L_4）是腰丛中最大的神经，发出后，先在腰大肌与髂肌之间下行，在腹股沟中点稍外侧，经腹股沟韧带深面、股动脉外侧到达股三角，随即分为数支：①肌支，支配耻骨肌、股四头肌和缝匠肌。②皮支，有数条较短的前皮支，分布于大腿和膝关节前面的皮肤。最长的皮支称为隐神经，是股神经的终支，伴随股动脉入收肌管下行，至膝关节内侧浅出至皮下后，伴随大隐静脉沿小腿内侧面下降至足内侧缘，分布于髌下、小腿内侧面和足内侧缘的皮肤。

（5）闭孔神经（L_2～L_4）自腰丛发出后，于腰大肌内侧缘穿出，循小骨盆侧壁前行，出小骨盆分前、后两支，分别经短收肌前、后面进入大腿内收肌群，其肌支支配闭孔外肌、大腿内收肌群。皮支分布于大腿内侧面的皮肤，闭孔神经前支发出支配股薄肌的分支先入长收肌，约在股中部，从长收肌穿出进入股薄肌。临床上在用股薄肌代替肛门外括约肌的手术中，应注意保留此支。

（6）生殖股神经（L_1、L_2）自腰大肌前面穿出后，在该肌浅面下降。皮支分布于阴囊（大阴唇）、股部及其附近的皮肤。股支支配提睾肌。

交通伤中以股神经及其分支受伤较为多见，股神经损伤后，屈髋无力，坐位时不能伸小腿，行走困难，股四头肌萎缩，髌骨突出，膝反射消失，大腿前面和小腿内侧面皮肤感觉障碍。

(五) 骶丛神经损伤

骶丛神经由腰骶干(L_4、L_5)以及全部骶神经和马尾神经的前支组成。骶丛位于盆腔内，在骶骨及梨状肌前面、髂内动脉的后方。骶丛分支分布于盆壁、臀部、会阴、股后部、小腿以及足肌和皮肤。骶丛除直接发出许多短小的肌支支配梨状肌、闭孔内肌、股方肌等外，还发出以下主要分支：臀上神经、臀下神经、股后皮神经、阴部神经和坐骨神经。

(1) 臀上神经(L_4、L_5，S_1)伴臀上动、静脉经梨状肌上孔出盆腔，行于臀中、小肌间，支配臀中、小肌和阔筋膜张肌。

(2) 臀下神经(L_5，S_1、S_2)伴臀下动、静脉经梨状肌下孔出盆腔，达臀大肌深面，支配臀大肌。

(3) 股后皮神经(S_1～S_3)出梨状肌下孔，至臀大肌下缘浅出，主要分布于股后部和腘窝的皮肤。

(4) 阴部神经(S_2～S_4)伴阴部内动、静脉出梨状肌下孔，绕坐骨棘经坐骨小孔入坐骨直肠窝，向前分支分布于会阴部和外生殖器的肌肉和皮肤。

(5) 坐骨神经(L_4、L_5，S_1～S_3)是全身最粗大的神经，经梨状肌下孔出盆腔，在臀大肌深面，经坐骨结节与股骨大转子之间至股后，在股二头肌深面下降，一般在腘窝上方分为胫神经和腓总神经。腓总神经绕腓骨颈穿腓骨长肌达到小腿前面，分为腓浅、腓深神经。

交通伤中以坐骨神经及其分支受伤较为多见。①坐骨神经高位损伤，膝关节不能屈曲，踝关节、足趾不能运动，足下垂；小腿后外侧及足部感觉消失。②腓总神经自坐骨神经发出后沿股二头肌内侧走向外下，绕腓骨颈外侧向前，穿腓骨长肌分为腓浅和腓深神经。腓总神经损伤表现为足内翻、下垂畸形，不能伸趾，小腿前外侧、足背前部及内侧感觉障碍。③胫神经为坐骨神经本干的直接延续。在腘窝内与腘血管伴行，在小腿经比目鱼肌深面伴胫后动脉下降，过内踝后方，在屈肌支持带深面分为足底内侧神经和足底外侧神经二终支入足底。胫神经损伤表现为足跖屈、内收、内翻障碍，足趾跖屈、外展和内收障碍，小腿后侧、足背、足跟外侧及足底感觉消失。

(六) 手、足肌瘫损伤

1．手部肌瘫　是指支配手指运动的肌肉发生完全性或者不完全性瘫痪，但不包括仅位于手部但不涉及手指运动的肌肉。主要是由支配手部运动肌肉的周围神经损伤所致，如桡神经、正中神经和尺神经损伤。

(1) 一手全肌瘫的损伤基础为上肢桡神经、正中神经、尺神经全部损伤，其中桡神经损伤水平在肘部以上(肌肉标志为旋后肌段，骨性标志为桡骨颈水平)，正中神经损伤水平也在肘部以上(肌肉标志为旋前圆肌以上，骨性标志为桡骨颈水平)，尺神经损伤水平一般在肘部水平或肘部以上(肌肉标志为尺侧腕屈肌段，骨性标志为桡骨近端)。

(2) 一手大部分肌瘫的损伤基础为上肢桡神经、正中神经、尺神经中任意两大神经同时受损伤，其中桡神经的损伤水平在前臂段以上(桡神经深支)，正中神经的损伤水平也在前臂段以上，尺神经的损伤水平在腕部以上(腕豆状骨、钩状骨处)。

(3) 一手部分肌瘫的损伤基础为上肢桡神经、正中神经、尺神经中任意一个神经损伤，其中桡神经损伤水平在前臂段以上(桡神经深支)，正中神经的损伤水平在腕部以上(腕骨处)，尺神经损伤水平也在腕部以上(腕豆状骨、钩状骨处)。

2. *足部肌瘫*　主要是支配足趾运动的肌肉发生完全性或者不完全性瘫痪，而不包括仅位于足部但不涉及足趾运动的肌肉。主要是由支配足趾运动肌肉的周围神经损伤所致，包括坐骨神经、胫神经和腓总神经损伤。一足肌瘫不论全部或者大部分肌肉瘫痪，其损伤基础均为下肢坐骨神经损伤，或者胫神经和腓神经同时受到损伤，其中胫神经和腓神经损伤水平在小腿段以上。

鉴定要点如下。

(1) 详细收集病史资料，根据损伤部位出现的临床表现，以及手术探查所见、术中具体处置措施，判定神经损伤的部位、性质、程度等，明确存在手、足肌瘫损伤的病理基础。

(2) 详细的手部与足部的体格检查。手部肌瘫应测量累及手指关节(包括掌指关节与指间关节)的主动活动能力，如能否完成主动伸、屈手指活动，根据不同手指有针对性地检查各个手指能否完成对指、对掌功能，以及内收、外展活动等，活动过程中能否克服阻力，以及活动范围是否可以达到正常范围等。对于主动活动能力明显降低，或者虽然有一定主动活动能力但是不能克服任何阻力，不予认定，并按照相应的原则评定肌力等级。足部的检查相对简单，但是活动范围及肌力等级都必须认真检测和记录。

(3) 辅助检查主要是神经电生理方法，重点关注肌电图、神经传导速度及运动神经诱发电位，感觉神经诱发电位也可以作为参考。

(4) 手足肌瘫为手足功能的专门性条款，也会涉及手、足功能的评定，实际鉴定中会出现条款竞合，建议以构成高级别的条款作为最终鉴定依据，不宜同时采用两个条款分别评定两个伤残等级。

《人体损伤致残程度分级》中手足肌瘫专门条款分别为：5.3.1 第 4)条，双手全肌瘫(肌力 2 级以下)，伴双腕关节功能丧失均达 75%，评定三级伤残。5.5.1 第 8)条，双手大部分肌瘫(肌力 2 级以下)；5.5.1 第 9)条，双足全肌瘫(肌力 2 级以下)，评定五级伤残。5.6.1 第 7)条，双手部分肌瘫(肌力 3 级以下)；5.6.1 第 8)条，一手全肌瘫(肌力 2 级以下)，伴相应腕关节功能丧失 75%以上；5.6.1 第

9)条，双足全肌瘫(肌力3级以下)，评定六级伤残。5.7.1第7)条，一手大部分肌瘫(肌力2级以下)；5.7.1第8)条，一足全肌瘫(肌力2级以下)，评定七级伤残。5.8.1第7)条，一手大部分肌瘫(肌力3级以下)；5.8.1第8)条，一足全肌瘫(肌力3级以下)，评定八级伤残。5.9.1第5)条，一手部分肌瘫(肌力3级以下)；5.9.1第6)条，一足大部分肌瘫(肌力3级以下)，评定九级伤残。

第六章　口腔、颌面部及体表损伤

第一节　口腔、颌面部损伤

一、口腔损伤

口腔主要包括口唇、舌、牙齿等器官，在交通事故中为较常见损伤。

（一）口唇损伤

口唇位于面部下1/3，口唇的上界为鼻底，下界为颏唇沟，两侧以唇面沟为界。唇部可以借助两侧口角连线分为上唇和下唇，正常情况下，静态时上、下唇呈自然闭合状态，中部为横行的口唇裂，口唇两侧为口角，口角的正常位置在尖牙和第一磨牙之间，是颌面部较为重要的解剖结构，具有显著特征。唇部形态和功能的完好不仅关系到面部静态容貌，还与面部表情、构音和发声以及口腔反应能力等重要功能相关。口腔颌面部损伤均有可能造成唇部损伤，但是引起唇部缺损或者畸形的唇部损伤主要有挫裂伤、切割伤、烧灼伤、咬伤。

唇损伤的鉴定要点：①静态时因唇缺损（或者瘢痕畸形）导致口唇不能完全闭合（口唇裂不能完全消失），致使牙齿外露，主要是牙冠外露，实际鉴定过程中应严格按照标准中规定的牙齿外露枚数执行，条款称的“牙齿外露达1/2”是指须暴露牙冠的1/2。②唇缺损（或者瘢痕畸形）的范围，均以上唇作为测量和计算的基础，实践中可以利用计算机图像测量软件来解决。③小口畸形，是指口腔周围尤其是口角处瘢痕形成挛缩畸形，造成口角粘连以及其他各种口唇裂变小的情形。若口唇裂变小致使张口困难且达到中度以上，可以参照相应条款进行鉴定。

《人体损伤致残程度分级》中关于口唇损伤设立了五个专门条款。分别为：5.6.2第9）条，唇缺损或者畸形，累计相当于上唇2/3以上，评定六级伤残。5.8.2第15）条，唇缺损或者畸形，累计相当于上唇1/2以上，评定八级伤残。5.9.2第21）条，唇缺损或者畸形，露齿3枚以上（其中1枚露齿达1/2），评定九级伤残。5.10.2第23）条，唇外翻或者小口畸形；5.10.2第24）条，唇缺损或者畸形，致露齿，评定十级伤残。

（二）舌损伤

舌位于口腔中部由下颌骨体围成的弓状腔隙内，主要由肌肉组织构成，是一个肌性器官。舌以中、后1/3交界处的人字沟和轮廓乳头为界，分为舌体和舌根两部分。舌体可分为上、下两面，其前端窄小，称为舌尖。舌下面的黏膜在中线上折叠成舌系带，向下方连至口腔底的前部。舌参与口腔多种功能，包括发声言语、搅拌吞咽食物、分泌唾液、味觉等。舌外伤主要为离断伤，造成舌体组织部分或者永久性缺损，既影响面容，也影响口腔的功能。

舌损伤的鉴定要点：①舌在语言、饮食中起着重要作用，加之所处的特殊位置，舌缺损与许多颌面部软组织缺损相仿，不仅关系到形态和美观，还关系到口腔诸多功能。例如，舌缺损的范围大小往往与语言和进食功能的受影响程度呈正相关，舌前1/3缺损会对舌体游离部分的运动造成严重的损害，对舌在语言功能中所起的作用造成严重削弱。②舌损伤相关条款规定的主要内容是舌的形态结构缺失改变，但是也要注意把握舌残留生理功能的检验情况，尤其在难以准确判定形态结构改变程度的情况下，生理功能的影响情况也可以作为致残程度鉴定的重要依据之一。

《人体损伤致残程度分级》中关于舌损伤设立了三个专门条款。分别为：5.5.2第8)条，舌根大部分缺损，评定五级伤残；5.8.2第14)条，舌体缺损达舌系带，评定八级伤残；5.10.2第25)条，舌部分缺损，评定十级伤残。

（三）牙齿损伤

上、下颌骨的牙槽突，即牙槽骨表面植入牙齿。上下颌骨骨折在后面的章节将单独介绍，这里主要介绍牙槽骨与牙齿的损伤。交通事故中颌面部损伤致上、下颌骨损伤累及牙齿损伤常见。外力直接作用于面部，特别是口唇部，可以造成牙冠的折断，多发生在前牙。此外，当外力作用于颏部时，下颌牙猛烈撞击上颌牙，可造成前磨牙及磨牙折断。

国际牙外科协会将牙齿外伤分为牙折（冠折与根折）、牙槽骨骨折、牙齿脱位、牙齿撕裂性损伤（脱臼）。①牙齿脱位，是指在较大的外力撞击下，牙齿部分或者全部脱位，由于牙周膜撕裂，甚至从根尖孔进入牙髓的神经、血管束也撕裂。②牙嵌入型脱位，是指牙齿向牙槽骨内移位，嵌入牙槽窝，伴有牙槽骨骨折，牙冠明显短于相邻正常牙齿。③牙侧向脱位，是指牙齿向唇、舌等方向移位，常常伴有牙槽窝侧壁的骨折和牙龈撕裂。④牙脱出性脱位，是指牙齿向外脱离原有牙槽窝，牙伸长而出现咬合障碍。⑤牙脱臼是指牙齿完全向外脱出，与牙槽窝完全分离，即牙齿脱离。

牙损伤的鉴定要点：①首先应确定损伤当时的牙齿情况，如通过损伤当时的口腔检查及影像学检查了解牙损伤的情况，是否存在牙折（冠折还是根折）、牙齿脱位或者牙齿撕脱性损伤（脱臼），以及是否伴有相应部位的牙槽骨骨折。②注意伤前是否患有牙齿疾病。若伤者存在严重的牙周疾病或其他牙齿治疗的病史，其牙齿较正常牙齿易于脱落，需要考虑到伤病关系。损伤当时并未脱落的牙齿的枚数，确实因为损伤致牙齿疾病，经过治疗后难以继续保留的，可以计入缺失牙齿的枚数，但是应严格把握伤病关系的分析，排除医疗因素、被鉴定人自身疾病或其他因素的影响，评定伤残等级。③《人体损伤致残程度分级》规定的上颌骨、下颌骨存在骨折且愈后遗留骨质、骨块缺损，以致难以进行牙齿种植等修复。骨缺损可以通过口腔颌面部CT平扫及图像后处理技术加以明确。不能简单地将上颌骨、下颌骨骨折视为骨缺失。④牙槽骨部分缺损，是指牙槽嵴的部分缺损，可以通过口腔全景片、CT平扫及图像后处理技术加以明确。⑤牙齿缺失，应根据实际缺失的牙齿枚数计算，而不应把仍未脱落或者拔除的牙齿计算在缺损牙齿的数量中。⑥“牙齿折断”包括如下情形：a.牙齿折断达到牙冠的1/2以上；b.牙齿冠折导致牙髓腔暴露；c.牙齿根折致使牙齿松动三度以上。

《人体损伤致残程度分级》中关于牙齿损伤设立了三个专门条款。分别为：5.7.2第12)条，上颌骨或者下颌骨部分缺损伴牙齿缺失14枚以上，评定七级伤残；5.9.2第23)条，上颌骨或者下颌骨部分缺损伴牙齿缺失或者折断7枚以上，评定九级伤残；5.10.2第26)条，牙齿缺失或者折断7枚以上；牙槽骨部分缺损，合并牙齿缺失或者折断4枚以上，评定十级伤残。

二、上、下颌骨损伤

(一) 损伤概述

上颌骨居面部中区，左右各一，相互连接构成中面部的支架。上颌骨包括体部和四个与邻近面颅相联结的骨突，如额突与额骨相连，颧突与颧骨相连，腭突在上腭中缝部左、右两侧对连，牙槽突即牙齿所在部位的骨质，其中含有齿槽、上颌齿。上颌骨体部有一个空腔，即上颌窦。上颌骨和下颌骨相对，既构成了面部的主要部分，又与咬合、咀嚼、进食、吞咽、语言、呼吸功能等直接相关。

下颌骨位于颌面部下1/3，是颌面部唯一可以活动的骨骼，也是全身骨骼中形态与功能最复杂的骨骼之一，呈马蹄形，分为中间部分的下颌体和两侧的下颌支，两者相交处为下颌角。下颌骨体的下缘称为下颌底，上缘称为牙槽弓，其中含有齿槽和下颌齿。下颌角向上有两个突起，前方为冠状突，后方为髁状突，髁状突又可以分为上端膨大的下颌头和下方的下颌颈。颞下颌关节通常又称下颌关节，是颅骨间唯一的一对滑膜关节，由颞骨的下颌窝、关节结节和下颌头构成。关节囊比较松弛，前部容易剥脱，但是外侧有韧带加强。两侧颞下颌关节联合运动，可以使下颌骨上提、下降和向前、向后、侧方运动。张口时，下颌头连同关节盘一起滑到关节结节下方，因为下颌关节囊比较松弛，当张口过大时，下颌头可能会滑到关节结节前方，造成下颌关节脱位。

张、闭口运动主要依靠颞下颌关节的活动和附着在下颌骨及关节周围的咀嚼肌群所控制。下颌骨是颌面部唯一能活动的骨骼。颞下颌关节是人体解剖上最为复杂的关节之一，由下颌骨的髁状突和颞骨的下颌窝组成。影响该关节运动的因素可以分为两类：一类是双侧颞下颌关节及牙齿咬合接触关系的解剖性因素；另一类是相关神经肌肉的结构性因素。

（二）常见损伤后果

1. 张口受限

（1）首先明确损伤基础，颌面中下部遭受钝性外力作用后，可发生软组织挫裂伤和颌骨、颧骨、颧弓等部位的骨折，以及颞下颌关节损伤（如髁状突骨折或者关节内出血等）。颌骨骨折时，由于外力和肌肉的牵引，骨折端可发生移位，致使上、下颌牙齿咬合关系紊乱而影响张口活动。特别是颧弓骨折时，骨折部位向后下方内陷移位，压迫颞肌和下颌骨喙突，阻碍下颌骨运动，可以造成Ⅱ～Ⅲ度张口受限。颞下颌关节区周围软组织损伤、缺失或者瘢痕形成等也可以引起张口受限。此外，颞下颌关节区直接遭受外力作用引起关节内出血等，可导致关节强直，尤其是颏部遭受外力作用可导致颞下颌关节发生对冲性损伤。

（2）关节内强直的主要表现为进行性张口困难，重者完全不能张口。纤维性强直多发生在伤后 6 个月以后，程度相对较轻，一般表现为轻度张口困难。

（3）下颌关节的体格检查可以发现附近原发性损伤的瘢痕，髁状突活动减弱或者消失，应进行张口位和闭口位影像学检查（如 CT 或 MRI），可以显示关节活动消失或减弱。

（4）人正常张口度相当于本人手指合拢时示指、中指、环指三横指末端关节的宽度。Ⅰ度张口受限：尽力张口，上、下切牙间仅可置入垂直并列的示指和中指；Ⅱ度张口受限：尽力张口，上、下切牙间仅可置入垂直示指；Ⅲ度张口受限：尽力张口，上、下切牙间距小于示指横径。

《人体损伤致残程度分级》中关于张口受限设立了三个专门条款，分别为：5.8.2 第 17）条，张口受限Ⅲ度，评定八级伤残。5.9.2 第 24）条，张口受限Ⅱ度，评定九级伤残。5.10.2 第 27）条，张口受限Ⅰ度，评定十级伤残。

2. 其他功能障碍　关于颌骨骨折引起的功能障碍也设置了相应条款：5.9.2 第 22）条，颌骨骨折，经牵引或者固定治疗后遗留功能障碍，评定九级伤残。5.10.2 第 1）条，面颅骨部分缺损或者畸形，影响面容，评定十级伤残。此处的面颅骨缺损或者畸形主要是指：①上颌骨或者下颌骨骨折，经过手术治疗或者非手术治疗，遗留骨折缺损或者畸形愈合，影响面容。②颧骨（颧弓）骨折，经过手术治疗或者非手术治疗，遗留骨质缺损或者畸形愈合，影响容貌。

3. 上下颌骨缺损

(1) 损伤类型：上颌骨缺损多见于外伤或者肿瘤经过手术治疗后，其缺损对面容和面部器官功能的影响举足轻重。临床上颌骨缺损广泛采用 Spior 分型，分为三类：第一种，上颌骨部分切除，累及一侧上颌窦壁；第二种，上颌骨次全切除，包括腭部在内的两侧以上窦壁；第三种，上颌骨全切除，通常包括眶内容物。

下颌骨缺损，主要原因为外伤、肿瘤、感染等。下颌骨缺损的解剖区域不同，对应的功能障碍也不同。目前临床多采用 David 分型，将下颌骨分为六种类型：A 型，单纯性体部缺损；B 型，单侧下颌角至颏部的缺损；C 型，单侧下颌角至对侧下颌骨体部的缺损；D 型，一侧下颌角至对侧下颌角的缺损；E 型，颏部缺损；F 型，从中线至髁状突的单侧下颌骨缺损。

(2) 颌骨缺损的鉴定要点：①鉴定时机，颌骨缺损多发于严重的颅脑外伤术后，此类手术一般都要进行分期手术，手术效果差异也较大。为了统一起见，建议以损伤后急性期手术后达到临床愈合作为鉴定时机，也就是软组织损伤及手术伤口愈合、骨折或骨损伤修复后，后期的整复手术之前，已经达到了临床上稳定恢复期。②颌骨缺损的残疾等级评定中，需要明确颌骨缺损的体积百分比。这个通常很难直接按照颌骨缺损的比例进行认定。因此往往根据损伤后的病史资料，尤其是清创手术记录方式与切除范围，结合影像学资料，参照上述颌骨缺损分类的方法，判定颌骨缺损范围，再依据相应的条款评定伤残等级。③上颌骨缺损范围认定，可以参考 Spior 分型，结合其生理解剖特点。当上颌骨部分切除已经累及一侧窦壁时，可以认定其符合上颌骨骨缺损达到 1/4；当上颌骨次全切除，缺损范围已经包括腭部在内的两侧窦壁时，可以认定其符合上颌骨缺损达到 1/2；当上颌骨全切除，尤其当上颌骨切除范围包括眶内容物时，可以认定其符合上颌骨完全缺失。至于眶内容物缺失可以参照标准相应条款再次做出评定。④下颌骨缺损的认定，可以参照 David 分型，A 型、B 型、E 型相当于下颌骨缺损达到了 1/4 以上；C 型、D 型、F 型相当于下颌骨缺损达到了 1/2 以上。下颌骨完全缺失应该指下颌骨基本完全缺失。⑤运用上述分类方法进行颌骨缺损致残程度等级鉴定时，不能将局限性或者局灶性的骨质缺损视作颌骨缺损真正缺损的比例 1/4，也不能将左右两侧同时存在的局限性或局灶性缺损视作颌骨缺损达到 1/2，而应当将上下颌骨作为一个整体，从解剖与生理功能完整性的角度进行全面评估，方能得出正确的鉴定意见。⑥上下颌骨缺损常常并非单独存在，建议在实际鉴定时根据缺损及功能状况进行综合评估、判定。

《人体损伤致残程度分级》中关于颌骨缺损又设定了缺损专门性条款。5.2.2 第 2)条上颌骨或者下颌骨完全缺损，构成二级伤残；5.4.2 第 2)条上颌骨或者下颌骨缺损达 1/2，构成四级伤残；5.7.2 第 11)条上颌骨或者下颌骨缺损达 1/4，构成七级伤残。

三、面部损伤

(一) 面部范围

上界：前额部发际线；下界：下颌骨下缘；两侧界限：两侧耳根前缘。面部包括额部、眶部、鼻部、口唇部、颏部、颧部、颊部、腮腺咬肌部。面部皮肤创伤修复后多遗留瘢痕，不同程度影响容貌。瘢痕形状有块状、细小（或成色明显改变）等。面部瘢痕形状、大小、位置直接影响容貌，特别是中心区瘢痕，严重影响容貌。面部中心区上界：眉弓水平横线；下界：下唇唇红中点处横线；两侧界限：外眦垂直线。

(二) 瘢痕的分类

根据形状一般可以分为：①面部块状瘢痕，是指增生性瘢痕、瘢痕疙瘩、蹼状瘢痕等，不包括浅表瘢痕（外观多平坦，与四肢皮肤表面平齐或者略低，平滑光亮，色素减退，一般不引起功能障碍）。②面部细小瘢痕（或者色素明显改变），是指面部较密集散在瘢痕或者色素沉着（或者脱失），瘢痕呈网状或者斑片状，其间可见正常皮肤。

(三) 容貌毁损的评判标准

面部遗留较多瘢痕，合并部分组织器官的缺失或者畸形可引起容貌毁损。容貌毁损分为重、中、轻度。重度：面部瘢痕畸形，并有以下六项中四项者：①双侧眉毛完全缺失；②双眼睑外翻或者完全缺失；③双侧耳郭完全缺失；④外鼻完全缺失；⑤上、下唇外翻或者小口畸形；⑥颏颈粘连（中度以上）。中度：面部瘢痕畸形，并有以下六项中三项者：①眉毛部分缺失（累计达到一侧眉毛 1/2）；②眼睑外翻或者部分缺失；③耳郭部分缺失（累计达一侧耳郭 15%）；④鼻部分缺失（鼻尖或者鼻翼缺损深达软骨）；⑤唇外翻或者小口畸形；⑥颏颈粘连（轻度）。轻度：含中度畸形六项中两项者。

(四) 面部瘢痕的鉴定要点

(1) 确证损伤当时面部皮肤及皮下组织的全层损伤，以及形成瘢痕的情况。鉴定时必须认真审核受伤当时的病史记录资料，并且核对受伤当时面部软组织损伤的长度、面积、位置与检查的瘢痕数量、位置是否一致，避免既往瘢痕一并算入。

(2) 对于条状瘢痕，没有明确规定宽度数值的条款，要仔细测量瘢痕的长度。

(3) 对于条款中明确规定宽度达到 0.2 cm 或者 0.3 cm 的条状瘢痕，应严格掌握执行，原则上仅宽度超过上述规定的瘢痕方符合条款的范围。

(4) 对于既要满足面部条状瘢痕总长度或者块状瘢痕总面积的规定数值，也要满足位于面部中心区域的条状瘢痕长度或者块状瘢痕面积规定的数值的情形，标准条款所谓的长度或者面积数值是达到标准的最低数值要求。

(5) 面部瘢痕鉴定必须注意掌握面部的范围和面部中心位置的范围。

(6) 面部瘢痕鉴定时限，必须等到瘢痕基本愈合、形态大小稳定，才可以鉴定。条状瘢痕、块状瘢痕一般至少在 90 日以上才能实施检查、鉴定，对于一时间不能确定的情况，宜迟不宜早；对于面部细小瘢痕或者色素异常应当适当延长治疗恢复期，以便于鉴别是否为永久性色素沉着，一般在 3～6 个月进行鉴定比较合适。

(7) 鉴定中会出现面部瘢痕与容貌毁损的条款竞合，建议以构成高级别条款作为鉴定依据，并以此得出级别作为最终鉴定意见。不建议同时采用两个条款、评定两个级别。

（五）面部瘢痕相关残疾等级

《人体损伤致残程度分级》中根据面部瘢痕性质、长度、面积、位置以及是否容貌毁损，设立较多专门性条款。例如，5.2.2 第 1)条，容貌毁损(重度)，评定二级伤残。5.4.2 第 1)条，符合容貌毁损(重度)标准之三项者，评定四级伤残。5.5.2 第 1)条，符合容貌毁损(重度)标准之二项者，评定五级伤残。5.6.2 第 1)条，符合容貌毁损(中度)标准之四项者；5.6.2 第 2)条，面部中心区条状瘢痕形成(宽度达 0.3 cm)，累计长度达 20.0 cm；5.6.2 第 3)条，面部片状细小瘢痕形成或者色素显著异常，累计达面部面积的 80%，评定六级伤残。5.7.2 第 1)条，面部中心区条状瘢痕形成(宽度达 0.3 cm)，累计长度达 15.0 cm；5.7.2 第 2)条，面部片状细小瘢痕形成或者色素显著异常，累计达面部面积的 50%，评定七级伤残。5.8.2 第 1)条，容貌毁损(中度)；5.8.2 第 2)条，符合容貌毁损(重度)标准之一项者；5.8.2 第 4)条，面部条状瘢痕形成，累计长度 30.0 cm；面部中心区条状瘢痕形成(宽度达 0.2 cm)，累计长度达 15.0 cm；5.8.2 第 5)条，面部块状增生性瘢痕形成，累计面积达 15.0 cm^2；面部中心区块状增生性瘢痕形成，单块面积达 7.0 cm^2 或者多块累计面积达 9.0 cm^2；5.8.2 第 6)条，面部片状细小瘢痕形成或者色素异常，累计面积达 100.0 cm^2，评定八级伤残。5.9.2 第 3)条，容貌毁损(轻度)；5.9.2 第 4)条，面部条状瘢痕形成，累计长度达 20.0 cm；面部条状瘢痕形成(宽度达 0.2 cm)，累计长度达 10.0 cm，其中至少 5.0 cm 以上位于面部中心区；5.9.2 第 5)条，面部块状瘢痕形成，单块面积达 7.0 cm^2，或者多块累计面积达 9.0 cm^2；5.9.2 第 6)条，面部片状细小瘢痕形成或者色素异常，累计面积达 30.0 cm^2，评定九级伤残。5.10.2 第 3)条，面部条状瘢痕形成(宽度达

0.2 cm)，累计长度达 6.0 cm，其中至少 3.0 cm 位于面部中心区；5.10.2 第 4）条，面部条状瘢痕形成，累计长度达 10.0 cm；5.10.2 第 5）条，面部块状瘢痕形成，单块面积达 3.0 cm^2，或者多块累计面积达 5.0 cm^2；5.10.2 第 6）条，面部片状细小瘢痕形成或者色素异常，累计面积达 10.0 cm^2，评定十级伤残。

第二节　眼耳鼻损伤

一、眼及附属器的损伤

（一）眼睑损伤

眼睑是面部重要器官，也是眼的重要附属器官，可以保护眼球及其最外层易受伤的角膜，并具有将泪液散布到整个角膜和结膜的作用。眼睑分为上睑和下睑，呈帘状覆盖在眼球前部。上睑和下睑之间的裂隙称为眼裂。眼裂内外侧分别称为内眦和外眦。内眦略呈钝圆形，附近有一个微陷的空间，叫作泪湖，泪湖底上有一个蔷薇色的隆起称为泪阜。上睑、下睑内侧端各有一个小突起，突起顶部有一个小孔，叫泪点，是泪小管起始部。眼睑的组织结构由浅及深分为五层，依次为皮肤层、皮下组织层、肌层、睑板层、结膜层。

眼睑在容貌中占据重要位置，眼睑损伤后可造成眼睑畸形，表现为外翻、内翻、缺损、闭合不全等。另外，面部损伤中，面神经损伤可造成眼睑下垂，影响容貌。严重眼睑下垂部分或者全部遮盖瞳孔，影响视觉功能。

眼睑损伤鉴定要点如下。

1. 眼睑下垂　是指上眼睑下垂，即上眼睑提肌和 Muller 平滑肌的功能不全或者丧失，导致上睑部分或者全部下垂。正常人在眼向正前方正视时，上睑缘遮盖上部角膜约 2 mm。上眼睑缘位置异常降低，轻者虽未遮盖瞳孔，但影响外观；重者部分或者全部遮盖瞳孔，影响视觉功能。

2. 眼睑外翻　分为三度：①轻度外翻，表现为睑结膜与眼睑分离，破坏了眼睑和眼球之间的毛细管作用，或泪点脱离泪阜基部而导致溢泪。②中度外翻，表现为眼缘结膜、眼睑板下沟和眼睑板结膜外翻。③重度外翻，表现为眼睑结膜外翻暴露，结膜穹隆部结构消失。

3. 眼睑内翻　因眼睑板、眼结膜损伤后瘢痕收缩造成眼睑内翻，比照眼睑外翻。

4. 眼睑闭合不全　是指上下眼睑不能完全闭合，导致闭眼时部分眼球结构暴露。最常见的原因为面神经麻痹后下眼睑下垂和瘢痕性眼睑外翻。

5. 眼睑畸形　《人体损伤致残程度分级》附录 B.16 规定了眼睑畸形的分度，分为轻度和重度。轻度眼睑畸形表现：①轻度眼睑外翻，睑结膜与眼球分离，泪点脱离泪阜。②眼睑闭合不全，自然闭合及用力闭合时均不能使睑裂完全消失。③轻度眼睑缺损，上睑和（或）下睑软组织缺损，范围＜一侧上睑的 1/2。重度眼睑畸形表现：①重度眼睑外翻，睑结膜严重外翻，穹隆部消失。②重度眼睑缺损，上睑和（或）下睑软组织缺损，范围≥一侧上睑的 1/2。眼睑损伤后一方面根据眼睑畸形程度评定伤残，另一方面，眼睑损伤是容貌毁损的重要组成部分，也要结合容貌毁损评定伤残。

《人体损伤致残程度分级》中有眼睑损伤专门条款，共计九条。分别为：5.2.2 第 5）条，双侧眼睑严重畸形（或者眼睑重度下垂，遮盖全部瞳孔），伴双眼盲 3 级以上，评定二级伤残。5.5.2 第 5）条，一侧眼睑严重畸形（或者眼睑重度下垂，遮盖全部瞳孔），伴另一眼盲 3 级以上，评定五级伤残。5.6.2 第 4）条，双侧眼睑严重畸形，评定六级伤残。5.7.2 第 3）条，双侧眼睑重度下垂，遮盖全部瞳孔；5.7.2 第 8）条，一侧眼睑严重畸形（或者眼睑重度下垂，遮盖全部瞳孔）合并该眼盲目 3 级以上，评定七级伤残。5.8.2 第 10）条，一侧眼睑严重畸形（或者眼睑重度下垂，遮盖全部瞳孔）合并该眼重度视力损害，评定八级伤残。5.9.2 第 7）条，一侧眼睑严重畸形；一侧眼睑重度下垂，遮盖全部瞳孔；双侧眼睑轻度畸形；双侧眼睑下垂，遮盖部分瞳孔；5.9.2 第 15）条，一侧眼睑轻度畸形（或者眼睑下垂，遮盖部分瞳孔）合并该眼中度视力损害，评定九级伤残。5.10.2 第 7）条，一侧眼睑下垂，遮盖部分瞳孔；一侧眼睑轻度畸形；一侧睑球粘连影响眼球运动，评定十级伤残。

（二）眼眶骨折与眼球内陷

眼眶为四边锥形的骨窝，其开口向前，内口朝向后略偏内侧，由额骨、蝶骨、筛骨、腭骨、泪骨、上颌骨和颧骨构成，可分为上、下、内、外四个壁。直接暴力和间接暴力都可形成眼眶骨折。当眼部受到钝性外力击打时，壁内压力骤增，造成眼眶薄弱处骨折，称为眶壁爆裂性骨折。眼眶除了外侧壁，其余三个侧壁，尤其是内侧壁为筛骨纸板，骨质很薄弱，容易受到外力影响而发生爆裂性骨折。骨折以眶内壁和下壁最常见，也可同时发生。眼眶骨折后，眼眶容积增大，造成眼球向眶内退缩，引起眼球内陷，可出现眼裂变小，上眼睑内 2/3 凹陷，上眼睑沟形成。眼球突出度较正常明显减少，可出现上睑凹陷和眼裂位置改变，称为外伤性眼球内陷。

鉴定要点：①眼部一般检查。眼球明显内陷可以影响外观容貌，通过望诊初步判断。②眼球突出度测量。用突眼度测量计分别测量两侧眼球的突出度，差值即为眼球内陷的数值，也可以采用 CT 扫描方法来测量突眼度。

《人体损伤致残程度分级》中关于眼眶骨折与眼球内陷有两个条款，分别为：5.9.2第16)条，一眼眶骨折后遗眼球内陷5 mm以上，构成九级伤残。5.10.2第9)条，一眼眶骨折后遗眼球内陷2 mm以上，构成十级伤残。

(三) 泪器损伤

泪器包括泪腺和泪道两部分，分别属于泪液分泌和排出部。泪液排出部(泪道)包括上下泪小点、上下泪小管、泪总管、泪囊、鼻泪管。正常情况下，泪腺产生的泪液除了蒸发消失之外，一部分泪液依赖眼轮匝肌的“泪液泵”作用，通过泪道排出。泪液排出受阻，不能经过泪道流入鼻腔而溢出眼睑，称为溢泪。

内眦部有许多重要的细微结构，包括内眦角、泪道系统(泪点、泪小管、泪囊、鼻泪管)、内眦韧带、泪骨、鼻骨、眶骨等。鼻泪管为泪囊下方连续部分，为骨性小管，开口于鼻腔的下鼻道。内眦部位损伤，造成鼻泪管，特别是骨性鼻泪管断裂，可阻塞泪道，引起溢泪。内眦韧带断裂后表现为内眦角向外并稍微向前移位，内眦外形较正常更为圆钝，泪阜、半月皱襞及部分巩膜被外移的内眦角遮盖，睑裂横径缩短，眼部因变形而影响容貌，眼睑失去与眼球保持密切贴合度所需的张力，致使泪点与眼球脱离而造成溢泪。

泪道损伤，断裂形成瘢痕，泪道难以再通，主要后遗症为溢泪，也可并发感染，影响容貌和视力。泪器损伤以泪小管断裂最为常见，常与眼睑和颅面部损伤同时存在。

1. 斜视 正常人眼睛平视前方为第一眼位，在其正前方，平双眼水平高度以烛光或者聚光手电筒在30～40 cm处投照双眼，可见角膜映光点位于瞳孔中央，此方法叫角膜映光法。外伤致眼部肌肉或者支配的神经损伤(麻痹)，可致眼位不正。斜视按照不同的注视位置及眼位偏斜的变化，可以分为共同性和非共同性斜视。外伤引起的斜视一般为非共同性斜视。外伤性斜视的常见原因包括：①眼外肌肌腱断裂。②眼外肌陷入或者嵌顿。如眼眶爆裂性骨折，通常为内侧壁和(或)下侧壁，致使眼外肌嵌顿于骨折的眶壁处，可导致眼球运动障碍，引起限制性斜视。③眼外肌出血及瘢痕形成。④眼球移位。⑤动眼神经损伤。

2. 复视 存在眼位异常或者虽然不存在眼位异常但是存在眼肌麻痹等因素时，可导致双眼视物重影，称为复视。复视即指一个物体在双眼视网膜的非对应部位成像而被感知为两个物体。隐性或者显性斜视均可以引起复视。眼眶骨折后的复视大多是因为直接的神经和(或)肌肉损伤、眼外肌嵌顿、眶内容物肿胀等因素引起。眶下壁骨折多造成垂直位复视，眶内壁骨折多导致水平位复视。虹膜根部离断、晶体脱位或者半脱位等眼部外伤可引起单眼复视，不属于《人体损伤致残程度分级》中规定的相关条款的情形。复视的检测方法主要有红玻片试验和同视机检查法。

《人体损伤致残程度分级》中涉及眼眶骨折、眼球内陷、泪器损伤、复视、斜视的条款有五条。分别为：5.9.2 第 8)条，双眼泪器损伤均后遗溢泪；5.9.2 第 16)条，一眼眶骨折后遗眼球内陷 5 mm 以上，评定九级伤残。5.10.2 第 8)条，一眼泪器损伤后遗溢泪；5.10.2 第 9)条，一眼眶骨折后遗眼球内陷 2 mm 以上；5.10.2 第 10)条，复视或者斜视，评定十级伤残。

(四) 眼球结构损伤

眼睛是人类收集外部信息的最重要器官。外界的物体通过眼球光学系统成像在视网膜上，光线刺激视网膜的感光细胞（视杆细胞和视锥细胞）转变为电信号，电信号经视网膜内双极细胞传到神经节细胞，形成神经冲动，即视觉信息。视觉信息通过视神经传向大脑视觉中枢，被大脑皮质感知。视觉产生过程依靠眼球的光学成像系统和视觉通路，光学成像系统主要由眼球及附属结构组成。眼球位于眼眶的骨性结构内，但眼球前面部分裸露，交通事故导致眼球损伤也不少见。

1. 眼球损伤

(1) 眼球穿透伤或者破裂伤。眼球穿透伤，多为直接暴力作用，即锐器作用致使眼球全层穿孔性破裂，包括角膜穿透伤、角巩膜穿透伤、巩膜穿透伤。眼球破裂伤，是指钝性外力作用致使眼球全层破裂，眼球内外沟通。眼球破裂伤可能发生于外力直接作用部位，但更多是间接暴力，打击点较远，可发生在眼球后壁巩膜，尤其是眼外肌止点处。不论眼球穿透伤或者破裂伤，均为眼球开放性损伤，可能会使眼内容物丢失，并有潜在眼内感染风险，即使愈合后也会在角膜或巩膜处留有瘢痕。

(2) 眼球缺失，是指眼球作为视觉功能的主要器官已经完全或者基本缺失。眼球缺失日久后便出现上眼睑凹陷、结膜囊上穹隆向后下倾斜、下穹隆变浅、下眼睑松弛而向下移位或外翻等一系列外观形态畸形，即眼球缺失后畸形综合征。

(3) 眼球萎陷，是指眼球作为视觉功能的主要结构虽然存在或者部分存在，但是视觉功能已经消失或者仅存定位不准确的弱光感视力。判断标准：①眼球外形改变、全面缩小，继续保留影响容貌。②眼球突出度较健侧明显降低。③通过超声或者 CT 等影像学检查可以发现眼球内结构萎缩、毁损，不能清晰辨认。④眼球无功能，视力在光感以下。⑤眼压改变，通常表现为眼压降低。⑥无继续治疗价值，具有眼球摘除的手术适应证。

2. 眼球损伤的后遗症

(1) 角膜斑翳或者血管翳，角膜损伤因为涉及深度不同，可遗留不同程度的角膜混浊，依据严重程度由轻到重分为云翳、斑翳和白斑。角膜斑翳和白斑往往肉眼可以直接观察到，影响容貌，且影响角膜屈光和透光，进而影响视力。

(2) 外伤性青光眼,青光眼是指眼内压力增高超出正常眼球的承受能力,造成视神经损伤、视觉功能损害(尤其是视野缺损)等一系列视觉功能的病变。外伤导致的青光眼属于继发性青光眼。外伤性青光眼可以由眼球穿透伤、钝挫伤、化学伤等引起,损伤后发生一系列的眼组织病变,如前房积血、虹膜根部断离、房角小梁裂伤、晶状体脱位等,都可能引起眼压升高而发生外伤性青光眼。有研究显示,眼前房出血是外伤性青光眼的首要原因,其次是晶状体脱位、房角后退等,有时合并两种以上损伤。

(3) 外伤性无虹膜,虹膜属于眼球中层,位于血管膜的最前部,在睫状体前方,其中央为瞳孔。虹膜有自动调节瞳孔大小、调节进入眼球内光线多少的作用。当外伤导致虹膜缺失,瞳孔调节功能丧失,《人体损伤致残程度分级》设立了5.10.2第13)条作为专门条款。

(4) 外伤性白内障,多为眼部钝挫伤所致,可以分为五种:①晶体表面出现浅淡的Vossius环。②玫瑰花样(或放射状)混浊。③点状白内障。④绕核性白内障。⑤全白内障。前三种对视觉功能的影响不明显,一般不宜据此评定伤残等级;后两种对视力有一定影响,可直接引用"外伤性白内障"条款评定伤残。另外,对于外伤后无晶体眼,包括晶体缺失及人工晶体眼,即使矫正视力良好,但考虑到自身晶体缺失、伤眼缺少或者丧失了晶体的调节功能,可以引用直接条款评定伤残等级。

(5) 外伤性低眼压,是指眼球外伤后在未发生葡萄膜炎或者虹膜睫状体炎的基础上,眼压明显降低至8 mmHg(1.07 kPa),临床上分为暂时性低眼压和顽固性低眼压。外伤后眼压长期低于正常,经过治疗效果不佳,可引起视盘、视网膜、脉络膜及黄斑区水肿,并发晶体混浊,导致永久性视功能损害。外伤引起低眼压的原因有:眼球顿挫伤后由于房水生成受到抑制,常常引起外伤后一过性低眼压;而睫状体离断是引起长期持续性低眼压的最常见眼外伤类型,由于睫状体脱离,房水更容易流入脉络膜上腔,故引起低眼压,也是由于睫状体的组织发生病理改变,使房水生成减少所致,同时可存在房水屏障崩解,也可造成房水生产率减低;此外眼球穿透伤,如角膜伤口愈合不良,形成角膜瘘等,也可引起低眼压。

眼球损伤及后遗症的鉴定要点:出现眼球损伤或后遗症导致眼球结构性改变,一经确诊无论是否影响视觉功能,均可根据相关条款直接评定伤残等级,如果合并遗留明显视力障碍,等到医疗终结后需要依据视觉功能(视力、视野)检查结果评定等级。是否需要依据附则6.2的规定,合并评定(或者就高不就低评定)眼球结构破坏与功能障碍的致残等级,应首先认定眼球结构破坏与视觉功能影响为同一外伤所致。

（五）视力障碍

视觉功能是眼的主要功能，其作用在于识别外物，确定外物以及自身与外界的方位关系。视觉功能包括形觉、光感、色觉等，主要通过视力、视野、双眼视力、色觉等检查以评估视觉功能状态。视力是指分辨物体表面两点间最小距离（夹角，也即视角）的能力。因为视锥细胞主要聚集在眼底后极部黄斑中心凹，该区域的敏感度最高，故黄斑中心凹的视敏度又称中心视力。视力好坏是衡量眼功能是否正常的尺度，也是分析伤情的重要依据。

视力鉴定要点如下。

1. 审查鉴定材料　收集案情材料和病史材料、医学影像学资料。详细了解外伤史，包括：受伤时间、致伤物、致伤方式；受伤后的主要症状及体征；主要的诊治经过。

2. 视觉功能检测　根据被鉴定人主诉的视觉功能障碍情况，检查其视力、视野等视觉功能。视力包括远视力和近视力，但是常用远视力（简称视力或中心视力）作为眼外伤鉴定中评价视敏度的指标。视力表是测试视力最主要的检测方法，但是需要被检测者配合。《人体损伤致残程度分级》借鉴了 WHO 于 2003 年推出的"盲及视力损害分级标准"（表 6-1）。该标准提出了日常生活远视力的概念，但是考虑到法医学鉴定的特殊性和可操作性，目前鉴定实践中仍然以最佳矫正视力作为评定指标。

表 6-1　盲及视力损害分级标准（2003，WHO）

分类	远视力低于	远视力等于或者优于
轻度或无视力损害		0.3
中度视力损害（视力损害 1 级）	0.3	0.1
重度视力损害（视力损害 2 级）	0.1	0.05
盲（盲目 3 级）	0.05	0.02
盲（盲目 4 级）	0.02	光感
盲（盲目 5 级）	无光感	无光感

3. 眼部结构检查　依次进行眼附属器、眼球前段、眼球后段结构的检查。其中裂隙灯显微镜检查、眼底检查等需要在暗室里进行。必要时选择屈光、眼压、前房角、眼球运动、眼球突出度、双眼视力、泪道、医学影像学检查。应适时、客观、全面记录检查结果；应对关键检查结果采用必要的方法存档，以备检查。

4. 伪盲或者伪装低视力检查　对于疑有伪盲或伪装视力降低情况的，可以选择进行相应伪盲或者伪装视力降低的检查。需要鉴别是否为伪盲或者伪装视力降低的，还可以参考视觉电生理检查结果。视觉电生理是指利用临床神经电生理学的检测方法，对于视网膜至枕叶视觉中枢不同部位的视觉相关神经电反应进行检查并记录，客观测量人眼视觉功能的技术和方法。常用的视觉电生理方法有视觉眼电图（EOG）、视网膜电图（ERG）、视觉诱发电位（VEP）。不同的检查方法具有不同的临床价值，在这些方法中，VEP 在鉴定实践中最为常用。伪盲或者伪装低视力检查是法医学眼损伤鉴定的重要内容，对其检查实施满意与否直接关系到结果的公正、客观，具体操作可以参考《视觉功能障碍法医临床鉴定技术规范》（GB/T 43639—2024）。

5. *鉴定时机*　除非特别说明，若根据视觉功能障碍进行伤残等级鉴定，原则上应当在损伤或因损伤所导致的并发症、后遗症医疗终结后方可进行。一般而言，轻度或不遗留明显视觉功能障碍的眼部损伤，鉴定时机可以适当提前；若存在视觉功能障碍或者以视觉功能障碍作为评定伤残等级依据的，推荐其鉴定时机为损伤后 90～180 天以后。

（六）视野缺损

视野是法医学鉴定视觉功能的另一个重要指标。当眼球正视前方一固定目标，在维持眼球和头部不动的情况下，该眼能够见到的空间范围称为视野。视野大小通常以圆周度表示。正常视野类似不规则的椭圆形，颞侧最大，下方次之，鼻侧因为鼻背遮挡再次之，上方因眼睑遮挡最小，中心偏颞侧有一个竖直椭圆形生理盲点。外伤后，若受检视野的周界缩小或在视野可见范围内出现不能看见的盲区，则属于视野缺损。依据视野缺损的大致形态特征，可以分为向心性缩小、象限性缩小、偏盲、生理盲点扩大等。视野缺损的程度可以通过视野检查进行评估。

1. *视野检查方法*　计算机自动视野计检查是目前最常用的检查方法，最为标准的是按照 Goldman 程序进行检查。

2. *视野缺损的评估*　评估视野缺损程度时，可以通过周边视野（又称“动态视野”）检测结果计算出视野有效值，再换算出视野半径（或直径）。计算时，先在视野检查图上取颞侧、颞下、下侧、鼻下、鼻侧、鼻上、上侧、颞上共计 8 条子午线，读出与视野曲线相交的值，即为 8 个方向的视野度数值。正常人视野在视野曲线与 8 条子午线上的交点值分别为颞侧 85°、颞下 85°、下侧 65°、鼻下 50°、鼻侧 60°、鼻上 55°、上侧 45°、颞上 55°，合计值为 500。在计算受检者的实际视野时，可将测得视野曲线与 8 条子午线上的交点值相加，再除以 500，获得实测视野有效值：

$$实测视野有效值(\%) = (8\text{ 条子午线实测视野值之和}/500) \times 100\%$$

根据计算所得视野有效值，查视野有效值与残存视野半径、直径对照表（表 6-2），可获得残存视野所相当的视野半径，再将视野半径 ×2 得到视野直径，查表了解视野缺损的程度（表 6-3）。

表 6-2　视野有效值与残存视野半径、直径对照

视野有效值/%	视野度数(半径)	视野度数(直径)
8	5°	10°
16	10°	20°
24	15°	30°
32	20°	40°
40	25°	50°
48	30°	60°
56	35°	70°
64	40°	80°
72	45°	90°
80	50°	100°
88	55°	110°
90	60°	120°

表 6-3　视野缺损程度

视野缺损程度	视野度数(直径)	视野缺损程度	视野度数(直径)
视野接近完全缺损	小于 5°	视野中度缺损	小于 60°
视野极度缺损	小于 10°	视野轻度缺损	小于 120°
视野重度缺损	小于 20°		

《人体损伤致残程度分级》中涉及眼球部结构损伤，遗留眼部结构障碍或视力障碍（包括视力降低与视野缺损）的专门条款较多。例如，5.2.2 第 3)条，双眼球缺失或者萎缩；5.2.2 第 4)条，双眼盲目 5 级；5.2.2 第 5)条，双侧眼睑严重畸形（或者眼睑重度下垂，遮盖全部瞳孔），伴双眼盲目 3 级以上，评定二级伤残。5.3.2 第 1)条，一眼球缺失、萎缩或者盲目 5 级，另一眼盲目 3 级；5.3.2 第 2)条，双眼盲目 4 级；5.3.2 第 3)条，双眼视野接近完全缺损，视野有效值≤4%（直径≤5°），评定三级伤残。5.4.2 第 3)条，一眼球缺失、萎缩或者盲目 5 级，另一眼重度视力损害；5.4.2 第 4)条，双眼盲目 3 级；5.4.2 第 5)条，双眼视野极度缺损，视野有效值≤8%（直径≤10°），评定四级伤残。5.5.2 第 2)条，一眼球缺失、萎缩或者盲目 5 级，另一眼中度视力损害；5.5.2 第 3)条，双眼重度视力损害；5.5.2 第 4)条，双眼视野重度缺损，视野有效值≤16%（直径≤20°）；5.5.2 第 5)条，一侧眼睑严重畸形（或者眼睑重度下垂，遮盖全部瞳孔），伴另一眼盲目 3 级以上，评定五级伤残。5.6.2 第 5)条，一眼球缺失、萎缩或者盲目 5 级，另一眼视力≤0.5；5.6.2 第 6)条，一眼重度视力损害，另一眼中度视力损害；5.6.2 第 7)条，双眼视野中度缺损，视野有效值≤48%（直径≤60°），评定六级伤残。5.7.2

第4)条,一眼球缺失或者萎缩;5.7.2第5)条,双眼中度视力损害;5.7.2第6)条,一眼盲目3级,另一眼视力≤0.5;5.7.2第7)条,双眼偏盲;5.7.2第8)条,一侧眼睑严重畸形(或者眼睑重度下垂,遮盖全部瞳孔)合并该眼盲目3级以上,评定七级伤残。5.8.2第7)条,一眼盲目4级;5.8.2第8)条,一眼视野接近完全缺损,视野有效值≤4%(直径≤5°);5.8.2第10)条,一侧眼睑严重畸形(或者眼睑重度下垂,遮盖全部瞳孔)合并该眼重度视力损害,评定八级伤残。5.9.2第11)条,一眼盲目3级;5.9.2第12)条,一眼重度视力损害,另一眼视力≤0.5;5.9.2第13)条,一眼视野极度缺损,视野有效值≤8%(直径≤10°);5.9.2第14)条,双眼象限性视野缺损;5.9.2第15)条,一侧眼睑轻度畸形(或者眼睑下垂,遮盖部分瞳孔)合并该眼中度视力损害,评定九级伤残。5.10.2第15)条,一眼中度视力损害;5.10.2第16)条,双眼视力≤0.5;5.10.2第17)条,一眼视野中度缺损,视野有效值≤48%(直径≤60°),评定十级伤残。

二、耳及听器损伤

(一)耳郭损伤

耳郭突出于头颅两侧,形如贝壳,有前、后两面,前面相对凹凸不平。耳郭表面覆盖以较薄的皮肤、内有凹凸不平的弹性纤维软骨作为支架,具有一定的弹性、皮下组织少、出血后不易吸收等特点。不同人的耳郭大小、形态、细节特征都不同,甚至同一个人两侧耳郭面积也有一定差异。耳郭有收集声音、扩大声能、定位声源等辅助听觉功能,并参与面部容貌构成。耳郭突出外露,交通事故中容易受伤,主要有离断伤、挫裂伤、切割伤、烧灼伤等。耳郭皮肤薄,缺乏皮下组织,直接与软骨膜紧密连接,所以耳郭损伤常累及软骨,引起挛缩畸形,影响容貌。鉴定中,可以根据外伤导致耳郭缺损与畸形愈合程度评定伤残。耳郭损伤后一方面根据耳郭缺失或畸形程度评定伤残;另一方面,耳郭是容貌的重要组成部分,也要结合容貌毁损评定伤残。耳郭损伤或者畸形的评估,主要参照其与正常耳郭面积相差的范围和比例。由于耳郭形态不规则,对于耳郭缺损面积的测量和计算目前尚无统一的方法。在标准适用及鉴定过程中,耳郭缺损或者畸形面积占全耳郭比例测量建议统一采用耳郭前面平面投影面积计算的方法,按照最大投影面积,使用几何法或者网格纸的计算法,也可以借助计算机软件辅助计算。

《人体损伤致残程度分级》中有耳郭损伤专门条款。例如,5.8.2第2)条,符合容貌毁损(重度)标准之一项者(双侧耳郭完全缺失),评定八级伤残。5.9.2第17)条,耳郭缺损或者畸形,累计相当于一侧耳郭,评定九级伤残。5.10.2第21)条,耳郭缺损或者畸形,累计相当于一侧耳郭的30%,评定十级伤残。

（二）听器损伤

耳是人类收集外部信息的另一重要器官，由外耳、中耳和内耳组成。听觉的形成过程为：外界的声波经过外耳道传到中耳，引起鼓膜振动，振动波通过听小骨链传到内耳，刺激耳蜗内毛细胞，转换为电信号。听神经把这种电信号传递到大脑听觉中枢，产生听觉。鼓膜、听小骨、耳蜗相对纤细，在交通事故中容易受到损伤。在颞骨岩部骨折中，常伴有听小骨、耳蜗、听神经损伤，导致听力下降。听觉中枢位于枕叶区，这个区域脑实质的损伤，也可能导致听力下降。中年阶段以后，听力就会逐渐下降，老年人群普遍存在不同程度的听力下降。老年人交通伤致听力下降评定伤残时，必须明确有无听觉形成通路的损伤，结合年龄、对侧耳听力水平、个体差异等综合评定伤残。

听力障碍的鉴定要点：①听力障碍首先需要确证存在足以导致听力障碍的损伤基础（如耳部损伤或者涉及听觉中枢的颅脑损伤等），伤后近期有听力障碍的临床表现及相关耳科和听力检查结果。随着治疗、康复，听力障碍可以部分或者完全恢复，故听力障碍的鉴定时机应在损伤后 90～180 天以后。②判定损伤与听力障碍之间存在因果关系，并明确听力障碍的程度。听力障碍伤残程度划分的依据是听力障碍的程度，因此规范化的听力检查和正确评估听阈非常重要。听力障碍的检查和听阈评估方法应符合《听觉功能障碍法医临床鉴定技术规范》（GB/T 43640—2024）的要求。首先，常规进行纯音气导和骨导听阈测试，如果纯音听阈测试结果提示气导 0.5 kHz、1 kHz、2 kHz、4 kHz 各个频率听阈级的均值达到最低伤残等级时，应该进行客观听阈评估检查。其次，客观听阈检查方法，在《听觉功能障碍法医临床鉴定技术规范》中介绍了 DPOAE（畸变产物耳声发射）和听觉诱发电位，其中听觉诱发电位检测又包括 ABR（听性脑干反应）、40 Hz AERP（听觉相关电位）、ASSR（听性稳态反应）。听阈计算方法参照《听觉功能障碍法医临床鉴定技术规范》第 7.3.5 条的规定，同时应参考《人体损伤致残程度分级》中附录 C.3 听力评估方法。需要注意的是纯音气导听阈级应考虑到年龄因素，按照《声学　听阈与年龄关系的统计分布》（GB/T 7582—2004）听阈偏差的中值（50%）进行修正（表 6-4）；对听觉诱发电位反应阈进行实验室校正和年龄修正。

表 6-4　耳科正常人随年龄增长超过的听阈偏差中值

年龄组	男				女			
	500 Hz	1 000 Hz	2 000 Hz	4 000 Hz	500 Hz	1 000 Hz	2 000 Hz	4 000 Hz
30～39	1	1	1	2	1	1	1	1
40～49	2	2	3	8	2	2	3	4
50～59	4	4	7	16	4	4	6	9

续表

年龄组	男				女			
	500 Hz	1 000 Hz	2 000 Hz	4 000 Hz	500 Hz	1 000 Hz	2 000 Hz	4 000 Hz
60～69	6	7	12	28	6	7	11	16
70～	9	11	19	43	9	11	16	24

听力损失计算应按照世界卫生组织推荐的听力减退分级的频率范围，取0.5 kHz、1 kHz、2 kHz、4 kHz四个频率气导听阈级的平均值。如果所得均值不是整数，则小数点后的尾数采用四舍五入的方法修正为整数。纯音听阈级测试时，如某一频率纯音气导最大声强输出仍然没有反应时，以最大输出值为该频率听阈级。听觉诱发电位测试时，若输出最大声强仍引不出反应波形，以最大输出声强为反应阈值。在听阈评估时，听力学单位一律使用听力级(dB HL)。一般情况下，受试者听觉诱发电位反应阈值要比其行为阈值高10～20 dB(该差值又称为“校正值”)，即受试者的行为听阈值等于其听觉诱发电位反应阈值减去“校正值”，若未建立，建议取参考平均值(15 dB)作为“校正值”。

《人体损伤致残程度分级》中设立了听力障碍的专门条款，共计十条。分别为：5.4.2第6)条，双耳听力障碍≥91 dB HL，构成四级伤残。5.5.2第6)条，双耳听力障碍≥81 dB HL；5.5.2第7)条，一耳听力障碍≥91 dB HL，另一耳听力障碍≥61 dB HL，构成五级伤残。5.7.2第9)条，一耳听力障碍≥81 dB HL，另一耳听力障碍≥61 dB HL，构成七级伤残。5.8.2第11)条，一耳听力障碍≥91 dB HL；5.8.2第12)条，双耳听力障碍≥61 dB HL，构成八级伤残。5.9.2第18)条，一耳听力障碍≥81 dB HL；5.9.2第19)条，一耳听力障碍≥61 dB HL，另一耳听力障碍≥41 dB HL，构成九级伤残。5.10.2第18)条，一耳听力障碍≥61 dB HL；5.10.2第19)条，双耳听力障碍≥41 dB HL，构成十级伤残。

(三) 平衡功能障碍

内耳的前庭和半规管是位置感受器，因此人耳具有两种不同的功能，即位置感觉和听觉功能，因此人耳又称为位听感受器官。因为外伤或者疾病等各种因素导致位听感受器结构破坏或者功能障碍，均可引起不同程度的听力减退，当内耳损伤耳蜗并累及前庭和半规管，就会出现听力减退合并前庭平衡功能障碍。

平衡功能是指身体所处的一种姿态以及在运动或受到外力作用时能够自动调整并维持身体姿势的能力。在正常情况下，人体平衡是由前庭系统、视觉系统、本体感觉系统协调完成的。当这三个系统中任何一个或多个系统因损伤或者疾病导致结构破坏或功能障碍，均可影响人体平衡功能，其中前庭系统的作用最为重要。前庭神经系统包括前庭感受器(球囊和椭圆囊的囊斑结构及三个半规管的壶腹嵴)、初级和二级前庭神经元及各级神经中枢包括在大脑皮质的投射区和前庭传出系统。前庭、视觉和本体三个感觉系统的输入,经脑干、小脑、大脑皮质包括额叶、顶叶及枕叶的控制区进行整合后,引起动眼、姿态控制和感觉输出等多个运动反应。主要包括:①与重力有关的感觉以及运动或者运动发生变化时方向和速度的感知。②头部运动、视觉目标运动或两者都处在运动状态时保持清晰视觉影像功能。③保持直立姿态并做随意运动的能力。在实践中,单独出现前庭感受器损伤的很少见,一般多见于头部外伤,往往合并其他部位的损伤,伴有颅脑损伤或者听力损伤多见。

前庭平衡障碍表现为平衡障碍、眩晕、眼球震颤。内耳损伤可出现听力和前庭两方面的临床表现,前庭神经与耳蜗神经并行部位的损伤往往有眩晕、耳鸣、听力减退。前庭神经和耳蜗神经进入脑干后彼此分开,前庭系统在脑干部位损伤导致的眩晕不伴有听力减退。需要说明的是,前庭平衡功能的损害往往在损伤当时较为严重,但是经过适当治疗和自身主动锻炼后,相当部分功能可以代偿,对日常生活与工作影响较小。若双侧前庭平衡功能障碍完全丧失,则恢复概率较小,在明视条件下影响不大,但是在黑暗环境中活动会受到明显影响,如导致身体失稳、失衡。

前庭器官通过神经纤维与大脑、小脑、自主神经、动眼神经及脊髓神经有广泛的组织和功能上的联系,鉴定前庭功能状态,需要综合多种检查方法全面评定。主要检查方法有:①视频眼震电图检查。②转椅实验。③静态平衡检查。④动态姿势平衡检查。⑤耳石功能检查。

鉴定要点:①首先确证有内耳或颅脑损伤的病史,有伤及前庭平衡系统的病理基础,伤后有前庭平衡功能障碍的临床表现及相关临床检查结果。鉴定时,除了必要的体格检查以外,尽可能选择较为客观的视频眼震电图、静态和动态平衡仪等检查,结合损伤基础、伤后当时的临床表现及相关检查结果等,全面分析,综合评价。②鉴定时机。前庭系统损伤后,平衡功能障碍可以部分或完全代偿,故鉴定一般在伤后 90～180 天以后。③鉴定中,应注意鉴别损伤与疾病之间的关系,避免将自身疾病引起的平衡功能障碍误认为损伤所致。

《人体损伤致残程度分级》中设立了平衡功能障碍的专门条款。例如,5.6.2 第 8)条,双侧前庭平衡功能丧失,睁眼行走困难,不能并足站立,评定六级伤残。5.10.2 第 20)条,一侧前庭平衡功能丧失,伴听力减退,评定十级伤残。

三、鼻损伤

外鼻隆起于面部,也容易遭受外伤。外鼻由皮肤、皮下组织、鼻骨及软骨构成,位于面部中央区,呈现为尖端向上、底部朝下的三角锥形,是组成容貌的重要器官。自上而下,依次为鼻根、鼻梁、鼻背及鼻尖,下部两侧凸起为鼻翼,底部呈三角形，中间由鼻小柱分隔成左右鼻孔。鼻的主要功能是呼吸，鼻腔和鼻窦在发声过程中起到共鸣作用。交通伤中面部挫擦、切割会造成外鼻缺损、撕裂，严重时伴有鼻软骨、鼻骨损伤，经过临床治疗后，会遗留不同程度的鼻部缺损或畸形。鼻损伤后一方面根据鼻缺失或畸形程度评定伤残，另一方面，外鼻是容貌的重要组成部分，也要结合容貌毁损评定伤残。由于外鼻形态不规则，对于鼻部组织缺损范围的测量和计算尚无统一方法，鉴定中只能按照解剖分区的缺损范围，结合整形学科的评估方法进行大致评价。

《人体损伤致残程度分级》中有鼻损伤的专门条款。例如，5.8.2 第 13）条，双侧鼻翼大部分缺损，或者鼻尖大部分缺损合并一侧鼻翼大部分缺损，评定八级伤残。5.9.2 第 20）条，一侧鼻翼或者鼻尖大部分缺损或者严重畸形，评定九级伤残。5.10.2 第 22）条，鼻尖或者鼻翼部分缺损深达软骨，评定十级伤残。

第三节 体表损伤

一、概述

皮肤瘢痕是指皮肤组织的完整性因为各种创伤因素的作用而破坏，皮肤损伤处在愈合过程中由肉芽组织增生、改建成熟而形成的纤维组织。皮肤瘢痕的形成不但在外形上引起特殊的改变，而且因面积和所在部位不同还可导致一定的功能障碍，给患者带来不同程度的肉体痛苦和精神痛苦。

二、皮肤瘢痕的分型

皮肤瘢痕可根据病理形态学划分如下。

1. *浅表性瘢痕* 是指各种创伤因素破坏皮肤的表皮层和真皮浅层，在未合并感染的情形下愈合形成的瘢痕组织。因此，浅表性瘢痕具有皮肤组织结构浅表损伤、局部形成平坦、柔软瘢痕，或仅有皮肤表面粗糙和（或）色素沉积变化，一般不至于发生功能性障碍，且随着时间推移瘢痕将越来越不明显的特点。

2. *增殖性瘢痕* 也称为增生性瘢痕、肥厚性瘢痕、肥大性瘢痕、隆起性瘢痕，是指各种创伤因素损伤累及皮肤真皮深层，在皮肤愈合之后瘢痕仍然继续增生所致的病理性瘢痕。临床上通常将这种局限于损伤区域范围内呈增生性病变的病理性瘢痕称为增殖性瘢痕。最大特点为：符合瘢痕增生期的病理性质，瘢痕深部组织中胶原蛋白的合成代谢持续性超常进行，超过其代偿速度，在相当长的时间内形成大量胶原纤维，表现为瘢痕组织持续性形成，外观不断增大，隆起高于周围皮肤。

3. 萎缩性瘢痕　是以其引起的功能障碍特征命名的瘢痕，且是一种最不稳定的瘢痕组织，又称为不稳定性瘢痕。当皮肤组织大面积损伤、累及皮肤全层及皮下脂肪组织，在未经植皮仅靠周边上皮细胞生长而使创面愈合的情形下，常可形成萎缩性瘢痕。萎缩性瘢痕常见于大面积烧伤（如Ⅲ度烧伤创面）、撕脱伤、头皮及颅骨严重电击伤、肢体长期慢性溃疡等。

萎缩性瘢痕表皮菲薄，质地坚硬，表面平坦或略高于周围皮肤，与深组织如肌肉、肌腱、神经等紧密粘连。因为局部血液循环极差，常呈淡红色或白色，表皮极薄，不能耐受外力摩擦和负重，容易破溃而形成经久不愈的慢性溃疡。

4. 凹陷性瘢痕　是指因皮肤真皮层及皮下组织缺损而形成的瘢痕。临床上痤疮、手术、感染、水痘、天花等是形成凹陷性瘢痕的常见原因。法医学鉴定实践中，伴有皮下组织、肌肉、骨骼等深部组织缺损的严重创伤，可形成凹陷性瘢痕。凹陷性瘢痕在外观上略低于周围正常皮肤组织，质地较硬。瘢痕基底部常与周围肌肉、神经、骨膜粘连，引起疼痛或者局部功能障碍。

5. 瘢痕疙瘩　是指皮肤创口、创面愈合或者其他不明原因所致皮肤损伤愈合过程中形成的过度生长的异常瘢痕组织。瘢痕疙瘩的特点：①病变超过原始皮肤损伤范围。②呈持续性生长。③高于周围皮肤表面、质地硬韧、颜色发红的结节状、条索状或块状肿块。

三、瘢痕的检查方法

因为体表瘢痕通常长短不一、形状各异，可以采用如下测量方法测量其长度或者面积。

针对条状瘢痕，建议使用符合精确度要求的测量工具，于瘢痕的两侧末端测量长度；除非特别规定，宽度测量通常取瘢痕最宽处和最窄处数据的平均值（不应将瘢痕两端点的宽度作为瘢痕最窄处的数值）。

针对不规则块状瘢痕，可以采用几何图形法或者坐标法测量并计算瘢痕的实际面积；具有计算机图形处理系统软件的，可以采用该技术方法扫描并计算瘢痕面积。

针对瘢痕占体表面积比例，通常情况下可以按照中国新九分法、手掌法进行测量和计算。在接近标准表款规定的临界值时，应进行更为精确的计算，可参照相关专业资料。

四、鉴定要点

1. 鉴定时机　原则上应当在临床治疗终结后实施鉴定。

2. 鉴定内容 确实因治疗需要(如清创、外科手术、植皮术等)而形成的皮肤瘢痕,应当计入瘢痕总长度或总面积。瘢痕长度或者面积达到致残等级标准的,应当予以认定。

3. 瘢痕疙瘩 交通伤引起的瘢痕疙瘩应予以认定。若同时存在非本次外伤所致的瘢痕疙瘩,需要进行鉴别。

4. 条款竞合 在等级比较高的伤残中,体表瘢痕面积和面部瘢痕面积的致残程度鉴定具有竞合情形,如二级伤残、四级伤残。如体表瘢痕面积已经包含面部瘢痕面积,致残程度鉴定时只能依据体表瘢痕的相应条款面积,不能同时再采用面部瘢痕的相应条款。如果体表瘢痕不包含面部瘢痕面积,则可以分别依照体表和面部瘢痕的相应条款进行致残程度鉴定。取舍的原则应当是致残程度等级"就高不就低"。

5. 体表创面长期不愈 是指创面在各种内外因素作用下,不能通过正常的愈合进程恢复解剖和功能上的完整,因病理性炎症反应而呈现经久不愈的状况。致使创面经久不愈的因素有原始损伤严重、创伤部位血供差、自身疾病(如糖尿病)等。长期不愈的鉴定依据主要有如下几个方面:①发生在原始损伤的创面范围。②经过临床正规治疗效果不佳,医学诊疗资料完整。③病程持续时间在一年或一年以上。④排除原始创面愈合后,再次遭受外力致伤情形。

6. 相关残疾等级 《人体损伤致残程度分级》中关于单纯皮肤损伤和损伤后瘢痕条款有八条,分别为:5.2.6 第 1)条,皮肤瘢痕形成达体表面积 90%,评定为二级伤残。5.4.7 第 1)条,皮肤瘢痕形成达体表面积 70%,评定为四级伤残。5.6.7 第 1)条,皮肤瘢痕形成达体表面积 50%,评定为六级伤残。5.8.7 第 1)条,皮肤瘢痕形成达体表面积 30%,评定为八级伤残。5.9.7 第 1)条,皮肤瘢痕形成达体表面积 10%,评定为九级伤残。5.10.7 第 1)条,手部皮肤瘢痕形成或者植皮术后,范围达一手掌面积 50%;5.10.7 第 2)条,皮肤瘢痕形成达体表面积 4%;5.10.7 第 3)条,皮肤创面长期不愈超过 1 年,范围达体表面积 1%,评定为十级伤残。

第七章　颈胸腹部损伤

第一节　颈 部 损 伤

颈部位于头和胸之间。颈部上界为下颌角下缘、下颌角、乳突和枕外隆凸连线，下界为胸骨柄上缘、锁骨、尖峰至第 7 颈椎棘突的连线。两侧斜方肌以前为颈前部(狭义的颈部)，其后为项部(或称颈后部)。颈前部以胸锁乳突肌为界分为颈前三角区、胸锁乳突肌区和后方的颈外侧区。两侧胸锁乳突肌内缘、下颌骨下缘与前正中线之间围成的区域称为颈前三角区，左右各一。颈前区属于面部容貌的延伸部分。颈部体表损伤多为严重烧灼伤和(或)化学性损伤，经过治疗后有的会遗留严重瘢痕，影响颈部活动，甚至使颈部处于强迫体位，甚或致颌面部器官因瘢痕牵拉而向下移位变形，对颌颈部功能和形态均造成极大影响。

一、颈部皮肤软组织损伤

(一) 损伤后果

颏颈粘连，多为下颌部至颈部广泛性烧灼伤后，遗留颈部重度瘢痕挛缩形成。表现为下颌部、颈部、胸前壁之间广泛性瘢痕覆盖、粘连、挛缩，颈部失去正常外形，头颈强直，颈部活动障碍。

颏颈粘连可分为轻、中、重三度。①轻度颏颈粘连：单纯颈部或颈胸部瘢痕，瘢痕位于颌颈角平面以下的颈胸部，颈部活动基本不受限，饮食、吞咽等均无影响。②中度颏颈粘连：颏颈瘢痕粘连或颏颈胸瘢痕粘连。颈后仰及旋转受到限制，饮食、吞咽有所影响，不流涎，下唇前庭沟不消失，能闭口。③重度颏颈粘连：唇、颏部和颈前区均粘连在一起，颈部处于强迫低头姿势。可以根据颏颈粘连程度及容貌毁损评定伤残，不建议同时参照不同标准条款对同一处损伤评定两个伤残等级。

(二) 鉴定要点

(1) 严格区分颈前区的解剖位置。《人体损伤致残程度分级》中对颈前三角区瘢痕形成做了特殊的安排，主要考虑到颈前三角区是面容的延伸部位，涉及容貌。对于该区域以外的颈部瘢痕，仍视为一般体表瘢痕。

(2) 按照颏颈粘连分度鉴定。《人体损伤致残程度分级》5.8.2 第 2)条规定“符合容貌毁损(重度)标准之一项者”属于八级伤残,而附录 B.15.1 规定,颏颈粘连(中度以上)属“重度容貌毁损”之一项指标,故 5.7.3 第 4)条与 5.8.2 第 2)条存在条款竞合,采用高等级七级。

(3) 颏颈粘连畸形松解术,是指因损伤后遗留瘢痕形成并挛缩畸形、颏颈粘连导致头部或者颈部旋转、侧屈等动作受限,或者影响饮食、吞咽等动作,或者影响体貌,达到中度以上颏颈粘连程度,具有瘢痕粘连松解术等治疗适应证,松解术后遗留轻度颏颈粘连者可适用 5.10.3 第 1)条。5.7.3 第 4)条所谓“颏颈粘连(中度)”原则上应该为已经行至少一次手术治疗,但是仍不能完全改善的情形。具有手术适应证但是无法或者难以实施手术的,可以在说明理由的情况下参照该条款实施鉴定。

(4) 单纯的轻度颏颈粘连(未行颏颈粘连畸形松解术),按照瘢痕面积测量结果适用条款,未达到 5.10.3 第 2)条、5.9.3 第 1)条等条款规定者,不宜鉴定为相应致残程度等级。

《人体损伤致残程度分级》中涉及颈部瘢痕专门条款有四条。分别为:5.7.3 第 4)条,颏颈粘连(中度),评定七级伤残。5.9.3 第 1)条,颈前三角区瘢痕形成,累计面积达 50.0 cm^2,评定九级伤残。5.10.3 第 1)条,颏颈粘连畸形松解术后;5.10.3 第 2)条,颈前三角区瘢痕形成,累计面积达 25.0 cm^2,评定十级伤残。

二、甲状腺损伤

(一) 解剖及生理特点

甲状腺位于颈前区,是人体内最大的内分泌腺,由左、右两腺叶及连接两侧腺体的峡部组成,其主要功能是合成甲状腺素。而碘是合成甲状腺素的必要原料,甲状腺是人体吸收、聚集、利用碘的唯一场所。甲状腺素包括 T_3、T_4 和 FT_3、FT_4。其中 T_3、T_4 与甲状腺球蛋白密切结合,储存于甲状腺滤泡内,不能通过毛细血管,但是机体需要时,经过水解酶作用,T_3、T_4 从甲状腺球蛋白水解分离并释放入血液。在血液中,T_3、T_4 绝大多数与血浆蛋白质结合,真正发挥作用的是极少数游离状态的 FT_3、FT_4。甲状腺激素的生理功能极为广泛,几乎遍及全身各系统,可影响机体的生长、发育、组织分化、物质代谢及各种器官和系统的功能。T_3、T_4 和 FT_3、FT_4 的合成和分泌由腺垂体分泌的促甲状腺素(TSH)调节。颈部的交通伤中,甲状腺损伤少见。甲状腺损伤导致的腺体缺损或者由于残余腺体的血供不足,均可造成甲状腺激素分泌不足或缺乏,致使甲状腺功能减退、低下,并出现一些临床综合征。

(二) 甲状腺功能损害

根据临床表现与实验室检查结果，将甲状腺功能损害分为轻度、中度、重度。轻度：临床症状较轻，T_3、T_4 或者 FT_3、FT_4 正常，TSH 轻度增高，但<50 μU/L。中度：临床症状较重，T_3、T_4 或者 FT_3、FT_4 正常，TSH>50 μU/L。重度：临床症状严重，T_3、T_4 或者 FT_3、FT_4 低于正常值，TSH>50 μU/L。老年人交通伤中，如果有明确的甲状腺损伤病理基础，又经过系统规范治疗，存在明确外伤性甲状腺功能低下，参照相关条款鉴定伤残。但需要鉴别伤前有无甲状腺功能低下的病史，因为老年人，尤其是老年女性，甲状腺功能低下发病率并不低。交通伤中甲状旁腺更为少见，不再赘述。

(三) 甲状腺损伤鉴定要点

(1) 存在甲状腺损伤，并且该损伤具有导致甲状腺功能减退的病理基础。

(2) 损伤后出现相对应的甲状腺功能减退的临床表现及实验室检查结果。

(3) 结合损伤后临床表现及实验室检查结果，明确甲状腺功能损伤的严重程度分级，据此进行伤残等级的鉴定。

(4) 伤病关系的分析。导致甲状腺功能减退的原因很多，包括自身免疫、损伤、甲状腺破坏（如甲状腺手术、甲状腺^{131}I 治疗等）、碘过量及抗甲状腺药物等，鉴定中主要对甲状腺功能减退的原因进行综合分析。

(5) 注意 18 岁以下未成年人的特殊情况，未成年人甲状腺损伤可致功能减退、药物依赖。

《人体损伤致残程度分级》中涉及甲状腺损伤的专门条款主要有：5.5.3 第 1)条，未成年人甲状腺损伤致功能减退，药物依赖；5.5.3 第 2)条，甲状旁腺功能损害（重度），评定五级伤残。5.7.3 第 1)条，甲状腺功能损害（重度）；5.7.3 第 2)条，甲状旁腺功能损害（中度），评定七级伤残。5.8.3 第 1)条，甲状腺功能损害（中度），评定八级伤残。5.9.3 第 2)条，甲状腺功能损害（轻度）；5.9.3 第 3)条，甲状旁腺功能损害（轻度），评定九级伤残。

三、咽喉损伤及发声和构音功能障碍

(一) 发声功能障碍

发声是由呼出的气流震动声带产生可以听见的声音，以及声道其他部分结构调制此声音的过程。人类发声系统主要由三部分组成：动力器官（呼吸系统）、振动器官（声带）及共鸣器官（胸腔、咽喉、口腔、鼻腔与鼻窦）。发声系统各组织器官的器质性或功能性异常均有可能导致发声障碍。发声功能障碍通常表现为音质、音调、音量、声音持续时间及共鸣等出现异常。音质的改变主要由声带的器质性疾病或者功能性异常所致;音调主要受声带的长度、质量、紧张度和声门下压力等因素的影响;音量受呼吸流量、声带阻抗力、声带振动模式和声门下压力等因素的共同影响。

喉是重要的发声器官。创伤性发声功能障碍最多见于喉部损伤。喉部外伤分为外部伤和内部伤。外部伤又分为:①闭合性喉外伤,如喉部挫伤。②开放性喉外伤,如切割伤、刺伤、火器伤等。内部伤主要包括吸入或吞入高温气体、液体、强酸、强碱等化学性腐蚀物质造成喉腔内部烫伤或者烧灼伤。喉外伤主要包括软骨骨折、喉黏膜损伤、声带断裂、环杓关节脱位及喉返神经损伤等。除发声障碍外,还常有喉部疼痛、出血、声音嘶哑、呼吸困难、吞咽困难、咳嗽等临床表现。

另外,喉返神经是迷走神经的分支,如果颅脑损伤及迷走神经或者支配声带运动的神经中枢至神经末梢路径上有任何损伤,均可能引起发声功能障碍。

(二) 构音功能障碍

构音是指通过舌、咽、腭、唇和下颌的高度灵活运动,改变共鸣腔的形状,使声道的阀门阻挡气流,从而产生不同的元音和辅音,构成言语声音。构音功能障碍是发音器官神经、肌肉的器质性损伤而引起发音器官的肌肉无力、肌张力异常及运动不协调等,产生发声、发音、共鸣、韵律等言语控制障碍。患者听力理解正常并且能正确选择词语及按照语法排序词句,但是不能很好地控制重音、音量和音调。

构音功能障碍一般分为六种类型:①迟缓型构音障碍,由下运动神经元损伤引起,如颅神经核、颅神经、周围神经纤维病变或构音肌肉的病变,可降低或麻痹肌肉的张力。受影响的肌肉表现为肌萎缩,尤其是舌肌。言语表现为辅音和发音无力、歪曲。②痉挛型构音障碍,由上运动神经元损伤引起,构音肌群张力增高,见于脑血管病、脑外伤、肿瘤、感染等损伤皮质延髓束。表现为唇运动减弱、舌偏向患侧、腭弓下降,但是喉功能常能保留。言语特征为嗓音呈急促、紧迫的发声,说话缓慢费力、语调过低、语调分裂、语音单一、重音减少或消失。③运动失调型构音障碍,由小脑或者脑干传导束病变、损伤所致构音肌群运动范围、运动方向的控制能力差。言语特征为不规则的发音停顿,过分或者缺少重音变化。④运动过少型构音障碍,由椎体外系病变所致,可引起构音肌群的不自主运动和肌张力变化。言语特征为音量单一、音调单一和重音的减少。⑤运动过多型构音障碍,由椎体外系病变所致,常常见于舞蹈病、豆状核变性、脑瘫等。言语特征为元音歪曲、音量异常、音量过分变化,可出现费力音和发音阻塞现象,常常伴有不适宜停顿和嗓音震颤。⑥混合型构音障碍,包括痉挛型、迟缓型和共济失调型,由上下运动神经元病变引起,如多发性硬化、脑外伤、肌萎缩型侧索硬化症等。

(三) 发声和构音功能障碍的检查方法

主要有主观听觉评估方法和客观检测分析方法。主观听觉评估方法临床上常常采用 GRBAS 评分方法，包括五个描述参数，分别是总嘶哑度(grade，G)、粗糙度(roughness，R)、气息度(Breathiness，B)、无力度(asthenia，A)和紧张度(strain，S)。根据以上每个方法评估获得的检测结果，又分为四个等级：0 级正常；1 级轻度异常；2 级中度异常；3 级重度异常。语言清晰度评估是构音器官功能评估的重要方法。语言清晰度分为四级：一级，只能发出单音，语言能力丧失，属于极重度功能障碍；二级，有一定的发音能力，语言清晰度 10%～30%，属于重度功能障碍；三级，具有发音能力，语言清晰度 31%～50%，属于功能障碍；四级，具有发音能力，语言清晰度 51%～70%，属于轻度功能障碍。

客观检测分析方法大致包括以下几种：①声带运动的检测。②嗓音声学检测。③空气动力检测。④喉肌电图检测等。

(四) 发声和构音功能障碍的鉴定要点

(1) 首先明确是否存在发声或者构音功能障碍的病理基础。根据有无颅脑、口腔及颈部外伤的病史，伤后的临床表现、影像学检查、喉镜检查、肌电图检查等，明确是否存在发声和构音器官的器质性损伤，有无相应的运动障碍，并明确原因。结合其伤后就诊病史，判断损伤与功能障碍之间的因果关系。

(2) 按照发声和构音功能障碍的检查方法评估发声功能障碍或者构音功能障碍的严重程度。评估时应根据主观听觉评估方法的结果，结合客观检测方法的阳性发现，全面分析，综合评价。《人体损伤致残程度分级》附录 B. 23、B. 24 对发声功能障碍和构音功能障碍做出了严重程度分级。GRBAS 评分中总嘶哑度为 1，或者语言清晰度评估为一级或者二级的，可以认定为轻度发声功能障碍或者构音功能障碍；总嘶哑度为 3，或者语言清晰度评定为三级或四级的，可以认定为重度发声功能障碍或构音功能障碍。

(3) 伤病关系鉴别。注意了解被鉴定人伤前日常发声情况，并且需要排除功能性发声功能障碍和自身疾病所致声带麻痹等。例如脑血管疾病致使中枢性声带麻痹，颈部、肺部、纵隔肿瘤压迫喉返神经。特别注意判断与颅脑外伤与疾病之间的关系，是否存在疾病。例如重症肌无力、多发性硬化、帕金森病等引起的言语功能障碍。

《人体损伤致残程度分级》中涉及发声和构音功能障碍的专门条款有两条。分别为：5.8.2 第 18)条，发声功能或者构音功能障碍(重度)，评定八级伤残。5.9.2 第 25)条，发声功能或者构音功能障碍(轻度)，评定九级伤残。

四、吞咽功能障碍

(一) 吞咽功能障碍的原因

吞咽动作是许多肌肉参与的反射性协同运动。根据食物进入途径,吞咽可以分为三期,即口腔期、咽腔期、食管期。吞咽动作一经发生即不能中止。吞咽中枢位于延髓的网状结构内、迷走神经核附近。其传入神经包括来自软腭、咽后壁、会厌和食管处的脑神经传入纤维。吞咽是指以适宜的频率和速度通过咽运送食物和饮料的功能。引起吞咽困难的原因可以分为以下几种:①功能性障碍。凡是导致咽痛的疾病一般都会引起不同程度的吞咽困难,咽痛愈烈,吞咽困难愈加严重。②梗阻性。咽部或食管狭窄、增生、有异物等,妨碍食物下行,尤其是固体性食物难以下咽,流质食物尚能通过。③麻痹性。因为中枢性病变或者周围性神经病变所致咽肌麻痹,引起吞咽困难,进入液体有时更明显。此处涉及吞咽功能障碍主要是由口咽部损伤所致。

咽是呼吸道和消化道上端共同的通道,上起颅底,下至第 6 颈椎下方,全长约 12 cm,前壁不完整,由上而下分别与鼻腔、口腔和喉相通。咽可以分为鼻咽、口咽和喉咽。咽喉两部紧密相邻并彼此相通,损伤常常累及两部,损伤机制与类型也相似。咽部的损伤或疾病主要症状为咽痛、咽感觉异常、吞咽困难、声音异常及饮食反流,还常常有出血、咳嗽及呼吸困难等。外部伤可见颈部软组织肿胀、出血等,咽部可见黏膜充血、肿胀或苍白、水疱、溃疡、出血及伪膜等,可同时伴有口腔、鼻腔、喉类似的表现,重者因伤后瘢痕粘连而致咽喉部狭窄,甚至闭锁。

(二) 吞咽功能障碍的检查方法

最常用的是吞咽障碍的程度评分(VGF),按照食物在喉的三个阶段分别进行评分,然后累计总分。

口腔期:①不能把口腔内的食物送入咽喉,从唇部流出,或者仅仅靠重力作用送入咽喉,0 分。②不能形成食块流入咽喉,只能让食物原状流入咽喉,1 分。③不能一次就把食物完全送入咽喉,一次吞咽完成后,有部分食物残留在口腔内,2 分。④一次吞咽就可以完成把食物送入咽喉,3 分。

咽喉期:①不能引起咽喉上举,会厌闭锁及软腭弓闭合,吞咽反射不充分,0 分。②在咽喉凹及梨状窝存有多量的残食,1 分。③少量潴留残食,且反复几次吞咽才可以把残食全部吞咽入咽喉下,2 分。④一次吞咽就可以完成把食物送入食管 3 分。

误咽程度:①大部分误咽,无呛咳,0 分。②大部分误咽,有呛咳,1 分。③少部分误咽,无呛咳,2 分。④少量误咽,有呛咳,3 分。⑤无误咽,4 分。

以上各项累计总分为 10 分属于正常，0 分为重症。

另外，吞咽 X 线造影录像也是比较常见的方法，一般用钡剂作为造影剂，将其调成流质或者半流质，分别于垂直坐位及 30°、60°半卧位对患者进行吞钡检查。通过吞咽造影录像观察吞咽反射、软腭、舌骨、舌根活动、喉头上举和闭锁、咽壁的蠕动、梨状窝及会厌上凹的残留物等。该方法可以较为客观地判断吞咽功能，有助于判断是否存在伪装或夸大情况。

(三) 吞咽功能障碍的鉴定要点

(1) 首先要明确是否存在吞咽功能障碍的病理基础，形成原因与损伤之间的因果关系。可以通过病史了解有无颈部、口部、咽喉部外伤史，伤后临床诊治经过，并观察咽喉腔形态、咽肌运动及反射(包括软腭及缩咽肌等)，结合头颈部影像学检查，明确是否存在咽部器质性损伤及运动障碍。

(2) 对吞咽功能障碍进行分级，其中"影响吞咽功能"是指虽然能够进食普通食物，但是进食的速度缓慢并且伴有明显不适。吞咽功能障碍严重程度的判断需要仔细询问病史、日常进食情况，并选择合适的主、客观检查，全面分析，综合判读。

(3) 伤病关系的判断。交通伤致吞咽功能障碍是基于外伤引起咽部器质性改变所致，应该注意了解被鉴定人伤前吞咽与进食状态。需要排除可以引起吞咽功能障碍的其他自身性疾病，如急性咽喉炎、急性扁桃体炎、咽部疱疹或溃疡、反流性食管炎、咽部脓肿异物、癔症性吞咽障碍等。

《人体损伤致残程度分级》中涉及吞咽功能障碍的专门条款有五条。分别为：5.3.2 第 4)条，吞咽功能障碍，完全依赖胃管进食，评定三级伤残。5.5.2 第 9)条，咽或者咽后区损伤遗留吞咽功能障碍，只能吞咽流质食物，评定五级伤残。5.7.2 第 10)条，咽或者咽后区损伤遗留吞咽功能障碍，只能吞咽半流质食物，评定七级伤残。5.8.2 第 19)条，咽成形术后咽下运动异常，评定八级伤残。5.10.2 第 28)条，咽或者咽后区损伤影响吞咽功能，评定十级伤残。

第二节　胸 部 损 伤

一、胸廓损伤

(一) 概述

胸廓是胸腔壁的骨性基础和框架，主要由肋骨、胸骨、胸椎围绕而成。正常人胸肋前后径<左右径，比例约为 1∶1.5，且左右两侧基本对称。如果外伤后胸廓前后径与左右径比例明显失调，或者两侧胸廓失去对称，即为胸廓畸形。扁平胸、桶状胸、佝偻胸等多是由各种先天性或者后天性疾病引起的胸廓前后径与左右径之间比例失调，而严重的外伤可导致两侧胸廓失去对称，甚至局部膨隆或者塌陷。最常见的外伤原因为多发性肋骨骨折，尤其是一根肋骨多处骨折。胸部严重损伤可使胸壁的完整性遭到破坏，在造成胸廓畸形的同时，也常常会累及胸腹腔内脏器及引发血气胸等。《人体损伤致残程度分级》中胸廓畸形主要是指愈合后胸廓形态。肋骨是主要组成部分，外伤所致肋骨缺失或畸形愈合是常见的胸廓畸形的原因。胸廓形态失常既影响外观，也可能会限制肺脏的呼吸运动，影响呼吸功能。胸廓畸形严重程度一般与肋骨骨折的数量呈正相关，单根肋骨多处骨折，骨折移位明显，肋骨骨折或缺失较多，遗留胸廓畸形愈合概率也越高。

肋骨的解剖形态学略呈"C"形，由后上向前下方弯曲行走，X 线摄片上肋骨可以分为后肋、前肋及腋段，大致各占全长的 1/3，但是没有准确的分界点。在 X 线摄片中，上下部分肋骨分别投影于胸部和腹部，两部分摄片影像学技术参数存在明显差异，且肋骨影像与胸腔内其他解剖结构会出现前后重叠，上下不同肋骨之间不同部位也会发生重叠，这些都容易造成膈下肋骨和肋骨腋段骨折的遗漏。据统计，X 线平片对于肋骨骨折诊断符合率只有 80%左右。近年来随着 CT 扫描仪器的普及，肋骨骨折检出率明显提高，据统计胸部 CT 扫描对于肋骨骨折诊断符合率达到 95%以上。若采用合适的图像后处理软件技术，可以进一步提高诊断率，几乎达到"完美"的准确率。

（二）鉴定要点

（1）鉴定时机。肋骨骨折断端无明显移位或者不全性骨折伤后初期在常规 X 线检查下不易发现，经过一段时间以后，出现骨痂生长、骨折愈合、骨痂塑形等过程，骨折部位断端局部骨质膨大，反而易于观察；此外，无明显移位的骨折经过一段时间，因为呼吸运动等因素造成骨折断端发生移位，也使骨折容易显示。因此骨折一般选择伤后 3～6 个月鉴定比较合适。

（2）肋骨骨折畸形愈合的认定。这里肋骨骨折畸形愈合，是指肋骨完全性骨折后因为断端明显移位（包括断端错位、成角或者分离等），经过骨痂生成、骨折愈合等过程形成了分离、成角、旋转、重叠畸形等，以断端重叠畸形与断端分离较为常见。

（3）认定肋骨多发骨折为同一次外伤所致。伤者胸廓或者多发性肋骨骨折，会进行多次 X 线摄片及胸部 CT 检查，肋骨骨折的数量和部位常常在不同次的检查中不完全一致，这就需要判断肋骨骨折是否都为该次交通损伤所致。可以从多发性肋骨骨折是否处在同一受力线范围，骨折部位是否相邻，骨痂形态是否符合同一时期骨折愈合过程中的影像学特征等进行判断。应当将各种发现资料综合起来加以全面分析，并与本次外伤后的原始影像学资料进行认真对比，形成证据链，据此认定外伤与肋骨骨折之间是否存在直接因果关系。

（4）胸廓畸形和胸式呼吸活动受限的认定。首先要观看胸廓影像学形态的变化，还应当结合胸式呼吸活动有无受限综合判断。胸式呼吸受限的判断，应重点观察胸廓两侧运动随着呼吸运动的动作是否对称、有无反常呼吸。凡是出现胸廓两侧呼吸运动不对称，损伤一侧（或者损伤较重一侧）胸式呼吸明显受限，甚至出现反常呼吸征象者，均属于胸式呼吸受限。

（5）伤病关系认定。外伤肋骨骨折多见，甚至有少量肋骨骨折在诊治过程中没有及时发现，鉴定中需要排除陈旧性肋骨骨折、病理性肋骨骨折、肋骨发育变异，有时还要排除医源性肋骨骨折（如胸外心脏按压引起）。

（6）运用胸廓成形术后相关条款进行鉴定时，应密切关注呼吸功能有无受累。影响呼吸功能时，参照《人体损伤致残程度分级》中附录 B.25 呼吸功能分度，凡是符合轻度呼吸困难者，均属于影响呼吸功能。

（三）条款适用

《人体损伤致残程度分级》中涉及肋骨骨折和胸廓畸形的条款共有六条。分别为：5.6.3 第 2）条，一侧胸廓成形术后，切除 6 根以上肋骨，评定六级伤残。5.7.3 第 7）条，胸廓畸形，胸式呼吸受限，评定七级伤残。5.8.3 第 6）条，肋骨骨折 12 根以上并后遗 6 处畸形愈合；5.8.3 第 9）条，胸廓成形术后，影响呼吸功能，评定八级伤残。5.9.3 第 11）条，肋骨骨折 12 根以上，或者肋骨部分缺失 4 根以上；肋骨骨折 8 根以上并后遗 4 处畸形愈合，评定九级伤残。5.10.3 第 7）条，肋骨骨折 6 根以上，或者肋骨部分缺失 2 根以上；肋骨骨折 4 根以上并后遗 2 处畸形愈合，评定十级伤残。

二、气管、支气管、肺损伤

（一）概述

气管开始于口腔、鼻咽，向下分为支气管、小支气管、段支气管、终末细支气管，最后至肺泡。支气管分为左右主支气管，左主支气管与右主支气管相比较，前者细长，走向倾斜，后者较为粗短，走向略直，所以气管异物较多进入右主支气管。肺是人体的呼吸器官，位于胸腔内，左右两肺分居于膈肌上方和纵隔两侧，覆盖心脏。左肺由后上向前下方的一条斜裂分为上、下两叶；右侧除了斜裂以外，还有一条近似水平方向的水平裂，故分为上、中、下三叶。左、右主支气管分为肺叶支气管，进入肺叶。肺叶支气管在各肺叶内再分为肺段支气管，并在肺内反复分支，呈树枝状，形成支气管树。每一肺段支气管及所属的肺组织，称为支气管肺段。肺有双重循环系统，除了接收肺循环外，还接收支气管循环血液供应。肺、气管、支气管破裂后，血液或者气体进入胸膜腔可引起血气胸，气体进入皮下或者纵隔内可引起皮下和纵隔气肿。

（二）呼吸困难

呼吸困难是呼吸功能不全的一个重要症状，患者主观表现为感觉呼吸过程不适或者不畅、空气不足、呼吸费力，客观上表现为呼吸频率、深度和节律的改变，严重时出现鼻翼扇动、发绀、端坐呼吸，辅助呼吸肌参与呼吸运动等。呼吸困难的原因主要有以下几类。

1．*肺源性呼吸困难*　系因呼吸系统疾病致肺通气、换气功能不良，肺活量降低，血中缺氧和（或）二氧化碳浓度增高引起。根据呼吸过程中气道狭窄的部位及气道狭窄处的直径是否随着气道内压力改变，又可以分为吸气性、呼气性、混合性三种。吸气性呼吸困难是各种原因引起喉、气管、大支气管的狭窄和阻塞所致，气道狭窄多位于肺外；呼气性呼吸困难是肺组织弹性降低，小支气管痉挛或狭窄所致，狭窄部位在肺内；吸气和呼气时气道都狭窄，即为混合性呼吸困难。胸部损伤后，由于肺组织受到血胸、气胸压迫，肺泡、支气管被分泌物阻塞，通气、换气功能下降；有时候多发毗邻肋骨骨折形成反常呼吸运动（连枷胸），损伤后肺组织切除、肺组织纤维化、胸膜增厚粘连、胸廓骨骼畸形、各级气道病变等，都会引起二氧化碳潴留，导致呼吸困难。

2．*心源性呼吸困难*　主要是由左心和（或）右心功能不全引起。两者发生机制不同，左心功能不全时呼吸困难主要原因是肺淤血和肺组织弹性降低，右心功能不全性呼吸困难主要原因是体循环淤血。

3．*血源性呼吸困难*　重度贫血、高铁血红蛋白血症、硫化血红蛋白血症、一氧化碳中毒等，由于红细胞携带氧气减少，血中含氧量降低，会引起呼吸减慢加深，心率较快。在大出血或者休克时，随着缺血和血压下降，也会刺激呼吸中枢引起呼吸困难。

4．*神经性呼吸困难*　颅脑损伤（如脑出血、水肿等）直接伤及呼吸中枢或血供减少、压力刺激等原因累及呼吸中枢，导致呼吸减慢加深，出现呼吸节律改变。

5．*中毒性呼吸困难*　在代谢性酸中毒时（如尿毒症、糖尿病酮症等），血液中酸性代谢物强烈刺激呼吸中枢，致使呼吸深、大，可伴有鼾声，称为“酸中毒深大呼吸”。急性感染时机体代谢增加，血液温度升高，加之血液中酸性代谢物的作用，可以刺激呼吸中枢，使呼吸加快。

（三）呼吸困难检验方法

呼吸困难的检验与程度判定主要依赖肺功能检查，包括肺通气功能、换气功能、呼吸调节功能及肺循环功能等。肺功能检查是呼吸系统疾病的必要检查之一，可以显示肺生理与病理生理的改变，判断阻塞性病变、限制性病变和混合性病变，对于早期检查肺、气道病变，对于评估疾病的严重程度、预后、治疗效果及患者的劳动强度耐受力等均有重要意义。常用的呼吸困难检验方法主要有以下几类。

1. 肺容量 主要参数有潮气容积（VT）、补吸气容积（IRV）、补呼气容积（ERV）、残气容积（RV）、深吸气量（IC）、肺活量（VC）、功能残气量（FRC）、总肺活量（TLV）。

2. 肺通气 主要参数有每分钟静息通气量、生理无效腔量、肺泡通气量、最大通气量（MVV）、用力肺活量（FVC）、第一秒呼出气体容积（FEV1）、呼气高峰流量（PEFR）、肺通气血流比例、最大呼气流量—容积曲线（MEFR）、闭合容积（CV）等。

3. 呼吸系统顺应性 主要参数有总顺应性、胸壁顺应性、肺顺应性等。

4. 气道阻力 单位压力所需要的压力差。一般以每秒钟内通气量为 1 L 时的压力差表示。

5. 呼吸功 空气进入呼吸道时，为了克服肺、胸壁和腹腔内脏器的阻力而消耗的能量。

6. 血气分析 包括动脉血氧分压、血氧饱和度、动脉 CO_2 分压测定等。

7. 运动试验 人体呼吸和循环器官具有较大的功能储备，心肺功能的损害可在其症状明显之前发生，但运动试验可以敏感显示早期肺功能的改变，有助于早期判断心肺功能障碍的性质和程度。

呼吸功能困难的分度，主要是根据肺功能检测结果，临床上分为轻度、中度、重度损害，具体见下表（表 7-1）。

表 7-1 呼吸功能损害程度分级

损害级别	FVC	FEV1	MVV	FEV1/FVC	RV/TLC	DL_{CO}
正常	＞80	＞80	＞80	＞70	＜35	＞80
轻度损害	60～79	60～79	60～79	55～69	36～45	60～79
中度损害	40～59	40～59	40～59	35～54	46～55	45～99
重度损害	＜40	＜40	＜40	＜35	＞55	＜45

注：FVC、FEV1、MVV、DL_{CO}，皆为占预计值的百分比。

（四）肺切除术

肺切除是治疗肺部严重损伤的有效措施之一。一般来讲，肺损伤严重无法修补、损伤后肺组织萎缩或者肺组织发生炎症、坏死、液化、形成肺脓肿，或者造成气管、支气管破裂应进行肺切除。根据病损的性质、范围和肺功能的情况，可以选择实施一侧全肺切除术（全肺切除术）、肺部分切除术（包括肺叶切除、肺段切除或楔形切除）、两个肺叶切除术或者肺叶+肺段切除术。肺组织楔形切除术不需要解剖和分离支气管与大血管，手术方法简单，特别是由于单肺通气技术进步和各种缝合器的研制、开发，肺楔形切除术和局部切除术也有了很大进步。

1. 肺移植术后　肺移植术是将供体的肺脏器官移植到受体的手术，是治疗肺终末期病变的唯一有效方法。目前肺移植的形式有心肺联合移植、双肺移植、单肺移植、肺叶移植等。随着肺移植技术、供体保存、围术期理论、技术、方法的逐步成熟，肺移植术后的生存率有了较大的提高。

2. 肺脏异物存留或者取出术后　肺脏异物存留多数为枪弹伤，或者异物戳穿胸部并残留在肺内。肺部严重的开放性损伤，砂石等异物也可以从创口进入肺内并残留等。肺内异物存留的主要症状取决于异物种类、性质、大小和数量等，损伤后出现胸痛、呼吸困难、咯血、张力性或者开放性气胸、凝固性血胸、失血性休克等。在临床上往往需要急诊手术，剖胸清创+异物取出，甚至行肺切除术。

3. 气管、支气管成形术　左右主支气管均起自气管隆嵴，主支气管近端位于纵隔内，远端位于胸腔内。支气管损伤主要有胸部闭合性损伤和医源性损伤两类。胸部闭合性损伤多见于交通事故、胸壁撞击伤等，常常合并其他严重损伤；临床上80%以上创伤性支气管裂伤均发生在气管距离隆突远端2.5 cm处。支气管成形术包括支气管成形+肺叶切除术，各个肺段支气管成形术、单纯性支气管袖状切除术、支气管瓣修复成形术等。由于肺及肺段切除术有专门性条款规定，因此这里主要是指单纯性支气管袖状切除术、支气管瓣修复成形术，不包括支气管成形+肺叶切除术。气管的成形术包括气管吻合术和人工气管重建术等。

4. 气管、支气管、肺损伤和呼吸困难的鉴定要点

（1）根据外伤史、临床表现、手术记录、影像学检查结果及各种临床检查资料，认定原发性损伤和主要的治疗经过。

（2）分析呼吸困难。包括以下几个条件：①呼吸频率加快至28～35次/分，伴有呼吸深度和呼吸节律的异常，并呈持续性状态，同时伴有缺氧的症状和体征。②血气分析。PaO_2＜60 mm Hg（8 kPa），$PaCO_2$＞50 mm Hg（6.67 kPa）。③肺功能测验提示呼吸功能不全，FEV1%＜83%。④影像学检查可以发现导致呼吸困难的器质性损伤或病变，其病变程度与呼吸困难程度基本一致。

（3）肺部各种手术的认定。注意是否存在原发性损伤，分析判断相关手术的原因、手术指征、与外伤之间的因果关系等。

《人体损伤致残程度分级》中涉及气管、支气管、肺损伤和呼吸困难的条款较

多。例如，5.2.3 第 1)条，呼吸困难(极重度)；5.2.3 第 3)条，肺移植术后，评定二级伤残。5.4.3 第 2)条，一侧全肺切除术后；5.4.3 第 3)条，呼吸困难(重度)，评定四级伤残。5.6.3 第 8)条，两肺叶切除术后，评定六级伤残。5.7.3 第 8)条，一肺叶切除，并肺段或者肺组织楔形切除术后，评定七级伤残。5.8.3 第 8)条，一肺叶切除术后；5.8.3 第 9)条，胸廓成形术后，影响呼吸功能；5.8.3 第 10)条，呼吸困难(中度)，评定八级伤残。5.9.3 第 4)条，气管或者支气管成形术；5.9.3 第 18)条，肺段或者肺组织楔形切除术后；5.9.3 第 19)条，肺脏异物存留或者取出术后，评定九级伤残。5.10.3 第 8)条，肺修补术后；5.10.3 第 9)条，呼吸困难(轻度)，评定十级伤残。

三、心脏、大血管损伤与心脏功能障碍

(一) 概述

心血管由心脏、动脉、静脉和毛细血管组成，其内有血液循环，推动血液流动的是心脏。心脏位于胸腔的纵隔内，居于左右两肺之间，外面裹着心包，约 2/3 在身体中线左侧，1/3 在中线右侧。心脏上方与大血管(主动脉、肺动脉、上腔静脉、肺静脉等)相连，下方与膈相连。心脏有右心房、右心室、左心房、左心室四个腔。左、右心之间有中隔分开，互不相通，同侧房室之间均借助房室口相通。心房接受静脉，心室发出动脉，房室口与动脉口处均有瓣膜，在血液流动时起着阀门作用，保证血液在心内单向流动。心脏的损伤分为开放性损伤和闭合性损伤。心脏开放性损伤常常损伤心脏的游离壁，也可导致心脏瓣膜、腱索、乳头肌、房间隔、室间隔、冠状动脉、传导系统损伤。心脏开放性损伤的病理变化和临床表现取决于伤口大小、位置及损伤类型。心脏闭合性损伤分为直接外力作用所致和间接外力作用所致两种。直接外力损伤的机制为心脏与前胸壁或脊柱撞击，或者心脏被挤压于前胸壁和脊柱之间；间接外力损伤多见于腹部被挤压，导致大量血液被挤压入心脏。心脏及心包内大血管创伤，常因大出血或者急性心脏压塞而危及生命，因此往往需要急诊外科手术。

心功能不全是指各种原因造成心肌收缩力下降，心脏排出的血液不足以维持组织代谢需要的一种病理状态。心功能不全按照其发展进程分为急性和慢性心功能不全；按照发生部位分为左心和右心功能不全；按照发生机制分为收缩性和舒张性心功能不全。心功能不全的常见症状有心悸、气短乏力、呼吸困难、静脉怒张、肝脏肿大、尿少水肿等。左心功能不全主要临床表现为肺淤血、不能平卧、呼吸困难、四肢无力、头晕、活动后心慌、气促等；右心功能不全主要临床表现为双下肢肿胀、腹胀、肝脾淤血肿大，甚至出现腹水和胸腔积液等。

《人体损伤致残程度分级》附录 B.26 规定，心功能可以分为四级：Ⅰ级，体

力活动无明显受限，日常活动不易引起过度乏力、呼吸困难或者心悸等不适；Ⅱ级，体力活动轻度受限，休息时无明显不适症状，日常活动即可引起乏力、心悸、呼吸困难或者心绞痛；Ⅲ级，体力活动明显受限，休息时无症状，轻度日常活动即可引起上述症状；Ⅳ级，不能从事任何体力活动，休息时亦有充血性心衰或心绞痛症状，任何体力劳动后加重。

常见检测技术主要分为电生理检测技术和泵功能检测技术。心脏电生理检测技术主要包括心电图、心电向量图、心磁图、心脏传导系统检测技术等；心脏泵功能检测技术主要包括心机械图、阻抗图、超声心动图、心音图、心导管技术等。

（二）常见损伤后果

1. 器质性心律失常　心律失常是指心脏活动的形成和（或）传导异常所引发的心脏搏动频率或者节律的异常。心律失常是一种常见的临床综合征，与心脏解剖结构、心肌电生理密切相关。心律失常发生机制主要有冲动形成异常和冲动传导异常，冲动传导折返是所有快速心律失常中最常见的发生原理。心律失常常见分类：①窦性心动过速。窦性心率，心率＞100 次/分，并长时间搏动过快。②窦性心动过缓。窦性心率，心率＜60 次/分，并长时间搏动过缓。③房性或室性早搏，简称早搏。是心脏某一个部位过早地形成冲动引起心脏搏动。④心房扑动与心房颤动。心房扑动时，心率通常在 220～360 次/分，一般不能全部向下传导至心室，由于心理性房室传导阻滞而形成 2∶1 或 3∶1 下传，偶有 1∶1 传导者。心房颤动为心房极速心律失常，频率达 350～600 次/分，心室节律不齐，频率为 120～160 次/分。⑤室上性阵发性心动过速。是指阵发性快速而规则的异位心律，心率一般在 160～220 次/分，但是也有慢于 130 次/分或快速达到 300 次/分的情况。⑥室性心动过速。连续三个以上的室性早搏为室性心动过速，多见于器质性心脏病患者。

2. 器质性心律失常安装永久性心脏起搏器　心脏起搏器是一种植入人体内通过脉冲发生器发放电脉冲，刺激电极所接触的心肌，使心脏激动和收缩，从而治疗某些心律失常的电子治疗仪器。永久性心脏起搏器是治疗各种原因引起的不可逆心脏起搏和传导功能障碍的主要方法。安装心脏起搏器的适应证主要有以下几种情况：①严重的心跳过慢。②心脏收缩无力。③心搏骤停。

3. 缩窄性心包炎　缩窄性心包炎是由心包慢性炎症所导致的心包增厚、粘连，甚至钙化，致使心脏舒张、收缩受限，心功能减退，进而引起全身血液循环障碍的一种疾病。缩窄性心包炎主要继发于急性心包炎，多数是结核性心包炎，其次为化脓性和创伤性心包炎。缩窄性心包炎是一种慢性进行性加重的疾病，多数因为器官功能衰竭、腹腔积液及周围水肿或严重心脏并发症致残或者死亡。积极早期治疗急性心包炎可以防止发展到缩窄性心包炎。

4. *心脏室壁瘤*　心脏室壁瘤是心肌梗死的后遗症之一，发生机制为梗死区愈合过程中心肌由结缔组织替代，变成无收缩力的薄纤维瘢痕区，由于不能像正常心肌承受心腔内的压力，向外呈囊状膨出而形成，故又称心室壁膨胀瘤。室壁瘤分为真性室壁瘤和假性室壁瘤，真性室壁瘤为心肌全层病变，瘤壁含有纤维组织，伴或不伴散在的心肌细胞。假性室壁瘤是左心室缓慢破裂后由周围心包组织包裹形成的瘤样结构。假性心脏室壁瘤的瘤壁由纤维性心包（不是来自左心室心肌梗死与愈合）构成，假性室壁瘤的腔内通常充满了陈旧和新鲜的大血凝块。高血压和类固醇及非类固醇抗炎症药物的应用可能会促进假性室壁瘤的形成。心脏室壁瘤多见于大面积的心肌梗死，心肌梗死后真性室壁瘤发生率为5%～10%。透壁性心肌梗死比内膜下梗死更多见、4/5 的室壁瘤累及左心室的前壁心尖部，发生率比下壁或后壁高 4 倍。真性室壁瘤破裂罕见，但是假性室壁瘤破裂常见，通常需要紧急外科手术治疗。

（三）心血管损伤常见的手术治疗方法

1. *心脏移植术*　指将已判定脑死亡并配型成功的人类心脏完整取出，植入受体胸腔内的同种异体移植手术。主要是针对晚期充血性心力衰竭和严重的冠状动脉疾病的外科手术，是挽救终末期心脏病患者生命和改善其生活质量的一种治疗方法。

2. *心脏瓣膜置换术*　采用由人工合成材料制成的人工机械瓣膜或用生物组织制成的人工生物瓣膜替换原有瓣膜的手术，简称换瓣。心脏瓣膜病变主要为瓣膜狭窄和瓣膜关闭不全，轻度的瓣膜狭窄或关闭不全一般不需要进行瓣膜置换手术，只有瓣膜病变严重，其他治疗方法无效的情况下，才会选择瓣膜置换术。

3. *心脏或者大血管修补术*　用于外伤性心脏破裂。心脏破裂可能在伤后立即发生，也可能于 1～2 周内因挫伤区软化灶坏死而引起延迟性或继发性破裂。左心室破裂将于数分钟内死亡，右心室破裂可在 30 min 内死亡，心房破裂可生存较长时间。临床上，心脏或大血管破裂的患者需及时行修补术，对于血流动力学改变而造成严重心脏瓣膜损伤的患者，应进行瓣膜修补术或瓣膜置换术。

4. *冠状动脉移植术*　冠状动脉分为左冠状动脉和右冠状动脉，左冠状动脉又分出前降支和回旋支。左冠状动脉供血范围主要为左心室、左心房，右冠状动脉供血范围主要为右心室、右心房和后室间隔；上述冠状动脉之间有侧支循环，当一根血管堵塞时，可能由另一根血管通过侧支循环供应病变血管堵塞远端的冠状动脉区域。外伤后，小的冠状动脉分支损伤可无症状，也无明显心电图改变，大的分支或者主干冠状动脉损伤则表现为急性心肌梗死或心脏压塞。冠状动脉破裂一旦确诊，应立即手术处理，较小的冠脉损伤可以直接缝合或者用止血剂压迫止血，大的冠状动脉破裂或内膜撕裂出血可引起低血压或心肌缺血，应行冠状动脉移植术。冠状动脉移植术，在临床上多为冠状动脉旁路移植术，即冠状动脉搭桥术，简称“冠脉搭桥术”。其方法为用移植的血管即桥血管（常为大隐静脉及带蒂的乳内动脉，也有用桡动脉、带蒂的胃网膜动脉和其他肢体动脉），在升主动脉根部与病变冠状动脉阻塞远端建立一条血管通路，使心脏搏出的血从主动脉经过所架的血管桥，绕过冠状动脉病变部位，流向冠状动脉狭窄或梗阻处的远端，到达缺血心肌，从而提高冠脉灌注，增加心肌氧供。

（四）心血管损伤的鉴定要点

（1）心脏与大血管损伤主要依据外伤史、临床表现和影像学检查结果等确认。

（2）根据外伤史、临床表现、心功能客观检查，尤其关注心脏射血分数、脑钠肽（BNP）、心电图、超声心动图及影像学检查，确认心功能不全的原因、类型和程度。

（3）心脏损伤、大血管损伤或者肺脏损伤，包括主要后遗症病变如室壁瘤或血管瘤，可引起急性或慢性心功能不全。由于涉及的伤残等级评定主要为慢性心功能不全的评定，鉴定时机一般选择损伤后3～6个月以后。

（4）对于心脏移植、心瓣膜修补或者移植术、冠状动脉移植术、心脏和大血管修补术等，注意审阅病史资料，特别是手术记录等临床资料，并认真分析、判断因果关系，排除自身疾病进行治疗的可能。

《人体损伤致残程度分级》中涉及心脏、大血管损伤及心功能障碍的条款较多。例如，5.1.2第1)条，心功能不全，心功能Ⅳ级；5.1.2第2)条，严重器质性心律失常，心功能Ⅲ级；5.1.2第3)条，心脏移植术后，心功能Ⅲ级；5.1.2第4)条，心肺联合移植术后，评定一级伤残。5.2.3第2)条，心脏移植术后，评定二级伤残。5.3.3第2)条，心功能不全，心功能Ⅲ级，评定三级伤残。5.4.3第1)条，严重器质性心律失常，心功能Ⅱ级，评定四级伤残。5.6.3第4)条，心脏瓣膜置换术后，心功能不全；5.6.3第5)条，心功能不全，心功能Ⅱ级；5.6.3第6)条，器质性心律失常安装永久性起搏器后；5.6.3第7)条，严重器质性心律失常，评定六级伤残。5.8.3第7)条，心脏或者大血管修补术后，评定八级伤残。5.9.3第12)条，心功能不全，心功能Ⅰ级；5.9.3第13)条，冠状动脉移植术后；5.9.3第14)条，心脏室壁瘤；5.9.3第15)条，心脏异物存留或者取出术后；5.9.3第16)条，缩窄性心包炎，评定九级伤残。

四、食管及喉返神经损伤

（一）食管解剖特点

食管是消化道中最窄的部分，为一前后扁平的肌性组织。食管上端在第6

颈椎水平，上接于喉咽，下端在第 11 胸椎水平，连接于胃贲门，全长约 25 cm，具有吞咽功能。食管按照部位来分，可分为食管颈段、食管胸段、食管腹段。食管壁由黏膜层、黏膜下层、肌层和外膜四层组织环绕构成，并在颈部、胸部、腹部各有一个生理性狭窄。正常的食管解剖结构可以防止食物胃食管反流，特别是食管下端括约肌和膈肌是防止胃食管反流的重要生理结构。距离胃贲门 4～6 cm 长的食管腔内压力一般比胃内压力高，起到天然"阀门"的作用。交通伤中食管损伤较少见，多为破裂伤及化学品致内壁烧灼伤。胸段是食管损伤的常见部位，占食管损伤的 50%～70%；食管颈段位于颈部中央部位，损伤较少，多数情况下合并邻近组织损伤，特别是合并气管损伤（约占 50%）；食管腹段位置较深，长度只有 2～3 cm，故外伤引起该段食管损伤概率很低，多合并胸腹腔联合损伤。

（二）食管损伤的后遗症状

1. *食管狭窄、吞咽困难* 大范围的烧灼伤愈合后，瘢痕组织挛缩，导致食管管腔机械性狭窄，吞咽困难，影响正常进食。食管所致吞咽困难程度主要是由食管损伤或者狭窄程度决定，但是检查时主要依据进食情况来判断食管狭窄程度，如进流质或半流质的情况。严重吞咽困难者需要行食管支架术、食管切除吻合术、食管重建术。食管狭窄所致吞咽困难程度，参照咽部损伤中吞咽困难部分，不再赘述。

2. *反流性食管炎* 食管损伤，特别是食管手术切除以后，食管的解剖结构发生明显变化，食管内防止胃食管反流的作用机制被破坏，就会导致反流性食管炎。主要临床表现为：胸骨后烧灼感或者疼痛；胃食管反流，在餐后、躯体前倾位、夜间卧床休息时明显；吞咽困难；出血或者贫血。实验室检查：食管内呈酸性环境，pH$<$3，食管内压力为 1.3 kPa（10 mmHg）。

（三）鉴定要点

（1）通过了解案情、病史、影像学诊断、手术病史等确定食管损伤病理基础、后遗症与原发性损伤之间的因果关系。

（2）查找食管损伤后的手术方式，常见的有食管修补术、食管吻合术、食管重建术、食管支架术、食管部分切除并食管胃吻合术等。

（3）判定食管狭窄所致吞咽困难。主要根据病史、症状、影像学检查、食管镜检查等，确定是否存在食管狭窄和吞咽困难，并参照标准评定吞咽困难程度。

（4）伤病关系的分析，排除各种自身疾病导致的食管狭窄和吞咽困难。

《人体损伤致残程度分级》中涉及食管损伤遗留食管狭窄、吞咽困难的专门条款较多。例如，5.3.3 第 1）条，食管闭锁或者切除术后，摄食依赖胃造口或者空肠造口，评定三级伤残。5.5.3 第 3）条，食管狭窄，仅能进流质食物；5.5.3 第 4）条，食管损伤，肠代食管术后，评定五级伤残。5.6.3 第 1）条，双侧喉返神经损伤，影响功能，评定六级伤残。5.7.3 第 3)条，食管狭窄，仅能进半流质食物；食管重建术后并发反流性食管炎，评定七级伤残。5.8.3 第 3)条，食管部分切除术后，并后遗胸腔胃，评定八级伤残。5.9.3 第 5)条，食管吻合术后；5.9.3 第 6)条，食管腔内支架置入术后；5.9.3 第 7)条，食管损伤，影响吞咽功能，评定九级伤残。5.10.3 第 5)条，食管修补术后，评定十级伤残。

五、女性乳房损伤

(一) 概述

女性乳房位于胸大肌浅面，第 2～6 肋骨水平之间。乳头位于乳房中心，由乳晕包围，乳房的发育受地区、种族等因素影响。成年女性的乳房在妊娠和哺乳期会分泌乳汁，妊娠后期和哺乳期，因乳腺增生，乳房明显增大。哺乳停止后，乳腺萎缩，乳房变小。老年妇女的乳房因弹性纤维减少而松弛下垂。

乳房主要由结缔组织、脂肪组织、乳腺、大量血管和神经等构成。其中脂肪包裹整个乳腺(乳晕除外)，脂肪层厚则乳房大，触诊呈均质感；反之则小，触诊有结节感。乳房腺体具有 15～20 个腺叶，以乳头为中心，呈放射状排列，每个腺叶有单独的导管，分别开口于乳头。每个腺叶分成许多腺小叶，腺小叶由许多滤泡组成。每个腺叶、腺小叶都由纤维组织包围，纤维束将整个乳房组织连接于胸大肌表面与皮肤内面，支撑和固定乳房。在腺叶间垂直行走的纤维束，称 Copper 韧带。乳房含有丰富的血管和神经，血管和淋巴管供给养分及排出代谢废物，神经连接于乳房皮肤的感觉器，感觉外界刺激。

乳房是女性的第二性征之一，也是女性重要的性器官。乳房和乳头含有丰富的神经末梢，与其他性器官紧密联系。刺激女性乳房可以产生性兴奋，乳头受到刺激也会“勃起”，在两性活动中起重要作用。在现代社会，乳房除了其生理功能以外，还体现出更多的社会性，丰满挺拔的乳房是女性形体美的特征，与容貌一样对女性的魅力和自信起着重要作用，对女性的社会交往和心理健康有较大影响。

乳房是胸前壁的一部分，机械性损伤、电击伤和化学性损伤均可伤及乳房，包括乳房裂伤、切割伤、烧伤愈合后遗留瘢痕和变形，严重的乳房损伤可致乳房组织全部或者部分缺失，乳腺及其导管损伤，可出现溢乳、排乳障碍或者反复继发性感染等。

(二) 乳房检查方法

1. 检查乳房时，须解脱上身内衣，胸部和腋部均完全暴露　被鉴定人取平卧位或端坐位，面对光线，必要时双臂高举或双手叉腰。首先视诊。观察乳房外形发育情况，双侧是否对称、有无缺损，表面有无瘢痕、隆起、下陷，乳头位置是否对称、有无回缩等。其次触诊。鉴定人以手掌和手指平置于乳房上，按照顺序轻轻按摩或滑动触诊乳房各象限，忌抓捏。此外是辅助检查，主要有 B 超、钼靶 X 线、CT、MRI 检查等。

2. *乳房缺失和畸形程度判断*　乳房缺失主要根据体检明确缺损象限，结合影像学检查结果判断。乳房的毁损、缺失都会导致乳房畸形的后果。单纯的乳房畸形多由瘢痕牵拉所致。如果一个损伤后果同时表现为乳房毁损、乳房缺失、乳房畸形，应选择其中最重的方面进行评定。对于乳房畸形的判断，主要根据乳房的形状、位置及畸形程度综合评判。对于乳房毁损的判断，主要根据手术探查记录、乳腺导管造影、MRI、B 超、钼靶检查等，确认乳腺及乳腺导管损伤程度和范围。由于难以用具体文字精确界定乳房畸形的程度，因此乳房畸形的判断需要根据乳房的畸形程度和乳房缺失的程度进行对比，权衡后评定，即乳房严重畸形与乳房大部分缺失相当，乳房畸形与乳房部分缺失相当。乳房缺损面积的比例计算，以健侧乳房为参照，以乳头为中心划分四个象限，每个象限占比为 1/4，也可以结合充填法、网格法、计算机图像法来估算伤侧乳房缺失或畸形的比例。两侧乳房部分缺失，比照上述方法估算。部分乳房连同乳头缺失时，取乳房基底的中心位置为圆心进行估算。

（三）鉴定要点

（1）女性一侧乳房大部分缺失或者严重畸形是指损伤致缺失或者畸形范围超过一侧乳房的 50%。

（2）女性两侧乳房完全缺失，是指治疗终结后，原有的乳房组织完全缺失。

（3）女性双侧乳房大部分缺失或者严重畸形，是指双侧乳房缺失或者畸形的范围均在 50%以上。

（4）未成年或者育龄女性。按照《民法典》和《人体损伤致残程度分级》附则 6.10 的规定，“未成年女性”是指年龄未满 18 周岁的女性；“育龄女性”是指生理上具有生育能力的平均年龄段女性，一般是指 25～49 岁的女性，49 岁以上，分娩后仍可哺乳，可以参照育龄女性的相应规定。

（5）乳房损伤条款适用于损伤导致的乳房缺失或畸形，以及乳房受损后无法保留，须行手术切除所致的乳房缺失。但是，如果仅仅为乳房表面皮肤瘢痕形成，而乳房形态完整，应参照体表瘢痕条款进行伤残等级鉴定。

《人体损伤致残程度分级》中涉及乳房损伤致乳房缺失或畸形的条款共计九条。分别为：5.6.3 第 3）条，女性双侧乳房完全缺失，评定六级伤残。5.7.3 第 5）条，女性双侧乳房大部分缺失或者严重畸形；5.7.3 第 6）条，未成年或者育龄女性双侧乳头完全缺失，评定七级伤残。5.8.3 第 4）条，女性一侧乳房完全缺失；女性双侧乳房缺失或者毁损，累计范围相当于一侧乳房 3/4 以上；5.8.3 第 5）条，女性双侧乳头完全缺失，评定八级伤残。5.9.3 第 8）条，女性双侧乳房缺失或者毁损，累计范围相当于一侧乳房 1/2 以上；5.9.3 第 9）条，女性一侧乳房大部分缺失或者严重畸形；5.9.3 第 10）条，女性一侧乳头完全缺失或者双侧乳头部分缺失（或者畸形），评定九级伤残。5.10.3 第 6）条，女性一侧乳房部分缺失或者畸形，评定十级伤残。

第三节　腹 部 损 伤

一、腹壁与膈肌损伤

（一）腹壁损伤

1．概述　腹壁由皮肤、肌肉、筋膜等组织构成，上界为剑突、肋弓及第 11、第 12 游离肋端，下界为耻骨联合、腹股沟韧带、髂骨嵴，向上、向下和后面分别附着于肋骨、骨盆和脊柱。由外向内依次为皮肤、浅筋膜、肌肉—腱膜层、腹横筋膜、腹膜后脂肪层及壁腹膜。腹壁对腹腔内组织器官具有包裹和保护作用，其各种生理活动的实现均依赖于腹壁的完整性。腹壁以两侧腋后线为界限，分为腹前外侧和腹后壁。本节所指的腹壁是指腋后线前的腹前外侧壁（简称腹前壁），不包括腹后壁。腹前壁轮廓呈现为六边形的区域。腹部分区通常采用腹前壁画线的方法，常用九分法和四分法两种：九分法，指以两条水平线和两条垂直线将腹部分为九个区域；四分法，以通过肚脐的水平线与垂直线将腹部分为左右上腹部和左右下腹部。

2．常见类型

（1）腹壁缺损：指腹前壁及外侧壁存在缺损区域。其损伤的原因可以是损伤致皮肤、皮下组织、肌层和（或）筋膜的缺失，或者因损伤后继发、合并感染、组织坏死引起腹壁缺失，或者因腹部手术切口愈合不良继发腹壁缺损。①临床上将腹壁缺损分为三种类型：Ⅰ型，仅有皮肤和部分皮下组织的缺失；Ⅱ型，以腹壁肌筋膜组织为主的缺失，腹壁皮肤完整性尚保存；Ⅲ型，全层腹壁的缺失。《人体损伤致残程度分级》中腹壁缺损主要指上述Ⅱ型和Ⅲ型腹壁缺损，一般不包括Ⅰ型腹壁缺损。②损伤基础。除了直接的严重的开放性腹壁损伤导致腹壁缺损之外，大部分原因为腹部大片软组织严重创伤继发血运障碍、严重感染，最终坏死并形成腹壁缺损。腹部缺损者常常有较为严重的挫伤，继发严重性感染、组织坏死。③腹部缺损的检查方法和认定原则。a. 腹部曾经有创伤史、手术史或者手术后感染史等。b. 腹部软组织严重损伤或手术明确记载腹壁损伤，如腹壁穿透伤或开放性损伤，常同时合并腹腔内组织器官的损伤。c. 腹壁上可见遗留瘢痕、创面，损伤及切口瘢痕区可扪及缺损区域，站立时包块凸出，平卧时基本消失，可通过望诊、触诊大致判断出缺损范围、程度，也可通过超声、CT、MRI 等医学影像学检查加以确证。d. 因腹壁由多层组织组成，如果腹壁皮肤基本存留，或者经过植皮术后得以部分修复，仅仅有部分腹壁层缺如，仍然认定为腹壁缺损。

(2) 创伤性腹壁疝：指由腹腔内组织或者器官连同相邻壁腹膜，经腹壁薄弱处或者孔隙等结构，向体表突出所形成的病理状态。创伤性腹壁疝是腹腔器官和网膜经腹部创伤或手术切口形成的薄弱处，凸向体表形成疝的病理改变。腹壁创伤后可在早期或早中期形成腹壁疝，如发生于腹直肌断裂伴腹膜撕裂，或发生于腹壁创伤、手术切口的继发性感染坏死。创伤性腹壁疝根据疝内容物所处位置可分为皮下型疝、肌间隙型疝、腹膜前(后)型疝。肌间隙型疝和腹膜前(后)型疝易发生疝嵌顿、绞窄。上腹部创伤性腹壁疝常常伴有腹腔器官的复合型损伤，下腹部创伤性疝以单纯性较多。

创伤性腹壁疝按照形成机制可分为：①创伤性腹壁疝，闭合性腹壁损伤，如果腹壁血肿、腹直肌出血及断裂，最终可能形成创伤性腹壁疝，因皮肤韧性较强，腹壁受伤部位出现软质包块，局部可触及腹壁缺损。②腹壁切口疝，是由腹腔内组织器官自腹部手术切口处或者外伤创口及感染坏死后形成的薄弱处凸出而引起。此类疝跟其他疝的症状相似。③造瘘口旁疝，是以小肠为主的腹腔内容物从造瘘口疝出，多发生在造瘘术后两年内。

(3) 创伤后腹壁疝：腹部或腰部严重外伤后，在腹壁自身解剖相对薄弱区域，如腹白线区、半环线、腹直肌和腰上三角等处形成疝，称为创伤后腹壁疝。此类患者既往通常局部并无疝病史，甚至疝直接形成于创伤性暴力区域，如脐或腹股沟区。此类疝与创伤性腹壁疝的重要区别在于，创伤后腹壁疝的形成与腹壁自身特殊解剖薄弱的特点或者腹壁原已存在的某些自身疾病造成的薄弱可能存在相当关系。

腹壁疝的检查方法：①体格检查。腹部可见肿块，在直立、咳嗽或者用力时增大，而平卧时缩小或消失。如扪及疝囊口部缺损则更容易确诊。切口疝一旦发生，常有继续增大的趋势，难以自愈，原则上均需手术治疗。②医学辅助检查。X 线斜位摄片显示含有气体肠袢或者口服造影剂呈现于腹腔之外，甚至位于皮下。B 超可以确定腹壁缺损的部位和范围及疝出肠管节段。CT 检查可以证实腹壁缺损的大小、部位及疝出物情况。

(二) 膈肌损伤

1. 概述　膈肌由胸腔底部的肌肉和筋膜组成。其肌肉属于扁薄阔肌并向上膨隆呈穹隆形状，位于胸腹腔之间，成为胸腔的底和腹腔的顶，为主要的呼吸肌。收缩时，膈穹隆下降，胸腔容积扩大，以助于吸气；松弛时，膈穹隆上升恢复原位，胸腔容积减少，以助于呼气。根据外部暴力不同，膈肌损伤可分为穿透伤和钝性膈肌损伤。下胸部或上腹部损伤都有可能累及膈肌，造成穿透性膈肌损伤。膈肌损伤常常表现为膈肌破裂。鉴于胸、腹腔存在压力差，膈肌破裂后多不能自行愈合，最终常形成膈疝。

创伤性膈肌破裂的症状和体征视膈肌损伤程度及有无膈疝形成、疝入胸腔器官的种类和多少、有无嵌顿或者绞窄等情况而不同。按照病程可分为：①急性期，伤后即感觉到胸闷、心悸、呼吸困难，听诊伤侧呼吸音减弱、消失，常常有胸痛并向肩部放射。②潜伏期，部分伤者伤后可以持续数周、数月甚至数年，无明显症状或者仅有类似消化性溃疡或胆囊炎的症状。③疝入梗阻期，腹腔器官通过膈肌裂口疝入胸腔，可压迫心脏、伤侧肺，从而引起程度不一的呼吸困难和循环障碍。膈肌破裂一旦确诊，无论是否形成膈疝，一般都需要尽快手术修补治疗。

2．常见类型

（1）膈肌麻痹：部分膈肌破裂同时伤及膈神经，或者膈肌修补术时伤及膈神经，进而造成一侧或两侧膈肌上升，膈肌长期运动障碍可发生萎缩并退化为一层薄膜。膈神经损伤所致膈肌麻痹可分为完全性或不完全性。单侧完全性膈肌麻痹会使膈肌升高和矛盾运动，即吸气时，患侧膈肌上升而健侧下降，但由于健侧膈肌代偿，肺活量仅减少约30%。由于人体的肺通气有较大的储备能力，对于平静状态或轻、中度运动时的肺通气量可不产生明显影响。因为两侧膈肌都有单独神经支配，一侧膈神经损伤引起的一侧膈肌麻痹并不会影响对侧膈肌。临床表现因为膈神经损伤情况不同而存在差异，部分患者剧烈运动时有呼吸困难。症状轻者仅仅表现为呼吸稍微急促，卧位时由于健侧膈肌活动受到限制，呼吸困难加重；左侧膈肌麻痹时，因为胃底升高可能有嗳气、腹胀、腹痛等消化道症状。双侧完全性膈肌麻痹时，膈肌完全松弛，表现为严重的呼吸困难，如腹部反常呼吸、呼吸费力、发绀等呼吸困难表现。影像学检查根据膈肌不正常的运动方式可以确定膈肌是否麻痹，胸部X线透视是检查膈肌功能的最佳方法，可以动态观察单侧膈肌麻痹升高、活动减弱或者消失，吸气时可见健侧膈肌下降而患侧膈肌上升的矛盾运动现象，腹腔器官反而推向上方，用鼻吸气时更为明显。呼气时，有纵隔摆动，呼气时心脏、纵隔移向健侧，吸气时移向患侧。

（2）膈疝：内疝的一种，是指腹腔内组织器官通过膈肌薄弱处或自然裂孔疝入胸腔内，分为创伤性膈疝和非创伤性膈疝。胸腹部损伤可造成正常膈肌裂伤，亦可在膈肌损伤的基础上致膈肌裂孔扩大，由于胸腹腔之间存在压力差，随着呼吸周期膈肌持续性舒缩，终使腹腔组织器官通过其薄弱处缓慢或者骤然疝入胸腔而形成膈疝。常见疝入胸腔的腹腔器官依次为胃、脾、结肠、小肠和肝脏。当疝入胸腔内的腹内器官发生嵌顿或绞窄时，可出现腹痛、呕吐、腹胀及腹膜刺激征等消化道梗阻或腹膜炎表现。膈疝的症状和体征受膈疝的大小、疝入的器官种类、是否有梗阻等影响。胸部X线检查可见胸腔内含有气体或液平面的软组织块影，CT扫描表现为膈肌的连续性中断，胸腔内可见腹腔内器官或者组织。

（三）腹壁和膈肌损伤鉴定要点

（1）腹壁缺损、腹壁疝和膈疝一般都需进行手术治疗，因此鉴定应该等到治疗终结后才实施，鉴定前至少经过一次以上的手术治疗，且恢复稳定。

（2）手术修复虽然是腹壁缺损、腹壁疝、膈疝唯一有效的治疗方法，但是部分患者因为自身原因，存在手术禁忌证难以手术，如患有严重的心、肺或其他器官功能衰竭等。

（3）少数膈疝伤后数月、数年才逐渐形成，须注意排除与自身解剖性、病理性因素的关联。

（4）外伤引起膈肌破裂或者膈疝形成，经过手术修补后未取得治愈效果遗留功能障碍，注意通过多种方法进行功能障碍的检查，包括病史、体征症状及相关的辅助检查。

《人体损伤致残程度分级》中涉及腹壁与膈肌损伤的条款有四条。分别为：5.8.4第1)条，腹壁缺损≥腹壁的1/4，评定八级伤残。5.9.4第10)条，膈肌修补术后遗留功能障碍(如膈肌麻痹或者膈疝)，评定九级伤残。5.10.4第1)条，腹壁疝，难以手术修补；5.10.4第4)条，膈肌修补术后，评定十级伤残。

二、胃肠道损伤

（一）常见类型

1. *胃损伤*　胃是人体的消化器官，位于膈下，上接食管，下通小肠。胃的上口为贲门，下口为幽门。胃分为四部，贲门部、胃底、胃体和幽门部。致伤原因主要有两大类：机械性损伤和化学性损伤。机械性损伤，下胸部和上腹部穿透伤及闭合伤都可能累及胃部，形成创伤性病变。化学性损伤，常因误服或有意吞饮强酸、强碱等化学物质引起，可累及口腔和空肠上段，以幽门和胃小弯损伤最为严重。胃损伤后需行手术治疗，常常选择胃修补术、胃部分切除术、胃大部切除术，或者全胃切除术等术式。一般来说，胃大部切除术是指切除胃体75%以上(切除胃组织的3/4～4/5)，胃部分切除是指切除胃体不足75%。

2. *肠损伤*　小肠是消化管中最长的一段，成人全长为5～7 m。上端从幽门起始，下端在右髂窝与大肠相接，可分为十二指肠、空肠和回肠三部分。十二指肠固定在腹后壁，空肠和回肠形成很多肠袢，盘曲于腹膜腔下部，被小肠系膜系于腹后壁，故合称为系膜小肠。小肠是食物消化、吸收的主要部位。

结肠在右髂窝内续于盲肠，在第3骶椎平面连接直肠。结肠分升结肠、横结肠、降结肠和乙状结肠四部分，固定于腹后壁，结肠的排列酷似英文字母“M”，将小肠包围在内。结肠的直径自其起端6 cm，逐渐递减为乙状结肠末端的2.5 cm，这是结肠肠腔最狭细的部位。

肠损伤一般分为以下几类：创伤性损伤、异物损伤、化学性损伤等。创伤性损伤多为上腹部穿透伤引起，交通事故中硬物撞击腹部引起闭合性损伤。异物损伤是指误吞下异物卡在肠部位，可造成穿孔等损伤。化学性损伤，多为误吞服强酸强碱所致，一般只累及十二指肠。

肠损伤后手术方法：根据伤情需要可选择行修补、部分切除并一期吻合、部分切除并结肠（小肠）造口待二期吻合、全小肠切除、全结肠切除、永久性回肠造瘘口、肠粘连松解术等。

3. *损伤后肠梗阻*　根据发病原因，临床上将肠梗阻分为机械性、动力性及血运性三类，以机械性最为常见。肠管创伤、腹内疝是机械性因素引起的损伤后肠梗阻最主要的原因；神经反射或毒素刺激引起的肠壁肌肉功能紊乱是动力性肠梗阻的主要原因；肠系膜血管损伤是导致血运性肠梗阻的主要原因。

肠梗阻的非手术治疗方法主要有：①禁食、禁饮、胃肠减压。②纠正水、电解质与酸碱平衡。③抗感染等对症治疗。

肠梗阻的手术治疗方法主要有：①肠粘连松解术、肠扭转或肠套叠复位等单纯解除肠梗阻手术。②肠切除吻合术。③肠短路吻合术。④肠造口术或者肠外置术。

4. *损伤后肠瘘*　肠瘘是指肠损伤或损伤所致腹腔感染后形成肠内瘘或者外瘘。肠内瘘是指肠内容物不流出腹壁外者。肠外瘘常常为手术并发症，也可继发于创伤、炎症、感染等。

5. *消化吸收障碍*　胃肠尤其是小肠是消化吸收的主要器官，《人体损伤致残程度分级》中所称的消化吸收功能障碍主要是小肠的吸收功能障碍。程度从重到轻分为四个级别：①消化吸收功能丧失，是指无法通过胃、肠的消化吸收功能获得任何营养物质，完全依赖肠外营养支持的方式提供营养物质以维持生命，属于组织器官严重缺损，有严重功能障碍，其他器官难以代偿，存在特殊医疗依赖，通常伴有日常生活大部分或者部分不能自理。②消化吸收功能严重障碍，是指不能通过胃肠的消化吸收功能获得足够的必需营养物质，大部分依赖肠外营养支持的方式提供营养物质以维持生命，否则必然发生重度营养不良，可能危及健康乃至生命，多见于短肠综合征所致的消化吸收功能基本丧失的情形，通常伴有日常生活大部分或者部分不能自理。③消化吸收功能障碍，是指不能完全通过胃肠的消化吸收功能获得足够的营养物质，需要部分依赖肠外营养支持的方式给予必要的补充以维持健康，否则难免发生中度营养不良，日常生活一般能够自理或者仅仅部分不能自理。④影响消化吸收功能，是指进食普通饮食仍不能完全满足正常的营养需要，但是可以通过进食富含营养的流质食物或适当添加肠内营养物质以满足机体的营养需要，一般无日常生活自理障碍，仅能从事一般或者轻体力劳动。

6. 肠外营养　即静脉营养，是指因为严重损伤致消化吸收功能丧失或者障碍，丧失或者难以完全恢复经口摄食功能而需要通过深静脉营养支持的情形。临床适应证为无法（或不宜）经口摄食超过 1 周者，或估计 1 周内无法正常摄食者。

7. 肠内营养　若肠道仍有部分消化吸收功能，肠内营养效果优于肠外营养。肠内营养的适应证包括：经口摄食障碍，胃肠结构功能异常（短肠综合征、消化道瘘和吸收不良综合征等）。

（二）胃肠道损伤的鉴定

1. 消化吸收功能障碍的检查方法

（1）人体测量，常见的指标有体重测量、上臂肌肉周径、三头肌皮皱厚度等。

（2）贫血及蛋白浓度相关检测。

（3）免疫功能检查。

（4）残余小肠长度检查。

（5）胃运动功能检查。

（6）肠功能检查。

2. 胃肠道损伤和消化道吸收功能障碍的鉴定要点

（1）原发性胃肠道损伤的认定。注意收集案情、受伤后病史记录，特别是手术记录，结合必要的实验室检查和影像学检查，全面分析，综合判断。

（2）损伤后肠梗阻的认定。首先要有明确的腹部、盆部外伤史，自身解剖因素，肠梗阻与外伤之间的时间连续性；其次，若认为解剖或疾病因素与外伤因素共同作用，两者兼而有之、缺一不可，则判定为伤病共存、作用相当；若认为肠梗阻以解剖或疾病因素为主，应判断外伤为引起肠梗阻的次要原因。

（3）消化吸收功能障碍的评定。注意认定消化道损伤是否能引起消化功能障碍及其程度，是否需要肠内/肠外营养支持，其中损伤基础（如小肠切除的范围、比例）是鉴定中的关键因素。

3. 胃肠道损伤的鉴定条款

《人体损伤致残程度分级》中涉及腹部损伤的条款较多。例如，5.2.4 第 3）条，小肠大部分切除术后，消化吸收功能丧失，完全依赖肠外营养，评定二级伤残。5.3.4 第 3）条，小肠大部分切除术后，消化吸收功能严重障碍，大部分依赖肠外营养，评定三级伤残。5.4.4 第 6）条，永久性回肠造口，评定四级伤残。5.5.4 第 1）条，胰头合并十二指肠切除术后；5.5.4 第 5）条，全胃切除术后；5.5.4 第 6）条，小肠部分切除术后，消化吸收功能障碍，部分依赖肠外营养；5.5.4 第 7）条，全结肠缺失，评定五级伤残。5.6.4 第 5）条，小肠部分切除术后，影响消化吸收功能，完全依赖肠内营养，评定六级伤残。5.7.4 第 5）条，小肠部分（包括回盲部）切除术后；5.7.4 第 6）条，永久性结肠造口；5.7.4 第 7）条，肠瘘长期不愈（1 年以上），评定七级伤残。5.8.4 第 4）条，胃大部分切除术后；5.8.4 第 5）条，肠部分切除术后，影响消化吸收功能，评定八级伤残。5.9.4 第 5）条，胃部分切除术后；5.9.4 第 6）条，肠部分切除术后；5.9.4 第 9）条，肠梗阻反复发作，评定九级伤残。5.10.4 第 3）条，胃、肠或者胆道修补术后，评定十级伤残。

三、肝、胆、脾、胰损伤

（一）损伤特点

1. 肝脏损伤　肝脏是腹部最大的实质性器官，具有分泌胆汁、代谢、凝血、解毒、免疫功能，并参与蛋白质、脂类、糖类、维生素等物质的合成、转化、分解代谢，以及激素、药物等生物转化作用。肝脏是人体的“中心化工厂”，是人体生存最依赖的器官之一。肝脏大部分位于右上腹部，受到右侧肋骨和膈肌的保护，是腹腔内仅次于脾脏第二容易受伤的器官。

直接和（或）间接外力导致肝脏包膜及肝组织裂开、出血即肝破裂，通常在确诊后尽早手术治疗。肝脏破裂的手术处理原则是彻底止血、消除失去活力的破裂组织和安装腹腔引流以防止感染。具体手术方式主要有肝脏修补术、肝动脉结扎并部分肝脏切除、半肝切除、原位肝移植等。

各种因素致肝细胞严重损害，使其代谢、排泄、合成、解毒和免疫功能出现严重障碍或失代偿，机体出现黄疸、出血、腹水、继发感染、肝性脑病、肾功能障碍等一系列临床表现或临床综合征，称为肝衰竭。临床以极度乏力、食欲下降、腹胀、恶心、呕吐、神志改变等为主要症状，往往病情进展迅速，总体预后较差。

《人体损伤致残程度分级》附录 B.27 将损伤后肝衰竭分为早、中、晚三期。

早期肝衰竭：①极度疲乏，并有厌食、呕吐和腹胀等严重消化道症状。②黄疸进行性加重（血清总胆红素≥171 mol/L 或每日上升 17.1 mol/L）。③有出血倾向，30%＜凝血酶原活动度（PTA）≤40%；未出现肝性脑病或明显腹水。

中期肝衰竭：在肝衰竭早期表现的基础上，病情进一步发展，并出现以下两种情形之一者：①出现Ⅱ度以上肝性脑病和（或）明显腹水。②出血倾向明显（出血点或瘀斑），且 20%＜凝血酶原活动度（PTA）≤30%。

晚期肝衰竭：在肝衰竭中期表现的基础上，病情进一步发展，并出现以下情况之一者：①有难治性并发症，例如肝肾综合征、上消化道出血、严重感染和难以纠正的电解质紊乱。②出现Ⅲ度以上肝性脑病。③有严重出血倾向（注射部位淤斑等），凝血酶原活动度（PTA）≤20%。

2. 胆道损伤　胆道分为肝内胆管系统和肝外胆管系统。肝外胆管损伤分为胆囊损伤和胆管损伤。一般来说，胆道损伤主要是指肝外胆道损伤，主要包括创伤性和医源性损伤两大类。据统计，85%的胆道损伤系由腹部穿透伤引起，且多伴有十二指肠、胰腺或者毗邻血管损伤。胆道损伤后的表现多为发热、黄疸、胆管炎、腹膜炎、麻痹性肠梗阻甚至败血症等。内镜下逆行胆管造影术（ERCP）可准确显示胆道损伤的部位和程度。结合外伤病史、腹部B超、CT、ERCP等辅助检查结果及手术探查，大部分胆道损伤都可以明确诊断。胆道损伤或手术治疗后均容易发生以下并发症，如胆道狭窄、胆漏、胆道出血、胆道感染甚至腹腔感染。

胆道损伤的治疗原则主要包括：①对于单纯性的锐器致胆管裂伤或穿透伤，若受伤时间短，临床创伤对创口无污染且胆道伤口局部血运好，缺损不多、炎症不明显，胆道壁无水肿，可予以间断缝合、修补。再在其近端或远端置一个"T"字引流管进行外引流。②胆管壁损伤部分超过其周径的50%或者完全性断裂或有部分胆管组织缺损时，则宜行胆肠吻合术，此手术是胆道损伤常用的手术治疗方式，术中同样需要行胆管外引流术以减少感染机会。

3. 胆囊损伤　胆囊位于肝脏脏面的胆囊窝里，具有储存、浓缩、分泌胆汁等功能，还有收缩、调节胆道压力等功能，胆囊与胆道协同促进胆汁向胆道排出。由于胆囊的位置相对较为表浅，且内有胆汁呈膨胀状，故相对于胆道而言容易受损伤。胆囊任何类型的损伤都有可能导致胆囊发生炎症而失去功能，故胆囊损伤原则上均应予以胆囊切除。

4. 脾脏损伤　脾脏位于左下侧胸廓内季肋区的深处，富有血窦，质地脆弱，是腹腔器官中最容易受损的器官之一。脾脏是人体最大的免疫器官，还有造血、储血、滤血作用。直接或间接暴力都可能造成脾脏损伤。

当前临床上对于脾脏损伤的治疗主张采用个体化治疗原则，轻度损伤可以行非手术治疗，而较重的损伤需要及时行手术治疗。脾脏手术方法多样，主要如下。

(1) 脾破裂修补术。具备手术适应证，探查发现裂开小而浅、深度不超过1.5 cm，可采用脾破裂修补术。

(2) 脾脏破裂黏合凝固止血术。适用于脾脏包膜撕裂和轻度表浅裂伤、广泛的单处撕裂伤以及单纯而未伤及大血管的裂伤。

(3) 部分脾脏切除术。包括规则性脾脏切除术，即按照血管分布实施脾段、脾叶或半脾切除，一般认为脾脏部分切除范围不应超过全脾的2/3，因为保留

1/3 以上的脾脏方能维持脾脏功能。

（4）全脾切除术。

5．胰腺损伤　胰腺是人体第二大腺体，为腹膜后器官，位于胃与腹膜后斜向左上方紧贴第 1～2 腰椎的前方，分为头、颈、体、尾四部分。其主要功能包括内分泌功能（调节血糖）和外分泌功能（分泌胰液帮助消化）。胰腺头部被十二指肠袢包裹，胰腺体部呈三棱形，向左横过腰椎，在钝性外力作用下，椎体的杠杆作用容易导致胰腺横断裂伤。胰腺的损伤常需要确定是否有胰管损伤，若胰管没有损伤可以考虑非手术治疗。如果胰管断裂，一般采用手术治疗。手术方式主要如下。

（1）胰腺修补术。适用于胰腺挫伤，包膜破裂，但是不伴有主胰管损伤。

（2）胰腺切除术。适用于胰腺断裂者。

（3）胰头十二指肠切除术。适用于其他术式都不能处理的严重胰腺十二指肠损伤。

胰腺损伤后经手术治疗，如果不彻底清除残留并已经失去生机的胰腺组织，术后会进一步出现坏死、继发性感染、胰周脓肿、胰漏等并发症。胰腺损伤术后并发症发生率比较高，主要有：①腹腔内出血。②腹腔内感染。③胰漏。④创伤性胰腺炎。⑤胰腺假性囊肿及胰腺脓肿形成。⑥胰腺功能不全。通常认为，胰腺组织切除后，85%以上的患者遗留不同程度的胰腺功能障碍。

（二）肝、胆、脾、胰损伤鉴定要点

（1）根据病史、临床表现和辅助检查结果，特别是手术记录，认定肝、胆、脾、胰损伤与外伤之间的关联性，以及采用了何种手术方式，腹腔内实质性器官的切除比例。

（2）肝脏损伤后，特别是手术切除后，根据病史、临床表现、辅助检查等结果，综合分析肝功能及各种并发症，经过规范治疗且病情稳定、符合鉴定时机，确定肝脏衰竭分期。

（3）脾脏破裂后入院手术治疗，采用何种手术方式。脾脏切除术中若实施脾脏组织转移植入腹腔内操作，在鉴定中视为脾全切。

（4）胆道损伤行胆肠吻合术后，反复发作逆行胆道感染的认定。因胆道损伤后感染发生频率和发作时间有相当不确定性，鉴定时要注意胆道感染与损伤之间的因果关系，胆道感染次数至少三次，排除系胆道结石或者蛔虫等自身疾病因素。

（5）胰腺损伤后，伤残等级评定的依据主要是损伤程度、手术方式和遗留后遗症的情形。①胰腺缺失 85%以上，经过检查，胰腺内外分泌腺功能均已丧失，则提示胰腺组织无生理功能，即为全胰腺缺失。②胰腺缺失 50%以上，出现胰

岛素分泌不足的临床表现，须依赖外源性胰岛素补充的情形，即为胰腺大部分切除，胰岛素依赖。③胆源性胰腺炎、胰腺手术等多种原因引起的胰腺炎均可形成假性囊肿，须与外伤性胰腺假性囊肿鉴别。④证实胰腺损伤后假性囊肿形成，经过外科手术治疗或者超声内镜引导下经胃支架置入术治疗的，均符合外伤性胰腺假性囊肿术后的条件。

(三) 肝、胆、脾、胰损伤鉴定条款

《人体损伤致残程度分级》中涉及腹部损伤的条款较多。例如，5.1.3 第 1)条，原位肝移植术后肝衰竭晚期，评定一级伤残。5.2.4 第 1)条，肝衰竭晚期，评定二级伤残。5.3.4 第 1)条，全胰缺失，评定三级伤残。5.4.4 第 1)条，肝切除 2/3 以上；5.4.4 第 2)条，肝衰竭中期；5.4.4 第 3)条，胰腺大部分切除，胰岛素依赖，评定四级伤残。5.5.4 第 1)条，胰头合并十二指肠切除术后，评定五级伤残。5.6.4 第 1)条，肝切除 1/2 以上；5.6.4 第 2)条，肝衰竭早期；5.6.4 第 3)条，胰腺部分切除术后伴功能障碍，需药物治疗，评定六级伤残。5.7.4 第 1)条，肝切除 1/3 以上；5.7.4 第 3)条，胆道损伤胆肠吻合术后，反复发作逆行性胆道感染；5.7.4 第 4)条，未成年人脾切除术后，评定七级伤残。5.8.4 第 2)条，成年人脾切除术后；5.8.4 第 3)条，胰腺部分切除术后；5.8.4 第 6)条，胆道损伤，胆肠吻合术后，评定八级伤残。5.9.4 第 1)条，肝部分切除术后；5.9.4 第 2)条，脾部分切除术后；5.9.4 第 3)条，外伤性胰腺假性囊肿术后；5.9.4 第 7)条，胆道损伤胆管外引流术后；5.9.4 第 8)条，胆囊切除术后，评定九级伤残。5.10.4 第 2)条，肝、脾或者胰腺修补术后；5.10.4 第 3)条，胃、肠或者胆道修补术后，评定十级伤残。

四、肾脏、肾上腺损伤与肾功能障碍

(一) 肾脏损伤

1. 概述　肾脏位于腹膜后间隙，紧贴脊椎两侧与后腹壁，约对应第 11、第 12 胸椎至第 2、第 3 腰椎之间，右肾位置较左侧低约 2 cm。肾脏是机体排泄代谢废物，维持水、电解质和酸碱平衡，以及产生多种激素的重要器官。肾单位是肾脏的最基本功能单位，由肾小球和肾小管组成。

肾脏损伤多数是由钝性暴力所致，开放性肾损伤多合并腹部其他组织器官损伤，存在自身疾病(如肾积水或肾脏肿瘤)则更容易发生损伤。血尿是肾损伤后常见的临床表现，但是外伤与血尿的严重程度并不完全一致。

肾脏损伤的治疗原则如下。

(1) 对于闭合性肾损伤，轻者可以采用卧床休息等非手术治疗，确诊为肾蒂

损伤、肾粉碎性损伤、完全性肾断裂应采用手术治疗，大的腹膜后血肿及尿外渗也是手术指征。

（2）对于开放性肾损伤，尤其是血流动力学不稳定者，应立即手术探查，根据探查情况做出相应处理。

（3）术中以保留肾脏为主要目的。

2. *肾损伤的并发症和后遗症* 肾脏损伤后并发症的发生率约为 20%。早期并发症主要为后腹膜和全身感染及尿外渗，晚期主要并发症包括继发性肾功能减退、尿路感染、结石形成、肾积水及肾性高血压。

（1）肾性高血压是继发性高血压的一种，分为实质性和血管性高血压。肾实质性高血压以慢性肾小球肾炎最为常见；肾血管性高血压主要为单侧或者双侧肾动脉狭窄，导致肾脏血流灌注降低引起的高血压。

（2）肾功能下降和衰竭。肾小球的滤过率功能是肾脏最重要的功能之一，其主要通过肾小球滤过率（GFR）来衡量，是评价肾功能最好的指标。肾小球滤过率不能直接测量，检测方法可分为两大类，一类是外源性物质的清除率，另一类是内源性物质的清除率。近年来放射性核素检测 GFR 被认为同检测菊粉清除率一样，是一种准确反映肾小球滤过率功能的方法，可作为测定 GFR 的“金标准”。

3. *肾功能检测与评估* 《人体损伤致残程度分级》附录 B. 28 采用当前临床医学常用标准，即慢性肾脏病（CKD）肾功能损害分期（表 7-2）。

肾功能损害是指：①肾脏损伤（肾脏结构或功能异常）≥3 个月，可以有或者无肾小球滤过率（GFR）下降，临床上表现为病理学检查异常或者肾损伤（包括血、尿成分异常或影像学检查异常）。②GFR＜60 mL/（min · 1.73 m^2）达 3 个月，有或无肾脏损伤证据。

表 7-2 CKD 肾功能损害分期

CKD 分期	名称	诊断标准
1 期	肾功能正常	GFR≥90 mL/（min · 1.73 m^2）
2 期	肾功能轻度下降	GFR 60～89 mL/（min · 1.73 m^2）≥3 个月，有或无肾脏损伤证据
3 期	肾功能中度下降	GFR 30～59 mL/（min · 1.73 m^2）
4 期	肾功能重度下降	GFR 15～29 mL/（min · 1.73 m^2）
5 期	肾衰竭	GFR ＜15 mL/（min · 1.73 m^2）

（二）肾上腺损伤

1. *概述* 肾上腺位于肾脏上端偏内侧，与肾脏紧密相连。肾上腺在组织学上分为髓质和皮质，它们在功能上分属于两个系统。肾上腺皮质占 90%，按照细胞排列，从外向内皮质由球状带、束状带和网状带三层功能不同的细胞组成，皮质分泌类固醇激素。其中球状带分泌盐皮质激素，主要是醛固酮，调节水盐代谢；束状带分泌糖皮质激素，主要是皮质醇，调节糖类、蛋白质和脂肪代谢；网状带分泌性激素，主要是雄性激素。肾上腺髓质占10%，主要分泌肾上腺激素和去甲肾上腺素，能使心跳加快、心收缩力加强、小动脉收缩，从而使血压升高。

腹部遭受到外力作用时可能会引起肾上腺损伤。肾上腺损伤可引起相应激素的分泌异常，导致肾上腺功能障碍。

2. *肾上腺皮质功能减退分级*　《人体损伤致残程度分级》附录B.29将肾上腺皮质功能减退分为明显减退和轻度减退两级。

肾上腺皮质功能明显减退：①乏力，消瘦，皮肤、黏膜色素沉着，白癜，血压降低，食欲不振。②24 h尿中17-羟类固醇<4 mg，17-酮类固醇<10 mg。③血浆皮质醇含量：早上8时，<9 mg/100 mL；下午4时，<3 mg/100 mL。④尿中皮质醇<15 mg/24 h。

肾上腺皮质功能轻度减退：①具有功能明显减退之②③两项者。②无典型临床症状。

(三) 肾脏、肾上腺损伤与肾功能障碍鉴定要点

(1) 肾脏和肾上腺损伤首先要明确损伤基础，然后判断损伤程度及遗留功能障碍的程度。

(2) 尽可能保留肾脏是肾脏手术治疗的主要目的。对于可能保留或者部分保留肾脏组织的肾损伤，临床上在条件允许的情况下，尽可能选择肾修补术或者部分肾切除术。标准中"肾修补术""一侧肾部分切除术"都是这种情况。鉴定中，尽量全面收集损伤后病史资料、辅助检查结果，特别要关注手术记录，判断具体手术方式。

(3) 微创手术的认定。临床上采用栓塞方式治疗肾脏严重损伤，经过栓塞后，肾脏缺乏血供，肾组织全部或部分梗死，失去功能。严重外伤中，伤者也可能因为肾血供破坏导致类似的后果。这些情况可以视为肾脏切除或部分切除。

(4) 肾功能和肾上腺功能损害的鉴定时机。对于肾脏功能和肾上腺功能障碍的认定需要等到治疗终结方可进行，一般应在损伤后6～8个月，病情稳定至少3个月以上。

(5) 对于肾功能和肾上腺功能障碍的鉴定，必须注意伤病关系分析，排除既往自身疾病，以及诊疗过程中医源性损害，特别是药源性肾脏功能损害。

《人体损伤致残程度分级》中涉及肾、肾上腺损伤与肾功能障碍的条款较多。例如，5.1.3第2)条，双肾切除术后或者孤肾切除术后，需透析治疗维持生命；肾移植术后肾衰竭，评定一级伤残。5.2.4第2)条，肾衰竭，评定二级伤残。5.3.4

第2)条,一侧肾切除术后,另一侧肾功能重度下降,评定三级伤残。5.4.4第4)条,肾功能重度下降;5.4.4第5)条,双侧肾上腺缺失,评定四级伤残。5.5.4第2)条,一侧肾切除术后,另一侧肾功能中度下降;5.5.4第3)条,肾移植术后,肾功能基本正常;5.5.4第4)条,肾上腺皮质功能明显减退,评定五级伤残。5.6.4第4)条,肾功能中度下降,评定六级伤残。5.7.4第2)条,一侧肾切除术后,评定七级伤残。5.8.4第8)条,肾功能轻度下降;5.8.4第9)条,一侧肾上腺缺失;5.8.4第10)条,肾上腺皮质功能轻度减退,评定八级伤残。5.9.4第4)条,一侧肾部分切除术后,评定九级伤残。5.10.5第1)条,肾、输尿管或者膀胱修补术后,评定十级伤残。

第四节 盆部及会阴部损伤

一、概述

这里的盆部损伤不包括骨盆骨折,特指骨盆内脏器损伤。盆部及会阴部交通伤具体如下。

(一) 盆腔内脏器损伤

盆腔内脏器主要包括女性内生殖器(包括子宫与卵巢)、膀胱、输尿管、直肠等。轻度挫裂伤不遗留后遗症,不构成伤残。子宫、卵巢、膀胱、输尿管、直肠严重损伤,须行手术治疗,包括修补、部分切除、全部切除等。可以根据这些脏器的修补、部分切除、全部切除评定伤残。另外还可以根据输尿管闭锁、缺失、狭窄程度评定伤残。但是,老年女性一般不具有生育功能,不建议参照女性内生殖器功能损害评定伤残等级。

(二) 会阴部损伤

会阴部主要有男性内外生殖器、女性外生殖器、尿道及直肠。会阴部脏器轻度挫裂伤可不留残迹,不构成伤残。会阴部较重损伤及后遗症有阴茎部分缺失或者畸形、阴茎全部缺失或畸形、阴囊撕裂伤或瘢痕覆盖、睾丸缺失或者萎缩、阴道撕裂伤或狭窄、肛门的撕裂伤或狭窄等。经过积极治疗后,遗留不同程度后遗症。可以根据会阴部器官手术经过、器官愈合情况、器官缺失程度评定伤残。虽然老年人中不少人仍然具有性功能及生育功能,但对于可能涉及性功能、生育功能损害的交通伤鉴定,一般不对老年人生育功能、男性性功能及阴茎勃起功能进行检测评价,也不评定伤残。

二、输尿管、膀胱与尿道损伤

输尿管、膀胱、尿道习惯上合称尿路，是尿液排出身体的路径。

（一）输尿管损伤

输尿管是连接肾盂和膀胱的管状尿液引流器官，隐蔽在腹膜后间隙内，受到脊柱、椎旁肌肉、腰部肌肉、腹前壁与腹腔组织的保护，加上输尿管本身具有一定的活动度，故发生损伤的机会较少。输尿管损伤多合并腹腔器官或全身多器官创伤。输尿管损伤的治疗方法主要有输尿管置管、经皮肾穿刺造瘘、输尿管吻合术等。

（二）膀胱损伤

膀胱为肌膜性囊状器官，位于盆腔深面、耻骨联合后方，四周有骨盆保护，其大小、形状、位置及壁的厚度随着储尿量而变化。当膀胱充盈时，其底部明显高出耻骨联合，若此时下腹部遭受到钝性外力打击，较空虚时更容易发生膀胱破裂；骨盆受到强大外力的作用而引起骨盆骨折时，骨折断端有可能刺破膀胱。膀胱损伤根据病史、体格检查、导尿及膀胱造影较容易诊断。膀胱破裂伤的治疗方法以手术为主，术后常常需要留置导尿管，必要时可以留置耻骨上膀胱造瘘管，有利于膀胱损伤的愈合。

（三）尿道损伤

男性尿道长约 18 cm，自然状态下呈“S”形，可分为四部分：前列腺部、膜部、球部、阴茎部。女性尿道较短，故尿道损伤的发生率也较男性低。尿道损伤大致分为三种类型：挫伤、破裂、断裂。按照部位可分为两种类型：后尿道损伤，包括尿生殖膈以上的前列腺部和膜部尿道；前尿道损伤，包括球部和阴茎部。尿道损伤通过外伤史、导尿及尿道造影检查可以明确诊断。男性后尿道损伤的治疗方法主要有：急诊尿道修补、端端吻合术、一期尿道会师牵引术，膀胱造瘘二期尿道修复术，内镜下尿道内会师术等。男性球部尿道损伤有条件的可以选择急诊修补吻合术，也可以行耻骨上膀胱造瘘术，待二期再行手术修补。男性阴茎部尿道损伤应急诊行手术缝复。女性尿道损伤则尽可能行一期修复吻合术。

（四）尿路损伤的后遗症

尿瘘分为急性和慢性尿瘘。慢性尿瘘常发生于尿路损伤后 2～3 周，多是由于输尿管、膀胱或尿道局部慢性缺血坏死，继而破裂导致尿瘘形成，最常见的为输尿管-阴道瘘、输尿管-皮肤瘘、膀胱-阴道瘘、膀胱-直肠瘘、尿道-阴道瘘、尿道-直肠瘘等。

尿道损伤可引起尿道狭窄，按严重程度分为：①尿道重度狭窄。临床表现为尿不成线、滴沥，伴有尿急、尿不尽或者遗尿等症状；尿道造影检查显示尿道明显狭窄，狭窄部位尿道内径小于正常管径的1/3；超声检查显示膀胱残余尿阳性；尿流动力学检查显示严重排尿功能障碍；经常行尿道扩张效果不佳，有实施尿道成形术的适应证。②尿道轻度狭窄。临床表现为尿流变细、尿不尽等；尿道造影检查显示尿道狭窄，狭窄部位尿道内径小于正常管径的2/3；超声检查显示膀胱残余尿阳性；尿流动力学检查显示排尿功能障碍；有行尿道扩张治疗的适应证。尿道狭窄应以尿道造影等客观检查为主，结合临床表现综合评判。

（五）输尿管、膀胱与尿道损伤的鉴定要点

（1）首先明确损伤基础，判断尿路损伤的部位及其遗留功能障碍的程度。并注意后遗症中是否存在伤病关系，排除自身疾病（如前列腺增生症、前列腺肿瘤、输尿管结石等）对尿路损伤及其后遗症的影响。

（2）输尿管损伤临床上一般尽可能选择实施输尿管置管术或者输尿管-肾盂吻合术、输尿管-输尿管吻合术、输尿管-膀胱吻合术等方法。若输尿管损伤严重，无法保留完整的输尿管，不得不行永久性输尿管腹壁造口术，即“永久性输尿管腹壁造口”。

（3）输尿管损伤致尿瘘形成属于“难以修复”的认定，系指经再次手术等规范治疗后仍然难以恢复的情形。手术过程中如因输尿管缺损过多，需要在两输尿管断端间置入一段回肠代替输尿管，即输尿管损伤行代替术。

（4）输尿管损伤后行输尿管-肾盂吻合术、输尿管-膀胱吻合术即为“输尿管损伤后行改道术后”。

（5）评定输尿管狭窄程度，注意收集损伤致输尿管狭窄后，行成形术、腔内扩张术、腔内支架置入术等病史资料。

（6）膀胱损伤后一般行手术治疗，尽可能保留膀胱全部或者部分功能，如膀胱破裂修补术、膀胱部分切除术等。若膀胱损伤非常严重，无法保留膀胱，需要行永久性输尿管造口或者行肠代替膀胱术，同时实施永久性腹壁造口，即膀胱损伤致膀胱完全缺失或者切除术后，行永久性输尿管腹壁造瘘术或者肠代膀胱并永久性造口。

（7）膀胱大部分切除术，是指膀胱损伤后，行膀胱切除1/2以上。

（8）尿道狭窄认定和鉴定时机。鉴定时，首先结合损伤后病史资料、手术记录、辅助检查结果，综合判定具体手术方式。尿道损伤后遗留尿道狭窄，并符合前述尿道重度狭窄标准，或行尿道成形术后，即尿道狭窄（重度）或者行成形术。尿道狭窄、排尿功能障碍等，需要等到病情稳定至少3～6个月才可以鉴定。

《人体损伤致残程度分级》中涉及输尿管、膀胱与尿道损伤的条款有十五条。

分别为：5.4.5 第 1)条，膀胱完全缺失或者切除术后，行永久性输尿管腹壁造瘘或者肠代膀胱并永久性造口，评定四级伤残。5.5.5 第 1)条，永久性输尿管腹壁造口；5.5.5 第 2)条，尿瘘难以修复，评定五级伤残。5.7.5 第 1)条，永久性膀胱造口；5.7.5 第 2)条，膀胱部分切除术后合并轻度排尿功能障碍；5.7.5 第 3)条，原位肠代膀胱术后；5.7.5 第 8)条，尿道狭窄（重度）或者成形术后，评定七级伤残。5.8.5 第 1)条，输尿管损伤行代替术或者改道术后；5.8.5 第 2)条，膀胱大部分切除术后，评定八级伤残。5.9.5 第 1)条，膀胱部分切除术后；5.9.5 第 2)条，输尿管狭窄成形术后；5.9.5 第 3)条，输尿管狭窄行腔内扩张术或者腔内支架置入术后；5.9.5 第 9)条，尿道狭窄（轻度），评定九级伤残。5.10.5 第 1)条，肾、输尿管或者膀胱修补术后；5.10.5 第 6)条，尿道修补术后，评定十级伤残。

三、直肠和肛管损伤

（一）直肠和肛管损伤的后果

1. *排便功能障碍*　排便和自制是肛管、直肠最重要的功能，是两个十分复杂、相互对立又相互关联的生理过程，既要有关的组织器官解剖结构完整，又要生理功能完整才能实现。直肠和肛管在解剖位置上相互连接又相互重叠，在生理功能上相互协调，对排便和自制过程都起着重要作用。正常排便过程取决于大便的性状、结肠和直肠的容量、平滑肌收缩功能的状况、直肠感觉阈值的高低、直肠-肛管角度的大小、肛门内外括约肌的解剖结构和功能，还有赖于直肠-肛门的正常生理反射。

肛管或直肠损伤后，直肠内脱垂、直肠前突、盆底疝、肛管狭窄等，均可导致排便功能障碍。排便功能障碍主要表现为便秘和排便困难。便秘主要是指排便时间间隔延长、排便次数减少、粪便量较少、排便费力等，以粪便干燥、粗硬为主要表现，多不能保证每天排便。排便困难通常是粪便质地并不干燥，多属于功能性障碍，且排便次数不一定减少，排便间隔时间也不一定延长，但是常常伴有腹胀、下腹部或者肛门坠胀感、恶心、厌食、睡眠不佳、注意力难以集中，甚至强迫症、抑郁症等精神症状。通过药物治疗和调整生活饮食习惯，便秘多数能够取得一定的治疗效果，但对于排便困难往往效果不佳。

《人体损伤致残程度分级》附录 B.10 将排便功能障碍根据严重程度分为重度和轻度。

（1）重度：大便不能控制，肛门括约肌收缩力很弱或者丧失，肛门括约肌收缩反射很弱或者消失，肛门注水法测定直肠内压＜20 cmH_2O。

（2）轻度：稀便不能控制，肛门括约肌收缩力较弱，肛门括约肌收缩反射较弱，肛门注水法测定直肠内压 20～30 cmH_2O。

2. 大便失禁　肛门失禁也称为大便失禁，是排便功能紊乱的另一种表现形式，是指粪便和气体不能控制，不自主地流出肛门外，病程达到1个月以上。肛门失禁分为功能性和器质性两种。器质性大便失禁，是指外伤、手术或者某些疾病原因造成结肠、直肠、肛管、盆底神经损伤或者发生病理性改变，导致大便节制功能异常。功能性大便失禁往往是失禁与便秘交替存在，器质性大便失禁则没有这种现象。

外伤导致大便失禁主要见于三种情况：①会阴部创伤导致功能性括约肌的严重挫伤、撕裂，使其丧失正常的括约肌功能。②骨盆或腰骶部创伤，造成支配肛门括约肌神经损伤，失去正常的神经反射，导致大便失禁。③脊髓、脊神经损伤造成支配肛门的括约肌神经元或者神经根损伤。第一种情况是本节阐述的大便失禁，另外两种情况主要在神经损伤中阐述。

3. 结肠造口　结肠造口是指阴部严重损伤后瘢痕形成并挛缩，致使肛管、肛门失去正常形态与功能，难以排便，而不得不在腹壁上另做人造开口，即将一段结肠肠管拉出开口外，翻转缝于腹壁，从而形成结肠造口，永久性代替原来会阴部肛门行使排便功能。

4. 肛管狭窄　肛管狭窄是指会阴部严重损伤致使瘢痕形成并挛缩，导致肛管狭窄，但是需要注意，这里仅仅是形态上的狭窄，并没有引起排便功能障碍。如果存在排便功能障碍，则适用"肛管或者直肠损伤，排便功能障碍"条款。

(二) 直肠和肛管损伤的鉴定要点

(1) 通过查阅损伤后案情、病史资料，特别是手术记录，确认伤者存在会阴部直肠、肛管、肛门外伤，以及相关手术方式。

(2) 根据外伤及相关手术的恢复情况，认定外伤与结肠造口、肛管狭窄、大便失禁、排便等功能障碍、肛门闭锁之间的因果关系。

(3) 鉴定时机。会阴部外伤后导致排便功能障碍、大便失禁及肛管狭窄等，在伤后6个月以后进行鉴定比较合适。

《人体损伤致残程度分级》中涉及直肠和肛管的条款共计四条。分别为：5.7.5第9)条，肛管或者直肠损伤，排便功能重度障碍或者肛门失禁(重度)；5.7.5第10)条，会阴部瘢痕挛缩致肛门闭锁，结肠造口术后，评定七级伤残。5.9.5第10)条，肛管或者直肠损伤，排便功能轻度障碍或者肛门失禁(轻度)，评定九级伤残。5.10.5第7)条，会阴部瘢痕挛缩，肛管狭窄，评定十级伤残。

四、男性会阴部损伤

(一) 男性生殖器缺失

男性性器官可分为外性器官及内性器官两部分。外生殖器包括阴茎和阴囊，内生殖器包括睾丸、附睾、输精管、射精管和附属腺，如前列腺、精囊、尿道球腺等。阴茎可分为前端膨大部分的阴茎头、中部的阴茎体和阴茎根三部分。阴茎内有三条相互平行的海绵体作为重要的支架结构。两条海绵体位于背侧，在根部分离成左右海绵体脚，固定于两侧耻骨下支及坐骨结节，表面由坐骨海绵体肌覆盖；尿道海绵体在两个阴茎海绵体腹侧间沟内，末端膨大形成阴茎头，后端与尿生殖膈相连，尿道从中通过，表面有球海绵体肌覆盖。阴囊下方会阴部可触及膨大的尿道海绵体球部。每条海绵体外有较为坚韧的胶原和弹力纤维组织包绕，称为白膜。两个阴茎海绵体白膜在中间融合形成阴茎中隔，隔内间隙使两个海绵体相通。围绕尿道海绵体的白膜较为薄弱，但是更富有弹性，阴茎勃起时硬度差。由白膜向外依次有较厚的弹性纤维组成的阴茎深筋膜、较薄的以平滑肌纤维为主的阴茎浅筋膜以及皮肤将三个海绵体包裹到一起。

男性性器官缺失的体格检查，重点检查阴茎、睾丸缺失情况，对于阴茎缺失，要检查缺失范围及残留长度。取直立位，将阴茎提起与身体呈90°，用直尺测量自阴茎上方耻骨联合处到阴茎头顶部的长度，注意不包括包皮长度。对于睾丸缺失或者萎缩，要检查输精管、附睾，并进行阴囊超声检查，注意与先天性隐睾症相鉴别。

（二）男性生殖功能损害

男性生殖功能障碍主要是指因为男性生殖系统疾病导致配偶不孕，即男性不育症。根据影响生殖环节的不同，分为睾丸前、睾丸性、睾丸后及特发性四大类。

1. *睾丸前生殖功能障碍*　指丘脑、垂体疾病导致不育，如促性腺激素缺乏，高泌乳素血症等。

2. *睾丸性生殖功能障碍*　主要是指睾丸原因导致的不育，如外伤、睾丸先天性发育异常、睾丸炎症、精索曲张等。

3. *睾丸后生殖功能障碍*　主要是指输精管梗阻、精子运动障碍等导致的不育，如梗阻性无精子症、纤毛不动综合征等。

4. *特发性生殖功能障碍*　指找不到明确原因的不育。外伤所致的男性不育通常见于睾丸、附睾、输精管损伤。

男性生育功能障碍通常与精子的数量及活动力密切相关，主要包括无精子症、少精子症、弱精子症、畸形精子症等。①无精子症，是指连续三次以上精液检查，均有精浆但未检见精子。根据病因不同，又可以分为梗阻性无精子症或非梗阻性无精子症。②少精子症，是指精子密度$<15\times10^6$/mL。③弱精子症，是指精子密度$\geqslant15\times10^6$/mL，而向前运动的精子占精子总数的比例$<32\%$。④畸形精子症，是指精子密度$\geqslant15\times10^6$/mL，而向前运动的精子占精子总数的比例$\geqslant32\%$，

但是精子形态正常率<4%。

睾丸损伤可引起生精功能障碍，附睾损伤可引起精子成熟障碍，从而导致少精子症、弱精子症、畸形精子症，甚至无精子症。无精子症即生殖功能重度损害，相当于生育功能完全丧失。少精子症、弱精子症、畸形精子症相当于生育功能轻度损害，提示部分丧失生育能力。

（三）睾丸损伤、萎缩及功能损害

睾丸的正常体积为 12～30 mm^3，若睾丸体积小于 12 mm^3，睾丸质地较软，且 B 超显示睾丸血流信号减少，即诊断为睾丸萎缩。未成年人睾丸萎缩，不仅影响生殖能力，而且影响男性激素分泌及第二性征发育，因此较成年人后果更为严重。睾丸损伤后，睾酮（雄性激素）分泌不足，也会影响男性性功能及未成年人性器官的发育。

（四）附睾损伤及功能损害

附睾是男性生殖器官的一部分，与精子成熟具有十分密切的关系。附睾炎症及附睾先天性发育异常均会导致不育。附睾损伤同样会影响精子的成熟与存储，从而导致生殖功能障碍。附睾损害可通过 B 超检查确诊。

（五）输精管损伤及功能损害

输精管是运输精子的天然通道，输精管损伤可导致梗阻性无精子症。输精管损伤后一般可通过显微外科手术进行修复再通。但是如果输精管损伤范围较大，或损伤部位特殊，难以手术修复，或者虽然经过手术，但是无法实现再通，且不具备再次手术的条件，均视为损伤难以修复。若双侧输精管均破裂行修补术，两侧分别认定。单侧输精管损伤一般不会涉及睾丸生殖功能问题。

（六）阴茎畸形及影响性交

阴茎皮肤撕裂伤，阴茎折断，阴茎脱位，以及阴茎切割伤、剪创等，均可导致阴茎弯曲、扭曲、异位等畸形。阴茎横断后再植，阴茎折断后行非手术治疗发生阴茎变形，阴茎挫伤后形成海绵体硬结，阴茎皮肤撕脱后瘢痕挛缩，均可导致阴茎勃起功能障碍或者严重影响阴茎性交活动。

创伤性阴茎弯曲畸形，多见于阴茎海绵体硬结症。阴茎海绵体硬结症是一种以阴茎白膜纤维性斑块形成为特征的男科疾病，早期三联征是阴茎结节、痛性阴茎勃起和勃起时阴茎畸形。如果阴茎弯曲发生于阴茎腹侧或侧方，由于正常进入阴道的角度偏差过大，可能难以进行性交。目前一般认为阴茎硬结症的始发因素是外伤。临床上将阴茎弯曲超过 30°作为影响性交的手术指征。

《人体损伤致残程度分级》中将阴茎畸形分为两级，分级标准如下。

(1) 阴茎严重畸形，是指阴茎严重弯曲，勃起时阴茎头与阴茎体纵轴成角度大于60°。

(2) 阴茎畸形，是指阴茎弯曲，勃起时阴茎头与阴茎体纵轴成角度大于30°。

(七) 男性会阴部损伤的鉴定要点

(1) 根据送检病史资料，认定是否存在阴茎、睾丸、附睾、输精管等男性器官的损伤，以及损伤类型、严重程度和诊疗情况，初步了解预后情况。

(2) 测量残留阴茎长度。肥胖的人，下腹部脂肪较厚，一定要取站立位，将阴茎提起来测量，必要时进行阴茎超声检查测量长度(阴茎脚耻骨联合处至残端长度)。

(3) 检查睾丸、附睾缺失或者萎缩情况。采用国际上通用的睾丸体积器测量睾丸大小。此外，可进行超声检查，观测睾丸、附睾缺失或者萎缩情况，注意与先天性隐睾症的鉴别。对于输精管梗阻引起的无精子症，一般睾丸质地饱满，通过阴囊超声、睾丸穿刺、亚甲蓝灌注等进行确证。

(4) 检查阴茎硬结分布情况，并测量阴茎弯曲的角度。超声检查可以明确阴茎硬结的数目、位置、与周围组织的关系等。对于阴茎弯曲角度小于30°的患者，应该按照勃起功能障碍的检测方法进行全面检查，并根据检查参照勃起功能障碍评定伤残等级。

(5) 鉴定时机。对于阴茎、睾丸、附睾缺失一般在病情稳定后3～6个月进行鉴定，但是对于可能存在生殖功能障碍或者阴茎畸形的情况，适当延长鉴定时限。特别是阴茎硬结症，属于进展性疾病，部分患者可自行愈合或者缓解，因此阴茎硬结症的鉴定时机应当距外伤12个月以后。

《人体损伤致残程度分级》中涉及男性会阴部损伤的条款较多。例如，5.3.5第3)条，阴茎接近完全缺失(残留长度≤1.0 cm)，评定三级伤残。5.5.5第5)条，双侧睾丸缺失或者完全萎缩，丧失生殖功能；5.5.5第6)条，阴茎大部分缺失(残留长度≤3.0 cm)，评定五级伤残。5.6.5第3)条，未成年人双侧睾丸萎缩，部分丧失功能；5.6.5第5)条，睾丸或者附睾损伤，生殖功能重度损害；5.6.5第6)条，双侧输精管损伤难以修复；5.6.5第7)条，阴茎严重畸形，不能实施性交行为，评定六级伤残。5.7.5第5)条，睾丸损伤，血睾酮降低，需药物替代治疗；5.7.5第6)条，未成年人一侧睾丸缺失或者严重萎缩；5.7.5第7)条，阴茎畸形，难以实施性交行为，评定七级伤残。5.8.5第5)条，一侧睾丸缺失；5.8.5.6)条，睾丸或者附睾损伤，生殖功能轻度损害；5.8.5第7)条，阴茎冠状沟以上缺失；5.8.5第8)条，阴茎皮肤瘢痕形成，严重影响性交行为，评定八级伤残。5.9.5第7)条，一侧附睾缺失；5.9.5第8)条，一侧输精管损伤难以修复，评定九级伤残。5.10.5第4)条，睾丸破裂修补术后；5.10.5第5)条，一侧输精管破裂修补术后；5.10.5第8)条，阴茎头部分缺失，评定十级伤残。

五、女性会阴部损伤

（一）女性内生殖器损伤

女性生殖器分为内生殖器和外生殖器。内生殖器包括卵巢、输卵管、子宫；外生殖器包括阴道、外阴和会阴。卵巢的主要功能是产生和排出卵细胞，分泌甾体激素。女性一生不同时期，生殖内分泌功能不同。青春期为性器官和生殖功能发育成熟阶段，此时期的一个重要变化是下丘脑-垂体-卵巢功能轴的成熟。经过1～5年，卵巢周期性排出成熟卵泡，月经周期来潮，具有生殖能力。

子宫是一个以肌肉为主的器官，其形状上宽下窄，上部宫体呈三角形，下部宫颈呈圆筒状或梭形。子宫在妊娠期接纳和保护受孕产物，并提供营养；妊娠足月时子宫收缩，娩出胎儿。非妊娠期，子宫位于盆腔内，位于膀胱与直肠之间，下端伸入阴道。子宫后壁几乎全部被腹膜所覆盖，下段形成直肠子宫凹陷的前界。子宫的后壁仅仅上段覆盖有腹膜，因为其下段直接与膀胱后壁相连，中间仅仅间隔一层结缔组织。

非妊娠期，外伤一般难以单独造成盆腔内子宫的破裂，子宫损伤往往与骨盆骨折合并存在。子宫破裂可分为完全性和不完全性两种。子宫破裂一旦确证，不管是否为完全性破裂，都应立即进行剖腹探查术。手术方式根据伤者年龄、是否生育、是否妊娠、胎次，子宫破裂的部位、程度、发生时间，以及全身情况因素综合决定，一般可分为以下几种术式：①子宫破裂修补术。②子宫部分切除术。③子宫次全切术。④全子宫切除术。⑤子宫扩大切除术。

（二）女性外生殖器损伤

阴道是子宫的排泄管道，子宫经过阴道排出经血等，分娩时又是产道的一部分，同时也是女性的性交器官。阴道是由肌肉、黏膜组成的管道，位于外阴部之上、子宫颈之下、膀胱之后、直肠之前。阴道的前、后壁有纵行的皱褶，阴道的肌层为两层平滑肌。阴道下端有一横纹肌带，是阴道收缩肌或括约肌，但是关闭阴道的主要是提肛肌，外有结缔组织把阴道和周围组织连接起来。这些结缔组织内含有弹性纤维，因而阴道的收缩性很大，在足月妊娠时，它可以扩张到足以让正常胎儿顺利娩出，在产褥期间，它又会逐步恢复到产前状态。

鉴于阴道的解剖生理特点，在活体准确测量阴道的横截面积和容积均有较大困难。对于阴道狭窄程度的判断，应在确定存在可能导致阴道狭窄损伤的基础上进行阴道检查。鉴定实践中，狭窄程度的判断目前主要依靠检查者的经验，在阴道检查时，若仅仅能容纳两指（示指和中指）且偏紧，并可以触及阴道壁挛缩瘢痕组织的，可以评估为阴道轻度狭窄；若仅仅能容纳一中指者，评估为阴道严重狭窄。

（三）女性会阴部损伤的鉴定要点

（1）根据被鉴定人的年龄特点，结合其伤后的临床病史，尤其是手术记录等材料，判断损伤类型与手术方式，明确损伤所导致后遗症情况，必要时可以行医学影像学和实验室检查。

（2）女性阴道狭窄的认定，首先必须认真审查相关病史，并结合体格检查。

（3）直肠阴道瘘须经过至少一次的规范性系统治疗（主要是指手术治疗）而仍然未治愈，方可以认定为直肠阴道瘘。

（4）伤病关系的认定。

《人体损伤致残程度分级》中涉及女性会阴部损伤的条款有十四条。分别为：5.3.5 第 1)条，未成年人双侧卵巢缺失或者萎缩，完全丧失功能，评定三级伤残。5.5.5 第 3)条，直肠阴道瘘难以修复；5.5.5 第 4)条，阴道严重狭窄（仅可容纳一中指），评定五级伤残。5.6.5 第 1)条，双侧卵巢缺失或者萎缩，完全丧失功能；5.6.5 第 2)条，未成年人双侧卵巢萎缩，部分丧失功能；5.6.5 第 4)条，会阴部瘢痕挛缩伴阴道狭窄，评定六级伤残。5.7.5 第 4)条，子宫大部分切除术后，评定七级伤残。5.8.5 第 3)条，一侧输卵管和卵巢缺失；5.8.5 第 4)条，阴道狭窄，评定八级伤残。5.9.5 第 4)条，一侧卵巢缺失或者丧失功能；5.9.5 第 5)条，一侧输卵管缺失或者丧失功能；5.9.5 第 6)条，子宫部分切除术后，评定九级伤残。5.10.5 第 2)条，子宫或者卵巢修补术后；5.10.5 第 3)条，外阴或者阴道修补术后，评定十级伤残。

第八章 脊柱、骨盆及四肢损伤

第一节 脊 柱 损 伤

一、脊柱解剖

成人脊柱由26块椎骨(颈椎7块,胸椎12块,腰椎5块,骶骨、尾骨各1块)经韧带、关节及椎间盘连接而成。椎体位于椎骨的前方,多呈矮圆柱形,承受该椎体以上包括头部及躯干部的重量,一般越是下位的椎体,其横截面积越大。在各种损伤中,椎体(尤其是腰椎和胸椎)可能遭受来自矢状轴的屈曲暴力及来自纵轴的垂直暴力,容易导致椎体压缩性骨折或者粉碎性骨折(后者多为爆裂性骨折)。脊柱外科学将脊柱各节段按照解剖范围分为前、中、后三柱,前柱包括前纵韧带、椎间盘和椎体前2/3,中柱包括椎间盘、椎体后1/3及后纵韧带;后柱包括椎弓根、椎板、关节突及周围韧带等。

二、脊柱骨折分型

(一) 椎体压缩性骨折

来自矢状位的屈曲暴力仅仅造成椎体前柱(头通常为胸腰段)的骨皮质断裂及变扁、压缩。

(二) 椎体粉碎性骨折

多系遭受来自纵轴的垂直暴力作用(如高坠)或者联合矢状位的屈曲暴力作用所致,可以分为以下几种。

(1) 椎体两处或者两处以上骨折累及中柱(如骨折线累及椎体后缘),但是椎管仍保持完整,未见椎管前壁受损破坏及椎管骨性占位的影像学依据。

(2) 椎体骨折累及中柱达到椎体后缘,椎管前壁完整性遭到破坏,有碎骨片突入椎管内对硬脊膜囊造成压迫,可能造成相应脊髓损伤或者潜在损伤的风险。

(3) 椎体两处或两处以上骨折,以中柱损伤为主,累及后柱,此类情况较少见。

(4) 骨折仅仅发生在椎体前柱(累及中柱的影像学证据不足),但确证有两条以上骨折线(如形成"T"形或"Y"形骨折),并造成椎体(前柱)碎片裂成三块以上,可视为椎体粉碎性骨折的一种特殊情形。若椎体前柱虽然可见到两条以上骨折线,但是椎体并未断裂成三块或三块以上,仍然视为压缩性骨折。

三、椎体压缩程度的测量

椎体压缩性骨折的程度主要是指椎体压缩性骨折导致椎体变形或变扁的程度。椎体压缩程度通常根据椎体前缘压缩程度或者压缩最明显处判定,可以采用统一的椎体前缘与后缘的比较,但是一般要遵循胸椎和相邻胸椎比较、腰椎和相邻腰椎比较的原则,可以参考以下方法。

(1) 当损伤椎体前、后缘均有降低,首先测量损伤椎体上、下相邻椎体的前、后缘高度并分别取均值,作为损伤椎体前、后缘高度的推测正常值,然后根据损伤椎体目前高度(如果前缘降低更为严重,则以前缘高度降低值为依据)和推测正常值(可以相邻同节段椎体数值为参考),计算压缩程度。

(2) 鉴定实践中,也可以根据椎体实际压缩最为显著的部位(如近椎体中央部位)作为测量点,并与相邻节段椎体相应部位高度的数值进行比较,计算压缩程度。

四、脊柱畸形的测量

脊柱是身体的支柱,正常的外观是实现其生理功能的基础,脊柱的严重损伤常常造成并遗留外观的破坏,遗留一定的外观畸形,主要包括后凸和(或)侧弯畸形。

脊柱侧弯畸形测量方法如图 8-1:①脊柱标准正位片或 CT 重建图像。②确定侧弯的端椎。上下端椎是指侧弯中向脊柱侧弯凹陷倾斜最大的椎体。脊柱侧弯凸侧的椎间隙较宽,而在凹侧椎间隙开始变宽的第一椎体被认为不属于该弯曲的一部分,因此其相邻的一个椎体被认为是该弯曲的端椎。③在上端椎的椎体上缘画一条切线,同样在下端椎体的下切缘画一条切线。对此两条切线各做一垂直线。④该两条垂直线的夹角就是 Cobb 角,脊柱侧弯的角度由此角度得到。

脊柱后凸角度的测量较侧弯的测量简单。首先在损伤椎体上、下缘分别作切线,两条切线的夹角即为后凸角。值得注意的是,由于人体胸椎以第 7 胸椎为顶点形成生理性后凸,一般胸椎严重压缩性骨折后容易形成后凸畸形外观,而颈椎、腰椎本身为生理性前凸,即使存在压缩性骨折,也很难形成后凸畸形外观。

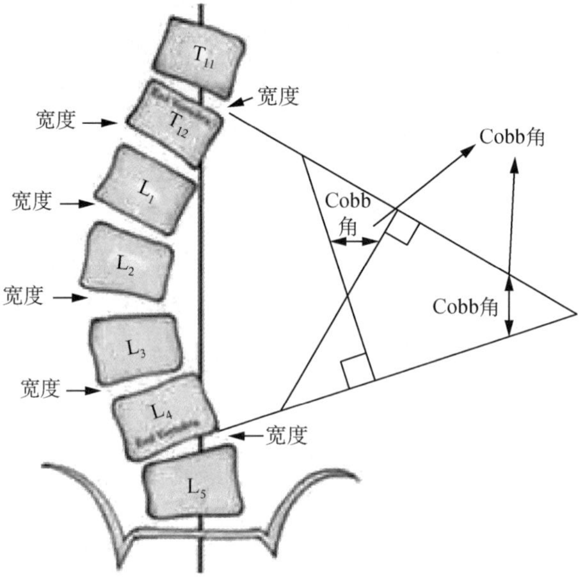

图 8-1 脊柱侧弯畸形测量方法

五、脊柱骨折的鉴定要点

(一) 脊柱功能障碍的检验

人体脊椎的运动功能主要体现在颈部、腰部的多向活动，脊柱各个节段遭受损伤后遗留不同程度的颈部或者腰部活动功能障碍，具体测量方法可以参照《法医临床检验规范》(SF/T 0111—2021)。

(二) 鉴定内容

(1) 首先基于损伤具体类型、范围及其程度进行认定。两个椎体以上同时损伤的情形在实践中经常存在，而且多个椎体可能是相邻的，也可能是不相邻的。

(2) 认定椎体的压缩程度，以椎体实际受压最为显著部位的压缩比例来确定。椎体压缩性骨折经椎体扩张术或者水泥等填充物注入术后，椎体压缩通常有所改善，但应以损伤当时的压缩程度为准。

(3) 椎体粉碎性骨折的认定，应注意观察是否有两条或两条以上的骨折线，骨折线是否累及中柱，以及是否存在椎管内骨性占位。

(4) 手术治疗的认定，既包括跨越多个椎体的内固定植入术，也包括为了恢复压缩性骨折高度实施的填充治疗(可以是微创手术)，但是不包括小针刀等治疗手段。

(5) 脊柱侧弯、后凸畸形的认定，既要重视损伤基础，也要采用适当的测量方法。

(6) 伤病关系的认定，主要包括椎间盘突出、椎体滑脱、新鲜和陈旧性椎体骨折的鉴定。椎间盘突出和椎体滑脱外伤比较罕见，而且多合并椎体骨折。椎体新鲜和陈旧伤的鉴定，主要依靠完整的动态影像学技术检查。

(三) 脊柱骨折相关残疾等级

《人体损伤致残程度分级》中关于脊柱的专门条款不多。例如，5.6.6 第 1) 条，脊柱骨折后遗留 30°以上侧弯或者后凸畸形，评定为六级伤残。5.8.6 第 1) 条，二椎体压缩性骨折(压缩程度均达 1/3)；5.8.6 第 2)条，三个以上椎体骨折，经手术治疗后，评定为八级伤残。5.9.6 第 1)条，一椎体粉碎性骨折，椎管内骨性占位；5.9.6 第 2)条，一椎体并相应附件骨折，经手术治疗后；二椎体压缩性骨折，评定为九级伤残。5.10.6 第 1)条，枢椎齿状突骨折，影响功能；5.10.6 第 2)条，一椎体压缩性骨折(压缩程度达 1/3)或者粉碎性骨折；一椎体骨折经手术治疗后；5.10.6 第 3)条，四处以上横突、棘突或者椎弓根骨折，影响功能，评定为十级伤残。

第二节　骨盆损伤

一、骨盆解剖与生理

骨盆由左、右髋骨和骶、尾骨及其间的骨连接围绕而成。后方自骶骨岬起始，分为左右两侧，经髂骨弓状线、髂耻隆起、耻骨梳、耻骨结节、耻骨嵴到耻骨联合上缘会师的略呈倾斜的连线将骨盆分为上下两部分，上方为参与腹腔组成的大骨盆(也称假性骨盆)，下方为小骨盆(也称真骨盆)，其内腔即为盆腔。

女性骨盆是胎儿自然分娩的产道，所以男女骨盆有显著性差异。大骨盆与产道并无直接关联，小骨盆与女性自然分娩密切相关。小骨盆上方和下方分别为入口、出口，出口略呈菱形，其周界由后向前为尾骨尖、骶骨结节韧带、坐骨结节、坐骨下支、耻骨下支、耻骨联合下缘。两侧耻骨下支在耻骨联合下缘所形成的夹角称为耻骨角，在男性为 70°～75°，在女性为 90°～100°。

二、骨盆骨折分型

骨盆骨折按照损伤部位、程度分为四型。

(一) 骨盆边缘孤立性骨折

当外力骤然作用导致局部肌肉猛烈收缩引起，或者因为遭受直接暴力作用所致，骨折发生在骨盆边缘部位，骨盆环未受累，骨折移位一般不明显。

(二) 骨盆环单处骨折

多为直接性暴力所引起的前后冲撞或侧方挤压所致，常常无明显的移位，属于稳定性骨折。

(三) 骶尾骨骨折

常见于滑跌坐地时受伤，可能会引起马尾神经终端损伤，骨折端通常无明显移位。

(四) 骨盆环双处骨折伴有骨盆环破裂

多为交通事故强大暴力所致，属于不稳定性骨折，常常伴有盆腔器官受伤。此类骨盆骨折常见类型包括：①双侧耻骨上、下支骨折。②一侧耻骨上支骨折合并耻骨联合分离。③耻骨上、下支骨折合并骶髂关节分离。④耻骨上、下支骨折合并髂骨骨折。⑤髂骨骨折合并骶髂关节分离。⑥耻骨联合分离合并骶髂关节分离。

三、骨盆骨折鉴定要点

骨盆骨折损伤的致残程度鉴定，首先要准确认定损伤类型、范围及程度。

(一) 一般原则

根据标准规定，在男女两性，骨盆骨折后遗留畸形愈合（或者严重畸形愈合）构成的前提条件是损伤导致骨盆两处以上的骨折或者粉碎性骨折，多属于第四型不稳定性骨折。根据骨盆骨折分型的理论，耻骨联合分离或者骶髂关节脱位可视为骨盆骨折。故类似“一侧耻骨上支骨折合并耻骨联合分离”的伤情可视为已经满足上述前提条件的要求。

(二) 骨盆骨折(严重)畸形愈合的判定

骨盆畸形愈合程度的判断主要依据影像学检查（通常选取骨盆正位摄 X 线片），不仅要结合损伤当时的影像学资料判断骨折损伤类型，还应当通过骨折愈合后的影像学资料评估遗留畸形愈合的程度。①骨盆畸形愈合。依据《法医临床影像学检验实施规范》(SF/T 0112—2021)的规定，本标准骨盆损伤后遗留畸形愈合的影像学标准为：两侧闭孔形态不对称；耻骨联合分离（包括内固定术后）；骶髂关节分离（包括内固定术后）；髋臼骨折术后；其他骨盆形态异常，包括骨盆环两侧不对称、偏斜或形态失常，双侧坐骨结节、髂嵴或髋臼不等高，应排除体位因素的干扰。骨盆两处以上骨折或者粉碎性骨折，同时符合上述条件之一的，即可认定为骨盆畸形愈合。②骨盆严重畸形愈合。同样依据上述规定，骨盆损伤后遗留严重畸形愈合的影像学判断标准为：a. 两处以上骨盆构成骨骨折，致骨盆环结构完整性和对称性破坏。b. 伴有盆骨倾斜、髋关节运动受限，或者坐、立、行走不适等功能影响。骨盆两处以上骨折或者粉碎性骨折，同时上述两条均符合，才可以认定为骨盆严重畸形愈合。上述骨盆完整性主要是指骨盆骨折愈合以后未显示骨质缺损，且能够保持联结的可靠性和整体的稳定性；骨盆对称性是指骨盆两侧骨性结构基本对称存在，无明显异常改变。

（三）女性骨盆骨折导致产道破坏的判定

小骨盆直接关系到育龄妇女自然分娩的骨性产道结构，判定女性是否因为骨盆骨折导致产道破坏的条件是小骨盆骨折（包括耻骨联合分离或者骶髂关节分离），鉴定实践中主要采用 X 线片观察和测量。依据《法医临床影像学检验实施规范》（SF/T 0112—2021）的规定，女性骨产道的破坏致不能自然分娩的影像学判定标准为：①骨盆多处骨折，尤其骨盆环多处错位骨折后畸形愈合。②骨盆环正常结构破坏，形状明显不规则，前后径或左右径等显著短缩。③坐骨、尾骨或耻骨上、下支等处骨盆环内缘骨质异常突起，致骨产道狭窄，难以经阴道分娩。

《人体损伤致残程度分级》中骨盆损伤条款共计三条。分别为：5.8.6 第 3）条，女性骨盆骨折致骨产道变形，不能自然分娩，评定为八级伤残。5.9.6 第 3）条，骨盆两处以上骨折或者粉碎性骨折，严重畸形愈合，评定为九级伤残。5.10.6 第 4）条，骨盆两处以上骨折或者粉碎性骨折，畸形愈合，评定为十级伤残。

第三节 四肢损伤

一、概述

各种因素引起四肢损伤，均有可能后遗肢体缺失或者肢体功能障碍。肢体缺失是指损伤导致肢体部分或者全部缺失，包括肢体在解剖结构上的缺失、部分缺失，也包括畸形、形态异常。肢体缺失可伴有肢体功能障碍。肢体功能障碍是指损伤导致肢体不能发挥正常的生理功能。以下所称的肢体或四肢主要是指上肢和下肢，不含手、足。

（一）肢体缺失

因为严重损伤致使损伤当时肢体已经缺失、毁损或者离断且无法再植（再造）成活，或者在诊疗过程中确因肢体创伤严重而缺血坏死、无法保留，或者因采取与救治生命直接相关的医疗行为而必须截除肢体，均属于肢体缺失。肢体缺失的水平应根据残端骨性标志确定，建议以医学影像学检查作为判断依据，必要时与健侧肢体的全长医学影像学资料比较。再植或者再造成活的肢体，应按照再植或再造成活肢体的实际功能鉴定致残等级。

（二）肢体功能障碍

1．肢体大关节强直固定　因为骨与关节损伤累及肢体大关节面，致使关节面软骨破坏、纤维组织/骨赘增生、关节间隙狭窄，最终纤维化、关节融合或接近融合，从而丧失肢体大关节活动功能，或者损伤后因治疗需要所实施的关节融合术致使关节活动丧失，均属于肢体大关节强直固定。

肢体大关节强直固定大致可分为以下两种情况：肢体大关节虽然处于功能位范围，但是活动度完全丧失（即该关节不能向任何活动方向进行有效的活动）；肢体大关节虽遗留部分活动功能，但是活动范围小于正常参考值（或者与健侧对照值）的10%，且在某活动轴向不能达到功能位范围，关节基本不能实现任何生理功能。

（1）肢体大关节功能位范围：关于肢体大关节功能位的表述，在不同的专著、文献中略有差别。为了统一标准，本书中做出如下规定（以下功能位若为区间范围，在此范围内均属于功能位）。

1）肩关节：在前屈、后伸轴向上的功能位为前屈20°～40°，在外展、内收轴向上的功能位为外展20°～50°，在内旋、外旋轴向上的功能位为外旋30°～50°。

2）肘关节：在屈曲、伸展轴向上的功能位为屈曲70°～90°。

3）腕关节：在掌屈、背屈轴向上的功能位为掌屈10°～背伸10°，在尺偏、桡偏轴向上的功能位为尺偏10°～桡偏5°。

4）髋关节：在前屈、后伸轴向上的功能位为屈曲25°～40°，在外展、内收轴向上的功能位为外展5°～内收5°，在外旋、内旋轴向上的功能位为外旋10°～内旋5°。

5）膝关节：在屈曲、伸展轴向上的功能位为伸直0°～屈曲30°。

6）踝关节：在背屈、跖屈轴向上的功能位为背屈0°～跖屈20°。

（2）肢体大关节非功能位强直固定：当肢体大关节在任一轴向上活动但不能达到上述功能位范围时，该关节即属于限制于非功能位。“肢体大关节强直固定于非功能位”是指关节在任一轴向上限制于非功能位，且该关节活动度严重受限达到90%以上。

2．肢体大关节功能丧失程度评价　根据《人体损伤致残程度分级》附则6.3的规定，“四肢大关节”是指上肢的肩、肘、腕三大关节以及下肢的髋、膝、踝三大关节。

(1) 以肢体关节骨性损伤为主的，不适用附录 C.7 查表、方法评定关节功能，而是按照《法医临床检验规范》(SF/T 0111—2021)的规定评价关节功能丧失程度：直接测量关节各个方向运动活动度，通过方向均分法计算肢体大关节功能障碍程度。测量关节运动活动度时，均应选用被动活动度。计算时，原则上均以相应健侧(对照)作为参考。若对侧相应肢体大关节同时损伤或者原有病理性(损伤性)功能障碍的，可以参照相应正常参考值范围，一般宜取上限值；对于有证据显示损伤肢体大关节伤前很难达到参照值上限的(如伤侧关节损伤前存在骨关节病变或者高龄退变，或者全身存在广泛性关节病变等情形)，可以根据具体情形选择骨关节运动活动度参考值下限数值或者中间值。

(2) 单纯因中枢神经或者周围神经根性损伤(如臂丛神经等)后遗肢体大关节功能障碍的，多仅仅以肢体肌力下降为主，无论是否确实引起肢体大关节被动活动受限，均应按照“颅脑、脊髓及周围神经损伤”中相应条款进行致残程度等级鉴定，不适用本标准附录 C.7 查表法，也不适用直接测量关节各方位活动度的方法。

(3) 因肢体大关节骨性损伤合并周围神经损伤后遗功能障碍的，其关节功能丧失程度的评定原则上采用综合检验关节被动运动活动度与相应肌群肌力水平的方法。此处“周围神经”是指支配特定肢体关节运动相关肌群的神经，如桡神经、腓总神经等。具体可参照本标准 C.7。但是在少数情况下，如果仅仅考虑肢体大关节骨性损伤并采用直接测量关节活动在各个方向运动活动度的方法，或者仅仅考虑周围神经损伤并参照肌力下降条款，所鉴定的致残程度等级存在差异，即存在条款竞合，应遵循“就高不就低”的原则，以等级高的为准。需要指出的是，在上述肢体大关节功能检验、评估中涉及的肌力水平主要是指某肢体大关节在某个方向上进行活动时所呈现的最大肌力水平，不同于本标准“颅脑、脊髓及周围神经损伤”中“肢体瘫”所规定的肌力下降情况，后者是指整个肢体总肌力水平。在肢体大关节功能丧失程度评估中考虑肌力下降应分析是否存在充分的损伤基础，如存在支配该大关节活动的神经和(或)肌肉(肌腱)的损伤。

(4) 前臂旋转功能丧失程度通过前臂旋前、旋后活动范围来评定，旋前的正常参考值范围为 80°～90°，旋后的正常参考值范围为 80°～90°。前臂旋转功能丧失程度需要分别计算旋前、旋后功能丧失程度，两者相加后除以 2 即为整个前臂旋转功能丧失程度。实际鉴定中注意参考健侧对照。

(三) 四肢损伤致使肢体缺失和功能障碍的鉴定要点

(1) 确认肢体大关节功能障碍的损伤基础。不同损伤类型引起肢体大关节功能障碍的损伤基础不同，多种损伤类型合并存在可能加重关节功能障碍的严重程度，在鉴定时应全面分析，综合评定。

（2）对于因关节骨性损伤为主遗留肢体大关节功能障碍进行伤残程度鉴定时，需要满足以下条件之一：①肢体大关节组成的骨骼骨折累及关节面，或者形成关节内骨折。②构成肢体大关节的骨骼骨折虽然没有直接累及关节面，但是骨折线邻近该关节且骨折伤情严重（如系粉碎性骨折或者骨折断端明显移位），和（或）伴随的软组织损伤累及、跨越该关节。③组成肢体大关节的骨骼骨折虽然未累及关节面，但是骨折伤情严重（如系粉碎性骨折或者骨折断端明显移位）或者骨折愈合不良（如延迟愈合），临床因治疗须长期制动肢体，与该骨折相邻的大关节僵硬继而丧失部分活动功能。

（3）对于因软组织损伤为主遗留相关肢体大关节功能障碍者进行致残程度等级鉴定时，应同时满足以下条件：①肢体大关节周围软组织损伤达到皮下组织且形成增生性瘢痕或者瘢痕疙瘩，瘢痕范围大且跨越肢体大关节。②确因瘢痕挛缩、牵拉导致关节在相关方向的活动受到明显限制。③经过临床实施瘢痕松解术至少一次或者实施其他针对性非手术治疗（如各种物理治疗），仍然难以恢复功能的。

（4）对于周围神经损伤，或者以周围神经损伤为主合并肢体大关节骨性损伤遗留相关肢体大关节功能障碍者进行致残程度等级鉴定时，应注意：①受伤当时的病历明确记载存在周围神经损伤（如挫伤、撕裂、横断，包括周围组织损伤致其受到卡压等），且诊断明确，虽然经过手术治疗（如吻合术、修复术、松解术等）或者相应非手术治疗（如各种物理治疗、高压氧治疗等），仍无法彻底改善症状和体征，终遗留相应肌群肌力下降。②损伤当时病史虽没有明确记载发现周围神经损伤，但是受伤部位、类型、性质、成因机制综合分析，其符合周围神经损伤，且不存在明显医疗过错的，神经损伤后经手术治疗（包括探查术等）或者相应非手术治疗，仍无法彻底改善症状和体征，终遗留支配大关节运动相应肌群肌力下降。③满足上述两个条件之一，且确认该神经损伤具有引起肢体大关节功能障碍的病理基础，致使关节活动（主要是指主动活动）受到一定限制。另外判断周围神经损伤致肢体大关节功能障碍，均应行神经电生理检查加以明确，尤其是第二种情况。

（5）对于大关节附属结构损伤为主遗留肢体大关节功能障碍进行伤残程度等级评定，应注意：①损伤当时病历明确记载存在关节附属结构（如关节囊、韧带、半月板等）损伤（如撕裂、断裂、破裂等）伴有创伤性积液和（或）关节腔积血，虽然经过手术治疗（如吻合术、修复术、切除术等），仍然无法彻底改善症状和体征，终遗留相应肢体大关节运动活动度降低。②损伤当时病历虽未明确记载发现上述损伤，但是症状持续存在，并经过医学影像学检查得以证实。另外根据损伤部位、类型、性质、成因机制综合分析，具有该损伤的基础，并且经过手术治疗

（如吻合术、修复术、切除术等），仍然无法彻底改善症状和体征，终遗留相应肢体大关节运动活动度降低。③满足上述两个条件之一，且可以证明关节附属结构损伤达到一定的严重程度（如关节囊破裂或者严重挫裂伤、重要关节韧带撕裂甚至断裂、半月板撕裂甚至破裂等），具有引起肢体大关节功能障碍的病理基础，并可以排除关节自身疾病等因素的影响。

（6）对于肢体大关节组成骨骼骨折后骨不连的情形，应注意同时满足以下条件：①该骨折在损伤后已经采取符合临床一般治疗原则的治疗措施。②鉴定时距离骨折损伤已经满 12 个月，且骨折仍不愈合，医学影像学检查发现骨折断端硬化等，继续自行愈合可能性极小。③针对骨折不连接，若具有实施手术适应证且不存在手术禁忌证的，已经采取至少一次手术治疗；若无法或者难以手术的，也已经采取适当的非手术治疗，且经过上述针对性治疗后骨折仍无愈合迹象。④经委托人确认或者被鉴定人本人同意其伤情已经医疗终结，经过评估继续治疗价值不大或者很可能仍无法（或者难以）治愈。确认为肢体大关节组成骨骨折后骨不连接的，该骨折以远（以下）相邻肢体大关节的功能视为丧失 75%以上。

（7）骨折后内固定术后，如骨折后内固定物跨越或者邻近肢体大关节，考虑内固定物在位可能对致残程度等级的鉴定结果带来一定影响的，原则上应在内固定物取出且再经过适当功能锻炼后（建议在内固定物取出后 2 个月以上）方可实施鉴定。如果内固定物并不跨越肢体大关节，是否取出内固定物对于致残程度等级鉴定结果影响不大，可以按照骨折愈合标准选择适宜时机鉴定。

（8）认定前臂旋转功能障碍时，同样须有明确损伤基础。损伤基础包括骨关节损伤，也包括骨关节周围软组织损伤。

《人体损伤致残程度分级》中，四肢损伤致使肢体缺失和关节功能障碍的条款较多。例如：5.1.4 第 1）条，三肢缺失（上肢肘关节以上，下肢膝关节以上）；5.1.4 第 2）条，二肢缺失（上肢肘关节以上，下肢膝关节以上），第三肢各大关节功能丧失均达 75%；5.1.4 第 3）条，二肢缺失（上肢肘关节以上，下肢膝关节以上），第三肢任二大关节均强直固定或者功能丧失均达 90%，评定为一级伤残。5.2.5 第 1）条，双上肢肘关节以上缺失，或者一上肢肘关节以上缺失伴一下肢膝关节以上缺失；5.2.5 第 2）条，一肢缺失（上肢肘关节以上，下肢膝关节以上），其余任二肢体各有二大关节功能丧失均达 75%；5.2.5 第 3）条，双上肢各大关节均强直固定或者功能丧失均达 90%，评定为二级伤残。5.3.6 第 1）条，二肢缺失（上肢腕关节以上，下肢膝关节以上）；5.3.6 第 2）条，一肢缺失（上肢腕关节以上，下肢膝关节以上），另一肢各大关节均强直固定或者功能丧失均达 90%；5.3.6 第 3）条，双上肢各大关节功能丧失均达 75%；双下肢各大关节均强直固定或者功能丧失均达 90%；一上肢与一下肢各大关节均强直固定或者功能丧失均达

90%，评定为三级伤残。5.4.6 第 1)条，一上肢腕关节以上缺失伴一下肢踝关节以上缺失，或者双下肢踝关节以上缺失；5.4.6 第 2)条，双下肢各大关节功能丧失均达 75%；一上肢与一下肢各大关节功能丧失均达 75%，评定为四级伤残。5.5.6 第 1)条，一上肢肘关节以上缺失；5.5.6 第 2)条，一肢缺失（上肢腕关节以上，下肢膝关节以上），另一肢各大关节功能丧失均达 50%或者其余肢体任二大关节功能丧失均达 75%，评定为五级伤残。5.6.6 第 2)条，一肢缺失（上肢腕关节以上，下肢膝关节以上），评定为六级伤残。5.7.6 第 2)条，一下肢踝关节以上缺失；5.7.6 第 3)条，四肢任一大关节（踝关节除外）强直固定于非功能位；5.7.6 第 4)条，四肢任二大关节（踝关节除外）功能丧失均达 75%，评定为七级伤残。5.8.6 第 8)条，四肢任一大关节（踝关节除外）功能丧失 75%以上；5.8.6 第 9)条，一踝关节强直固定于非功能位；5.8.6 第 10)条，一肢体各大关节功能丧失均达 50%，评定为八级伤残。5.9.6 第 6)条，双上肢前臂旋转功能丧失均达 75%；5.9.6 第 9)条，四肢任一大关节（踝关节除外）功能丧失 50%以上；5.9.6 第 10)条，一踝关节功能丧失 75%以上；5.9.6 第 11)条，一肢体各大关节功能丧失均达 25%，评定为九级伤残。5.10.6 第 6)条，一侧膝关节交叉韧带、半月板伴侧副韧带撕裂伤经手术治疗后，影响功能；5.10.6 第 8)条，一上肢前臂旋转功能丧失 75%以上；5.10.6 第 11)条，四肢任一大关节（踝关节除外）功能丧失 25%以上；5.10.6 第 12)条，一踝关节功能丧失 50%以上；5.10.6 第 13)条，下肢任一大关节骨折后遗创伤性关节炎，评定为十级伤残。

二、四肢损伤后肢体长度及其他损伤类型鉴定

（一）四肢损伤后致肢体长度差异的鉴定

1. 概述　四肢长骨骨折畸形愈合可能引起两侧肢体长度不等长的不良后果。畸形愈合是指骨折愈合后的位置未达到功能复位的要求，存在成角、旋转或者重叠畸形。临床上功能复位的标准为：①骨折部位的旋转移位、分离移位必须完全矫正。②短缩移位在成人下肢骨折不超过 1 cm，儿童不超过 2 cm。③在对位良好的情况下，成人成角不超过 10°，儿童不超过 15°。④骨干部位对位至少达到 1/3，干骺端部位对位至少达到 3/4。

四肢长度测量时应按照标准姿势（解剖学姿势）放置肢体，即身体直立，面向前，两眼向正前方平视，两足并立，足尖向前，上肢垂于躯干两侧，手掌向前，可以站立位，也可以仰卧位。若按照标准姿势放置有困难，也可以将两侧肢体放在相同对称的位置进行测量。

上肢长度：自肩峰端经肘横纹桡侧至桡骨茎突的距离。

下肢长度：自髂前上棘经髌骨中心至内踝尖的距离，或者自脐正中经髌骨中

心至内踝尖的距离。

需要指出的是，在测量下肢长度时，首先选择测量自髂前上棘经髌骨中心至内踝尖的距离；若存在骨盆结构破坏、倾斜等因素引起下肢不等长，则可以选择自脐正中经髌骨中心至内踝尖的距离。

2. *四肢损伤后致肢体长度差异的鉴定要点*　认定双侧肢体不等长时须具有明确的损伤基础，四肢长骨骨折畸形愈合是最主要的致残原因，骨折经过治疗后因骨质缺损致使肢体缩短，或者因为骨折处骨痂大量生长致使肢体延长，也属于上述损伤基础。对由于四肢长骨骨关节性损伤同时引起肢体不等长与肢体关节功能障碍等残疾情况，应根据“就高”的原则鉴定伤残等级，但不宜按照相应条款鉴定两处伤残等级。

（二）股骨头缺血性坏死和关节假体置换

1. *概述*　股骨头缺血性坏死是一种由于骨内循环障碍、骨细胞死亡，继而导致股骨头结构发生变化，引起股骨头塌陷、髋关节疼痛和功能障碍的病理改变过程，股骨颈骨折或者髋关节脱位等外伤是常见的致病因素，某些内科疾病、激素类药物应用、长期酒精滥用等非创伤性因素也可造成股骨头缺血性坏死，需要进行鉴别。

股骨头缺血性坏死是行髋关节假体置换的手术适应证。目前在临床上，除了髋关节之外的其他肢体大关节病损后，必要时也可以考虑行关节假体置换术，实现肢体功能的代偿。

2. *检验方法*　股骨头缺血性坏死的 X 线表现可分为四期：Ⅰ期（软骨下溶解期）：股骨头外形完整，关节间隙正常，股骨头负重区关节软骨下可见 1～2 cm 宽的弧形透明带，构成“新月征”，此处为坏死松质骨塌陷并与关节软骨分离的表现；Ⅱ期（股骨头修复期）：股骨头外形完整，关节间隙正常，股骨头负重区关节软骨下骨质密度增高，周围可见点状及斑片状密度减低区域及囊性改变，病变周围常常见到一密度增高的硬化带包绕着上述病变区；Ⅲ期（股骨头塌陷期）：股骨头负重区的软骨下骨质呈不同程度的变平和塌陷，股骨头失去了圆而光滑的外形，软骨下骨的骨密度增高，关节间隙仍可保持正常宽度；Ⅳ期（股骨头脱位期）：股骨头负重区严重塌陷，股骨头变扁平，股骨头外上方因为未承受压力而成为一个较高的残存凸起，关节间隙变窄。

3. *鉴定要点*　股骨头缺血性坏死难以行关节假体置换术，是指股骨头缺血性坏死诊断明显，X 线图像上呈现Ⅲ期以上的表现，或 CT、MRI 图像上已可见股骨头变形、表面塌陷等改变，具有行髋关节假体置换的手术适应证，但因存在全身状况差等手术禁忌证或者因其他各种客观原因而无法或者难以进行手术。四肢任一大关节行关节假体置换术后，是指包括髋关节在内的肢体大关节，若在损伤后早期行关节假体置换术，或者在损伤后晚期发生诸如股骨头缺血性坏死等并发症的情况下再行关节假体置换术。

(三) 慢性骨髓炎

1. 概述　慢性骨髓炎多指慢性化脓性骨髓炎，常由急性化脓性骨髓炎演变而来。多为创伤后继发急性骨髓炎未能彻底控制、迁延不愈所致。

慢性骨髓炎临床分型：Ⅰ型，骨髓型骨髓炎，感染源于骨膜下；Ⅱ型，表浅型骨髓炎，有原发软组织病变，受累的骨组织表面暴露；Ⅲ型，局限型骨髓炎，边缘有明确的皮质死骨形成，同时兼有Ⅰ型和Ⅱ型的特点；Ⅳ型，弥漫型骨髓炎，累及整个骨结构。

2. 鉴定要点　四肢长骨开放性骨折并发慢性骨髓炎、大块死骨形成，长期不愈(1 年以上)，是指四肢长骨骨折处伴有皮肤软组织开放性损伤致骨折断端或者深部骨性组织与外界相通，因骨与软组织愈合环境差，并发慢性骨髓炎(符合上述各型慢性骨髓炎分型)，经过影像学检查显示有肉眼可辨的大块死骨形成，且病程迁延不愈达 1 年以上。

(四) 创伤性关节炎

创伤性关节炎是指关节内骨折引起关节面破坏、骨愈合后关节面不平整，且长期磨损致关节活动时出现疼痛等主诉，常伴有相应关节活动受限，且活动时疼痛不适等症状也会有明显加重。X 线或 CT 等医学影像学检查可见关节面不平整，局部硬化，关节间隙变窄，关节边缘骨赘形成，关节内可能有游离体产生。

(五) 膝关节重要结构损伤

“一侧膝关节交叉韧带、半月板伴侧副韧带撕裂伤经手术治疗后，影响功能”，是指一侧膝关节确证存在至少一条交叉韧带损伤、至少一条侧副韧带损伤(撕裂或者断裂)，且同时合并存在至少一侧半月板损伤(破裂、碎裂)，伴有膝关节积液或者积血，经过手术治疗或者相应非手术治疗后，该膝关节运动活动度降低尚不足以符合肢体大关节功能丧失程度规定的条款，但确实存在关节周围肌肉容量降低和(或)相应肌力下降、关节稳定性降低、关节负重能力减退等情形。当膝关节受到外翻暴力时，可导致相应膝关节前交叉韧带、内侧副韧带及内侧半月板三者合并损伤，即为“O’Donoghue”三联征，是较为常见的损伤类型。在实际鉴定中，应注意鉴定是否存在盘状半月板等自身疾病，必要时应行伤病关系分析。

(六) 四肢重要血管循环障碍

四肢重要血管是指上、下肢的重要动、静脉。根据本标准附则 6.8 的规定，上肢重要动脉是指腋动脉、肱动脉、桡动脉、尺动脉等，下肢重要动脉是指股动脉、腘动脉、胫前动脉、胫后动脉等，上肢重要静脉是指腋静脉、肱静脉、尺静脉、桡静脉等，下肢重要静脉是指股静脉、腘静脉、胫前静脉、胫后静脉等。

本标准中四肢重要血管循环障碍主要是指各种原因引起四肢重要血管血栓形成并阻塞血管，使肢体血液供应减少或者血液回流障碍，引起一系列症状和体征。进行此类鉴定时，应经过血管超声和(或)血管造影检验证实。若遗留肢体肿胀或者动脉搏动减弱、肢端麻木疼痛、间歇性跛行等临床症状或者体征，均可以视为本标准规定的“影响功能”。

《人体损伤致残程度分级》中关于四肢损伤的专门条款较多。例如，5.8.6第4)条，股骨头缺血性坏死，难以行关节假体置换术；5.8.6第5)条，四肢长骨开放性骨折并发慢性骨髓炎、大块死骨形成，长期不愈(1年以上)，评定为八级伤残。5.9.6第4)条，青少年四肢长骨骨骺粉碎性或者压缩性骨折；5.9.6第5)条，四肢任一大关节行关节假体置换术后，评定为九级伤残。5.10.6第5)条，一侧髌骨切除；5.10.6第6)条，一侧膝关节交叉韧带、半月板伴侧副韧带撕裂伤经手术治疗后，影响功能；5.10.6第7)条，青少年四肢长骨骨折累及骨骺；5.10.6第13)条，下肢任一大关节骨折后遗创伤性关节炎；5.10.6第14)条，肢体重要血管循环障碍，影响功能，评定为十级伤残。

第四节　手、足损伤

一、手损伤

(一) 概述

上肢最主要的生理功能是持物，必须通过手部的动作才能得以实现。手功能非常复杂，各种因素均可导致手部损伤，对手功能的影响也是千差万别。手损伤的分类如下：①以手部结构缺失为主的损伤。此处的结构缺失既包括因损伤直接导致的，也包括诊疗过程中因诊疗需要而造成的。②手的结构完整，但是损伤以后遗功能障碍为主要表现的。此处功能障碍既包括原发性损伤或者损伤并发症直接导致的，也包括断指再植或者再造成活后的功能障碍。同时，考虑到手功能的复杂性，通常以一手为单位，在评价双手结构缺失或者功能障碍时采用加权相加、综合计算的方法。

《人体损伤致残程度分级》以附录形式在C.8.1与C.8.2中分别规定了手结构缺失和手结构完整但遗留功能障碍等情形下的手功能丧失程度的评价方法。

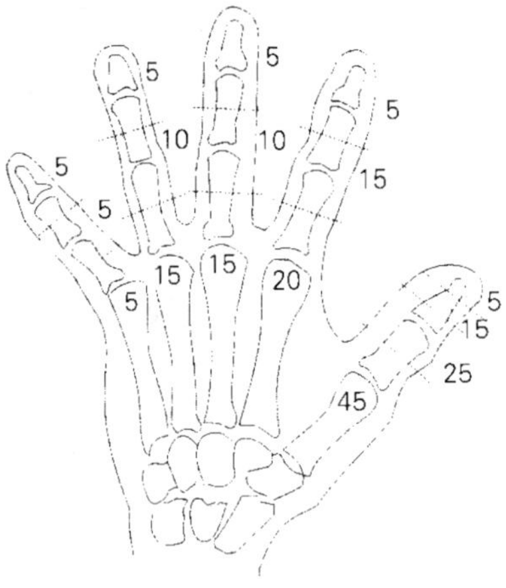

图 8-2 手缺失评分示意图

(二) 手结构缺失

手结构缺失系因外伤伤情严重或者临床治疗需要导致手部分或者全部解剖结构的永久性缺失，且难以再植（再造）成活的情形，手结构缺失可以采用图 8-2 所示的方法进行分值评定。

一手多个手指损伤造成缺失的，可以按照图 8-2 所示方法分别评定各手指缺失的分值，再简单相加。双手多个手指损伤造成缺失的，应该分别评定各个手缺失的分值，再依据附录 C.8.2 中注 2 的方法进行加权累计计算，不得简单相加。实际鉴定中，如果遇到手指缺失平面难以确认的，建议摄 X 线片，须以骨质缺损为准，单纯指端软组织缺损的不宜作为评价依据。

(三) 手功能障碍

手功能障碍系指手解剖结构虽然完整存在，但因损伤后遗留指间关节、掌指关节功能活动障碍，致使不能全部或者部分实现手或者手指的生理功能，且功能障碍难以进一步康复改善。手功能障碍可以采用标准附录 C.8.2 中所给出的表 C-10 的方法进行评定。

该方法规定了一手拇指与其他手指的掌指关节及指间关节在非功能位或者功能位强直固定、关节运动活动度严重受限、关节运动活动度部分受限三种情况的分值评估方法。

各手指掌指关节和指间关节主要拥有屈曲和伸展两个方向的活动能力，其功能位分别为：①第 1 掌指关节的功能位是指关节屈曲 10°～30°，外展 15°～40°。②第 2～5 掌指关节的功能位是指关节屈曲 0°～15°。③拇指指间关节的功能位是指关节屈曲 0°～15°。④示、中、环、小指近侧指间关节的功能位是指关节屈曲 10°～30°，相应远侧指间关节的功能位是指关节屈曲 0°～15°。

各手指掌指关节和指间关节运动活动度正常范围参考值：①第 1 掌指关节过伸 5°～15°，伸展 0°，屈曲 70°～80°。②第 2～5 掌指关节伸展 0°，屈曲 70°～85°。③拇指指间关节伸展 0°，屈曲 70°～85°。④示、中、环、小指近侧指间关节伸展 0°，屈曲 90°～100°，相应远侧指间关节伸展 0°，屈曲 70°～85°，在实际鉴定中，应尽可能参照对侧（健侧）运动活动度。

各手指掌指关节或者指间关节损伤后遗留功能障碍，不能活动至上述功能位范围内的，无论其是否仍然有一定的运动活动度，均符合“非功能位强直”，属于表 C-10 中规定的第一种情形；虽然能够活动至功能位范围内但是活动度严重受限（运动活动度降至 1/2 以下）或者部分受限（运动活动度降至 1/2 以上但是小于 3/4），属于表 C-10 中规定的第二、第三种情形。凡是能够达到功能位范围，关节活动度超过参考值 3/4 的，不属于上表评分的范围，在鉴定中视为无明显功能障碍。

表 C-10 中“掌指、指间关节均受累”是指只要有掌指关节和远侧、近侧指间关节中任何一个关节受累，且仅需上述受累关节中任一关节符合“非功能位强直”“功能位强直或关节活动度≤1/2 参考值”“关节活动度＞1/2、但≤3/4 参考值”的要求，即可按照相应分值进行评估，评估时遵循“就高不就低”的原则，且不得重复评分。

一手多个手指损伤造成功能障碍的，可以按照上述方法分别评定各个手指功能障碍的分值，再简单相加。双手多个手指损伤造成功能障碍的，应首先分别评定各手功能障碍所对应的分值，再依据附录 C.8.2 中注 2 的方法进行加权累计计算，不得简单相加。

（四）手损伤鉴定要点

（1）标准条款适用。手结构缺失或者功能障碍是专门条款，应优先使用专门条款。只有在难以适用专门条款的情况下，才能适用手功能丧失分值计算方法进行致残程度等级鉴定。

（2）手功能评定分值的应用。应用手功能丧失分值计算方法时，对于一手单个或者多个手指损伤既造成缺失又造成功能障碍的，首先应分别依据上述手功能缺失或手功能障碍的评定方法分别评定分值，再进行简单相加以获得该手功能丧失分值。双手兼有多个手指缺失和功能障碍的，按照上述方法先分别评定各手的功能丧失分值，再按照附录 C.8.2 中注 2 的方法进行加权累计计算，不得简单相加。

（3）对于关节结构损伤同时伴有神经损伤的复合型损伤，应根据被鉴定人主动活动及被动活动的情况，综合评定手功能丧失程度。

《人体损伤致残程度分级》中关于手损伤的条款有十四条。例如，5.4.6 第 3）条，手功能丧失分值达 150 分，评定为四级伤残。5.5.6 第 3）条，手功能丧失分值≥120 分，评定为五级伤残。5.6.6 第 4）条，手或者足功能丧失分值≥90 分，评定为六级伤残。5.7.6 第 5）条，一手除拇指外，余四指完全缺失；5.7.6 第 7）条，手或者足功能丧失分值≥60 分，评定为七级伤残。5.8.6 第 11）条，一手拇指缺失达近节指骨 1/2 以上并相应掌指关节强直固定；5.8.6 第 13）条，手或者足功能丧失分值≥40 分，评定为八级伤残。5.9.6 第 15）条，手或者足功能丧失分值≥25 分，评定为九级伤残。5.10.6 第 15）条，一手小指完全缺失并第 5

掌骨部分缺损；5.10.6 第 19）条，手或者足功能丧失分值≥10 分，评定为十级伤残。

二、足缺失和功能障碍

（一）概述

足是实现下肢负重或行走功能的关键，足损伤在法医学鉴定实践中也不少见。与手相仿，其大致分为结构缺失和功能障碍两种情形，也均以单足作为评价单位，涉及双足时采用加权累计的方式，综合评估。

与手损伤不同，《人体损伤致残程度分级》中足损伤相关条款规定的分值均限于结构缺失，不涉及功能障碍情形。因此，该标准专门以条款形式对功能障碍做了具体规定。换句话，在足损伤致残程度鉴定中，除了结构缺失的可以视为功能完全丧失之外，结构缺失与功能障碍难以合并计算。

（二）足功能丧失分值评定

足功能丧失分值是指足缺失的评分（图 8-3），不包括足结构虽然完整但是存在功能障碍的情形。

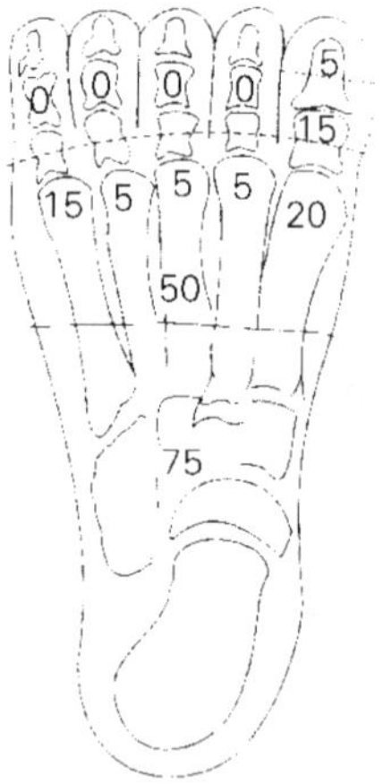

图 8-3 足缺失评分示意图

（三）足趾功能丧失程度评价

上述标准中，足趾功能丧失程度（百分比值）的条款是指足趾关节活动功能丧失的程度，原则上不包括足趾缺失的评定。

足趾关节活动功能仅仅考虑拇趾的趾间关节屈曲、跖趾关节背伸及其余第 2～5 足趾的跖趾关节背伸，即拇趾功能包括趾间关节屈曲和跖趾关节背伸，其余各足趾功能主要是指各趾的跖趾关节背伸。

拇趾的趾间关节屈曲占一拇趾功能的40%，跖趾关节背伸占一拇趾功能的60%。在测量拇趾的趾间关节屈曲、跖趾关节背伸及其余足趾跖趾关节背伸时，需要以对侧（健侧）为参照，如果双侧均存在功能障碍，则以正常值为参照。拇趾的趾间关节屈曲的正常值范围为0°～20°，拇趾跖趾关节背伸正常值范围为0°～30°，其余各足趾跖趾关节背伸正常值范围为0°～10°。例如，经测量伤侧拇趾的趾间关节屈曲0°～5°，跖趾关节背伸0°～10°；而测量对侧（健侧）拇趾的趾间关节屈曲0°～30°，跖趾关节背伸0°～40°。则伤侧拇趾功能丧失百分比的计算为$[(30-5)/30]\times 40\%+[(40-10)/40]\times 60\%=78.3\%$，参照标准中5.10.6第16）条，评定为十级伤残。

（四）足部损伤的鉴定要点

（1）应用标准进行足损伤的致残程度鉴定时，需要区分足结构缺失和功能障碍的情形，原则上两者应引用不同条款分别评定致残程度等级。

（2）若遇到特殊情况，按照上述原则分别鉴定确实不能反映实际残情时，可根据附则6.1的规定，比照相应条款"就高不就低"的原则进行鉴定，但是需要特别慎重。例如，一足拇趾缺失达到近侧趾节1/2处伴有相应跖趾关节功能丧失，同时合并第2～5足趾跖趾关节背伸不能，此时比照5.9.6第12)条"一足5趾功能均完全丧失"的规定，评定九级伤残。

三、其他类型足损伤

（一）足弓损伤

足损伤致跟、跗、跖骨等足弓结构组成骨的骨折愈合后，足弓X线测量值异常（不在临床医学足弓正常参考值范围内且与健侧存在明显差异）和（或）维持足弓功能作用的肌肉、韧带严重损伤（挛缩、毁损、缺失），为足弓结构破坏。

足弓包括内侧纵弓、外侧纵弓和横弓。通过半负重位足侧位X线片可测量内侧纵弓角、外侧纵弓角、前弓角、后弓角。鉴定实践中可重点关注内侧纵弓角、外侧纵弓角和前弓角，用内侧纵弓角反映内侧纵弓，用外侧纵弓角反映外侧纵弓，用前弓角部分反映横弓。内侧纵弓角、外侧纵弓角和前弓角中任一角度不在相应临床医学正常参考值范围内，均视为足弓相应结构部分破坏；内侧纵弓角、外侧纵弓角和前弓角均不在各自正常参考值范围内，视为足弓结构完全破坏。事实上，鉴于纵弓和横弓的解剖结构特点，当内侧纵弓、外侧纵弓均破坏时，横弓结构也必然破坏，故理论上当内侧纵弓和外侧纵弓均破坏时，可以视为足弓结构完全破坏。

内侧纵弓角正常参考值范围为113°～130°，外侧纵弓角正常参考值范围为130°～150°，前弓角正常参考值范围为＞13°。

足弓结构的具体测量方法详见《法医临床影像学检验实施规范》（SF/T 0112—2021）。

（二）跟骨粉碎性骨折畸形愈合

粉碎性骨折是完全性骨折的一种特殊形式，是指骨质碎裂成三块以上；骨折畸形愈合一般是指存在成角、旋转或者重叠畸形的骨质愈合情形。

跟骨骨折大致分为未波及距下关节的关节外骨折和波及距下关节的关节内骨折。关节外骨折分为跟骨前端骨折（仅波及跟骰关节）、跟骨结节垂直骨折、载距突骨折、跟骨结节的鸟嘴状骨折。按照跟骨距下关节后关节面骨折线和骨折块数的不同，关节内骨折临床分为四型：Ⅰ型，无论有几条骨折线，但是没有明显移位（＜2 mm）；Ⅱ型，有一条骨折线两个骨块，骨折明显移位（≥2 mm）；Ⅲ型，有两条骨折线三个骨块；Ⅳ型，有三条骨折线和四个骨块及以上的粉碎性骨折。

本标准中跟骨粉碎性骨折主要是指临床分型中的Ⅲ型和Ⅳ型，尤其是指波及距下关节的关节内骨折。除上述跟骨粉碎性骨折之外其他类型的跟骨骨折，若确实破坏足弓结构的，可以参照足弓破坏相应条款进行致残程度等级鉴定。

跟骨骨折畸形愈合的病理学基础包括：①跟骨距下关节后关节面的不平整导致发生疼痛性距下关节创伤性关节炎。②跟骨外侧壁增宽导致腓骨长、短肌腱移位、腱鞘炎，即腓骨下撞击的发生，足跟的增宽也产生神经的卡压。③跟骨高度丧失，跟腱止点向上向前移位，引起跟腱力作用点的力臂缩短及小腿屈肌的肌纤维缩短，以致其肌力减弱。④距骨相对背屈而变得水平，影响胫距关节的背伸活动，导致胫距撞击或者桥接、踝关节骨性关节炎形成。⑤跟骨结节移位导致足跟内翻。⑥外翻畸形，常常导致跟腓骨桥接和足内侧弓的变形。以上病理改变可引起跟骨和踝关节、足部各关节甚至整个伤侧下肢相应关节的关系紊乱和关节运动轴改变，并可引起相应关节的一系列症状和功能障碍。

跟骨骨折畸形愈合具体的判断原则可以依据临床分型，若发生骨折外侧壁外膨、距下关节不平整或者距骨相对踝关节发生倾斜，均可以视为跟骨骨折畸形愈合。

（三）鉴定要点

《人体损伤致残程度分级》中关于足损伤的条款有十四条。分别为5.6.6第3）条，双足跖跗关节以上缺失；5.6.6第4）条，手或者足功能丧失分值≥90分，评定为六级伤残。5.7.6第6）条，双足足弓结构完全破坏；5.7.6第7）条，手或者足功能丧失分值≥60分，评定为七级伤残。5.8.6第12）条，一足足弓结构完全破坏，另一足足弓结构部分破坏；5.8.6 第 13）条，手或者足功能丧失分值≥40 分，评定为八级伤残。5.9.6 第 12）条，双足拇趾功能丧失均达 75%；一足 5 趾功能均完全丧失；5.9.6 第 13）条，双足跟骨粉碎性骨折畸形愈合；5.9.6 第 14）条，双足足弓结构部分破坏；一足足弓结构完全破坏；5.9.6 第 15）条，手或者足功能丧失分值≥25 分，评定为九级伤残。5.10.6 第 16）条，一足拇趾功能丧失 75%以上；一足 5 趾功能丧失均达 50%；双足拇趾功能丧失均达 50%；双足除拇趾外任何 4 趾功能均完全丧失；5.10.6 第 17）条，一足跟骨粉碎性骨折畸形愈合；5.10.6 第 18）条，一足足弓结构部分破坏；5.10.6 第 19）条，手或者足功能丧失分值≥10 分，评定为十级伤残。

第九章 酒驾和毒驾鉴定

第一节 驾驶员饮酒与交通安全的鉴定

一、酒后驾驶的立法

中华民族有着历史悠久的酒文化，自古以来，古人就有饮酒的习惯，无论是祭祀天地、祖先还是庆贺征战胜利或农业丰收都少不了酒；众多诗词歌赋都与酒有关，让无数文人墨客为之痴迷。“葡萄美酒夜光杯”“明月几时有，把酒问青天”“借问酒家何处有”等与酒有关的诗句流传至今，渗透在我们的文化血液中。在如今的一些社交场合，交际应酬更是离不开酒。同时，改革开放以后，随着人们物质生活条件的改善，汽车得以进入千家万户。因而，酒后驾驶行为越来越常见，由此导致的恶性交通事故也频频发生。在此背景下，醉酒驾驶的立法也在不断演变，可以分为以下几个阶段。

1. 初期阶段(20 世纪 50—80 年代) 此时，中国对醉酒驾驶的立法尚不明确，主要靠道德教育和公共宣传来提醒驾驶员不要醉酒驾驶，并对醉酒驾驶的违法行为进行社会道德谴责，但缺乏明确的法律制裁。

2. 严厉打击阶段(20 世纪 90 年代—2000 年初) 由于醉酒驾驶引发的交通事故频繁发生，我国逐渐意识到问题的严重性，并开始出台严厉的法律措施。1994 年，公安部、司法部联合颁布《公安机关酒后驾驶行为处理办法》，明确规定了酒驾的处理措施，包括吊销驾驶证、罚款、拘留等。

3. 立法完善阶段(2003—2011 年) 2003 年，我国通过了首部涉及醉酒驾驶的刑法条例。该条例明确规定，醉酒驾驶属于危险驾驶罪，由此对醉驾的处罚力度进一步加强。2007 年，最高人民法院、最高人民检察院等司法机构联合颁布了《关于危险驾驶罪等刑事犯罪司法解释的若干解释》，进一步明确了醉酒驾驶的犯罪标准和量刑范围。

4. 防止酒驾专项行动阶段(2012 年至今) 我国政府在 2012 年启动了为期三年的“扫黑除恶·净网 2014”专项行动，其中包括“毒驾、醉驾”专项行动。此后，我国持续加大对醉酒驾驶的打击力度，不断完善相关法律法规，并以打击醉酒驾驶为重点进行执法行动。需要强调的是，醉酒驾驶是一种高危行为，不仅威胁到驾驶者自身的生命安全，而且对其他道路使用者的生命财产安全构成严重威胁。因此,我国政府一直致力于加强对醉酒驾驶的打击,以确保道路交通安全。

酒后驾驶最危险的当属机动车驾驶员。随着血液酒精浓度(blood alcohol concentration, BAC)的升高,发生交通事故的危险性成倍增加,尤其是当BAC大于100 mg/100 mL后,特别是摩托车驾驶员的BAC高于50 mg/100 mL后,其发生交通事故的危险性就可达到未饮酒驾驶员的40倍。

二、影响人们决定是否饮酒后驾驶的因素

1. *酒精浓度* 酒精浓度是决定一个人是否适合驾驶的主要因素之一。法律规定了酒精浓度超过一定限值时为违法行为。

2. *阈限意识* 人们对自己饮酒后的表现有不同的认识和判断,有些人可能基于自身体力、经验或者其他因素认为自己能安全驾驶。

3. *社会影响* 社会环境和文化对个体决定是否饮酒后驾驶也有一定影响。社会对酒后驾驶的批判、宣传和法律制度等都会对人们的决策产生影响。

4. *个人态度和价值观* 个体的态度和价值观也可能影响其决定是否饮酒后驾驶。有些人有较高的责任感和安全意识,更倾向于自觉地杜绝酒后驾驶机动车。

5. *交通规范和执法力度* 交通规则和执法力度对减少酒后驾驶有重要作用。严格的法律制度和执法行动可能会增加对酒后驾驶的恐惧和约束力。

6. *周围环境* 周围的朋友、家人和同事等也会对个体的决策产生影响。他们的态度和行为可能会影响一个人是否选择饮酒后驾驶。

需要注意的是,这些因素是相互作用和复杂的,并且可能因不同的个体和情境而有所不同。总有人虽然意识到酒后驾驶的危险,却仍然控制不住酒后驾驶的冲动。

总之,随着社会的进步,酒后驾驶的趋势是逐渐减少的。这可以归因于多种因素,包括法律机关的加强执法、公众意识的提高及科技的进步。许多国家和地区已经采取了严厉的法律措施来打击酒后驾驶行为,如加强对酒驾的处罚和剥夺驾驶权、增加执法力度等。同时,公众对酒驾危害的认识也有所提高,更加重视自己和他人的安全。另外,科技的发展也提供了更多的替代选择,如代驾服务和出租车等,使酒后驾驶不再成为必要的选择。

三、酒后驾驶的现状

酒后驾驶是全球范围内的严重问题。酒后驾驶不仅危及驾驶者自身的安全,还会对其他道路上的行人或其他车辆者造成严重风险和伤害。虽然不同国

家和地区的情况有所不同，但几乎所有国家都对酒后驾驶采取了严格的法律措施。许多国家都规定了酒驾的法律限制，如设置了酒精浓度限制和刑事处罚。此外，一些国家还采取了其他措施来打击酒后驾驶，如加大执法力度、增强宣传教育、实施安全检查点等。尽管如此，仍然有少数人心存侥幸心理酒驾和醉驾。因此，持续加强对酒后驾驶的预防和打击仍然是全球各国的重要任务。这需要政府、执法部门、民众和其他相关机构的合作，共同努力来改进酒后驾驶的现状，确保道路交通的安全。

（一）酒后驾驶的流行病学特征

酒后驾驶是一种严重危害交通安全的行为，其流行病学特征包括以下方面。

1. *年龄和性别* 酒后驾驶在各个年龄段和性别间普遍存在。不过，研究表明男性在酒后驾驶中的比例更高。

2. *醉酒程度* 酒后驾驶的流行病学特征与醉酒程度密切相关。更高的血液酒精浓度会增加驾驶风险，因此，醉酒者通常有驾驶车辆的冲动。

3. *时间和地点* 酒后驾驶的发生时间和地点有一定的特征。例如，周末晚上和凌晨是酒后驾驶事故高发的时段，酒吧和夜店周围的地区也更容易发生酒后驾驶行为。

4. *教育程度和职业* 研究显示，低教育程度和少受教育的个体更容易参与酒后驾驶。此外，一些职业也与酒后驾驶相关，如酒吧员工和餐饮行业从业人员等。

5. *文化和法律环境* 不同文化和法律环境下，酒后驾驶的流行病学特征也有所不同。一些国家和地区的法律和执法力度可能更严厉，从而对酒后驾驶形成更大的威慑力。

（二）酒后驾车的再犯

酒后驾车是一项非常危险和不负责任的行为，会对驾驶者自己及周围的人造成严重风险。特别是那些曾经因为酒驾被处罚的人再次酒驾或醉驾的行为，因为它意味着驾驶者没有从先前的错误中吸取教训。再犯酒后驾车可能有以下几个原因。

1. *缺乏认识和意识* 有些人可能对酒后驾驶的严重后果不够重视或没有全面了解，从而再次犯同样的错误。

2. *上瘾和依赖* 酒精成瘾可能导致一个人无法控制其行为。

3. *忽视法律和制度* 一些人可能对法律处罚不在乎或不够害怕，从而再次冒险酒后驾车。

4. *支持酒精成瘾治疗* 酒精成瘾患者应寻求专业帮助和支持，接受适当的治疗和康复计划。再犯酒后驾车是一项严重的违法行为，对社会安全造成威胁。

我们每个人都有责任积极参与和支持减少酒后驾车再犯的努力，以保护自己和他人的生命安全。

为了减少酒后驾车再犯的发生，我们可以采取以下措施：①教育和宣传：提高公众对酒后驾车危害性的认识，并加强宣传对酒后驾车进行严厉打击的政策。②严厉执法：加强交通执法，加大对酒后驾驶的处罚力度，确保违法者受到应有的惩罚。③更多的预防措施：推广使用呼气式酒精测试仪等设备，加强交通安全设施建设，如安装更多的交通摄像头和警示牌。

（三）酒后驾车的乘员问题

酒后驾车是一种非常危险和不负责任的行为，可能对司机、乘客和其他车辆造成严重的伤害甚至导致死亡。作为乘员，如果你知道司机饮酒过量且不适合驾驶车辆，应该采取一些措施来保护自己和他人的安全。首先，可以试着劝阻酒后驾车的司机上路。告诉他们饮酒会对驾驶能力产生负面影响，并且可能导致事故发生。坚持要求司机放弃开车，建议其寻找其他安全的交通方式，如打车、搭乘公共交通工具或者请朋友代驾。如果尝试劝阻没有效果，就要考虑自身的安全。尽可能寻找其他交通方式回家，如打车或者找其他人接送。如果没有其他选择，可以拒绝坐在醉酒司机的车内，寻找安全的地方等待，或者与其他人一起行动以增加安全性。请记住，保护自己和他人的生命安全是最重要的。如果遇到酒后驾车的紧急情况，应该及时报警，以确保道路上的安全。

（四）酒后驾车的界定

饮酒量与酒精浓度之间存在一定的关系。一般来说，酒精浓度是指酒精在饮品中的含量，通常以百分比或度数表示。饮酒量指的是个体在特定时间内摄入的酒精量。个人酒量会受多种因素影响，如喝酒的速度、喝酒的频率、饮酒的方式等。在大多数国家，酒精浓度越高的饮品通常会导致更高的血液中酒精浓度。当我们摄入酒精后，它会被身体吸收并进入血液循环系统，然后通过肝脏逐渐代谢。酒精的代谢速度因个体而异，但一般情况下，身体每小时能代谢一定量的酒精。饮酒量与酒精浓度之间的具体关系是复杂的，因为还有其他因素需要考虑，如个体的体重、性别、身体健康状况等。此外，每个人对酒精的耐受程度也可能不同，这会影响酒精对他们的影响程度。

（五）体内酒精浓度

血液酒精浓度的法定限值因国家和地区而异。不同国家和地区制定了各自的法定限值，用于规定驾驶、工作和其他相关活动时允许的酒精浓度上限。一些国家通常使用以下两种测量单位来表达血液酒精浓度。

1. *血液酒精浓度*（blood alcohol concentration，BAC）　以毫克酒精/每百

毫升血液(mg/100 mL)的浓度来表示。BAC是目前判定酒后驾驶最主要的标准,在世界范围内,法定的BAC从20～150 mg/100 mL都有,大多数采用的是50 mg/100 mL或80 mg/100 mL,我国采用的是20 mg/100 mL为酒后驾驶标准,80 mg/100 mL为醉驾标准(根据国家标准GB 19522—2024中的规定)。

2. 呼气酒精浓度(breath alcohol concentration, BrAC) 以每升呼出气体中酒精的体积(g/L)来表示。吸气中酒精浓度与血液中酒精浓度有较好的相关性,适用于交警的路边执法检查。一般而言,BAC与BrAC的比值大多采用2 200∶1,但该比值在酒精代谢的不同阶段有所不同。在吸收阶段比值较低,最高出现在饮酒后5～6 h,主要原因是动脉血酒精浓度与静脉血酒精浓度存在差异,BrAC能更好地反映动脉血酒精浓度。与血液酒精浓度检测相比,呼气酒精浓度检测没有创伤、可迅速得出分析结果、操作相对简单、易于现场检测,但也有很多因素影响检测结果的可靠性:①生物学方面的影响,如当事人体温升高、呼吸功能缺陷、呼吸形式异常、义齿有酒精存留、自身患有糖尿病等。②干扰物质的影响,受试者呼气中可能含有的内源性或外源性挥发有机物,会干扰酒精的检测。③当呼气酒精浓度值接近处罚值时异议大,此种情况会引起受检者质疑检测仪器的结果可靠性及误差允许的范围。④呼气不易保存做二次分析。⑤受检人合作方面的影响,进行呼气检测时,要求受检人以中等力度呼气达3 s以上,而实际工作中受检人可能并不合作。这些因素都将影响检测结果。

(六) 尿液中酒精浓度

由于酒精和酒精代谢过程中产生的一些代谢物会通过尿液排出体外,可以通过检测尿液来评估人体摄入的酒精含量。尿液酒精检测主要有两种形式。

1. 直接酒精检测 直接检测尿液中的酒精含量,但这种方法不太准确且易受干扰。除了酒精易挥发的特性,假丝酵母菌(一种经常引起口腔和生殖道感染的真菌)感染也会影响尿液中的酒精含量。特别是对于糖尿病患者和爱吃糖的人,假丝酵母菌可将尿液中的糖转化为酒精。

2. EtG检测 EtG全名乙基葡糖苷酸,是肝脏代谢酒精过程中的副产物,无论人体内的酒精是否完全被清除,饮酒后都可通过10～80 h内检测尿液EtG来评估人体中的酒精量。不过也有研究认为,26 h后,EtG检测结果就没有那么精确了。

尿液酒精检测一般不如呼气酒精检测结果准确,主要用于签署戒酒协议的人,如因特定工作必须在特定时间段禁酒的人(如飞行员、医生、公交司机和战区军人等),以及酒精依赖者的康复情况检测,酒精相关犯罪者处于缓刑期间等。

四、酒精与驾驶

(一) 酒精的代谢

1. 吸收 酒精化学名为乙醇(CH_3CH_2OH),属于极性小分子物质,与水任意比互溶,在消化道内不需要消化即可被迅速且完全地吸收。一般而言,饮酒5 min后,血液中即可出现酒精,30～90 min后酒精在血液中达到最高浓度。通常来讲,酒精在胃内吸收约20%,余下80%左右均在十二指肠和空肠中被完全吸收。胃的排空状态可影响酒精在胃里的吸收速率。空腹饮酒15 min后,即有50%左右被吸收入血;2～3 h后,100%被吸收。此外,酒的品种、饮酒量、饮酒时间等均是影响酒精吸收的重要因素。

2. 分布 酒精从肠道吸收后,迅速分布于体内所有组织器官,直接分布在机体所有含水组织间隔内,而不与血浆蛋白结合或溶解于脂肪和骨骼。由于乙醇具有亲水性,酒精的分布与组织的含水量成比例。

3. 代谢 酒精的代谢主要在肝脏进行,其中涉及两种主要的酶:乙醇脱氢酶(ADH)和乙醛脱氢酶(ALDH)。

(1) 乙醇脱氢酶:当酒精进入体内后,肝脏中的乙醇脱氢酶开始将酒精氧化成乙醛。这是一个氧化反应,同时产生了一分子NADH(还原型辅酶NAD^+)。乙醇脱氢酶有不同的亚型,它们在酒精代谢速度和耐受能力方面存在个体差异。

(2) 乙醛脱氢酶:乙醛是乙醇的代谢产物,是一种有毒的物质。为了进一步代谢乙醛,乙醛脱氢酶将乙醛氧化为乙酸。这个过程同样伴随着NAD^+还原为NADH。乙酸进一步分解为二氧化碳和水,最终通过呼吸和尿液排出体外。

另有少部分乙醇经过非氧化代谢,与葡醛酸在尿苷-5’-二磷酸葡醛酸转移酶的作用下结合形成非挥发性的水溶性代谢产物乙基葡糖苷酸(ethyl glucuronide, EtG),与硫酸盐在磺基转移酶的作用下结合形成乙基硫酸酯(ethyl sulfate, EtS),与脂肪酸结合形成脂肪酸乙酯(fatty acid ethyl esters, FAEE);与磷脂酸在磷脂酸酶D的作用下形成磷脂酰乙醇(phosphatidylethanol, PEth)。

4. 排泄与清除 酒精可经由呼吸、尿液和汗液排出,其中约10%的酒精通过呼吸从肺部排出。这是为什么呼气测试可以用来检测酒精浓度。大约90%的酒精通过肾脏代谢成乙醇酸和乙酸,然后通过尿液排出体外。少量的酒精也可以通过汗液排出体外,但这只是酒精排泄的次要途径。

(二) 酒精的清除速度和时间

酒精的清除速度通常以血液中的酒精浓度每小时下降的百分比来衡量。一般来说,当达到一定的血液乙醇浓度时(0.1 mg/mL),酶反应饱和,代谢速率趋于恒定,呈现零级代谢动力学过程。当血液中乙醇浓度较低时,人体内的血液乙醇消除转化为一级动力学过程，所以乙醇的体内代谢动力学符合非线性消除伴一级吸收的一室开放模型。清除酒精所需的时间取决于个体差异、饮酒量、身体代谢率和其他因素。通常身体需要几个小时到数十小时才能完全清除血液中的酒精。

（三）酒精对人体的影响

血液中的酒精穿过血脑屏障进入大脑后，可顺着浓度梯度进入大脑任一区域，如控制运动、思维、警觉性、感觉、语言、协调性或平衡性的脑区。酒精影响不同的脑区，就会出现不同的醉酒反应。

1. 兴奋/去抑制　大脑额叶皮质的正常功能如同汽车的刹车系统一样，会抑制不合适的社交和冲动行为，而酒精作用下会松开这个“刹车踏板”。

2. 快乐/愉悦　酒精能激活从中脑延伸到边缘系统的奖赏回路，让人产生愉快的感觉，这种愉快感会促使人继续饮酒。很多人喜欢喝酒，就是为了追求这种愉悦感。

3. 判断力丧失　额叶皮质还控制人的判断力、思考、决策和冒险行为，酒精进入额叶皮质会让人的判断力下降或丧失。因此醉酒时，人可能会做一些平常自己都会觉得匪夷所思的事。

4. 反应变慢　运动皮质（位于额叶）和感觉皮质（位于顶叶）共同协调进入大脑的感觉信息（如触觉和视觉）和离开大脑的反应指令，进而执行某种类型的动作或行为，酒精进入这些脑区后会延长反应时间。醉酒时，人反应变慢，玩游戏的成绩往往会比平时差。此刻如果是驾驶车、船、飞机等交通工具，判断和处理障碍物的时间延迟，更可能导致安全事故的发生。

5. 步态不稳　位于大脑后部下方的小脑，负责控制身体的平衡和协调性，酒精可影响小脑正常功能，因此醉酒的人往往站不稳和（或）走不稳。

6. 恶心和呕吐　在脑干或延髓中，有一个控制呕吐的小区域被称为呕吐中枢，呕吐中枢紧挨化学感受器触发区。当这个区域的受体检测到血液中存在有毒/有害物质时，就会向胃发送神经信号，刺激器官释放组胺来让胃急剧收缩呕吐。呕吐的直接作用是消化道本能地保护了身体。

7. 镇静　从脑干到大脑皮质的多个区域可使人体保持警觉性，而酒精进入这些区域可降低人的警觉性。

8. 记忆力丧失　大脑深处的海马区主要负责学习和记忆。很多醉酒的人会喝断片，想不起来喝醉时和喝醉后发生的事情，这主要是因为酒精阻止了海马对当时的信息进行加工并形成记忆。

9. 意识丧失　酒精对大脑皮质活动的完全抑制会导致所有思想、语言和运动控制的丧失。不过此时基本生命功能（如呼吸和心率）仍然保留。

10. 呼吸抑制 位于大脑底部的脑干，控制着呼吸、心率和血压等基本生命活动，这一区域的神经元对酒精最不敏感。区域中特殊结构具有积极保护意义，使得人即使喝得失去意识也不至于因缺氧或心跳停止而丧命，但如果此时进入大脑中的酒精继续增加，连脑干的基本功能也被抑制时，生命就会停止。

（四）酒精对驾驶能力的影响

驾驶是一项复杂行为，其中包括对感觉信息的处理、注意、适应、判断、决策及运动技能等方面。利用功能性神经显像技术，发现驾驶与感应运动皮质、小脑、枕顶部区域有关。酒精是一种中枢神经系统抑制剂，可抑制神经细胞的电冲动形成及传播。酒精对神经通信的影响产生了醉酒的大部分症状，抑制不同部位神经元的活动会导致不同的醉酒症状。随着酒精含量的增加，越来越多的大脑功能被抑制，直至达到致死剂量，生命终止（表 9-1）。

表 9-1 血液酒精含量对驾驶的影响

血液酒精含量/(mg/100 mL)	对驾驶的影响
20	视觉功能下降 不能同时进行两项任务 判断力下降 情绪改变
50	协调性降低 追踪移动物体能力降低 转向能力下降 对紧急状况的反应速度变慢
80	注意力降低 短时记忆能力下降 缺乏语言控制 知觉和自我控制能力受损
100	反应明显变慢 难以保持车辆直线行驶 不能及时刹车 说话含混不清
150	难以控制车辆 对听觉信息的加工能力丧失 无法控制身体平衡 呕吐

（五）酒后驾车的预防与干预

酒后驾车是一种非常危险的行为，可能对司机和其他行人及车辆的生命安全产生严重威胁。从根本上减少酒后驾车这一行为，主要有以下几个方面的措施。

1. *控制酒精的消耗* 酒精消费和相关问题的增加，与酒精的容易获得和价格的低廉密切相关，其中包括物理性、社会性和经济性。物理性是生活周边可以获得酒精的销售渠道增加了，包括酒精销售的实体店和线上销售增加。社会性是在一般场合和特殊场合的聚会，酒是必不可少的，通过酒精，可以获得社会认可及促成生意的成交，各种社交媒体上的酒精广告和相关政策对酒的宣传等。经济性是酒精及相关产品的价格，随着社会的发展，粮食的价格不如一瓶矿泉水，有更多的粮食去酿造酒精，酒精的价格成本大幅下降，无疑促进了人们的消费。

我国关于酒精销售与购买的法规几乎没有，但是在很多发达国家，购买酒精饮品都有严格的限制。想要降低酒精的消耗，通过对酒精的销售环节进行控制，是从源头上阻断酒精的摄取，同时，对于一些社交场合，尽量避免将酒精与每个社交场合或活动联系在一起，可以选择非酒精饮品作为替代品，如果汁、汽水、茶或无酒精鸡尾酒。如果无法自控饮酒，或者希望减少饮酒量，考虑寻求专业支持，如咨询师、戒酒组织或支持小组。

2. *增强法律法规的威慑力* 长期以来，不少学者认为强硬的法律法规对降低酒精相关的交通事故具有非常重要的意义，自 2011 年我国法规规定醉驾入刑，总体来看，醉酒驾驶引发的交通事故明显减少，这说明刑罚在维护道路交通安全和社会安定方面起到了至关重要的作用。

《中华人民共和国道路交通安全法》第二十二条规定："机动车驾驶人应当遵守道路交通安全法律、法规的规定，按照操作规范安全驾驶、文明驾驶。饮酒、服用国家管制的精神药品或者麻醉药品，或者患有妨碍安全驾驶机动车的疾病，或者过度疲劳影响安全驾驶的，不得驾驶机动车。任何人不得强迫、指使、纵容驾驶人违反道路交通安全法律、法规和机动车安全驾驶要求驾驶机动车。"

第九十一条规定："饮酒后驾驶机动车的，处暂扣六个月机动车驾驶证，并处一千元以上二千元以下罚款。因饮酒后驾驶机动车被处罚，再次饮酒后驾驶机动车的，处十日以下拘留，并处一千元以上二千元以下罚款，吊销机动车驾驶证。

醉酒驾驶机动车的，由公安机关交通管理部门约束至酒醒，吊销机动车驾驶证，依法追究刑事责任；五年内不得重新取得机动车驾驶证。

饮酒后驾驶营运机动车的，处十五日拘留，并处五千元罚款，吊销机动车驾驶证，五年内不得重新取得机动车驾驶证。

醉酒驾驶营运机动车的，由公安机关交通管理部门约束至酒醒，吊销机动车驾驶证，依法追究刑事责任；十年内不得重新取得机动车驾驶证，重新取得机动车驾驶证后，不得驾驶营运机动车。

饮酒后或者醉酒驾驶机动车发生重大交通事故，构成犯罪的，依法追究刑事责任，并由公安机关交通管理部门吊销机动车驾驶证，终生不得重新取得机动车驾驶证。"

《中华人民共和国刑法》(修正案十一)第十八条规定了特殊人员的刑事责任能力:"精神病人在不能辨认或者不能控制自己行为的时候造成危害结果,经法定程序鉴定确认的,不负刑事责任,但是应当责令他的家属或者监护人严加看管和医疗;在必要的时候,由政府强制医疗。间歇性的精神病人在精神正常的时候犯罪,应当负刑事责任。尚未完全丧失辨认或者控制自己行为能力的精神病人犯罪的,应当负刑事责任,但是可以从轻或者减轻处罚。醉酒的人犯罪,应当负刑事责任。"

第一百三十三条之一规定:"在道路上驾驶机动车,有下列情形之一的,处拘役,并处罚金:

(一) 追逐竞驶,情节恶劣的;

(二) 醉酒驾驶机动车的;

(三) 从事校车业务或者旅客运输,严重超过额定乘员载客,或者严重超过规定时速行驶的;

(四) 违反危险化学品安全管理规定运输危险化学品,危及公共安全的。

机动车所有人、管理人对前款第三项、第四项行为负有直接责任的,依照前款的规定处罚。

有前两款行为,同时构成其他犯罪的,依照处罚较重的规定定罪处罚。"

为配合上述法律实施,我国于 2024 年 4 月 29 日发布了强制性国家标准《车辆驾驶人员血液、呼气酒精含量阈值与检验》(GB 19522—2024),规定了车辆驾驶人员驾车时血液、呼气中的酒精含量阈值,以及道路执法筛查、实验室检测确认的方法,作为酒驾、醉驾治理的专门技术法规。

五、酒精含量的检测与试验

(一) 酒精含量阈值

表 9-2 规定了车辆驾驶人员饮酒后或醉酒后驾车血液中的酒精含量阈值。

表 9-2 车辆驾驶人员血液酒精含量阈值

驾驶行为类别	阈值/(mg/100 mL)
饮酒后驾车	≥20,<80
醉酒后驾车	≥80

(二) 血液与呼气酒精含量换算

车辆驾驶人员呼气酒精含量按 1∶2 200 的比例关系换算成血液酒精含量,

即呼气酒精含量值乘以 2 200 等于血液酒精含量值。

（三）检验方法

一般规定车辆驾驶人员饮酒后或者醉酒后驾车应进行呼气酒精含量检验或者血液酒精含量检验。

1. 呼气酒精含量检验　呼气酒精含量采用呼出气体酒精含量检测仪进行检验。检验结果应记录并签字。呼出气体酒精含量检测仪的技术指标和性能应符合 GB/T 21254—2017 的规定。呼出酒精含量检验的具体操作步骤，按照呼出气体酒精含量检测仪的操作要求进行。

2. 血液酒精含量检验　血液酒精含量检验方法按照 GB/T 42430—2023 的规定执行。

（四）方法原理

根据乙醇等六种化合物易挥发的特性，经与平行操作的标准物质比较，采用顶空气相色谱（HS/GC）检测，依据两种不同性质色谱柱的保留时间进行定性，以峰面积为依据，采用内标法或外标法定量。或采用顶空气相色谱-质谱（HS/GC-MS）检测，依据保留时间、质谱特征碎片离子进行定性。

（五）分析步骤

取检材样品血液或尿液 100 μL 及 0.04 mg/mL 内标物叔丁醇工作溶液 500 μL（采用外标法时，以水代替内标物叔丁醇工作溶液）置于顶空进样瓶内，盖上硅橡胶垫，用密封钳加封铝帽，混匀，置于顶空自动进样器样品架上进样，或置于 65℃恒温水浴中加热 10 min，用 1 mL 注射器吸取瓶内液面上气体 0.4 mL，进样。

质量控制：取质量浓度为 0.10 mg/mL 待测目标物标准溶液 100 μL 作为添加样品，与检材样品平行操作。

取水 100 μL 作为空白样品，与检材样品平行操作。

根据国家标准 GB/T 43449—2023《法庭科学　毒物分析实验室质量控制规范》第 5.4.2 条定量分析的规定：

“5.4.2.1　定量分析方法应符合 GA/T 1900 的要求。

5.4.2.2　当检材样品浓度超过线性范围上限时，应对检材样品进行稀释，并评估方法的稀释效应。

5.4.2.3　对内源性物质进行定量分析时，可采用检材样品中加入标准物质校准曲线法进行。

5.4.2.4　如采用同位素内标法进行定量分析，可采用标准溶液制作校准曲线。

5.4.2.5　使用历史校准曲线时应使用校准样品监测校准曲线，校准样品至少有高低两个浓度点，低浓度点为定量限的 2～3 倍，高浓度点应高于线性范围最高点的 80%，目标物的计算值应在标示值的 ± 20%以内。”

所以对于酒精的质控，除了空白样品和检出限样品，还要有一个低浓度点和高浓度点样品，且符合国家标准 GB/T 43449—2023 中第 5.4.2.5 条的规定。

（六）定性评价

用气相色谱法定性时，应先用两根不同性质的色谱柱进行分析。

气相色谱法：在相同的条件下进行样品测定时，检材样品中目标物的色谱峰保留时间与添加样品一致（相对误差在 ± 1%之内），空白样品无干扰，且经选用不同性质的色谱柱进行分析，结果一致。

气相色谱-质谱法：在相同的条件下进行样品测定时，检材样品中目标物的色谱峰保留时间与添加样品一致（相对误差在 ± 1%之内），且在扣除背景后的检材样品质谱图中，目标物特征碎片离子（不少于 3 个）与添加样品一致，离子丰度比不超过表 9-3 标准规定的范围，空白样品无干扰。

表 9-3　离子丰度比的最大允许相对误差范围

离子丰度比	＞50%	＞20%～50%	＞10%～20%	≤10%
最大允许相对误差	± 10%	± 15%	± 20%	± 50%

（七）定量评价

采用单点校正法定量，取与检材样品等量的目标物标准溶液各两份，与检材样品平行操作，得到添加样品，检材样品中目标物浓度应在添加样品中目标物浓度的（100 ± 30）%内。

采用校准曲线法定量，配制系列浓度目标物标准溶液，每个浓度取与检材样品等量的目标物标准溶液各两份，得到系列浓度的添加样品，与检材样品平行操作。检材样品中目标物浓度应在校准曲线的线性范围内，相关系数（r）不小于 0.997。

两份检材样品中目标物含量的相对相关不大于 10%，定量数据可靠，其含量按两份检材的平均值计算，有凝血块的血样，两份测试数据的相对相关不大于 15%。若检材样品的浓度超出线性范围，需用水稀释或重新制作校准曲线。

六、酒驾案件查处程序

上述法律和认定标准对明确醉驾、规范案件办理程序起到了积极作用。醉驾入刑以来，各地坚持严格执法、公正司法，依法惩治酒驾醉驾违法犯罪行为，有力地维护了人民群众生命财产安全和道路交通安全，酒驾醉驾导致的恶性交通死亡事故大幅减少，“喝酒不开车，开车不喝酒”的法治观念逐步成为社会共识，酒驾醉驾治理成效显著。2023 年 12 月，最高人民法院、最高人民检察院、公安部、司法部联合印发《关于办理醉酒危险驾驶刑事案件的意见》(以下简称《意见》)，于 2023 年 12 月 28 日起施行。《意见》落实落细“四个坚持”：

一是坚持人民至上，将维护人民群众生命财产安全置于首位，同时对醉驾情节轻微的初犯给予改过自新的机会。

二是坚持严格执法、公正司法，进一步统一执法司法标准、规范执法办案，做到有法可依、有法必依、执法必严、违法必究。处理具体案件实事求是、不枉不纵、宽严相济、法理情融合，确保办案取得良好的政治效果、社会效果和法律效果。

三是坚持系统思维，兼顾惩治与预防、公正与效率、刑罚手段与非刑罚手段的协调性。不仅关注醉酒危险驾驶犯罪的刑罚惩治，也注重因醉驾构成交通肇事罪、以危险方法危害公共安全罪等更严重犯罪的刑罚惩治。

四是坚持综合治理，运用刑罚手段惩治醉驾的同时，重视源头治理、综合施策，协同党政机关、行业协会、企事业单位以及公民个人，共同做好各环节的预防、治理工作。

(一) 关于立案标准

《意见》第四条第一款规定：“在道路上驾驶机动车，经呼气酒精含量检测，显示血液酒精含量达到 80 毫克/100 毫升以上的，公安机关应当依照刑事诉讼法和本意见的规定决定是否立案。对情节显著轻微、危害不大，不认为是犯罪的，不予立案。”(表 9-4)

表 9-4 酒后驾驶情节及追诉情况

血液酒精含量	情节	追诉情况
<80 mg/100 mL	/	不予立案
≥80 mg/100 mL <150 mg/100 mL	不具有第十条从重处罚的情节	不予立案/ 法定不起诉
≥150 mg/100 mL <180 mg/100 mL	综合考虑犯罪嫌疑人驾驶的动机和目的、醉酒程度、机动车类型、道路情况、行驶时间、速度、距离以及认罪悔罪表现等因素，认为属于犯罪轻微的	相对不起诉
/	出于急救伤病人员等紧急情况驾驶机动车； 在居民小区、停车场等场所因挪车、停车入位等短距离驾驶机动车的； 由他人驾驶至居民小区、停车场等短距离接替驾驶停放机动车的，或者为了交由他人驾驶，自居民小区、停车场等场所短距离驶出的； 其他情节显著轻微的	不予立案/ 法定不起诉

(二) 关于醉酒认定的依据

1. 主要以血液酒精含量鉴定意见为依据　《意见》第四条第二款明确规定："公安机关应当及时提取犯罪嫌疑人血液样本送检。认定犯罪嫌疑人是否醉酒，主要以血液酒精含量鉴定意见作为依据。"由于人体内的血液酒精含量会随着代谢逐渐减退，因此提取血样必须"及时"，在具备条件的情况下要"立即"提取血样。提取血样的及时性不仅涉及证据的准确性、客观性问题，还涉及执法司法的公平性、公正性问题，因此提取血样是否及时是检察机关办理案件的重点审查对象。

对于从现场查处到提取血样间隔时间明显较长的情况，应查明原因，必要时需要公安机关作出说明。值得注意的是，血液酒精含量鉴定意见并非认定醉酒的唯一依据。实践中存在极少数特定情形，即使没有血液酒精含量鉴定意见也可以定案。例如，《意见》第四条第三款规定的呼气后脱逃的情形以及血检结果虽然被排除，但结合其他证据能够排除合理怀疑证明犯罪嫌疑人确实醉酒的情形。考虑到多种因素影响，呼气酒精检测结果的稳定性、精确度还不够高，因此呼气酒精检测结果作为醉驾认定的依据属于特例，在实践中认定要特别慎重。

2. 以呼气酒精含量检测结果定案的情形　《意见》第四条第三款规定："犯罪嫌疑人经呼气酒精含量检测，显示血液酒精含量达到 80 毫克/100 毫升以上，在提取血液样本前脱逃或者找人顶替的，可以以呼气酒精含量检测结果作为认定醉酒的依据。"该条款主要适用于以下情形。

(1) 呼气酒精检测后脱逃：行为人在呼气酒精检测后脱逃，导致无法再对其进行血检，此时可以以呼气酒精含量检测结果作为定案依据。

(2) 呼气酒精检测后找人顶替：行为人在呼气酒精检测后谎称他人是驾驶人或他人表示自己是真正驾驶人，公安机关未再提取本人血液，事后查明存在"顶包"情况。此时已经丧失提取血样的条件或因"顶包"行为导致提取血样为时过晚。

这两种情况下，行为人逃避惩处的意图明显，应当承担不利后果。《意见》结合呼气酒精检测结果和其他证据认定其是否构成醉酒，符合证明标准，也有利于遏制这种行为的发生。

3. 二次饮酒情形的认定处理　《意见》第四条第四款规定："犯罪嫌疑人在公安机关依法检查时或者发生道路交通事故后，为逃避法律追究，在呼气酒精含量检测或者提取血液样本前故意饮酒的，可以以查获后血液酒精含量鉴定结果作为认定其醉酒的依据。"相较于 2013 年《意见》，增加了发生交通事故后故意饮酒的情形。这主要是针对实践中出现的行为人醉驾肇事后，民警到达现场前或到达现场后，行为人为逃避法律追究在现场或逃离现场在其他地方故意饮酒如何认定处理的问题。

在这种情况下，行为人一般情况下本就已经饮酒，只是企图以二次饮酒的方式制造事实不清的乱象，从而逃避法律追究。由于无法还原再次饮酒前的实际饮酒状况，对再次饮酒前是否属于醉酒存在疑问。对此，《意见》延续了 2013 年《意见》的认定思路，如果最终实测的血检结果达到 80 毫克/100 毫升，则认定行为人属于醉酒。这本质上是一种司法推定，推定的前提包括以下基础事实。

（1）确有证据证明行为人之前已经饮酒：这一点可以通过犯罪嫌疑人供述、共同饮酒人员证言、饮酒场所监控视频、目击证人证言等综合判断。

（2）主观上是为了逃避法律追究：这种逃避法律追究的心理状态可以从行为人的具体行为表现中推断出来。在规定的这两种情形中，行为人已经知道其要面临执法检查，其应当配合检查、处理，而不应当做出再次喝酒的举动。

（3）再次饮酒后实测结果达到了 80 毫克/100 毫升：这是认定行为人醉酒的关键条件。

通过上述规定，《意见》旨在确保醉驾案件中的证据合法性与可靠性，维护司法公正，并有效遏制逃避法律追究的行为。

（三）关于“道路”和“机动车”的认定

1. 一般规定　“道路”和“机动车”是醉酒危险驾驶犯罪的构成要件事实，且属于关键犯罪事实，在司法认定中经常产生争议。《意见》第五条第一款明确规定：醉驾案件中“道路”“机动车”的认定适用道路交通安全法有关“道路”“机动车”的规定。该条款属于参引性条款，即危险驾驶作为刑事犯罪，在具体的构成要件上，一般情况下从属于行政法规范的界定。根据《道路交通安全法》第一百一十九条的规定：“道路”，是指公路、城市道路和虽在单位管辖范围但允许社会机动车通行的地方，包括广场、公共停车场等用于公众通行的场所。“机动车”，是指以动力装置驱动或者牵引，上道路行驶的供人员乘用或者用于运送物品以及进行工程专项作业的轮式车辆。

因此，醉驾案件中对“道路”和“机动车”的认定应与《道路交通安全法》保持一致，确保法律适用的一致性和准确性。

2. 关于单位等管辖内的路段认定　《意见》第五条第二款总结近年司法实践规定：对机关、企事业单位、厂矿、校园、居民小区等单位管辖范围内的路段是否认定为“道路”，应当以其是否具有“公共性”，是否“允许社会机动车通行”作为判断标准。只允许单位内部机动车、特定来访机动车通行的，可以不认定为“道路”。“公共性”是指路段的开放性和车辆的不特定性，这类路段上的醉酒驾驶行为与普通公路、城市道路一样，会对公共安全和人民群众生命财产安全造成重大风险。例如，允许外来车辆进入或通行（部分小区可能收取停车费）的小区道路，即具有开放性和车辆不特定性的特征。单位内部及仅允许特定来访车辆通行的道路，因通行车辆数量有限且开放性受限，不宜认定为危险驾驶罪中的“道路”。“内部车辆”是指单位所有或单位人员所有、管理、使用的车辆；“特定来访车辆”是指需经单位或内部人员许可方能进入的车辆，如需在保安处登记、经保安允许或经小区业主同意方可通行者。各单位管理方式不同，对进出单位管辖路段有管理限制的，认定为“道路”需谨慎。对有争议路段，可结合知情人员证言、管理单位证明、管理规范及实地考察进行判断。

（四）关于强制措施适用

1. 关于拘留和取保候审　《意见》第六条第一款规定：对醉驾犯罪嫌疑人、被告人，根据案件具体情况，可以依法予以拘留或者取保候审。为体现对醉驾案件的严厉打击，部分地区除存在不宜羁押等特殊情况外，通常对犯罪嫌疑人先行拘留。鉴于危险驾驶罪的法定刑为拘役，不符合逮捕条件，拘留后一般无需提请逮捕。因此，对醉驾案件适用拘留必须严格遵守法定期限，避免超期羁押。《刑事诉讼法》第九十一条规定，对醉驾犯罪嫌疑人通常拘留 3 日，特殊情况下可延长 1 至 4 日，如最终不符合逮捕条件，最长拘留期限为 7 日。《意见》在修订过程中，考虑到部分地区对醉驾案件一律先行拘留，甚至对不宜羁押人员也适用拘留，违背法律政策精神，故在 2013 年版本的基础上，增列了五种适用取保候审的情形，如犯罪嫌疑人受伤需救治等。

2. 关于监视居住和逮捕　《意见》第六条第二款规定：对符合取保候审条件，但犯罪嫌疑人、被告人不能提出保证人，也不交纳保证金的，可以监视居住。对违反取保候审、监视居住规定的犯罪嫌疑人、被告人，情节严重的，可以予以逮捕。该规定依据《刑事诉讼法》第七十四条第二款和第八十一条第四款。逮捕的适用，应参照最高人民法院、最高人民检察院和公安部相关司法解释和部门规章的具体规定，并严格把握条件。

（五）关于证据收集

1. 证据收集的一般要求　研究认为，无须对醉驾案件证据收集进行全面、详尽规定，但应总结执法司法实践经验，梳理并规范醉驾案件定案所需证据，尤其需对容易有争议的关键证据（如血液酒精含量鉴定意见）的收集、审查和认定进行统一规范。

为解决实践难题，《意见》第七条第一款列明了醉驾案件必备证据（证明犯罪事实及量刑情节）。如当事人无异议、案件事实清晰且无特殊情况，仅收集该款规定的证据即可，无须补充其他证据。例如，如现场视频已认定驾驶人身份，且当事人未提出异议，则无须再收集同车人员或目击证人证言。

证据收集应涵盖犯罪嫌疑人基本情况、醉酒检测鉴定结果、机动车信息、执法过程记录及嫌疑人供述与辩解。为简化流程，现场查处、呼气检测、血样提取与封装等环节虽应同步录音录像，但通常只需提交照片佐证，录音录像由公安机关留存备查，争议发生或当事人提出异议时再行调取核实并移送。

《意见》第七条第二款针对存在争议或事故等特殊情况，在收集第一款规定证据的基础上，要求补充收集相关证据，如到案经过材料。鉴于醉驾案件大多为现场查处，相关信息通常已包含在受案材料及起诉意见书中，无须另行出具到案经过材料；但如因事故报警或其他情况查获，则需对嫌疑人到案经过进行详细说明，以便查明是否存在自首、坦白等情节。

2. 关于规范血检程序 《意见》第八条第一款规定：对犯罪嫌疑人血液样本提取、封装、保管、送检、鉴定等程序，按照公安部、司法部有关道路交通安全违法行为处理程序、鉴定规则等规定执行。尽管《意见》无法面面俱到地规定所有细节，但其重点规范了以下几项内容：

(1) 全程录音录像。为了确保血液样本提取和封装过程的透明性和规范性，《意见》明确规定这一过程必须全程录音录像。2013 年《意见》曾规定“应当制作记录，有条件的，应当拍照、录音或者录像”。随着公安部大力推动执法规范化建设，以及警务技术的进步，佩戴使用执法记录仪等设备能够有效实现全程录音录像。因此，《意见》进一步严格规范血液提取和封装程序，明确要求必须全程录音录像。

(2) 标记、编号及签字确认。血液样本提取和封装时，必须做好标记和编号，并由提取人、封装人和犯罪嫌疑人在血液样本提取笔录上签字。如犯罪嫌疑人拒绝签字，应在笔录中注明。这些规定旨在确保提取的血样通过封装、标记、编号及相关人员签字的方式固定且可识别，避免混淆。在研究过程中，有意见提出是否需要见证人并要求见证人签字的问题。研究认为，如果提取、封装过程中能够做到同步录音录像，则无须再安排见证人；若无法做到同步录音录像，则需找见证人见证。

(3) 及时送检。提取的血样应及时送检，最长不得超过 5 个工作日。近年来，关于提取血样送检时间的争议较多。2011 年公安部《关于公安机关办理醉酒驾驶机动车犯罪案件的指导意见》规定，不能立即送检的，可在 3 日内送检。2020 年公安部《道路交通安全违法行为处理程序规定》则规定可以在 5 个工作日内送检。此次《意见》统一送检时间为 5 个工作日，即因特殊原因不能及时送检的，应在 5 个工作日内送检。

(4) 鉴定过程同步录音录像及出具鉴定意见时限。鉴定过程应当同步录音录像，并在 3 个工作日内出具鉴定意见。这里的“鉴定过程”主要是指鉴定人员使用检材的过程，包括血液样品制备和仪器检测操作。录像应能清晰记录血样从封装状态解封、取样、添加试剂等操作到运用仪器设备进行检测的全过程。录像主要用于对外部监督鉴定人员使用检材的过程。鉴定机构可以通过在鉴定场所安装固定监控设备等方式实现全程录像。鉴定录音录像不需要同步移送办案机关，但在当事人提出异议等情况下留案备查。录像保存时间未作统一要求，但从案件办理角度讲，应保存至案件办结前（如二审结束）。根据《关于公安机关办理醉酒驾驶机动车犯罪案件的指导意见》，检验鉴定机构应在3日内出具检验报告。《意见》结合实践情况，进一步明确鉴定机构自接收检材之日起，在3个工作日内出具鉴定意见并通知或送交委托单位。

（5）鉴定意见通知时限。鉴定意见应在5个工作日内书面通知犯罪嫌疑人、被告人、被害人或其法定代理人。这有助于保障当事人的知情权，确保司法程序的公正性和透明度。

通过上述规定，《意见》旨在进一步规范血检程序，提高证据的可靠性和法律程序的严谨性，保障各方合法权益。这些措施不仅加强了执法透明度，还为司法公正提供了有力保障。

3. *关于瑕疵证据的采信规则*　近年来，围绕醉驾案件中的证据问题争议较多，尤其是在血样的提取、封装、保管、送检、鉴定等环节未严格按照规定进行处理，导致证据能否采信出现争议。《意见》明确了四种类型的证据为瑕疵证据，并规定了这些证据属于可补正的范围。以下是具体分析。

（1）血液样本提取、封装、保管不规范。这里的“不规范”是指取证行为未按照公安部《道路交通安全违法行为处理程序规定》及《刑事诉讼法》、《意见》等规定进行。常见的不规范行为包括：①提取血样时使用醇类消毒液消毒。②没有同步进行录音录像。③封装时缺少提取人签字。

以醇类酒精消毒为例，在不少案件中，通过侦查实验等方式证明醇类酒精对血液的污染极小，甚至可以忽略不计。如果血液实测结果显著高于80毫克/100毫升或150毫克/100毫升，不应将相关证据直接排除。关键在于评估污染对检测结果的影响是否微乎其微。

（2）未按规定的时间和程序送检、出具鉴定意见。《意见》规定的送检、出具鉴定意见时间比《司法鉴定程序通则》《公安机关鉴定规则》等规定更严格，主要是为了从严从快惩治醉驾而做的特殊规定。如果有正当理由无法在规定期限内完成，做出合理解释或者补正，能够排除合理怀疑的，则相关证据可以采信。例如，在疫情防控等特殊时期，确实无法在《意见》规定的最严格时间内做出鉴定，只要血样按规范得到了妥善保管，综合其他证据可以确保血检结果的可信性，则可以作为证据采信。

（3）鉴定过程未按规定同步录音录像。鉴定过程没有同步录音录像的采信规则与提取、封装过程未同步录音录像的情形相同。即，如果确有正当理由无法做到全程录音录像，且能提供合理的解释和补正措施，能够排除合理怀疑，则相关证据可以采信。

(4) 存在其他瑕疵或者不规范的取证行为。对于上述瑕疵证据,虽然可以补正,但需要说明以下两点。

1) 排除合理怀疑的程度:瑕疵证据补正后要达到排除合理怀疑的程度。并不是所有不规范取证行为都可以在补正或者说明后被采信,还要具体问题具体分析,着重看补正和说明能否排除合理怀疑。例如,血液一般需要低温保存,如果长时间未低温保存,证据会受到极大影响,即使补正、说明也不足以确保血检结果的真实性、准确性,相关证据应当排除。

2) 杜绝随意突破取证规范:瑕疵证据可以补正,并不意味着可以随意、故意突破取证规范。公检法机关对瑕疵取证行为要按照自身职责和职权予以纠正,要求相关人员予以改正,杜绝再次发生。例如,检察机关对相关瑕疵取证、违法取证,即使通过补正和合理说明予以采信,也要通过口头或者书面方式进行纠正。

《意见》对醉驾案件中血检证据的瑕疵处理进行了明确规定,旨在确保证据的合法性和可靠性,维护司法公正。具体处理过程中,既要严格遵循法律规定,又要灵活应对特殊情况,确保每一起案件都能得到公平、公正的处理。通过这些规定,不仅增加了执法透明度,还为司法公正提供了有力保障。

第二节　驾驶员药物驾驶的鉴定

最近几年,随着经济的不断发展,现代交通也越来越发达,给人们带来了无尽便利的同时,也增加了许多安全隐患。在以人、车、环境构成的交通系统中,人是交通系统中最重要的主体,驾驶人饮酒和药物滥用已经成为引发交通事故的重要原因,酒精驾车的危害性已经被广泛宣传,而违禁药物并未引起太多关注。交通事故中驾驶人体内检出酒精的频率有降低的趋势,而检出药物的频率呈增高趋势。由于缺少道路现场调查资料,服用药物以后驾驶的真实发生率还不能完全确定,另外,由于药物的数量很多,即使有也只是对某种或某几种药物进行道路实验检测。

严格意义上讲,酒精属于药物的一种,但通常会将酒精和药物分开研究。据统计,药物对驾驶的影响更甚于酒精对驾驶的影响。英国某项研究指出:第一,饮酒后驾驶机动车通常会比正常反应时间慢 12%,而在服用药物的情况下,驾驶机动车则比正常反应时间慢 21%,尤其是吸食毒品后驾驶人往往会出现幻想,驾驶能力严重削弱,更容易引发交通事故。第二,酒精多在午饭、晚饭或者夜宵后,有一定规律,而药物驾驶发生的时间无规律可循。第三,血液中酒精浓度会随着酒精的挥发而快速消失，但是药物与毒品在体内代谢需要较长时间。第四，酒驾、醉驾法规较为完善，但是药驾仍未引起足够重视。第五，最近几年随着药物驾驶的不断增加，媒体报道的吸毒导致交通事故的案例呈现急剧增加的态势。

一、影响安全驾驶的相关药物

在道路上安全驾驶，有三个基本环节，分别是正常的感觉、判断和反应能力。而影响安全驾驶的药物主要通过作用于中枢神经系统、血糖、血压，造成认知和运动功能的降低，从而影响安全驾驶。常见影响驾驶的有十大类药物，这些药物在治疗疾病的同时，由于可能产生不良反应而影响驾驶员几个方面的表现，如头昏、眩晕、视觉模糊、视力下降、乏力、嗜睡、注意力分散、血压升高或降低、血糖降低等情况，导致交通意外。具体包括：

1. 解热镇痛药　阿司匹林、布洛芬、氨酚伪麻美芬片Ⅱ氨麻苯美片（白加黑）、999感冒灵等。

2. 镇静催眠药　阿普唑仑、地西泮、氯硝西泮、艾司唑仑、唑吡坦、佐匹克隆等。

3. 抗组胺药　氯苯那敏（扑尔敏）、赛庚啶、苯海拉明以及含有抗组胺成分的感冒药（复方感冒灵、维C银翘片）等。

4. 抗高血压药　氢氯噻嗪、可乐定、利舍平、雷米克林和硝苯地平等。

5. 心脏病用药　各类心脏病治疗药物。

6. 降血糖药　含格列本脲成分、胰岛素和磺酰脲类。

7. 抗抑郁和焦虑药　盐酸氯丙嗪、奋乃静、氟哌噻吨等。

8. 抗癫痫药　卡马西平、奥卡西平、苯妥英钠等。

9. 抗病毒药　金刚烷胺等。

10. 抗生素　链霉素、庆大霉素等。

除了这几类临床用药以外，毒品对驾驶的影响最为严重，主要包括冰毒等苯丙胺类、氯胺酮、吗啡等阿片类、可卡因类、大麻、合成大麻素、芬太尼类等。这些毒品严重影响驾驶人的认知能力和心理活动，显著降低其驾驶能力。

二、药物滥用的法规

目前，各国对药物影响驾驶都有相关的限制。国外法律对于药驾的处罚分为两种模式：一种采取零容忍模式，即当驾驶人体内检出法律指定列表中的非法药物，或其他被证明影响驾驶能力的药物时，无论含量多少，驾驶人均将受到法律指控。但有些管制药物在临床使用过程中在人体内可能会检出，必须予以排除;另一种主张结合多种分析,确定各药物驾驶的临界值,当驾驶人药物含量大于临界值时,才能按照法规施以惩处。这种模式下,需要做很多临床验证,而且有些药物的协同作用也会有影响。这两种模式虽各有优缺点,但均能起到震慑犯罪的作用。

我国关于药物驾驶的法律仅有《道路交通安全法》第二十二条的规定:“饮酒、服用国家管制的精神药品或者麻醉药品,或者患有妨碍安全驾驶机动车的疾病,或者过度疲劳影响安全驾驶的,不得驾驶机动车。”该条法规一是没有对影响驾驶能力的药物进行强制性限定,在一些交通事故发生后,仅对常规毒品进行筛查,而一些临床药物对安全驾驶的影响强于醉酒驾驶所带来的影响。二是对毒品没有设定相应的法律责任。在实际案例中,对未造成严重后果的,行为人不必承担刑事责任,只能按照《中华人民共和国禁毒法》对其进行社区戒毒、社区康复及强制戒毒等处罚,违法成本过低,无法起到威慑作用。

目前药驾的研究主要集中在以下三个方向:一是研究药物对驾驶能力的影响;二是进行药物影响驾驶的流行病学调查;三是开发新的检测技术。

近年来,在欧洲,法国、比利时等国家已将毒驾的阈值立法,德国等国家采用综合损害评估的方式认定“毒驾”行为,即临床医师参照驾驶人员体液(血液或唾液)的实验室检验结果,并对驾驶人员驾驶能力进行评估后进行综合评判,瑞典、芬兰等国家则是根据各个专业实验室的检验,驾驶人员体液(血液或唾液)中的毒品超过实验室的最低限量后,认定为“毒驾”。比利时于 1999 年将“毒驾”立法,经过十年的实践,于 2009 年 6 月更改立法,确定血液和唾液中大麻、甲基苯丙胺、吗啡、可卡因等七种毒品的“毒驾”认定阈值;英国于 2015 年 3 月将“毒驾”立法,其中对八种毒品(苯甲酰爱康宁、可卡因、四氢大麻酚、氯胺酮、LSD、甲基苯丙胺、MDMA、单乙酰吗啡)是采取“零容忍”的态度,对地西泮、劳拉西泮、奥沙西泮等八种治疗药物设定了毒驾阈值,超过阈值即认为对驾驶能力造成了影响。综合以上多国的阈值,欧盟 DRUID(Driving under the Influence of Drugs, Alcoholand Medicines)项目成员(来自欧洲 18 个国家的 36 个研究所)达成了共识,确立了血液和唾液中包含乙醇在内的 23 种滥用物质的毒驾阈值。

澳大利亚维多利亚州当地政府 2003 年 12 月通过了《道路安全法(药后驾车)议案 2003——违禁药物路旁唾液筛查》,并于 2006 年出版有关“毒驾”的标准。标准中确立了唾液中四大类共 11 种毒品的毒驾筛选阈值和确认阈值。

美国各州对“毒驾”的认定规则不一,亚利桑那、特拉华、佐治亚、宾夕法尼亚等 12 个州采取的是“零容忍”标准(即以州立实验室最低检出限为阈值),内华达、俄亥俄和弗吉尼亚州等采取的是设定阈值的标准。

《中华人民共和国道路交通安全法》第二十二条规定:饮酒、服用国家管制的精神药品或者麻醉药品，或者患有妨碍安全驾驶机动车的疾病，或者过度疲劳影响安全驾驶的，不得驾驶机动车；《道路交通安全法实施条例》第一百零五条规定：机动车驾驶人有饮酒、醉酒、服用国家管制的精神药品或者麻醉药品嫌疑的，应当接受测试、检验。这些条款虽然对“毒驾”的行为都有界定，但是对此类行为的筛查和认定尚未完善，且缺乏对“毒驾”的认定规范，因此，我国关于“毒驾”认定的相关标准规范和实施细则仍属空白，难以适应当前道路交通管理的需要。2025 年 2 月 28 日，公安部发布了《车辆驾驶人员体内毒品含量阈值与检验》（GB 45248—2025）强制性国家标准，该标准规定了车辆驾驶人员体内 11 种毒品及代谢物的含量阈值，并描述了相应的检验方法，包括 O^6-单乙酰吗啡、吗啡、可卡因、苯甲酰爱康宁、Δ^9-四氢大麻酚、甲基苯丙胺、苯丙胺、3，4-亚甲二氧基甲基苯丙胺（MDMA）、3，4-亚甲二氧基苯丙胺（MDA）、甲卡西酮和氯胺酮，适用于机动车驾驶人员和非机动车驾驶人员体内 11 种毒品及代谢物的检验。血液中 11 种毒品及代谢物的含量阈值见表 9-5。

表 9-5　血液中 11 种毒品及代谢物的含量阈值　（ng/mL）

化合物名称	血液浓度阈值
O^6-单乙酰吗啡	10
吗啡	10
可卡因	10
苯甲酰爱康宁	50
Δ^9-四氢大麻酚	10
甲基苯丙胺	20
苯丙胺	20
3，4-亚甲二氧基甲基苯丙胺（MDMA）	20
3，4-亚甲二氧基苯丙胺（MDA）	20
甲卡西酮	20
氯胺酮	20

1. 检测方法分为现场检测和实验室检测

现场检测：采用唾液或尿液现场检测器材进行。现场检测器材的技术指标和性能应符合 GA/T 1456—2017《唾液毒品检测装置通用技术条件》、GA/T 1666—2019《法庭科学 吗啡尿液检测试剂盒（胶体金免疫层析法）通用技术要求》、GA/T 1667—2019《法庭科学 吗啡/甲基安非他明唾液检测试剂盒（胶体金免疫层析法）通用技术要求》、GA/T 1668—2019《法庭科学 可卡因尿液检测试剂盒（胶体金免疫层析法）通用技术要求》和 GA/T 1692—2020《法庭科学 甲基安非他明尿液检测试剂盒（胶体金免疫层析法）通用技术要求》规定。现场检测的具体操作步骤，应按照现场检测器材操作说明进行。

2. 实验室检验(仲裁法)

血液中11种毒品及代谢物的检验方法按照SF/T 0169—2024《血液中11种毒品及代谢物的液相色谱-质谱检验方法》的规定执行。

三、药物对驾驶能力的影响研究现状

药物对驾驶能力影响的研究采取的主要方法为观察实验对象服用药物后的模拟驾驶行为或真实驾驶状况，做出影响程度评估。

许多研究证明，不同的药物对驾驶能力或者精神运动功能的影响也是不同的。如帕罗西丁，一种抗抑郁药物，主要药理作用是选择性抑制神经元5-HT再摄取，在治疗用量(20 mg)时几乎对驾驶能力没有影响，40 mg时对驾驶能力的影响也十分轻微，只是出现一些精神运动方面的变化，但另一种抗抑郁药物，阿米替林，在有效的控制剂量(75 mg)即可出现非常显著的驾驶能力破坏，第一天几乎所有评分均出现显著下降，但在一周后，驾驶能力能够基本恢复，药物对人体的影响主要表现见表9-6。

表9-6　药物对人体的影响

心理反应	欣快、焦虑、自发性狂笑、多言多语 根据一般的言行举止等评价
感知	幻觉、时间感的错位 根据生物钟试验评价
认知	短期记忆和集中能力的障碍、困惑、定向力障碍、注意力时间缩短 根据步行回转试验、单腿直立及指鼻试验评价
镇静作用	镇静、缓和状态 根据意识水平判断
运动功能	不协调、步态不稳、语言模糊、颤抖、完成复杂运作的能力弱 平衡和稳定障碍 根据语言表达、步行回转试验、单腿直立试验及指鼻试验评价，Romberg's测验
心血管功能	脉搏和血压升高 检查脉搏和血压
眼	结膜充血、瞳孔直径改变、对光反应迟钝、眼球震颤、会聚消失 检查瞳孔直径、瞳孔对光反应、眼球运动
其他	脸部潮红、体温变化(体温和皮温)

由于个体的差异，国外的这类数据无法直接套用到我国，而我国目前缺乏相应的研究，导致在制定相关政策时缺乏科学依据。

四、药物影响驾驶的流行病学调查

药驾流行病学调查，调查的目标多样，可以是特定人群、特定地区、特定风俗习惯，也可以是特定地区的不同时期，不一而足。针对特定药物的调查，往往关注新型策划药，传统滥用药物大麻、可卡因等，相关调查已经有很多，也有一些角度独特的，如对药驾死亡司机的股动脉血与静脉血进行甲基苯丙胺含量比较。针对特定地区的调查较为常见，美国科罗拉多州，由于大麻合法化，因此滥用大麻后驾驶机动车的案例也比较多。国内曾经对上海地区药驾情况进行过一定调查，结果显示以感冒药为主的药驾为主，滥用毒品类的比较少，国内其他地区调查数据缺乏，难以反映出我国药驾情况。

五、药物检测技术的创新

目前酒精的检验方法在交通领域的应用已经很成熟，主要生物检材包括血液、尿液和呼吸气体。而毒品、精神药品及一些影响安全驾驶的临床药物的检验方法在交通领域的应用有限。随着此类案件增多，相应检验的重要性与日俱增。首先，在处理交通违法、交通事故时，要对怀疑服用违禁药物的驾驶人进行药物检验，以明确交通责任。其次，驾驶证申领或办理驾驶证补换证时，在驾驶人体检内容中增加药物筛查检验项目，从源头筛选出可能服用违禁药物的驾驶人员。国外目前有研究对驾驶员的唾液检材进行药物筛查检验，其中苯二氮类、大麻、阿片类、巴比妥类、安非他明类药物的检出率比较高。目前国内尚没有统一的药物筛查技术方法或指导性原则，大部分地区仅开展了对驾驶人体内酒精含量检验的单一项目，只有对有药物滥用史的驾驶人才由检验人员“经验性”地确定目标物范围或根据各自的工作惯例进行筛查。这样有可能导致药物的漏检，影响案件的定性与侦破。

目前我国在毒驾的快速检测方面积累了一些经验，如唾液中毒品的快速检测是对驾驶人安全状态进行检测的一种预警技术装备，全程仅需 1 min 左右，可用于检测吗啡、去氧麻黄碱、氯胺酮和复合毒品等。云南省研制成功“吸毒人员瞳孔快速检测鉴定仪”，通过计算机分析软件采集到的瞳孔状态数据来判断被检测者对海洛因、鸦片、吗啡等毒品的生理依赖程度，检出率达到 93.94%。在实验室检测方面，主要利用 GC-MS 和 LC-MS 等方法对驾驶人的血液、尿液和唾液等生物检材进行检测，但是缺乏对临床用药、新精神活性药物的检验方法，从而导致对这类药物的漏检。近几年来，一些不法分子为了规避法律的制裁，将制贩毒的重点转移到策划药上，滥用药物的人数尤其是青少年人数持续增多，社会危害严重，但目前仍没有相应的检验方法，需要毒品分析人员开发新的分析方法，为执法部门提供技术支持。此外，由于缺乏影响驾驶的药物研究，国内关于药物影响驾驶的重视程度不高，缺少对普通大众的安全警示。

因此，充分利用高分辨率液相色谱-质谱联用等筛查技术，针对影响驾驶的相关药物建立一套筛查技术方法和指导原则，为涉及药驾的检验提供技术支持，提高药物筛查的能力与效率，有利于从大量交通事故中总结出易引发交通事故的药物水平。药物影响驾驶的资料整理研究有助于更好地了解药驾的危害，并可以给交通安全部门的相应立法提供有力的数据资料。

六、非酒精类药驾的路边检测

在路边对驾驶员进行药物检测很困难，通常正常行驶不会引起警察的怀疑。目前，两种主要的观察结果有助于引导毒驾的检测。

1. 行为观察　这是事件起因。驾驶行为或驾驶员在与警察或目击者接触时，行为中的某些特殊性反应通常是引起怀疑的首要原因，进一步访谈和进行简单的路边性能测试可能会增加或减少主要怀疑。警方经常在调查阶段通过呼气进行测试，根据结果，后续可能会收集血液样品。

2. 药物筛选　药物筛选是通过免疫学技术进行药物快速筛选，现已开发了用于尿液、唾液和汗液的检测试剂盒。应当指出的是，此类药物测试的特异性较低，需要通过替代技术来确认阳性结果。另一个问题是，在路边进行尿液检测因为环境的限制，实施较为困难。唾液检测似乎是一个有效的替代方案。许多药物被转运到唾液中，其浓度略低于血浆中的浓度。此外，对于某些药物，摄入药物后唾液中的浓度-时间曲线与血液中的浓度-时间曲线非常相似。在路边使用免疫学技术进行快速路边筛查的设备目前正在欧洲的几个国家进行测试，目的是作为筛查程序，随后收集血样进行验证分析、药物浓度测试及其他程序。

汗液中的药物测量似乎不太合适，因为某些药物在汗液中的药物浓度-时间曲线与血液中的曲线不同。此外，可能难以收集足够量的样本用于分析，通常，贴片必须佩戴几个小时才能收集足够量的汗水。

七、药物驾驶的预防

预防药后驾驶主要针对两个驾驶群体：一类是为了治疗疾病而使用药物的人；另一类是为了娱乐目的而使用精神药物的人，以及吸毒者或不同程度的药物依赖者。两组的预防策略会有所不同。

对于前一类人群，来自医师和药房的信息以及药品包装说明书和包装标签非常重要。在有多种药物可供选择的情况下，鼓励医师开出交通危害较小的药物，如果长期使用美沙酮等潜在不安全药物进行药物治疗，患者应在药物治疗后相当长的一段时间内接受医师的仔细检查，然后尽量在服药后 2～4 h 内开车。

对第二类药物人群来说，有关风险的信息也很重要，但影响可能比较小。该类人群也很难获取信息。因此，二级预防似乎是此类情况的基石。这就意味着当发现毒驾案件时，应该采取一些预防措施。监禁或罚款并不是很有成效，应考虑更直接地针对大多数此类案件中的主要问题，即药物滥用采取措施。

八、进一步的研究

对于某些药物、药物组合和交通安全的影响，我们的知识存在明显的差距，对即将上市的新药来说也是如此。因此，需要开发实验技术并进行实验研究，这些实验技术可以被记录对驾驶行为的规划和执行的关键部分，并且可以揭示对交通事故发生至关重要的行为，而且新技术的开发也需要具有不同经验的研究人员之间的合作。

关于治疗性药物的交通安全知识，在流行病学领域，有两种类型的研究特别有价值。一是在可接受的伦理框架内对使用不同药物治疗的患者进行随机对照试验，这些药物具有相似的治疗效果，但对交通事故风险的影响可能不同。在对接受药物治疗的患者进行此类流行病学研究时，如果可能，应对事故病例进行药物筛查并确定血液浓度，以排除其他药物的影响或了解滥用处方药物的情况。

二是关于药物损伤的测试，将更简单、易于执行的测试与更复杂的既定测试或测试组进行比较将非常重要。这将适用于简单的现场测试程序、更先进的药物测试和临床检查。在某种程度上，已经进行了这样的比较。新的简单仪器测试的开发将受到欢迎，但应牢记缺乏个人基线表现的问题。还应对被捕的吸毒驾驶员进行各种现场清醒测试，将涉及事故的驾驶员按结果与未涉及事故的驾驶员的结果进行比较。

为了检测路边的毒驾，开发简单的筛查工具是非常重要的，新引入的唾液药物筛选测试应该进一步完善，同时对其他生物基质的分析可能也很有价值。

不同毒驾立法的国家之间应进行国际合作，结合对这些国家人口的毒驾频率、事故发生率和复发率的研究，有助于为哪种类型的立法措施最有效提供有价值的线索。

在预防领域，应重点关注针对被逮捕的毒驾司机再犯的对策。应评估个人教育和治疗策略及重新颁发驾驶执照的情况，以及没收汽车等严厉措施的效果。另外，可以开发一种系统，其中有效的驾驶执照也可以作为汽车驾驶的必要设备（如点火钥匙）。一般来说，预防药后驾驶累犯及预防其他与毒品有关的犯罪复发，应将公共卫生的要素与刑事司法方法的要素进行比较来评估。

第十章 鉴定意见审查应用

第一节 鉴定意见的性质

鉴定意见是鉴定人运用专门知识和技能，对需要解决的专门问题进行综合分析后做出的结论，也是我国《刑事诉讼法》和《民事诉讼法》所规定的法定证据之一。鉴定意见与其他证据相比，并不具有特别效力，也不具有优越于其他证据的证明力。因此，正确评判与使用鉴定意见是至关重要的。

一、鉴定意见的依据

伤残鉴定有一定的特殊性，鉴定意见的科学正确来源于基础材料的真实可靠性。目前伤残鉴定的原始基础材料主要由医疗机构提供，如门急诊、住院病史(包括手术、化验、摄片)等记录与报告，这些工作均由医务工作者完成。鉴定人根据检验材料，结合对被检人检验所见，加以综合分析，对伤残等级做出科学评定。检验实践表明，大部分基础材料来源可靠。

二、鉴定意见的法律性质

司法鉴定意见作为我国法定证据的种类之一，是一种特殊的证据形式，是法官借以查明案件事实的重要依据，是鉴别、认定其他证据是否真实、可靠的主要手段，具有证据能力和证明力的属性。我国《刑事诉讼法》《民事诉讼法》和《行政诉讼法》都将司法鉴定意见规定为一种独立的证据形式。当事人根据法律配置的举证责任提供鉴定意见证明自己的主张，并在法庭上对鉴定意见进行质证。鉴定人经人民法院通知应当出庭作证，接受当事人或者专家辅助人的询问，并对涉及的鉴定事项做出解释、说明。鉴定意见只有经过法定程序查证属实被法官采信后，才能作为认定案件事实的依据。

三、鉴定意见的证据能力

(一) 证据能力的概念

鉴定意见的证据能力也被称为鉴定意见的证据资格，是指其能够作为证据参与法庭调查的资格。证据能力属于大陆法系国家的概念，英美法系国家称之为“可采性”。鉴定意见作为证据证明案件诉争事实应具有适格性，具有用于严格证明的能力。证据能力与严格证明有密切联系，两者相互依存。一般来说，只有经严格证明的证据才涉及证据能力问题。

（二）鉴定意见证据能力的特点

1．鉴定意见的证据能力是其作为证据的资格　从证据的本质来看，鉴定意见的证据能力不是其本身具有的品性，而是法律为满足某种价值观念而需要从外部强加于鉴定意见的。因此，鉴定意见的证据能力一般由法律明确规定。法律对鉴定意见的证据能力一般采用消极的形式予以规定，仅仅规定哪些鉴定意见不具有证据能力或证据能力受限。如测谎结论在我国没有证据能力。最高人民检察院 1999 年 9 月 10 日《关于 CPS 多道测试鉴定意见能否作为诉讼证据使用问题的批复》认为，关于 CPS 多道测试（俗称测谎）鉴定意见与刑事诉讼法规定的鉴定意见不同，不属于刑事诉讼法规定的证据种类。人民检察院办理案件，可以使用 CPS 多道测试鉴定意见帮助审查、判断证据，但不能将 CPS 多道测试鉴定意见作为证据使用。

2．鉴定意见的证据能力与严格证明紧密相连　在证明的程度上，任何证明应当要求相应的标准，但对于是否需要严格遵守法定的调查方式则存在差异。不同的调查方式对证据的要求不同，严格证明对证据的要求高于自由证明，它要求证据具有证明案件事实的证明力，而且还应当符合法律的基本要求，具有作为证据的资格。所以，有的学者把证据能力称为证据具有作为严格证明之用的资格，或能够作为证据参与证据调查、可以作为事实认定的能力。

3．鉴定意见的证据能力受多重科学条件的限制　鉴定意见的证据能力不仅受制于科学技术及知识经验的成熟、稳定和可靠程度，鉴定活动还应当遵循严格的科学程序，鉴定所使用的仪器设备符合科学的要求，鉴定的原理属于科学的范畴，而且鉴定人也应当符合“专家”的科学要求，应当具备科学的基本条件并经过法定程序登记才获得鉴定资格。如果鉴定人不具备法定的鉴定人资格，即使提供的意见是准确的，其意见不具有证据能力，不能被采纳作为证据。

（三）鉴定意见的证据能力要件

鉴定意见的证据能力由实体要件、程序要件和形式要件等一系列要件组成。

1．鉴定意见证据能力的实体要件　根据鉴定意见作为独立证据类型的特点和诉讼的要求，其证据能力的实体要件主要包括必要性要件、关联性要件和政策性要件。必要性要件，委托鉴定事项属于专门性问题而有鉴定的必要。对于专门性问题需要专门知识来判断，一般的普通常识难以解决，并在案件事实认定中确有必要，否则，无须鉴定意见。关联性要件，是指鉴定意见与所证明的案件事实之间存在内在联系，并能对案件事实起到证明作用。政策性要件，是指鉴定意见符合道德伦理的基本要求，违反社会公德的鉴定意见，即使其能够证明案件事实，也不能作为证据使用。

2. *鉴定意见证据能力的程序要件* 鉴定意见证据能力的程序要件主要限定在鉴定人具结程序、回避程序和鉴定人出庭程序上。鉴定人在出庭作证时应当签订保证书，拒绝签订保证书的，所提供的鉴定意见不具有证据能力；鉴定人在鉴定时应当回避而没有回避的，其鉴定意见不具有证据能力；当事人对鉴定意见存在争议的，应当传唤鉴定人出庭陈述，除法律另有规定外，鉴定人拒绝出庭的，鉴定意见不具有证据能力。

3. *鉴定意见证据能力的形式要件* 鉴定意见证据能力的形式要件应限定在鉴定机构和鉴定人资格要件及鉴定意见形式要件上。

鉴定机构和鉴定人资格要件包括初次鉴定的鉴定机构和鉴定人的法定资格及重新鉴定的鉴定机构和鉴定人的法定资格。前者一般为法律或行政法规、部门规章规定的固定资格要件；后者不仅包括法律或行政法规、部门规章规定的固定资格要件，还包括法律法规规定的程序性资格要件。如《全国人民代表大会常务委员会关于司法鉴定管理问题的决定》第九条规定："在诉讼中，对本决定第二条所规定的鉴定事项发生争议，需要鉴定的，应当委托列入鉴定人名册的鉴定人进行鉴定。"对侦查机关设立的鉴定机构和鉴定人没有到司法行政部门备案登记的，仅具有初次鉴定的权限，其出具的鉴定意见具有证据能力，但重新鉴定的鉴定意见则没有证据能力。

鉴定意见应当符合制作的形式要求，鉴定意见书应当符合一定格式标准。这些要求主要包括以下内容：①委托人的姓名或者名称、委托鉴定的内容。②委托鉴定的材料。③鉴定的依据及使用的科学手段。④对鉴定过程的说明。⑤明确的鉴定意见。⑥对鉴定人资格的说明。⑦鉴定人员及鉴定机构的签名盖章。

另外，人民法院司法辅助工作部门制作的审核意见书或者专家对鉴定意见的文证审查意见不是鉴定意见，仅仅供法官参考，不具有约束力，没有证据能力，也不能作为案件事实认定的根据。

四、鉴定意见的证明力

（一）鉴定意见证明力的概念

鉴定意见的证明力是指具备证据能力的鉴定意见对案件事实的存在或不存在所具有的证明效果。证明力是鉴定意见本身固有的属性，它通过鉴定人专门知识来判断案件的事实真伪或与案件事实之间是否存在联系，是鉴定意见作为证据的本质属性。因鉴定意见种类以及与案件事实之间关系的不同，它对案件事实起到不同程度的证明作用。

法律对鉴定意见的证明力一般不作规定，允许法官在审理案件中自由地判断。但是，因鉴定意见作为专业判断，超出普通人的认识能力，为了避免鉴定意见替代法官成为“穿白衣的法官”的判断，法律一般规定，鉴定意见对法官没有预定的效力，从而防止鉴定人代行法官认定证据的权力。

（二）鉴定意见证明力的要件

鉴定意见的证明力是指鉴定意见的实质内容，在何种程度上得以信赖的凭信力和对案件事实认定具有何种程度效用的证明价值。鉴定意见的证明力要件包括以下内容。

1. 鉴定意见的可靠性　可靠性以鉴定意见本身的证明效力要件作为基础，主要包括：鉴定人具有技术能力程度或积累经验程度的可靠性；技术自身的可靠性或经验本身的可靠性；利用技术得出结果的可验证性或利用经验得出结论的可重复性。如人身同一认定的鉴定意见，如采用ABO血型得出的鉴定意见作为否定性事实认定则是可靠的，作为肯定性认定则需要更高要求的DNA鉴定意见。

2. 鉴定意见的有效性　有效性以鉴定意见与案件事实之间的关系为证明价值，它是通过自身作为联系证据与案件事实之间桥梁发挥效用的，主要包括自身内在逻辑的有效性、科学上的有效性、统计学上的高度概然率和因果关系推理的有效性。

第二节　鉴定意见影响原因及冲突解决机制

一、司法鉴定意见影响原因分析

无论鉴定意见正确与否，司法人员应坚持客观态度，正确认识鉴定意见影响因素的复杂性。对鉴定意见的审查，主要看鉴定的事实是否清楚、检验方法是否正确、分析说明是否根据检验所见阐明原理、意见是不是分析说明的必然结果。鉴定意见的科学性、准确性、客观性，除受到鉴定人的技术水平、实践经验影响外，还受到多种因素的制约与限制，产生不同的司法鉴定意见的原因有以下几方面。

（一）鉴定人的影响

鉴定人的认识能力限制了其对案件客观事实的发现，个人对事物本质的认识难免会有不全面之处，鉴定人认识事物的主观性会使鉴定意见产生失误或不同。

由于鉴定人是司法鉴定的主体，鉴定意见最终由鉴定人作出，是鉴定人鉴定能力的体现。司法鉴定的鉴定意见的正确与否，与鉴定人的经验水平直接相关，有经验的鉴定人在鉴定过程中发现一个现象往往联想很多，想到很多可能性，在没有把握的情况下，往往不会立即作出鉴定意见。

（二）鉴定时机的影响

被鉴定的客观事物处在不断变化的过程中，客观事物在不同检验阶段反映出的特性与鉴定结果密切相关。多数情况下鉴定时机对鉴定意见影响不大，但有时同一个案件因鉴定时机不同，会对鉴定意见产生重大影响。在残疾程度评定中，治疗是否终结对人体功能的影响较大，故鉴定时机应以医疗终结为限；在伤情程度评定中，则应以损伤当时情况为主，结合治疗愈后情况，全面分析，综合评定。目前众多的伤情鉴定案件是对被鉴定人治疗终结后的认定，这就存在损伤与治疗、鉴定之间的时间差异，某些损伤当时显得较重，治愈后不留后遗症，也有的则相反。

（三）鉴定标准的影响

一些司法鉴定的标准难以做到绝对的量化。我们应该以客观、公正的科学态度看待司法鉴定过程中产生的不同意见。如涉及伤残等级评定的医疗损害案件中，目前采用标准尚不统一，有时采用《人体损伤致残程度分级》，有时采用《劳动能力鉴定　职工工伤与职业病致残等级》（GB/T 16180—2014）。虽然两个标准均划分为十个等级，但同一损伤，采用不同标准鉴定所得到的伤残等级并不相同。

（四）办案人员的态度会对鉴定意见产生影响

人体损伤鉴定过程中，相关鉴定资料均要由办案人员来提供。如对精神病的鉴定，在精神病的鉴定过程中，对精神异常的“高峰”或“低谷”进行检查，会看到不同的表现。在鉴定过程中，如果鉴定人完成对被鉴定人的症状体征检查，感到信息不是非常全面充足，一般会采取比较保守的态度，即依照推定无病的原则，如无确实证据，不能认为其有精神障碍。而在重新鉴定中，往往因案情影响重大，经过深入调查，资料获得详尽并容易核实，再结合精神检查的情况，就可能会得出与原先鉴定不同的结论。

二、鉴定意见冲突解决机制

鉴定意见作为鉴定人的鉴别和判断意见，不仅受鉴定人技术水平、业务能力和实践经验的影响，还会受到其使用的仪器设备、鉴定方法及所处环境条件等的制约，对于同一专门性问题有时会出现不同的鉴定意见。针对同一专门性问题出现几个不同鉴定意见，甚至同一家鉴定机构对待同一个案件，不同鉴定人针对同一事实认定也存在分歧，就会出现鉴定意见争议。在侦查、检察、审判程序中，特别是审判的环节，通过何种机制来评断不同鉴定意见、解决鉴定意见的争端，则成为鉴定意见适用制度的重要问题。

（一）司法鉴定意见的质证制度

司法鉴定意见的质证是指在庭审过程中由质证主体向鉴定人对司法鉴定意见进行的询问、质疑、辩驳，以及专家辅助人对鉴定人的询问，鉴定人针对司法鉴定过程和鉴定意见做出必需的回答、说明，以查明证据效力的诉讼活动。所谓质证主体是指在质证程序中享有质证权利、承担质证义务的诉讼当事者。他们与案件事实、审理结果有直接的利害关系。在不同的诉讼程序中，质证主体略有差异。质证主体主要包括公诉人、当事人（原告、被告）、辩护人、诉讼代理人。质证的功能因当事人对案件事实认定的结果存在利害关系，由当事人自己来推敲证据、质问专家证人，则会尽其所能、尽力而为，对于发现事实真相可起到重要的作用。

1．*质证是实现证据诉讼功能的必然要求*　在诉讼中，对司法鉴定意见必须进行质证，这是一种正当的程序保障。鉴定人出庭接受当事人的发问，并解答鉴定过程中的相关技术性问题，是其法定义务。案件当事人对在法庭出示的司法鉴定意见享有发表意见、进行询问、予以质疑和接受解释说明的权利。这些权利的本质是当事人对不利的证据依据法律享有异议权，其目的在于实现证据的诉讼功能，增强或动摇法官对其证据力的认定和采信。

2．*质证是当事人实现胜诉目的的诉讼权利*　诉讼权利是诉讼主体在正当程序中借以维护其实体权益的保障，是诉讼正当程序的标志。这种程序是为保障审判的公正，而在程序上设置特定的程序要求和规范性的规则，使法官不能凭借自己的好恶或从某种利益观念出发来对争议问题进行判断，而是以某种特定化的、能够反映客观公正的准则来解决纠纷。

3．*质证是法院审查、认定证据的法定方式*　质证作为当事人或其他诉讼主体举证与法院认证中的关键环节，由法律所明确规定。在诉讼中，当事人应根据自己的主张和诉讼请求，提出相应的证据。当双方当事人对某一证据争执不下时，法院要求当事人出示依法调查的证据，以便当事人质证，或者决定案件延期审理，由当事人补充证据，再根据证据规则依法判决。因此，只有充分发挥庭审的质证功能，才能去伪存真，依法公正地认定案件事实，做出正确的判断。

（二）鉴定意见争端的重新鉴定机制

对鉴定意见争端通过质证程序仍存在疑问，法院不能采纳或者排除该鉴定意见，如果认为不是当代鉴定技术不足的原因，可以委托鉴定能力较强、技术力量雄厚等资质条件高的司法鉴定机构进行重新鉴定。

（三）鉴定意见争端的鉴定协会审查机制

对重新鉴定或者鉴定技术存在争议的，法院应当委托鉴定协会组织有关专家对案件进行审查讨论。由鉴定协会组织涉及鉴定事项的专家，对争议的鉴定意见进行审查，并提出审查建议。但审查建议不是鉴定意见，不属于法定证据形式的一种，仅供法院采信鉴定意见时参考。

对鉴定协会组织有关专家审查讨论后仍然存在分歧的，法院根据案件的性质可以通过证明责任的承担，决定鉴定意见的采纳或者排除适用。

另外，在鉴定意见争议的解决中，不宜采用复核鉴定、鉴定协会或者有职权部门组织专家进行终局鉴定，也不应当无理由限定鉴定的次数。

第三节　司法鉴定人出庭质证及专家辅助人制度

一、司法鉴定人出庭制度

鉴定人出庭作证是当事人（控辩）质证权的基本要求，是鉴定意见适用的一项重要制度，鉴定人只有出庭作证才能充分发挥鉴定意见作为证据的证明作用。司法鉴定人出庭作证是指在案件的开庭审理过程中，参与对案件专门性问题鉴定的司法鉴定人出席法庭，以口头言词的形式就有关鉴定意见的形成过程向法庭做如实陈述，并接受控辩双方以辩驳、质询的方式进行质证，或者法官以询问的方式进行审查的诉讼活动。

（一）鉴定人出庭的法律要求

《中华人民共和国刑事诉讼法》《最高人民法院关于执行〈中华人民共和国刑事诉讼法〉若干问题的解释》《最高人民法院关于民事诉讼证据的若干规定》《最高人民法院关于行政诉讼证据若干问题的规定》都对鉴定人出庭作证做了规定。《全国人民代表大会常务委员会关于司法鉴定管理问题的决定》第十一条明确规定："在诉讼中，当事人对鉴定意见有异议的，经人民法院依法通知，鉴定人应当出庭作证。"并且在第十三条中提出，经人民法院依法通知、拒绝出庭作证的，省级人民政府司法行政部门应给予相应处罚。

（二）鉴定人出庭的必要性

证据作为案件事实认定的依据都应当经过法定程序查证属实，在法庭上接受当事人的质证，否则不得作为定案的依据。鉴定意见是一种涉及专门知识的证据，鉴定人出庭对涉及鉴定事项有关的问题接受质证并予以解答是必要的。因此，法律将出庭作证作为鉴定人的法定义务予以规定。

法官因自身缺乏专门知识难以对专门性问题做出准确判断，而委托鉴定人进行鉴定，往往将鉴定人视为“科学的法官”，并认为鉴定意见是专家依据科学知识对案件中的专门性问题所做出的科学分析、鉴别和判断，其结论不可能有错误。即使存在错误，法官自己也难以发现。法院不愿意通知鉴定人出庭，致使法庭大量使用书面的鉴定意见，出现鉴定意见“书证化”的现象。然而，鉴定意见不是真正的科学判决，本身可能存在一定的误差，未经质证有时候难以判断真伪，将鉴定意见直接作为定案依据会给准确认定案件事实带来一定风险。错误的鉴定必然会导致错误的裁判，这是一个不争的事实。

（三）鉴定人出庭作证的条件

鉴定意见作为法定证据之一，对证明案件事实起着关键性的作用，其本身是否科学、可靠，普通人一般难以判断。因此，鉴定人出庭予以说明，并接受当事人（控辩）双方的质疑有时候是必要环节。但在实践中，要求鉴定人对所有鉴定案件一律出庭质证并不经济，也没有必要。一般来说，对鉴定意见有异议的，当事人可以申请或人民检察院提出鉴定人出庭；或者人民法院认为有必要，经人民法院依法通知，鉴定人应当按时出庭作证。

（1）当事人（控辩）双方或者当事人一方对作为证据的鉴定意见存在异议，认为鉴定意见存在错误、鉴定方法不科学、鉴定程序存在疑问等，鉴定人在此种情形下应当出庭作证。在法庭上，鉴定人对自己做出的司法鉴定意见从科学依据、鉴定步骤、鉴定方法、鉴定程序及提供意见的可靠性等方面予以解释和说明，并接受当事人的质疑，当面回答质询和提问。这有助于法官更好地审查鉴定意见的可信度，或者对几个不同鉴定意见进行比较分析，或者将鉴定意见与其他证据综合判断，从中采信合理的鉴定意见或者排除适用。同时，也有利于控辩双方进一步了解鉴定意见，消除疑虑，排除错误的观念，服从判决。如需要重新鉴定的，再进行重新鉴定。

（2）当事人（控辩）申请或人民检察院要求鉴定人出庭的，或者当事人没有申请或人民检察院没有提出的，人民法院根据案件情况认为鉴定人有必要出庭的，特别是存在多个不同的鉴定意见时，法庭有权通知鉴定人出庭，让其对鉴定的科学依据、鉴定步骤、鉴定方法、鉴定程序等方面进行说明，以免法院采信鉴定意见存在暗箱操作的嫌疑，损害判决的公正性。

(3) 鉴定人不出庭的情形。《最高人民法院关于民事诉讼证据的若干规定》第五十九条仅仅规定了“特殊原因”，没有具体细化。《最高人民法院关于行政诉讼证据若干问题的规定》第四十七条对鉴定人不出庭的“正当事由”做了明确规定。包括：①当事人在行政程序或者庭前证据交换中对证人证言无异议的。②证人因年迈体弱或者行动不便无法出庭的。③证人因路途遥远、交通不便无法出庭的。④证人因自然灾害等不可抗力或者其他意外事件无法出庭的。⑤证人因其他特殊原因确实无法出庭的。

(四) 鉴定人出庭作证的程序

司法鉴定人出庭作证是鉴定工作的继续和延伸，是鉴定人以诉讼参与人的身份参加案件审理活动的权利和义务，也是法庭质证、认证及当事人(控辩)双方行使质证权的必然要求。

1. *启动程序*　司法鉴定人出庭作证程序的启动可由诉讼双方当事人或法官提起，但应由法官掌握启动决定权。诉讼双方当事人提出书面申请，要求鉴定人出庭质证的，法官应当以司法鉴定人出庭作证是否有利于查明案件事实作为审查标准，决定是否通知司法鉴定人出庭作证。诉讼双方当事人无人申请，但法官在庭前审查时发现诉讼双方对鉴定意见有异议的，法官可以依职权提出鉴定人出庭质证。

2. *通知程序*　“经人民法院依法通知”是鉴定人出庭作证的必要程序，应严格遵守鉴定人出庭质证的通知制度。当事人(控辩)双方对鉴定人出庭作证提出申请或者人民法院根据案件情况认为需要鉴定人出庭作证的，如法官在对鉴定意见进行审查时，发现了存在疑点或瑕疵，或对某个专门性问题存在多份鉴定意见，或者鉴定人的意见互相矛盾的，法官可以直接向司法辅助工作部门的司法技术人员提出咨询或者技术审核，并参考司法辅助工作部门的意见决定是否通知鉴定人出庭作证。法院决定通知鉴定人出庭的，应当在开庭审判前通知司法鉴定人，通知书最迟在开庭三日前送达。人民法院按照普通程序审理的案件，如果鉴定人身处外地，应当预留必要的旅途时间。出庭通知应当采用书面形式，并注明开庭的时间、地点及应注意的事项。

3. *鉴定人出庭后的身份核实程序*　《最高人民法院关于执行〈中华人民共和国刑事诉讼法〉若干问题的解释》第一百四十四条规定：“鉴定人到庭后，审判人员应当先核实鉴定人的身份、与当事人及本案的关系，告知鉴定人应当如实地提供鉴定意见和有意作虚假鉴定要负的法律责任。”一般说来，核实出庭的鉴定人的身份包括以下几个方面：一是鉴定人的自然身份，包括姓名、民族、出生年月日、文化程度、职业、住址等；二是出庭鉴定人是否是该鉴定意见的鉴定人；三是鉴定人的资格，查明鉴定人是否具有该专业所涉及问题的鉴定能力，是否取得了该专业鉴定的执业证书，以及是否在司法行政管理部门所核定的鉴定人名册中；四是鉴定人与案件当事人之间是否具有亲属、朋友或者其他特殊关系；五是鉴定人与案件是否有利害关系。

（五）鉴定人出庭质证的原则与方式

1. 鉴定人出庭质证的原则

（1）质证主体平等和法官中立原则：只有坚持法官中立地位，保障当事人平等地位和平等质证的诉讼权利，质证活动才能正常开展。同时，坚持这一原则也有利于防止法官产生偏见或者先入为主，使质证能够真正取得实效。

（2）交叉询问原则：《最高人民法院关于执行〈中华人民共和国刑事诉讼法〉若干问题的解释》第一百四十五条规定："向鉴定人发问，应当先由要求传唤的一方进行；发问完毕后，对方经审判长准许，也可以发问。"《中华人民共和国民事诉讼法》第一百四十二条第二款规定："当事人经法庭许可，可以向证人、鉴定人、勘验人发问。"《最高人民法院关于行政诉讼证据若干问题的规定》第三十九条第二款规定："经法庭准许，当事人及其代理人可以就证据问题相互发问，也可以向证人、鉴定人或者勘验人发问。"

（3）直接原则和言词原则：直接原则是指法官调查证据，必须以直接的方式进行。言词原则是指除法律另有规定的情形外，法庭审理活动应当以口头陈述的方式进行。言词原则和直接原则要求法官必须对证据保持直接接触，并在各方当事人到场的情况下才能进行证据调查，即要求法官必须在法庭上亲自听取双方当事人、证人及其他诉讼参与人的陈述，并且检验物证、审查书证和鉴定意见，从而产生直接的感知，进而形成对有关案件事实的内心确信。

2. 鉴定人出庭质证的方式　司法鉴定人出庭质证的方式是指质证的形式或者方法。我国法律没有明确规定对鉴定意见的质证方式，当事人（控辩）双方对鉴定人进行质证时，应当按照以下方式进行：一是请求传唤鉴定人的一方进行主询问；二是对方对鉴定人进行反询问；三是请求传唤的一方对鉴定人进行再询问；四是对方对鉴定人进行再反询问。在交叉询问中，如果一方当事人有不当询问，另一方当事人拥有异议权。异议权的范围仅限于不当询问和不当回答。异议权应当及时提出，并简单说明理由，由法院决定。在法院决定前，鉴定人应当停止陈述，等待决定。对于法院的决定，当事人和鉴定人不得申请复议或将其作为上诉的理由。

（六）鉴定人出庭质证的内容

一般来说，当事人及其辩护人、诉讼代理人和法官询问对鉴定人询问应当主要围绕鉴定人的资格、鉴定意见的科学依据、鉴定意见的可信程度、鉴定方法的可靠性及鉴定活动的程序性等方面进行。对鉴定意见应当围绕以下内容进行询问:①鉴定材料和鉴定对象是否符合鉴定要求,是否具备鉴定条件。②鉴定手段、方法是否科学、有效,鉴定过程是否规范。③鉴定意见所依据的事实是否客观全面,专业性解释是否合理,适用的标准是否准确,分析说明是否符合逻辑,鉴定意见的推论过程是否科学规范。④其他应当审核的内容。

反询问的内容主要围绕重新鉴定的条件进行。但鉴定人有权拒绝解决、回答与鉴定无关的问题,具体情形包括:①发问内容与鉴定无关的。②发问内容重复的。③以诱导方式发问的。④发问内容威胁鉴定人的。⑤发问内容损害鉴定人人格尊严的。⑥发问内容有损鉴定人合法利益的其他情形。

(七) 鉴定人出庭质证的要求与准备

1. 鉴定人出庭质证的要求　鉴定人出庭时,服装要整洁、大方、庄重,男士最好着西装、系领带。鉴定人应提前到达法庭,并与审判人员联系报到,等候审判人员安排。鉴定人应当遵守法庭秩序,根据审判长指令,鉴定人宣读鉴定意见,并通俗简明地解释鉴定意见的科学依据,必要时可结合幻灯片、示意图等予以说明。鉴定人宣读鉴定意见后,回答与鉴定有关的问题;对与鉴定无关的问题,可以拒绝回答,或请求审判长予以制止。庭审记录中与鉴定人陈述有关的部分,经鉴定人阅读无误后,应当签名或盖章。

2. 鉴定人出庭质证的准备　为了做好出庭工作,司法鉴定人应当在受理案件时就要预先想到将来出庭时可能出现的问题。为此,应使自己的鉴定工作全面、细致,尽一切努力使鉴定意见立足于科学基础之上。在发出鉴定书后,应虚心听取本案诉讼参与人对鉴定书提出的意见和建议,必要时进行复查和检验。鉴定人要对自己的鉴定充满信心,同时也要考虑到当事人双方有可能提出的问题,有针对性地提前准备,切忌在法庭上信口开河。鉴定人应熟悉刑事和民事诉讼程序,充分了解鉴定人的权利和义务。出庭前要复习鉴定材料和各项重要数据,复习有关文献,了解案情,写出检验所见和鉴定意见的发言提纲,必要时应准备示意图、幻灯片、证物、模型等。

(八) 鉴定人出庭质证保障机制

1. 鉴定人出庭作证的经济补偿制度　鉴定人出庭作证要花费时间、精力和差旅费用,同时也影响其正常的工作和生活,对鉴定人出庭作证进行适当的经济补偿是必要的。鉴定人补偿的项目或范围应包括交通费、住宿费、生活补助费、误工费和其他费用。在民事诉讼、行政诉讼中,对鉴定人的经济补偿金可由申请鉴定人出庭质证方先行支付,最终由败诉方当事人承担。人民法院依职权提请鉴定人出庭质证的,有关费用可先由法院支付,最终由败诉方当事人承担。在刑事公诉案件中,对鉴定人的经济补偿费用由国家财政支付。在刑事自诉案件中,鉴定人出庭作证的经济补偿参照民事诉讼案件及行政诉讼案件中鉴定人出庭质证费用补偿的规定。

2. 鉴定人出庭作证的保护制度　在实践中，由于鉴定意见对定案有至关重要的作用，鉴定人经常受到威胁、引诱甚至打击报复，致使自身及家人的安全面临威胁。这不但大大降低了鉴定人出庭的积极性，也使出庭作证变成一种带风险性的行为。因此应建立对鉴定人出庭作证的法律保护制度，其目的在于防止有人使用暴力、恐吓、威胁等手段阻止鉴定人履行作证义务，或对鉴定人或其家人实施伤害、侮辱或其他打击报复行为，包括对鉴定人的财物、声誉进行破坏和损害。

（1）明确实施保护的司法机关。鉴定人保护是指国家对鉴定人履行出庭作证法定义务所给予的人身和财产方面的法律保障。对出庭作证的鉴定人进行保护必须由专门机关实施，从各司法机关的性质和职责看，人民检察院是国家的法律监督机关，对诉讼的全过程都有权力进行监督。因此，由检察院作为专门机关行使对鉴定人的保护是合法且适当的。

（2）明确鉴定人出庭的权利和义务。司法鉴定人出庭作证应当享有以下权利：①有权获得满足鉴定需要的鉴定材料，了解必要的案情，有利于对专门性问题做出正确判断和对与鉴定意见相关的问题做出准确的回答。②有权要求保障自己及近亲属的人身、财产安全。鉴定人出庭作证有时会遭遇侮辱、伤害等打击报复行为，为保护自己及近亲属的合法权益，鉴定人有权要求专门保护机关给予法律保障。③要求经济补偿的权利。对鉴定人因出庭作证而受到的经济损失，所支出的车旅费、食宿费、误工费等，鉴定人有权获得相适应的补偿。④有正当理由（如健康原因或不可抗力等）有权拒绝出庭作证。出庭作证时，有权拒绝回答与鉴定无关的问题。⑤法庭笔录的阅览权和签名权。法庭对鉴定人出庭接受质询的过程制作记录，鉴定人有权要求阅读、核实，并签名或盖章以证明笔录的正确无误。

司法鉴定人也应履行以下义务：①依法按时出庭作证的义务。鉴定人接到人民法院通知后，应按照通知上的时间、地点准时出庭作证。②接受庭审中质证的义务。出庭作证的鉴定人应当接受当事人及其委托人、法官、检察官就鉴定意见有关问题进行的质询和发问，并阐明鉴定的方法、过程及鉴定意见的依据。③遵守法庭秩序的义务。鉴定人必须遵守法庭纪律，如实接受质询。④保守在鉴定活动中知悉的国家秘密、商业秘密和个人隐私。鉴定人在执业活动中可能知悉国家秘密、商业秘密或个人隐私，在出庭作证过程中，鉴定人应当保守知悉的秘密。

（3）明确鉴定人出庭的法律责任。我国诉讼法应将“鉴定人出庭作证”规定为鉴定人的法定义务，明确鉴定人不出庭的法律后果，强化鉴定人出庭作证的法律意识。对于接到出庭通知的鉴定人或有证据表明鉴定人已接到出庭通知的，无正当理由仍不出庭或拒绝出庭的，可采取以下处罚：①训诫、责令具结悔过，并责令其到庭质证。②经训诫后仍不到庭或仍不质证者，法庭可以采取传唤、拘传等措施，强制其出庭作证。③对仍不质证的鉴定人或被拘传到庭的鉴定人仍拒不质证者，应视具体情节追究其行政责任（如罚款、拘留）。④对因鉴定人不出庭或不按时出庭质证产生的损失可由鉴定人承担。⑤对鉴定人拒不出庭者，可建议司法行政部门给予停止从事司法鉴定业务三个月以上一年以下的处罚，情节严重的，取消其鉴定人资格。⑥对于经过法庭多次传唤仍不出庭质证的鉴定人，情节特别严重，构成犯罪的（建议在刑法中增设藐视法庭罪），应追究其刑事责任。

（4）制定鉴定人出庭的具体保护措施。庭审前对鉴定人及其家属的身份、住址等实行保密。对鉴定人及其家属的人身和财产安全，可以采取职业险制度等措施。在法庭作证阶段，对鉴定人进行 24 小时特殊保护，对威胁、恐吓、打击报复鉴定人及其近亲属的行为给予严惩。对鉴定人及其近亲属进行威胁、侮辱、殴打或者打击报复，构成犯罪的，依法追究刑事责任；尚不够刑事处罚的，依法给予治安管理处罚。

二、鉴定意见质证的专家辅助人制度

（一）专家辅助人制度的法律依据

当事人依据已有的知识往往不能适应诉讼需要，委托的诉讼代理人一般也是在法律上有专长的律师，对案件事实中存在的技术性问题陈述和理解存在困难。为了对司法鉴定人提交的鉴定意见进行有效质证，充分保护当事人在诉讼法上的正当权利和在实体法上的合法利益，便于法官对事实的准确认定和居中裁判，我国关于民事诉讼证据和行政诉讼证据的司法解释，以及新修订的《中华人民共和国刑事诉讼法》均明确规定了专家辅助人制度。

所谓专家辅助人，又称诉讼辅助人或专家技术顾问，是指在科学、技术及其他专业知识方面具有特殊的专门知识或经验的人，根据当事人的聘请委托并经法院准许，出庭辅助当事人对诉讼案件事实所涉的专门性问题进行说明或发表专业意见和评论的人。

聘请专家作为技术顾问，是当事人对鉴定人作出的鉴定意见进行质证的必要手段，缺少了这些专家，当事人的质证活动有时难以触及鉴定意见的本质，达不到质证的效果。鉴定人名册对当事人选择专家或技术顾问没有约束力。

《最高人民法院关于民事诉讼证据的若干规定》第六十一条规定：当事人可以向人民法院申请一至二名具有专门知识的人员出庭就案件的专门性问题进行说明。审判人员和当事人可以对出庭的具有专门知识的人员进行询问。经人民法院准许，可以由当事人各自申请的具有专门知识的人员就有关案件中的问题进行对质。具有专门知识的人员可以对鉴定人进行询问。

《最高人民法院关于行政诉讼证据若干问题的规定》第四十八条规定：对被诉具体行政行为涉及的专门性问题，当事人可以向法庭申请由专业人员出庭进行说明，法庭也可以通知专业人员出庭说明。必要时，法庭可以组织专业人员进行对质。当事人对出庭的专业人员是否具备相应专业知识、学历、资历等专业资格等有异议的，可以进行询问，由法庭决定其是否可以作为专业人员出庭。专业人员可以对鉴定人进行询问。

2018 年修订的《中华人民共和国刑事诉讼法》第一百九十二条规定：公诉人、当事人或者辩护人、诉讼代理人对证人证言有异议，且该证人证言对案件定罪量刑有重大影响，人民法院认为证人有必要出庭作证的，证人应当出庭作证。人民警察就其执行职务时目击的犯罪情况作为证人出庭作证，适用前款规定。公诉人、当事人或者辩护人、诉讼代理人对鉴定意见有异议，人民法院认为鉴定人有必要出庭的，鉴定人应当出庭作证。经人民法院通知，鉴定人拒不出庭作证的，鉴定意见不得作为定案的根据。

《中华人民共和国刑事诉讼法》第一百九十七条规定：法庭审理过程中，当事人和辩护人、诉讼代理人有权申请通知新的证人到庭，调取新的物证，申请重新鉴定或者勘验。公诉人、当事人和辩护人、诉讼代理人可以申请法庭通知有专门知识的人出庭，就鉴定人作出的鉴定意见提出意见。法庭对于上述申请，应当作出是否同意的决定。第二款规定的有专门知识的人出庭，适用鉴定人的有关规定。

（二）专家辅助人协助质证的方式

法官因受专门知识的限制难以辨别鉴定意见的真伪，且高度信任和依赖司法鉴定人，当事人及其辩护人、诉讼代理人因缺乏专业知识难以对鉴定意见进行有效质疑。因此，在鉴定人接受质证过程中有必要引入具有专门知识的人协助当事人对司法鉴定人进行询问。专家辅助人如何参与质证程序或者采取什么方式参与质证，在不同国家和地区存在不同模式。

第一种模式为意大利的“技术顾问”模式。《意大利刑事诉讼法典》第 225 条、第 230 条规定，在决定进行鉴定后，公诉人和当事人有权任命自己的技术顾问。技术顾问可以开展如下工作：一是参加聘任鉴定人的活动并向法官提出要求、评论和保留性意见；二是参加鉴定工作，可以向鉴定人提议进行具体的调查工作、发表评论和保留性意见；三是如果技术顾问是在鉴定工作完成之后任命的，他可以对鉴定报告加以研究，并要求法官允许他询问受理案件的鉴定人和考察被鉴定的物品和地点。在法庭询问中，当事人聘请的专家证人既可以在法官许可下直接向鉴定人发问，也可以在当事人及其律师对鉴定人的询问中给予必要的提示，还可以将自己对鉴定意见的不同意见以书面形式提交法庭。由于参与诉讼的专家此时的作用在于辅助当事人进行法庭质证，可以直接对案件的证据资料发表意见，其发表的意见可以补强或削弱鉴定意见的证明力。

第二种模式为我国台湾地区的“专家参与审判咨询”模式。我国台湾地区为落实专家参审制，于 2000 年 5 月 2 日发布了“专家参与审判咨询试行要点”，旨在为辅助法官突破专业判断的障碍，由行业专家在法庭上担任审判咨询的角色，弥补法官法律以外专业知识的不足，进而发现真实并加速案件的进行，以兼顾实体利益及程序利益，提高人民对裁判及司法的信服度、信赖度。参与审判咨询的专家在向审判法院提供专业意见时，应本于良知及专业确信，提出的意见仅供法院参考。在性质上，参与审判咨询专家较为接近鉴定人或鉴定证人，具有参与审判的地位；在形式上，其类似审判程序中的法官顾问。

第三种模式为我国法院自行“技术审核”模式。2007 年《最高人民法院技术咨询、技术审核工作管理规定》提出，人民法院设立司法技术辅助工作机构，“技术审核是指司法辅助工作部门应审判、执行部门的要求，对送审案件中的鉴定文书、检验报告、勘验检查笔录、医疗资料、会计资料等技术性证据材料进行审查，提出审核意见的活动。”“技术审核主要解决具体案件中的鉴定方法、程序、结论、因果关系等问题，适用于以下情形：（一）当事人提出重新鉴定申请，法官需要明确是否有必要再次启动鉴定程序及启动何种程序的；（二）多个鉴定结论不同或有矛盾，法官需要明确如何从科学角度取舍或采信鉴定结论的；（三）需明确鉴定结论对送审事项在科学上的证明意义的；（四）其他需要技术审核的。”“审核意见书仅供法官、合议庭或审判委员会参考，不作为定案的依据，不对外公开。”

对于以上模式进行分析，我国在民事诉讼中曾借鉴意大利的“技术顾问”模式，建立了专家辅助人制度，让专家辅助人协助当事人对鉴定人针对专门性问题进行质疑，使当事人对鉴定意见的发问更专业化、实质化。

如何解决法官与当事人对不同鉴定意见的判断与取舍，法院在重大案件涉及疑难鉴定意见的采信问题，可以聘请具有中立地位的专家陪审员，通过专家陪审员、专家辅助人和司法鉴定人三维构造的庭审质证模式来提高或者保证司法鉴定意见的质量。专家陪审员、专家辅助人和鉴定人从专业方面相互沟通，通过法官在法律程序上指导，保障鉴定意见的客观性与科学性，共同协助法官认定涉及专门性问题的案件事实，达到发现事实真相的目的；司法鉴定人出庭提供自己的鉴定意见，并接受当事人询问；专家辅助人协助当事人对鉴定人进行询问，这样做一方面有利于提高法庭询问的质量，另一方面也有利于提高法庭询问的效率，促进鉴定质量的提升。

第十一章　典 型 案 例

第一节　交通事故伤残评定案例

案例一

陈某，女，1952年出生。2020年×月×日因交通事故受伤。临床诊断：L_4～L_5椎间盘突出症，腰椎管狭窄症，L_5、T_{11}椎体压缩性骨折，软组织挫伤，右股骨粗隆骨折。行L_4～L_5椎板减压髓核摘除棘突间内固定术。

鉴定时检验所见：腰骶正中纵形瘢痕8.2×0.2 cm^2，局部压痛，腰部活动受限。右髋关节前屈100°（左125°），伸展5°（左10°），外展15°（左30°），内收10°（左25°），内旋20°（左40°），外旋15°（左40°）。其余肢体关节无畸形，活动可。阅影像学资料：T_{11}、L_5椎体楔形变，未见明显新鲜骨折征象，右股骨大粗隆骨折伴移位。

鉴定意见：被鉴定人陈某因交通事故致右股骨大粗隆骨折及多处软组织损伤，检查发现L_4～L_5椎间盘突出并行L_4～L_5椎板减压髓核摘除棘突间内固定术治疗，现右髋关节活动受限，评定十级伤残；酌情给予伤后适当的休息、营养、护理期限。

案例评析：

1. 被鉴定人临床诊断L_4～L_5椎间盘突出症，腰椎管狭窄症，L_5、T_{11}椎体压缩性骨折。鉴定中阅片见T_{11}及L_5椎体楔形变，但未见明显新鲜骨折征象，考虑为年龄相关的退行性改变；同时合并椎间盘突出及椎管狭窄，对此在分析说明时予以阐述，但不评定伤残等级。

2. 被鉴定人右股骨大粗隆骨折伴移位导致右髋关节活动受限，因其为老年人，髋关节存在生理性退行性改变，两侧退变程度应该大致相当，因此与健侧对比计算髋关节功能丧失程度，进而评定伤残等级。

3. 被鉴定人在交通事故中有摔跌过程，可能导致腰部直接受到碰撞或因腰部不当用力而致腰部肌肉损伤，引起腰部原有不适症状的显现或加重，因此交通事故与其腰部手术存在一定的关联性，虽然胸腰椎骨折不宜评定伤残等级，但在其休息、营养、护理期限的评定上应予以适当考虑。

案例二

高某，男，1960年出生。2021年×月×日因交通事故受伤。临床诊断：外伤性蛛网膜下腔出血，颈枢椎齿状突骨折，头皮裂伤，软组织挫伤，肾挫伤。

鉴定时检验所见：项部压痛，颈部前屈30°，后伸10°，左旋10°，右旋10°，左侧屈20°，右侧屈20°。四肢肌力、肌张力正常，活动可。阅影像学资料：颈枢椎齿状突骨折，颈椎退变。

鉴定意见：被鉴定人高某因交通事故致颅脑损伤，颈枢椎齿状突骨折，多处软组织损伤等，现遗留颈部活动受限，评定十级伤残；酌情适当给予休息、营养、护理期限。

案例评析：被鉴定人颈椎骨折，直接导致颈部活动受限，颈椎退行性改变亦对颈部活动有一定的影响。颈椎、腰椎等躯干部位的活动度无法与自身做比较，只能参照活动度平均值计算其功能丧失情况。此案件中颈枢椎齿状突骨折，因为其位置特殊，对颈部的旋转功能影响较大，即便是排除其自身病理生理改变对功能的影响，亦予以评定伤残。

案例三

沈某，男，1949年出生。2019年×月×日因交通事故受伤。摄片示：左侧第2～7肋骨骨折。临床诊断：胸外伤，左侧多发肋骨骨折，左侧气胸，右肺癌术后，高血压。给予胸腔闭式引流+胸带固定、休息制动、抗感染等治疗。

鉴定时检验所见：胸廓无畸形，左侧胸腔闭式引流手术痕，胸廓挤压征（+）。阅影像学资料：左侧第2～7肋骨骨折，无明显移位；复片显示骨折处骨痂形成。

鉴定意见：被鉴定人因交通事故致左侧第2～7肋骨骨折伴气胸、胸腔积液等，评定十级伤残；酌情给予伤后营养、护理期限。

案例评析：被鉴定人为老年男性，原有右侧肺癌及高血压病史，交通事故致左侧第2～7肋骨骨折及液气胸，参照《人体损伤致残程度分级》标准，其肋骨骨折（6根）评定为十级伤残。肺癌及高血压病与交通事故无关，鉴定过程中仅对其病情进行分析说明，不评定伤残等级。参照《人身损害误工期、护理期、营养期评定规范》（GA/T 1193—2014）的规定，第2～7肋骨骨折，给予适当的营养、护理期限；被鉴定人合并液气胸，营养、护理期限可适当延长。被鉴定人沈某为肺癌患者，退休后未再继续工作，不予评定休息期；因基础疾病的影响，营养摄取和吸收较一般人差，骨折愈合及胸腔积液的吸收也较一般人慢，其营养期及护理期均可取规定标准的上限，或根据具体诊治经过适当延长。

案例四

刘某,女,1949 年出生。2018 年×月×日因交通事故受伤,临床诊断左股骨颈骨折,行左全髋置换术。

鉴定时检验所见:轮椅推入室,左髋部手术痕,髋关节活动受限。阅影像学资料:左股骨颈骨折伴嵌插;复片显示全髋关节置换术后,人工关节在位。

鉴定意见:被鉴定人因交通事故致左股骨颈骨折,行左髋关节置换术治疗,参照《人体损伤致残程度分级》标准,评定九级伤残;酌情适当给予伤后营养、护理期限;退休老年人未工作,不予评定休息期。

案例评析:被鉴定人为老年女性,自身可能存在骨质疏松等退行性改变,但交通事故暴力强大,足够导致正常股骨颈骨折,交通外力是股骨颈骨折的直接原因,因此在鉴定过程中,不考虑自身退变等因素。

案例五

尹某,女,1958 年出生。2019 年×月×日因交通事故受伤。摄片提示:L_3 椎体压缩性骨折,椎体压缩 1/3,腰椎退变。予卧床休息、药物、对症治疗。

鉴定时检验所见:步行入室,腰背部皮肤完整,脊柱无明显畸形,腰部活动受限,双下肢肌力 5 级。阅影像学资料:L_3 椎体骨皮质不连,高度减低,椎体压缩 1/3 以上,未见椎骨狭窄;复片显示 L_3 椎体压缩性骨折后楔形变。

鉴定意见:被鉴定人尹某因交通事故致 L_3 椎体压缩性骨折(大于 1/3),评定十级伤残,酌情给予营养、护理期限;退休老年人未工作,不予评定休息期。

案例评析:老年女性腰椎骨质疏松常见,且骨质疏松程度与骨折发生率呈正相关,但对于老年人交通伤,机械性暴力足够可导致股骨颈骨折或腰椎压缩性骨折,一般不评定骨质疏松对交通伤所致伤残作用力的大小,而认为交通伤是导致损伤结果的直接原因。因此,该案被鉴定人为老年女性,原有腰椎退行性改变,交通事故致 L_3 椎体压缩性骨折(大于 1/3),鉴定中不考虑退变等因素的影响,参照《人体损伤致残程度分级》标准,评定十级伤残。

案例六

高某,男,1938 年出生。2017 年×月×日因交通事故受伤。临床诊断:头部外伤,左锁骨肩峰端骨折,右侧多发肋骨骨折(右侧第 5～6、第 10～11 肋骨),右肺感染,右肺下叶肺大疱,胸腔积液,骨质疏松。

鉴定时检验所见:胸廓对称无畸形,胸廓挤压痛(－)。左锁骨走行区瘢痕,皮下可触及内固定物,局部压痛。左肩关节外展上举 40°(右 140°),前屈上举

55°(右 150°),其余方向未查。阅影像学资料:老年脑;右侧第 4~8、第 10~11 肋骨骨折,双侧少量胸腔积液,后复片显示上述肋骨骨折处骨痂形成;左锁骨肩峰端骨折,复片显示骨折处钩板内固定中。

鉴定意见:被鉴定人因交通事故致右侧第 4~8、第 10~11(共 7 根)肋骨骨折并双侧胸腔积液,左锁骨肩峰端骨折,头皮挫裂伤等,现 7 根肋骨骨折,左肩关节活动受限,参照《人体损伤致残程度分级》标准,均评定为十级伤残;酌情给予伤后营养、护理期限;被鉴定人退休且高龄,不予评定休息期。

案例评析:被鉴定人为高龄老人,存在脑萎缩、骨质疏松、关节活动度下降等生理退行性改变,在鉴定过程中需要考虑外力作用与自身生理病理因素的影响。脑萎缩为自身生理性退行性改变,与交通事故无关,对此仅作出说明而不评定伤残等级;左锁骨肩峰端骨折致肩关节活动功能受限,参照健侧关节活动情况,并排除内固定物的影响,予以评定伤残等级;交通事故是导致肋骨骨折的直接原因,不考虑骨质疏松对肋骨骨折的影响,直接评定伤残等级。被鉴定人为退休高龄老人,不存在误工费的问题,不予评定休息期,但应考虑老年人恢复较慢的问题,可适当延长护理及营养期限。

案例七

沈某,女,62 岁。2022 年×月×日,因交通伤致左小腿疼痛出血、活动受限入住某县医院。专科检查:左小腿上段肿胀畸形,前侧有长约 4 cm 创口,皮下组织骨质外露,创面中度污染,压痛(+),皮下可触及骨折端,左膝关节活动受限,足背动脉搏动稍弱,左小腿、足趾皮肤感觉麻木,左踝、足趾活动困难,末端血供正常。X 线片示:左胫腓骨上段骨折。急诊行"左胫骨开放性骨折清创缝合+内固定术"。术中见左胫骨上段开放性骨折,胫骨骨折端及皮下组织外露,创面中度污染,切除污染创面周围皮肤,清除创面内污物,切除皮下组织及肌肉挫裂部分,骨折复位钢板螺钉固定。返回病房时左足背动脉搏动弱,肢端血供尚好。次日自述切口处疼痛明显,左膝以下皮肤感觉麻木,左踝、足趾活动困难,查见:左小腿部肿胀明显,皮缘水肿,敷料渗透,末端血供尚可,予对症止痛治疗。第三日左小腿部肿胀明显,小腿皮肤散在分布水疱,皮缘水肿,敷料渗透,肌注肝素、静滴甘露醇。第四日左下肢肿胀疼痛加重。查体:左大腿中下段到左踝部肿胀明显,左膝以下皮温稍低,感觉减退,左小腿中上段见长约 30 cm 手术切口,皮肤张力高,散在分布张力性水疱,切口包扎处有淡血性渗出,左足肿胀明显,皮温低,左踝以下感觉消失,左下肢足背动脉搏动及胫后动脉搏动触诊未及,左下肢腘动脉搏动(++)。左下肢血管彩超显示:双侧髂外、股动脉、静脉血流通畅;左侧胫前、胫后动脉未见明显血流信号。考虑左下肢骨筋膜室综合征、左下肢深静脉血栓形成。患者左下肢肿胀明显、张力高,持续血供欠佳,有手术减压治疗指征,行

“左小腿骨筋膜室切开减压术”。第五日左下肢肿胀明显好转，左足皮温低，左踝以下感觉消失，肢端氧饱和度无法测出，左下肢足背动脉搏动及胫后动脉搏动触诊未及，左下肢腘动脉搏动（＋＋）。第六日左下肢CTA提示膝下动脉显影消失，行“左下肢血管探查术”，术中见腘动脉胫骨平台水平以下搏动消失，腘动脉下段血管外膜有广泛挫伤，但连续性完整，解剖血管见内膜广泛翻起，其内及以远血管充满血栓。左小腿肌肉呈灰紫色，无弹性，刺激肌肉无收缩，切割肌肉无渗血，伴有异味。考虑肌肉广泛坏死，与家属沟通后行“左下肢膝上截肢术”。出院诊断：左胫骨骨折术后，左下肢动脉闭塞，左下肢坏死，左下肢深静脉血栓形成，左下肢骨筋膜室综合征。患者出院后认为医院存在过错，导致其最终被截肢。遂要求赔偿诉诸法院。法院委托要求为“①医院的医疗行为有无过错、过错与被鉴定人的损害后果有无因果关系及原因力大小；②被鉴定人伤残等级和休息、营养、护理期限。”

鉴定时检验所见：被鉴定人轮椅推入室，左下肢膝关节以上缺失，残端皮肤瘢痕。阅影像学资料：左胫腓骨上段骨折伴软组织肿胀积气；复片显示骨折内固定术后；左下肢大腿下段以远缺失。

鉴定意见：医院的诊疗行为不存在明显过错，与被鉴定人的损害后果之间无因果关系。被鉴定人左膝关节以上缺失，参照《人体损伤致残程度分级》标准，评定六级伤残；酌情给予伤后休息、营养、护理期限。

案例评析：该案中，患者因交通伤致左胫腓骨上段开放性粉碎性骨折，医院对其实施清创及内固定手术治疗，具有明确的手术适应证。后左小腿部肿胀进行性加重，皮温低，渗出增多，并伴有左小腿皮肤散在水疱形成，左踝以下感觉消失，左下肢足背动脉搏动及胫后动脉搏动消失。至术后第四日，血管彩超显示左胫前、胫后动脉未见明显血流信号，给予骨筋膜室切开减压术。第六日CTA提示膝下动脉显影消失，再次行“左下肢血管探查术”，术中见腘动脉胫骨平台以下搏动消失，腘动脉下段血管外膜有广泛挫伤，内膜广泛翻起，其内及以远血管充满黑紫色血栓，左小腿肌肉呈灰紫色，无弹性，刺激肌肉无收缩，切割肌肉无渗血，伴有异味，遂行“左下肢膝上截肢术”。综上分析认为，交通事故中的强大暴力是导致患者左胫腓骨骨折并肌肉、动静脉血管、神经损伤的主要原因，而动脉血管损伤是导致截肢的直接原因，医院对被鉴定人诊断明确，处置及时，之后出现骨筋膜室综合征属于不能避免的并发症，医院的诊疗行为不存在明显过错，患者的损害后果是交通事故损伤的自然转归所致。被鉴定人损伤严重，先经过内固定保肢治疗，保肢无效后行截肢术，结合老年人恢复较慢的情况，可适当延长营养及护理期限。

第二节 交通事故损害赔偿案例

案例一 碰撞是否为构成交通事故的必要条件

基本案情

2016 年 1 月 24 日，被告张某驾驶闽 D3H ×××号轻型自卸车沿厦门市集美区同集路由北向南在西侧辅道左起第二车道上行驶，至同集路与孙坂路交叉口，超越前方同方向同车道由陈某驾驶的无牌照电动自行车，右拐弯时影响到陈某无牌照电动自行车的行驶，致使无牌照电动自行车摔倒，造成车损及陈某受伤的损害后果。该事故经厦门市公安局交警支队集美大队认定，被告张某负事故全部责任，原告陈某不负事故责任。经张某申请，2016 年 7 月 22 日厦门市集美区人民法院委托福建义成司法鉴定所对陈某的伤残等级、护理期限、误工期及后续取内固定费用进行司法鉴定。2016 年 8 月 22 日福建义成司法鉴定所出具鉴定意见书，鉴定意见为：被鉴定人陈某构成道路交通事故九级伤残。张某驾驶的车辆在另一被告长安保险厦门分公司处只投保了交强险，并未投保商业第三者责任险。

案件焦点

碰撞是否为构成交通事故的必要条件；无完税证明的误工收入可否得到法院的支持。

法院裁判要旨

福建省厦门市集美区人民法院经审理认为：①被告张某虽未与原告陈某发生直接碰撞，但因其超车右转弯时影响了原告陈某驾驶的电动自行车的正常行驶，并导致陈某摔倒受伤，故被告张某应对本次事故负全部责任。厦门市交警支队集美大队出具的认定书事实清楚，程序合法，法院予以采信。②原告陈某提交的证据共计四组，形成一个完整证据链，互相印证了原告在事故发生前一年，原告陈某所在公司通过财务主管李某向陈某发放了工资，事故发生前一年陈某月平均工资为 8 080 元，事故发生后至 2016 年 6 月 5 日原告所在单位未发放工资给陈某，且被告未能提出相反的证据予以反驳，故法院予以采信。对被告主张的原告公司发放工资是否符合公司运营规范或者原告误工损失是否合法不属于本案审理范围。

福建省厦门市集美区人民法院依照《中华人民共和国侵权责任法》第六条第一款等，判决如下：

一、被告长安保险厦门分公司应于本判决生效之日起，在十日内，在交强保险赔偿限额范围内赔偿原告陈某各项经济损失共计 120 000 元。

二、被告张某应于本判决生效之日起十日内，赔偿原告陈某经济损失 280 500 元。

三、驳回原告陈某其他诉讼请求。

一审宣判后，被告张某不服，上诉至厦门市中级人民法院。

上诉人张某持原审意见提起上诉。厦门市中级人民法院经审理认为：①关于陈某合理损失的认定。a. 伤残赔偿金。张某当庭表示撤回对一审判决按城镇标准认定残疾赔偿金存在错误的主张，系其对自身诉讼权利的主张，本院予以照准。张某撤回该主张的行为应视为其认可一审判决对残疾赔偿金的认定，故本院对一审判决认定的残疾赔偿金予以确认。b. 营养费。张某认为陈某没有医嘱证明，营养费不予支持。本院认为，营养费的确定除参照医疗机构的意见外，还应当根据受害人伤残情况确定。本案中医嘱虽无加强营养的建议，但是根据陈某系左胫骨平台粉碎性骨折，构成九级伤残，一审判决酌情确认其营养费，按照其医疗费的 10%计算为 6 262.16 元并无不当，张某主张没有医嘱不应支持营养费的依据不足，本院不予支持。c. 误工费。陈某提供的证据已经证实其事故前一年的平均工资为 8 080 元，而根据鉴定意见陈某的误工期为 150 天，一审判决认定陈某误工费为 40 399 元，依据充分，张某虽然对该认定持有异议，但未能提供证据予以反驳，故对张某的该主张，本院不予支持。d. 被扶养人生活费。《最高人民法院关于审理人身损害赔偿案件适用法律若干问题的解释》第二十八条第一款规定，被抚养人生活费根据抚养人丧失能力程度，按照受诉法院所在地的上一年度城镇居民人均消费支出和农村居民人均生活消费支出的标准计算。一审判决根据厦门市的标准认定被抚养人的生活费正确，张某主张不应按照厦门市标准认定的理由不能成立，本院不予支持。e. 一审判决对陈某其他损失的认定，各方当事人均无异议，本院予以确认。②关于赔偿责任承担。《道路交通事故认定书》系交警部门依据职权对交通事故作出的责任认定，现已生效，且张某未能提供充分证据证明该《道路交通事故认定书》认定的事实存在错误，其仅凭借对《道路交通事故认定书》持有异议而主张该《道路交通事故认定书》不能作为本案认定依据的理由不能成立，本院不予采信。根据《道路交通事故认定书》的认定，张某应负该交通事故的全部责任，陈某对涉案交通事故不负责任，故一审判决张某承担赔偿责任的依据充分，本院予以维持。张某主张只需要承担 50%的赔偿责任缺乏事实依据，本院不予支持。综上，张某的上诉理由不能成立，其上诉请求予以驳回。原判决认定事实清楚，判决正确，应当维持。据此，根据《中华人民共和国民事诉讼法》第七十条第一款(一)项之规定，判决如下：驳回上诉，维持原判。

法官后语

“碰撞”是否为构成交通事故的必要条件。

根据《中华人民共和国道路交通安全法》第一百一十九条第（五）项之规定，“交通事故”是指车辆在道路上因过错或者意外造成的人员伤亡或者财产损失的事件。可见，是否发生碰撞并非交通事故发生的必要条件。值得探讨的是，被告张某应对本起事故承担主要责任还是全部责任？笔者认为，应综合事发当时原告、被告之间是否保持必要的安全距离来界定。根据《中华人民共和国道路交通安全法》第四十三条第一款的规定：同车道行驶的机动车，后车应当与前车保持足以采取紧急制动措施的安全距离。《道路交通事故认定书》中并无对责任划分争议很大的情况下，法院应依照职权对事发当时的现场进行勘验和鉴定，以证实原告是否可以完全合理避让被告右拐弯。

案例二　超过法定退休年龄人员因交通事故造成人身损害的误工费主张

基本案情

2015 年 7 月 2 日，刘某驾驶鲁 C68××× 号小型轿车沿淄博市张店区北京路由北向南行驶，行至华福大道路口向东左转弯时，与顺北京路由南向北行驶的刘某臣无证驾驶的鲁 C6P××× 号二轮摩托车相撞，造成交通事故，车辆受损，刘某臣、刘某受伤。2015 年 7 月 21 日，淄博市公安局交通警察支队张店大队作出《交通事故责任认定书》，认定刘某承担事故的全部责任。刘某臣起诉要求被告赔偿损失 22 482.62 元。人保财险主动提出误工费同意按照月工资 3 500 元计算。

案件焦点

超过法定退休年龄的人员因为交通事故造成人身损害的，其主张的误工费损失应如何认定。

法院裁判要旨

山东省淄博市张店区人民法院经审理认为：刘某臣住院医疗费 8 341.62 元、住院伙食补助费 570 元（按照每天 30 元计算 19 天）、护理费 1 520 元（按照护工标准每天 80 元计算 19 天）、误工费 10 980 元（按照日工资每天 122 元计算 90 天）、车辆损失费 508 元、鉴定费 300 元、清障费 30 元、复印费 33 元，交通费 200 元，以上共计 22 482.62 元。刘某对刘某臣主张上述费用无异议；人保财险则认为医疗费用应当扣除 10% 的非医保用药，误工费同意按照月工资 3 500 元计算，交通费认可 190 元。据此，一审判决：

一、人保财险在交强险限额内赔偿刘某臣医疗费 5 000 元、护理费 1 520 元、误工费 10 500 元、交通费 200 元、车辆损失费 508 元。

二、人保财险在商业保险限额内赔偿刘某臣医疗费 3 341.62 元、住院伙食补助费 570 元。

三、刘某赔偿鉴定费 300 元、清障费 30 元、复印费 33 元。

四、驳回刘某臣的其他诉讼请求。

人保财险不服一审判决提起上诉称，刘某臣在本次事故发生时为 65 周岁，已经达到法定退休年龄，其不应承担误工费。山东省淄博市中级人民法院经审理认为：关于是否支持刘某臣误工费的问题，涉案机动车发生交通事故时，刘某臣虽已年满 65 周岁，但其在一审中提交的淄博市淄川锋泰琉璃瓦厂出具的证明及工资发放表等证据，足以证明刘某臣存在误工损失的事实，且人保财险在一审中亦同意按照 3 500 元/月标准向刘某臣支付误工费，故人保财险关于不应支付刘某臣误工费的上诉理由不能成立，依法不予支持。据此，二审判决如下：驳回上诉，维持原判。

法官后语

本案涉及核心问题，超过法定退休年龄的人员因交通事故造成人身损害的，其主张误工费应如何认定。

误工费属于受害人未遭受人身侵害本应获得，却因侵权人的侵害行为无法得到或者无法完全得到的正常利益。在学理上也可以归为消极损失或者逸失利益。在机动车交通事故责任纠纷中，经常会出现交通事故受害人已经超过法定退休年龄而主张误工费的情况。对此，保险公司或者侵权人经常会抗辩因受害人已经超过法定退休年龄，属于无劳动能力的人员，不能再从事正常工作，且有的受害人还按月领取退休金或者主要依靠子女赡养，故其不存在误工费的损失。本案中，保险公司一方即人保财险在一审中已经同意按照月工资 3 500 元计算误工费，其在此情况下，上诉主张不应承担误工费显示违反了民事诉讼法中的“禁止反言”规则，依法不应支持。但是不能忽视的是，本案中受害人刘某臣在事故发生时已经 65 周岁，明显超过了法定退休年龄，对这种超过法定退休年龄的人员因交通事故造成损害的，其主张的误工损失如何认定的问题，确实需要在司法实践中予以明确。本案中一审、二审法院对这个问题也作出了较为明确的认定，即认定受害人刘某虽已经年满 65 周岁，但其提供了淄博市淄川锋泰琉璃瓦厂出具的证明及工资发放表等证据，足以证明其存在误工损失的事实，据此主张的误工费应予以支持。笔者认同上述观点，我们可以从以下几个方面理解和把握。

第一，误工费在法律上的认定不受年龄限制。《中华人民共和国民法通则》第一百一十九条规定：“侵害公民身体造成伤害的，应当赔偿医疗费、因误工减少的收入、残废者生活补助费等费用……”《最高人民法院关于审理人身损害赔偿案件适用法律若干问题的解释》(以下简称《解释》)第十七条第一款明确规定:“受害人遭受人身损害,因就医治疗支出的各项费用以及因误工减少的收入,包括医疗费、误工费、护理费、交通费、住宿费、住院伙食补助费、必要的营养费,赔偿义务人应当予以赔偿。”从上述规定来看,均未对受害人获得误工费赔偿的年龄作出限制性规定,也未排除已经超过法定退休年龄的公民主张误工费的权利。也就是说,只要受害人事故前有劳动能力并且从事有偿劳动,因遭受侵权损害而误工并减少了收入,就有权要求致害人赔偿其误工费,不论受害人是否超过退休年龄。

第二,误工费在赔偿的计算方法上也与年龄无关。《解释》第二十条规定:“误工费根据受害人的误工时间和收入状况确定。误工时间根据受害人接受治疗的医疗机构出具的证明确定。受害人因伤致残持续误工的,误工时间可计算至定残日前一天。受害人有固定收入的,误工费按照实际减少的收入计算。受害人无固定收入的,按照其最近三年的平均收入计算;受害人不能举证证明其最近三年的平均收入状况的,可以参照受诉法院所在地相同或者相近的行业上一年度职工的平均工资计算。”由此可见,误工费在计算上是从受害人实际遭受误工并由此造成收入损失角度进行设计的,与年龄并无直接关联。误工费的计算和赔偿应以受害人受害前是否从事有偿劳动、是否实际误工和是否造成收入减少为依据,而不是以年龄来判断。

第三,法定退休年龄不能作为劳动能力丧失的依据。法定退休年龄是国家为了维护职工合法权益和劳动权利而作出的规定,是国家对职工的一种待遇。我国在劳动法领域也同时规定,达到法定年龄后继续从事劳动的,按照劳务关系处理。从现实的情况来看,现阶段我国的社会保障体系尚未健全,广大农民尚没有退休待遇,达到法定退休年龄后仍在务农或务工的现象仍普遍存在,在城镇也有大量退休人员被返聘或者从事某些工作。可以认为大多数超过法定退休年龄的人仍有一定的劳动能力。因此,片面地以法定退休年龄作为劳动能力丧失的依据,既无法律规定,也与我们现阶段的实际用工状况不符。

第四,退休后按月领取退休金及接受子女赡养费并不影响误工费的存在。由于人均期望寿命的延长和生活水平的不断提高,超过法定退休年龄的人员在退休后仍然从事社会有偿劳动的现象越来越多,这无疑会带来养老金待遇和子女给付的赡养费之外的劳动收入。若其由于交通事故致伤住院治疗和休息,并因此不能从事受伤前的有偿劳动,必然会带来收入的减少。而这种劳动收入与其缴纳社会养老保险或购买商业养老保险后所领取的养老金和赡养费并无关联,这种劳动收入的减少并不能通过养老金和赡养费得到补偿,只有通过侵权方的赔偿而得到弥补。所以,不能因为受害人退休后能领取养老金和接受子女赡养费就否认其误工费损失的存在。

案例三 交通事故中受害人的个人体质因素不影响损害赔偿责任的认定

基本案情

2016年5月24日，在北京市丰台区石榴园北里10号楼，张某六驾驶京P35×××小客车由东向南左转弯与由北向南行走的杜某某发生交通事故，造成杜某某受伤。此次事故经北京市公安局公安交通管理局丰台交通支队方庄大队认定，张某六为全部责任，杜某某无责任。事故发生时，京P35×××车辆在中国人寿保险公司北京市分公司投保了机动车强制保险（以下简称交强险）及额度为100万元的商业第三者责任险含不计免赔，事故发生在保险期间内。事故发生后，杜某某于首都医科大学附属北京天坛医院就诊治疗，住院52天，被诊断为右股骨干骨折、左股骨颈骨折人工关节置换术后、胸椎1～2压缩性陈旧性骨折等。2016年7月15日，杜某某于北京市朝阳区中西医结合医院急诊抢救中心就诊治疗，住院80天，被诊断为高血压三级，很高危，脑出血后遗症等。2016年10月3日，杜某某死亡，死亡原因为重症肺炎。

2016年12月30日，北京天平司法鉴定中心出具鉴定意见书：①被鉴定人杜某某死亡原因与本次交通事故的参与度为1%～20%。②被鉴定人杜某某住院期间所有费用合理。被鉴定人杜某某符合在自身存在重度骨质疏松、中度贫血、低蛋白血症、高血压等多种基础疾病和老年患者本身身体免疫力低下、身体器官存在正常生理性衰退的基础上，又遇交通事故致右股骨干骨折，加重或诱发其自身病情。被鉴定人右股骨干骨折后活动受限，加上自身免疫力下降，易继发肺部感染。老年患者大脑存在萎缩，交通事故后易发生迟发性脑出血，加之被鉴定人患有高血压基础疾病，故其脑出血与交通事故因果关系不能排除。

吴某常、吴某春、黄某柱作为杜某某的子女向本院提出诉讼请求，要求两被告赔偿相应的医疗费、残疾辅助器具费、护理费、丧葬费、死亡赔偿金等费用。被告张某六、中国人寿保险公司北京市分公司同意按照10%进行赔偿，认为车祸仅导致杜某某右股骨干骨折，剩余伤情均与本次事故无关，是由于死者个人体质因素加重了病情。

案件焦点

交通事故的受害人没有过错，其自身个人体质和特殊疾病是否可以减轻侵权人责任承担，影响损害赔偿责任的认定。

法院裁判要旨

北京市丰台区人民法院经审理认为：本案交通事故发生后，杜某某在治疗过程中，因个人体质状况导致病情恶化后死于重症肺炎，其个人体质状况对其死亡后果的发生具有一定的影响，但这不是侵权责任法等法律规定的过错，且本次交通事故系张某六未确保安全驾驶、采取措施不当、速度过快所致，经事故责任认定后，杜某某对本次事故不负责任。杜某某对事故发生及造成的损害后果均无过错。虽然杜某某年事已高，但其个人体质状况仅是事故后果的客观因素，并无法律上的因果关系。受害人杜某某对损害的发生或扩大没有过错，不存在减轻或免除加害人赔偿责任的法定情形，因此依法应由张某六承担事故引发的全部赔偿责任。鉴于杜某某已经死亡，其民事权利、义务由其法定继承人吴某常、吴某春、黄某柱行使。因京P35×××小客车在中国人寿保险公司北京市分公司投保了交强险及商业第三者责任险，故人寿北京市分公司应在保险限额内承担保险责任，超过保险责任的部分由张某六承担。

北京市丰台区人民法院依照《中华人民共和国侵权责任法》第十六条、第二十二条、第二十四条，《中华人民共和国道路交通安全法》第二十二条第一款、第三十六条、第三十八条、第七十六条，《中华人民共和国保险法》第六十五条之规定，作出如下判决：

一、被告人寿北京市分公司于本判决生效后七日内在交强险限额内赔偿原告吴某常、吴某春、黄某柱住院伙食补助费3 400元、营养费6 600元。

二、被告人寿北京市分公司于本判决生效后七日内在交强险限额内赔偿原告吴某常、吴某春、黄某柱残疾辅助器具费1 955.96元、护理费11 300元、交通费1 000元、丧葬费42 516元、死亡赔偿金3 228.04元、精神抚慰金50 000元。

三、被告人寿北京市分公司于本判决生效后七日内在商业第三者责任险限额内赔偿原告吴某常、吴某春、黄某柱医疗费940 002.78元、住院伙食补助费3 200元、死亡赔偿金261 066.96元。

四、驳回原告吴某常、吴某春、黄某柱的其他诉讼请求。

法官后语

关于交通事故的责任认定，《中华人民共和国道路交通安全法》第七十六条规定："机动车发生交通事故造成人身伤亡、财产损失的，由保险公司在机动车第三者责任强制保险责任限额范围内予以赔偿；不足的部分，按照下列规定承担赔偿责任：(一)机动车之间发生交通事故的，由有过错的一方承担赔偿责任；双方都有过错的，按照各自过错的比例分担责任。(二)机动车与非机动车驾驶人、行人之间发生交通事故，非机动车驾驶人、行人没有过错的，由机动车一方承担赔偿责任；有证据证明非机动车驾驶人、行人有过错的，根据过错程度适当减轻机动车一方的赔偿责任；机动车一方没有过错的，承担不超过百分之十的赔偿责任。交通事故的损失是由非机动车驾驶人、行人故意碰撞机动车造成的，机动车一方不承担赔偿责任。"但是在日常实践中，由于每起交通事故受害人的体质情况不同、年龄差异、原有疾病的影响，交通事故对受害人身体造成的实际后果和影响也大相径庭。受害人旧病新伤竞合，其他因素介入等特殊情形，使得在因果关系认定和法律适用上产生争议和较大分歧，从而给审判实践带来了难点和困扰。

本案中，原本只是导致受害人右股骨干骨折的一起普通交通事故，却因受害人高龄，自身存在重度骨质疏松、中度贫血、低蛋白血症、高血压等多种基础性疾病和老年患者本身身体免疫力低下、身体器官存在生理性衰退，在治疗过程中继发肺部感染，最终导致受害人因重症肺炎而死亡。本案争议的焦点在于交通事故的受害人没有过错，其自身个人体质和特殊疾病是否可以减轻侵权人责任承担，影响损害赔偿责任认定。

实践中，主要有以下两种观点。

第一种观点认为，交通事故与受害人自身体质状况的双重因素导致了受害人死亡，因此，侵权人应按照交通事故与受害人自身体质状况的参与度，承担赔偿责任。本案中，被告张某六、人寿北京分公司认为应按照10%进行赔偿，车祸仅仅导致杜某某右股骨干骨折，剩余伤情均与本次事故无关，而是由于伤者个人体质原因加重了病情。因此，应根据鉴定结果，按照受害人杜某某的死亡原因与本次交通事故的参与度承担1%～20%的赔偿责任。

第二种观点认为，交通事故的受害人没有过错，其自身体质状况对损害后果的影响不属于减轻侵权人责任的法定情形。本案裁决采用第二种观点。《中华人民共和国侵权责任法》第二十六条规定："被侵权人对损害的发生也有过错的，可以减轻侵权人的责任。"上述规定中所指的"过错"，是指不遵守交通规则等情形，很显然，本案中受害人年龄较大且存在自身原有疾病等因素，并不是侵权责任法中所规定的过错情形。此次事故经北京市公安局公安交通管理局丰台交通支队方庄大队认定，张某六为全部责任，杜某某无责任，因此受害人杜某某对事故发生无任何过错，不能减轻侵权人的赔偿责任。

侵权责任法中的因果关系，主要是行为与损害后果之间是否具有引起与被引起的关系，如果损害结果是由某种行为引起的，则认为该行为与结果之间存在因果关系，反之则不然。在引起侵权损害后果发生的多个行为和事件中，可能只有一个或者一些因素起着决定性作用，而另一个或者一些因素只是起着加速或者促进作用。本案中，受害人杜某某对事故发生及造成的损害后果均无过错，虽然杜某某因高龄存在个人体质方面的特殊情形，对于损害后果的发生和加重具有一定的影响，但这仅仅是事故后果形成过程中的客观因素，并无法律上的直接因果关系。因此，在计算赔偿责任时，不应考虑事故参与度，应由侵权人承担全部赔偿责任。这有利于责任界定和法律适用的明晰，也有利于对弱势群体合法权益的维护。

案例四　20 年赔偿期满后，再次主张残疾赔偿金应否支持

基本案情

1995 年 8 月 17 日，张某某乘坐出租车回家，出租车系锡北运输服务部苏 BLO×××夏利牌小汽车。出租车从市区开往东亭镇时，由于驾驶员疏忽大意，出租车撞上道路中央的电线杆，致出租车严重受损、张某某严重受伤的交通事故。经交警事故责任认定，出租车驾驶员负全部责任。张某某事故后随即被送往医院救治，共计发生医疗费用 33 502.26 元。经锡山市道路交通事故伤残评定组评定，张某某构成一级伤残。后张某某至锡山市人民法院，提起对锡北运输服务部民事赔偿诉讼。锡山市人民法院经过审理后，于 1996 年 7 月 21 日作出民事判决，判令锡北运输服务部赔偿张某某医疗费、误工费、护理费、住院伙食补助费、残疾者生活补助费、交通费等合计 125 168.62 元，赔偿张某某财务损失补偿费 2 040 元，扣除已经赔偿数额 38 642.06 元，余款 88 566.56 元于判决生效后十日内履行。上述判决义务，锡北运输服务部已经履行完毕。

锡北运输服务部的主管部门为实业总公司，该服务部于 1999 年 10 月 7 日转制，转制后债务等一切安置工作由实业总公司负责处理。1999 年 10 月 19 日锡北运输服务部经工商局核准注销登记。实业总公司原名为无锡县交通实业总公司，1993 年 5 月 24 日由锡山市交通局出资登记。2001 年 2 月 16 日，锡山市交通局发布关于撤市建区、机构设置和划分方案的建议，该建议中载明锡山市交通局划分为锡山、惠山两区交通局，同时该建议中将锡山市交通局的下属单位进行了划分，但未涉及实业总公司的划分。2004 年 11 月 9 日，无锡市工商局北塘分局（以下简称北塘分局）作出行政处罚决定，吊销无锡县交通事业总公司营业执照，其主办单位、股东或者清算组织为债权债务的清算责任人。

20 年后，张某某就其护理依赖程度申请鉴定，法院委托无锡中诚司法鉴定所进行鉴定。2017 年 5 月 16 日，中诚鉴定所出具了司法鉴定意见书，认定目前张某某需要完全护理依赖。张某某支付了鉴定费 1 820 元。

审理过程中，张某某提供了自己没有劳动能力且没有经济来源的相关材料，包括户籍信息证明、违法犯罪记录证明等。其中户籍材料证明中载明张某某生育一女张某华，张某华于 2016 年 1 月 7 日因贩卖毒品罪被无锡市梁溪区人民法院判处有期徒刑两年三个月。张某某另外提供无锡市新吴区江溪街道曙光社区居民委员会（以下简称居委会）出具的证明三份，证明张某某仅有居民医疗保险，属于低保户，并系该社区的帮困对象。张某某陈述，其已经达到退休年龄，现在每月退休金为 1 400 元。

案件焦点

1. 张某某在 20 年赔偿期满后主张的护理费及伤残赔偿金是否有法律

依据。

2. 本案两被告是否需要承担赔偿责任及如何承担赔偿责任。

法院裁判要旨

江苏省无锡市锡山区人民法院经审理认为：根据《最高人民法院关于审理人身损害赔偿案件适用法律若干问题的解释》第三十二条的规定，超过确定的护理期限、辅助器具费给付年限或者残疾赔偿金给付年限，赔偿权利人向人民法院起诉请求继续给付护理费、辅助器具费或者残疾赔偿金的，人民法院应予受理。赔偿权利人确需继续护理、配置辅助器具，或者没有劳动能力和生活来源的，人民法院应当判令赔偿义务人继续给付相关费用五至十年。本案中，张某某因交通事故受伤已经获得了一次赔偿，现赔偿期限已届满，张某某再次诉至法院，要求继续给付护理费，于法有据。至于具体护理费金额，本院根据司法鉴定意见书确定的护理依赖程度，参考本地护工从事同等级别护理所得劳务报酬标准，本院现酌定护理费标准为每天 120 元，结合护理期 10 年，认定护理费为 120 元/天×2 人×10 年＝876 000 元。至于残疾赔偿金，根据上述规定，再次给付残疾赔偿金的条件为赔偿权利人没有劳动能力和生活来源。本案中，张某某构成一级伤残，确无劳动能力，但其目前有退休金等生活来源。不符合没有生活来源要求再次给付残疾赔偿金的条件，故本院对张某某要求给付残疾赔偿金的诉讼请求不予支持。

同时，该院认为，原侵权赔偿义务人为锡北运输服务部，后锡北运输服务部被注销，注销时明确其债务由实业总公司承担，后实业总公司被吊销执照，并明确其企业的主办单位、股东或者清算组织为债权债务的清算责任人。而锡山市交通局为其主办单位和股东，现锡山市交通局撤市建区分立为锡山区交通局和惠山区交通局。本案中锡山区交通局和惠山区交通局均未能提供证据证明其对实业总公司进行了清算，也未能提供证据证明锡山市交通局在撤市建区时，将实业总公司划分给锡山区交通局或者惠山区交通局，故现在实业总公司应承担的赔偿责任应当由锡山区交通局和惠山区交通局共同承担。现张某某、锡山区交通局、惠山区交通局均认可，若法院判令锡山区交通局、惠山区交通局共同承担赔偿责任，则由锡山区交通局、惠山区交通局各承担一半赔偿责任，故本院确认本案中张某某的赔偿要求由锡山区交通局赔偿 438 000 元，由惠山区交通局赔偿 438 000 元。依据《中华人民共和国侵权责任法》第六条、第十六条，《中华人民共和国道路交通安全法》第七十六条，《最高人民法院关于审理道路交通事故损害赔偿案件适用法律若干问题的解释》第十六条，《中华人民共和国民事诉讼法》第一百四十四条的规定，判决如下：

一、无锡市锡山区交通运输局赔偿张某某 438 000 元，于本判决生效后十日内履行。

二、无锡市惠山区交通运输局赔偿张某某438 000元，于本判决生效后十日内履行。

三、驳回张某某其他诉讼请求。

法官后语

《最高人民法院关于审理人身损害赔偿案件适用法律若干问题的解释》第二十五条第一款规定，残疾赔偿金根据受害人丧失劳动能力程度或者残疾等级，按照受诉法院所在地上一年度城镇居民人均可支配收入或者农村居民人均纯收入标准，自定残之日起按二十年计算。从以上规定来看，我国关于残疾赔偿金的立法采用了定型式赔偿模式，即不管受害人的年龄大小(年满六十岁的除外)，均按照统一年限及相对统一的标准进行赔偿，且残疾赔偿金的给付不会因鉴定后受害人生存时间长短而改变。但在实际中，有受害人在发生交通事故时年龄较小，在二十年赔偿期结束后仍然生存的情形。为了解决上述问题，《最高人民法院关于审理人身损害赔偿案件适用法律若干问题的解释》第三十二条指出："超过确定的护理期限、辅助器具费给付年限或者残疾赔偿金给付年限，赔偿权利人向人民法院起诉请求继续给付护理费、辅助器具费或者残疾赔偿金的，人民法院应予受理。赔偿权利人确需继续护理、配置辅助器具，或者没有劳动能力和生活来源的，人民法院应当判令赔偿义务人继续给付相关费用五至十年。"由此可知，对于超过确定的残疾赔偿金给付年限或护理费给付年限，赔偿权利人拥有再次起诉的权利，人民法院应当受理。但是受理后，赔偿权利人的诉讼请求能否得到支持，则取决于赔偿权利人是否确需护理、没有劳动能力和生活来源。赔偿权利人应当证明确需护理；再次主张残疾赔偿金的，赔偿权利人应当证明其没有劳动能力且没有生活来源。另外，笔者认为超出赔偿年限主张残疾赔偿金的上述两个条件应当严格遵循字面意思，不得扩大解释。也就是说，没有劳动能力应当为完全没有劳动能力，没有生活来源应当为完全没有生活来源。本案中，张某某构成一级伤残，且伤残部位为肢体残疾，故确实没有劳动能力，但其有女儿赡养，并且有一定金额的退休工资，故不属于司法解释规定的无生活来源的情形。基于上述情形，法院驳回了张某某关于残疾赔偿金的诉讼请求。

案例五　交通事故责任是否等同于民事损害赔偿责任

基本案情

2016年11月2日，蒋某某驾驶皖03/91×××变型拖拉机，沿着宜兴市和桥镇南新兴桥路由北向南行驶至王新路交叉口处，与沿王新路由西向东直行周某某醉酒驾驶的苏BZG×××小型普通客车发生碰撞，造成双方车辆损坏及苏BZG×××车上乘员王某某受伤的交通事故。事故发生后，周某某立即将伤者王某某送至医院抢救，周某某没有保护现场，也没有立即报警，只是与蒋某某商量自行处理车辆损坏赔偿。宜兴市公安局交警大队对该事故形成原因分析认为：蒋某某驾驶机动车通过没有信号灯控制也没有交警指挥的交叉路口时，没有在路口处停车瞭望，让右方道路过来的直行车辆先行，且在道路上发生交通事故后没有保护现场、迅速报警；周某某在道路上醉酒后驾驶机动车通过没有信号灯也没有交警指挥的交叉路口时，没有减速慢行，及时发现路口情况并采取有效的避让措施，且在事故发生后没有保护现场并及时报警。据此，宜兴市公安局作出责任认定，蒋某某与周某某分别承担事故的同等责任，王某某不承担责任。蒋某某是皖03/91×××车辆的实际车主，挂靠在怀远县隆盛汽车运输服务有限公司，蒋某某为该车在保险公司投保了交强险。周某某是苏BZG×××车辆的实际车主，该车是周某某向高某某购买，双方未办理相关过户手续。事故发生后，周某某已经赔偿王某某15 000元。宜兴市人民法院于2017年2月14日作出刑事判决，认定周某某犯危险驾驶罪，判处拘役一个月，并处罚金1 000元。

案件焦点

王某某知道蒋某某存在醉酒驾驶情形，仍然乘坐其驾驶的机动车，在民事赔偿案件中是否存在过错责任。

法院裁判要旨

江苏省宜兴市人民法院经审理认为：交警部门依法出具的事故认定书具有法律效力，该事故认定书明确了王某某在本次事故中没有过错，不负责任，且事故责任与行政责任、道德责任属于不同的范畴。据此，作出如下判决：

一、保险公司于本判决发生法律效力之日起十日内赔付王某某120 000元。

二、蒋某某于本判决发生法律效力之日起十日内赔付王某某56 327.5元。

三、周某某于本判决发生法律效力之日起十日内赔付王某某41 327.5元。

四、驳回王某某的其他诉讼请求。

蒋某某不服该判决，以王某某自身存在过错为由，向无锡市中级人民法院提起上诉。

江苏省无锡市中级人民法院经审理认为：王某某明知周某某系醉酒者，仍自愿乘坐其驾驶的汽车，应意识到周某某可能会造成交通事故，但放任周某某醉酒驾驶行为，具有一定的过错。故酌定王某某对损害赔偿承担20%的责任，蒋某某、周某某各承担40%的责任。据此，作出如下判决：

一、维持宜兴市人民法院(2017)苏0282民初2238号民事判决第一项。

二、撤销宜兴市人民法院(2017)苏0282民初2238号民事判决第二项、第三项、第四项。

三、蒋某某于本判决发生法律效力之日起十日内赔付王某某45 062元。

四、周某某于本判决发生法律效力之日起十日内赔付王某某 30 062 元。

五、驳回王某某的其他诉讼请求。

法官后语

本案中，一、二审法院审理思路出现分歧，主要原因为，对于事故责任与事故损害赔偿责任的理解不同。《最高人民法院关于审理道路交通事故损害赔偿案件适用法律若干问题的解释》第二十七条规定："公安机关交通管理部门制作的交通事故认定书，人民法院应依法审查并确认其相应的证明力，但有相反证据推翻的除外。"从中可以看出，事故认定书是交警部门从技术角度在查明交通事故原因后，根据当事人的违法、违章行为与交通事故之间的因果关系，以及违法、违章行为在交通事故中作用力的大小，进行责任分配。交警部门的责任认定实际上是基于交通事故因果关系的分析，对交通事故发生原因的确认。事故损害赔偿责任是根据民事侵权的四个构成要件，即违法行为、损害后果、违法行为与损害后果之间的因果关系、过错程度来确定当事人的民事责任。事故责任与事故赔偿责任之间存在关联性，但是不完全等同。交警部门出具的事故责任认定书是法院审查判定民事赔偿责任的重要证据，但不是唯一依据。确定损害赔偿责任时，人民法院应当在事故责任认定书的基础上，全面查明事实，依据各方的过错程度进行合理分配。本案中，王某某搭乘周某某醉酒驾驶的机动车，明知周某某酒后驾驶汽车存在违法行为，不但不加以理性劝阻，反而自愿乘坐周某某驾驶的汽车，放任事故风险的发生，扩大了其在事故中的损失，具有一定的过错，二审法院最终判决王某某对自身损害承担 20% 的赔偿责任，应当认定合理合法有据。

案例六　侵权赔偿和工伤赔偿均可主张——上下班途中发生交通事故，交通事故与工伤赔偿顺序

基本案情

2014 年 10 月，李某某入职某厨房所在酒店，共领取了九个月工资，每月工资额为 1 475 元至 1 774 元不等。2015 年 8 月 28 日，李某某下班回家途中遇交通事故死亡，后经分宜县交警大队作出的道路交通事故认定书，认定李某某不负事故责任。本案中张某为李某某丈夫，张某平、张某波分别为李某某的长子和次子，李某星、陈某英为李某某父母。交通肇事方与该五人达成赔偿协议，赔偿其 60 万元，已支付 40 万元。2015 年 10 月 27 日，分宜县人力资源和社会保障局作出《分人社伤认字第×××号工伤认定决定书》，认定李某某为工伤。张某等五人因与某厨房所在酒店就李某某的工伤赔偿问题协商不成，向分宜县劳动人事争议仲裁委员会申请仲裁，后又诉至新余市中级人民法院。

法院裁判要旨

分宜县劳动人事争议仲裁委员会裁决某厨房所在酒店向张某、张某平、张某波、李某星、陈某英支付一次性工亡补助金 90 700 元，每月分别向李某星、陈某英支付供养亲属抚恤金 602 元。

张某、李某星等对仲裁不服，诉至法院。新余市渝水区人民法院判决某厨房所在酒店向张某、张某平、张某波、李某星、陈某英支付一次性工亡补助金 576 880 元，分别向陈某英、张某平支付一次性供养抚恤金 1 883 元，向张某波支付一次性供养抚恤金 72 802 元。后某厨房所在酒店不服，向新余市中级人民法院提起上诉，该院维持了一审判决。

典型意义

该案例涉及第三人侵权赔偿与工伤保险待遇竞合的问题。在第三人侵权引起交通事故的情形下，会产生两种赔偿请求权，一是交通事故损伤赔偿，依据《中华人民共和国侵权责任法》的规定，有请求第三人赔偿的人身损害赔偿请求权；二是依据《工伤保险条例》的规定，有请求用人单位赔偿的工伤保险待遇请求权。两者虽然基于同一损害事实，但存在于两个不同的法律关系之中，互不排斥。在这种情况下，用人单位和侵权人应当承担各自的赔偿责任，不因工伤职工先行获得一方赔偿而免除另一方的责任。关于第三人侵权赔偿与工伤保险待遇竞合时可以获得双赔的范围，最高人民法院 2016 年 11 月 30 日发布的《第八次全国法院民事商事审判工作会议（民事部分）纪要》中列明，除医疗费用之外的部分，工伤职工可主张双赔。本案中，李某某在下班途中因交通事故死亡，交通事故肇事人虽已就侵权责任与张某、张某平、张某波、李某星、陈某英达成赔偿协议，但并不能替代某厨房所在酒店支付除医疗费用之外的工伤保险待遇的责任。因此，张某等五人要求某厨房所在酒店支付工亡补助金、供养抚恤金等工伤保险待遇的请求符合法律规定。

点评要点

在上下班途中，因发生非主要责任的交通事故导致工伤的，在赔偿的责任上属于民事侵权赔偿责任与工伤保险赔偿责任相竞合。

此时，一方面，受害人由于侵权人的侵权行为，与行为人之间形成了侵权民事法律关系；另一方面，受害人作为劳动者，根据《工伤保险条例》主张工伤赔偿的同时，可否依据《中华人民共和国民法通则》《最高人民法院关于审理人身损害赔偿案件适用法律若干问题的解释》等民事法律法规来主张人身损害赔偿。对此，用人单位与劳动者常发生争议，法律未给予明确规定，各地的做法也大相径庭，经常出现相同情况、不同对待的局面。

《最高人民法院关于因第三人造成工伤的职工或其亲属在获得民事赔偿后

是否还可以获得工伤保险补偿问题的答复》规定，当工伤与交通事故发生竞合时，伤者既可以享受工伤待遇，也可以向肇事司机索赔，即获得双重赔偿。不过就很多地区而言，未规定工伤与交通事故赔偿的先后顺序，仅规定医疗费不得重复支付。

对用人单位以外的第三方责任导致职工遭到事故伤害并已按相关事故伤害处理规定获得相应赔偿的，同时又符合工伤或视同工伤认定情形的，经劳动保障行政部门认定工伤的，其工伤待遇应当区分待遇项目、分别处理支付途径，原则如下：①属于发生的医疗费、康复费、辅助器具配置更换费等费用项目，只能按实际发生金额给付，已按相关事故伤害处理规定获得相应赔付的，不能重复给付；若其赔付金额低于工伤保险规定的标准水平的，属参保职工的，应当由工伤保险基金补足差额至规定标准。②属于住院伙食补助费、就医交通住宿费、停工留薪期工资和护理费项目，已按相关事故伤害处理规定获得相应赔付的，不能重复给付；若其赔付金额低于工伤保险规定的标准水平的，应当由用人单位补足差额至规定标准。③属于赔偿性的待遇项目，只要工伤保险法律法规对赔偿待遇项目没有作出竞合规定的，应依法按规定赔偿相应的待遇项目。

案例七　个人体质状况不能参照损伤参与度确定交通事故损害赔偿责任

基本案情

2012年2月10日，王某驾驶号牌为苏MT1×××的轿车，沿江苏省无锡市滨湖区蠡湖大道由北往南行驶至蠡湖大道大通路口人行横道线时，碰擦行人荣某某致其受伤。2月11日，滨湖交警大队作出《道路交通事故认定书》，认定王某负事故的全部责任，荣某某无责。事故发生当天，荣某某即被送往医院治疗，发生医疗费用30 006元，王某垫付20 000元。荣某某治疗恢复期间，以每月2 200元聘请一名家政服务人员。号牌苏MT1×××轿车在永诚保险公司投保了机动车交通事故责任强制保险，保险时间为2011年8月17日0时起至2012年8月16日24时止。

荣某某申请并经无锡市中西医结合医院司法鉴定所鉴定，结论如下：①荣某某左桡骨远端骨折的伤残等级评定为十级；左下肢损伤的伤残等级评定为九级。损伤参与度评定为75%，其个人体质的因素占25%。②荣某某的误工期评定为150日，护理期评定为60日，营养期评定为90日。一审法院据此确认残疾赔偿金27 658.05元扣减25%为20 743.54元。

原告荣某某诉称：被告王某驾驶轿车与其发生碰擦，致其受伤。该事故经江苏省无锡市公安局交通巡逻警察支队滨湖大队（简称滨湖交警大队）认定：王某负事故的全部责任，荣某某无责。原告要求下述两被告赔偿医疗费用30 006

元、住院伙食补助费 414 元、营养费 1 620 元、残疾赔偿金 27 658.05 元、护理费 6 000 元、交通费 800 元、精神损害抚慰金 10 500 元，并承担本案诉讼费用及鉴定费用。

被告永诚财产保险股份有限公司江阴支公司（简称永诚保险公司）辩称：对于事故经过及责任认定没有异议，其愿意在交强险限额范围内予以赔偿；对于医疗费用 30 006 元、住院伙食补助费 414 元没有异议；因鉴定意见结论中载明“损伤参与度评定为 75%，其个人体质的因素占 25%”，故确定残疾赔偿金应当乘以损伤参与度系数 0.75，认可 20 743.54 元；对于营养费认可 1 350 元，护理费认可 3 300 元，交通费认可 400 元，鉴定费用不予承担。

被告王某辩称：对于事故经过及责任认定没有异议，原告的损失应当由永诚保险公司在交强险限额范围内优先予以赔偿；鉴定费用请求法院依法判决，其余各项费用同意保险公司意见；其已向原告赔偿 20 000 元。

原、被告对荣某某的医疗费用为 30 006 元、住院伙食补助费为 414 元、精神损害抚慰金为 10 500 元，一致确认，无异议。

案件焦点

交通事故的受害人没有过错，其体质状况对损害后果的影响是否属于可以减轻侵权人责任的法定情形。

法院裁判要旨

江苏省无锡市滨湖区人民法院于 2013 年 2 月 8 日作出判决：一、被告永诚保险公司于本判决生效后十日内赔偿荣某某医疗费用、住院伙食补助费、营养费、残疾赔偿金、护理费、交通费、精神损害抚慰金共计 45 343.54 元。二、被告王某于本判决生效后十日内赔偿荣某某医疗费用、住院伙食补助费、营养费、鉴定费共计 4 040 元。三、驳回原告荣某某的其他诉讼请求。

宣判后，荣某某向江苏省无锡市中级人民法院提出上诉。

无锡市中级人民法院经审理，于 2013 年 6 月 21 日以原审适用法律错误为由作出民事判决：一、撤销无锡市滨湖区人民法院（2012）锡滨民初字第 1138 号民事判决；二、被告永诚保险公司于本判决生效后十日内赔偿荣某某 52 258.05 元；三、被告王某于本判决生效后十日内赔偿荣某某 4 040 元；四、驳回原告荣某某的其他诉讼请求。

依据《中华人民共和国侵权责任法》第二十六条：“被侵权人对损害的发生也有过错的，可以减轻侵权人的责任。”《中华人民共和国道路交通安全法》第七十六条第一款第（二）项规定：“机动车与非机动车驾驶人、行人之间发生交通事故，非机动车驾驶人、行人没有过错的，由机动车一方承担赔偿责任；有证据证明非机动车驾驶人、行人有过错的，根据过错程度适当减轻机动车一方的赔偿责任。”

因此，交通事故中在计算残疾赔偿金是否应当扣减时，应当根据受害人对损失的发生或扩大是否存在过错进行分析。本案中，虽然原告荣某某的个人体质状况对损害后果的发生具有一定的影响，但这不是侵权责任法等法律规定的过错，荣某某不应因个人体质状况对交通事故导致的伤残存在一定影响而负相应责任，原审判决以伤残等级鉴定结论中将荣某某个人体质状况“损伤参与度评定为75%”为由，在计算残疾赔偿金时作相应扣减属适用法律错误，应予纠正。

法官后语

从交通事故受害人发生损伤及造成损害后果的因果关系来看，本起交通事故的引发系肇事者王某驾驶机动车穿越人行横道线时，未尽到安全注意义务而碰擦行人荣某某所致；本起交通事故造成的损害后果系受害人荣某某被机动车碰撞、跌倒发生骨折所致，事故责任认定荣某某对本起事故不负责任，其对事故的发生及损害后果的造成均无过错。虽然荣某某年事已高，但其年老骨质疏松仅是事故造成后果的客观因素，并无法律上的因果关系。因此，受害人荣某某对于损害的发生或者扩大没有过错，不存在减轻或者免除加害人赔偿责任的法定情形。同时，机动车应当遵守文明行车、礼让行人的一般交通规则和社会公德。本案所涉事故发生在人行横道线上，正常行走的荣某某对将被机动车碰撞这一事件无法预见，而王某驾驶机动车在路经人行横道线时未依法减速慢行、避让行人，导致事故发生。因此，依法应当由机动车一方承担事故引发的全部赔偿责任。

根据我国道路交通安全法的相关规定，机动车发生交通事故造成人身伤亡、财产损失的，由保险公司在机动车第三者责任强制保险责任限额范围内予以赔偿。而我国交强险立法并未规定在确定交强险责任时应依据受害人体质状况对损害后果的影响作相应扣减，保险公司的免责事由也仅限于受害人故意造成交通事故的情形，即便是投保机动车无责，保险公司也应在交强险无责限额内予以赔偿。因此，对于受害人符合法律规定的赔偿项目和标准的损失，均属交强险的赔偿范围，参照“损伤参与度”确定损害赔偿责任和交强险责任均没有法律依据。

第三节　交通事故相关刑事案件

案例一　隔时酒驾不应作为认定非罪或罪轻情节

基本案情

2016年11月27日，被告人吕某某酒后驾驶冀××××号小型越野客车，沿唐山市丰润区燕山路由北向南行驶至棉麻库路段时，与由南向北行驶的夏某驾驶的冀××××号小型普通客车相撞，造成两车不同程度受损、被告人吕某某与夏某受伤的交通事故。经酒精检测，被告人吕某某血液中乙醇含量为 350.32 mg/100 mL。被告人吕某某辩护称当晚并未饮酒。

另查明，被告人吕某某与夏某就民事赔偿达成和解，并有夏某出具的赔偿款收条。

案件焦点

隔时酒驾是否可以认定为罪轻情节。

法院裁判要旨

河北省唐山市丰润区人民法院经审理认为：被告人吕某某违反道路交通安全法规定，在道路上醉酒驾驶机动车，其行为已构成危险驾驶罪，公诉机关的指控成立。被告人吕某某及其辩护人关于被告人隔夜酒驾予以从轻处罚的辩护意见，依据不足，本院不予采纳。被告人吕某某自愿认罪，予以从轻处罚。依据《中华人民共和国刑法》第一百三十三条之一第一款第二项、第六十一条、第六十七条第三款之规定，判决如下：

被告人吕某某犯危险驾驶罪，判处拘役四个月，并处罚金人民币 5 000 元。

法官后语

隔时酒驾是指在饮酒后，经过某一段时间，驾驶机动车在道路上行驶，但是对其血液中乙醇含量检测鉴定时，仍达到或者超过醉驾的浓度（80 mg/100 mL）。理论界和司法实践界对于此种行为存在争议，笔者认为，隔时酒驾不能作为非罪或者罪轻的情节，理由如下：从犯罪主观方面讲，危险驾驶罪的主观要件是故意，要求行为人对于危险驾驶行为出于故意心理。“隔时酒驾”是行为人明知饮酒后而驾驶机动车在道路上行驶，不顾及社会公共安全和国家交通管理秩序，是一种放任的故意。从犯罪客观方面讲，根据现行的法律及相关司法解释，醉酒驾车是指车辆驾驶人员血液中乙醇含量达到或者超过 80 mg/100 mL 时驾驶车辆的行为。隔时酒驾中行为人的血液乙醇含量已经达到或超过标准，只是酒后经过一段时间，不属于饮酒后立即驾驶机动车，并不能以此为由否认客观事实的发生和存在。综上，隔时酒驾并不能作为危险驾驶罪非罪或者罪轻的情节。

案例二　危险驾驶罪中定罪免刑的裁量

基本案情

2017 年 5 月 8 日，被告人赵某酒后驾驶车牌号为京××××的小型轿车，行驶至北京市西城区莲花池东路天宁寺桥至白云桥路段时，被民警查获。经过北京市公安交通司法鉴定中心检测，被告人赵某血液中乙醇含量为 143.2 mg/

100 mL，系醉酒驾驶机动车。

案件焦点

赵某的醉驾行为是否属于危险驾驶罪犯罪情节轻微不需要判处刑事处罚的情况。

法院裁判要旨

北京市西城区人民法院经审理认为：北京市西城区人民检察院指控被告人赵某犯危险驾驶罪的事实清楚，证据确实充分，指控罪名成立，量刑建议适当，应予以采纳。鉴于被告人赵某到案后能够如实供述自己的罪行，当庭能够认罪悔罪，可以依法从轻处罚。

北京市西城区人民法院依照《中华人民共和国刑法》第一百三十三条之一第一款第二项、第六十七条第三款、第五十二条、第五十三条，作出如下判决：

被告人赵某犯危险驾驶罪，判处拘役一个月，并处罚金人民币一千元。

赵某以其具备免予刑事处罚的条件为由提起上诉。

北京市第二中级人民法院经审理认为：赵某醉酒后在道路上驾驶机动车辆，其行为已经构成危险驾驶罪，依法应予以惩处。经查，赵某到案后如实供述所犯罪行；案发前晚饮酒，因其子生病遂于次日凌晨三时许驾车赴北京儿童医院就医，途中在交警夜查时归案，未造成实际危害后果，社会危害性小；系初犯，主观恶性小。经审判委员会讨论，认为赵某犯罪的情节轻微，不需要判处刑罚，依法对其免予刑事处罚。对于赵某所提，到案后如实供述犯罪事实，本案未发生实际损害后果，社会危害性小等上述理由，酌予采纳。

北京市第二中级人民法院依照《中华人民共和国刑法》第一百三十三条之一第一款第二项、第六十七条第三款、第三十七条及《中华人民共和国刑事诉讼法》第二百二十五条第一款第二项之(对应 2018 年《中华人民共和国刑事诉讼法》第二百三十六条第一款第二项)规定，作出如下判决：

一、撤销北京市西城区人民法院(2017)京 0102 刑初 365 号判决。

二、上诉人赵某犯危险驾驶罪，免予刑事处罚。

法官后语

《刑法修正案(八)》增设危险驾驶罪以来，关于危险驾驶罪在什么情况下可以适用缓刑、免予刑事处罚、不予定罪处罚等问题，始终界限不清。《关于办理醉酒驾驶机动车刑事案件适用法律若干问题的意见》也没有划分明确标准。《最高人民法院关于常见犯罪量刑指导意见(二)试行》将危险驾驶罪的量刑情节纳入考察范围，但是操作性不强。

我们认为，分析危险驾驶罪时，需要关注“4W + 1C + 1R + 1P”要素，即何人(who)、在什么条件(condition)下、因何事(what)、于何时(when)何地(where)

醉驾，产生何种结果（result），被查获后表现（performance）。

"4W"：①行为人的醉酒程度，即血液中酒精含量，是刚刚超过 80 mg/100 mL，还是超过很多。②醉驾的时间，是深夜时，车辆较少，还是白天车流高峰期，醉驾持续时间多久，饮酒与驾驶之间间隔的时间长短等。③行为人醉驾是否存在公众可以理解、原谅的正当理由；是否为接受代驾服务后，仅为驶入小区停车场内挪动车位；是否为需救助生老病死等紧急要务而迫不得已的醉驾；误以为休息数小时或者隔夜之后，酒劲已消，不存在醉驾；还是忽视醉驾对公共安全的威胁而执意醉驾等。④醉驾的空间情况，醉驾的行驶路段是繁华的闹市区，还是人迹稀少的偏远地区；是普通道路还是城市快速通道、高速公路，醉驾的距离、离目的地的剩余距离等。

"1C"：在什么条件下醉驾，即合法驾驶还是无证驾驶，或是否与准驾车型不符；是正常驾驶还是严重超速、超载、超员驾驶；是驾驶符合安全技术条件的机动车，还是驾驶改装车、报废车；是独自醉驾还是载有乘客醉驾；是遵守交通规则驾驶，还是违反交通规则驾驶；是否存在毒驾、伪造或者遮挡牌照等情形。

"1R"：醉驾导致的后果，即是否发生了交通事故，事故的损害程度，以及是否积极赔偿并取得了谅解等。

"1P"：①醉驾被查获后的表现。有无主动停止醉驾、自首、坦白等法定或者酌定从宽处罚情节，是否存在拒不配合检查、弃车逃逸等行为。②行为人既往表现情况，有无醉驾记录或者其他不良记录等。

结合本案，一是赵某的血液中乙醇含量并非很高，且醉驾时间在凌晨三时许，路上车辆、行人稀少。二是赵某饮酒后并未直接驾车上路，主观恶性较小。案发前晚赵某与朋友聚餐饮酒后已经返回家中休息，并非酒后直接驾车上路。因凌晨其子突然高烧，情急之下没有选择打车、找代驾或者乘坐其他交通工具，而是选择了自驾，其救子心切可以得到社会公众的理解和宽容，也是人之常情。其主观恶性与其他持侥幸心理的醉驾行为人相比较小。三是赵某醉驾未造成交通事故，致使人身或者财产遭受损失。且机动车车况良好，符合安全技术指标，没有其他违反交通安全法的行为，社会危害性较小。四是赵某到案后，能够如实供述罪行，庭审中有真诚认罪、悔罪表现。五是赵某以往表现良好，人身危险性较小。

综上，二审法院在认定一审事实的基础之上，坚持以罪刑相适应的基本原则为指导思想，对影响量刑的因素进行了全方位的梳理分析，细化了"4W + 1C + 1R + 1P"各要素，为更加精准打击醉驾行为、贯彻落实宽严相济的刑事政策提供了具体措施与方法。

案例三　交通肇事逃逸应作为入罪条件还是量刑加重情节的认定

基本案情

××年×月×日，被告人郑某没有摩托车驾驶资格，驾驶闽 CH×××8 号普通两轮摩托车，由南安市郑成功雕像方向沿成功街往南安市区方向，行驶至成功街龙腾酒店路口路段时，在左转弯的过程中，与杨某驾驶的闽 C5×××P 号普通两轮摩托车发生碰撞，造成杨某重伤二级一处、轻伤二级一处及两车不同程度损坏的交通事故。事故发生后，被告人郑某离开现场，后被害人杨某报警，随后被害人杨某被送往医院救治。次日 15 时许，被告人郑某经通知后主动向公安机关投案。经交通事故责任认定，被告人郑某应承担本次事故的全部责任，杨某在事故中无责任。

案发后，经调解，被告人郑某与被害人杨某达成赔偿调解协议，并已经赔付被害人杨某全部经济损失合计人民币 143 500 元，被害人杨某对被告人郑某的犯罪行为表示谅解。

案件焦点

本案交通肇事逃逸是作为入罪条件还是量刑加重情节。

法院裁判要旨

福建省南安市人民法院经审理认为：被告人郑某违反交通运输管理法律法规，无驾驶资格驾驶机动车辆发生重大交通事故，造成一人重伤的严重后果，并且对该交通事故负全部责任，其行为已经构成交通肇事罪，且在交通肇事后逃逸。被告人郑某在案发后主动向公安机关投案，如实供述犯罪事实，系自首，可以从轻或减轻处罚。被告人郑某已赔偿了被害人全部经济损失，并取得了被害人的谅解，对于被告人郑某可以酌情从轻处罚。根据本案的事实、情节和危害后果，结合被告人郑某归案后的认罪、悔罪表现及其社会调查评估情况，对被告人郑某予以减轻处罚并适用缓刑。依照《中华人民共和国刑法》第一百三十三条，第六十七条第一款，第七十二条第一款，第七十三条第二、第三款，以及《最高人民法院关于审理交通肇事刑事案件具体应用法律若干问题的解释》第二条第二款第二项、第三条的规定，作出如下判决：

被告人郑某犯交通肇事罪，判处有期徒刑一年九个月，缓刑二年六个月。

法官后语

《最高人民法院关于审理交通肇事刑事案件具体应用法律若干问题的解释》第二条第一款规定："交通肇事具有下列情形之一的，处三年以下有期徒刑或者拘役：(一)死亡一人或者重伤三人以上，负事故全部或者主要责任的；(二)死亡三人以上，负事故同等责任的；(三)造成公共财产或者他人财产直接损失，负事故全部或者主要责任，无能力赔偿数额在三十万元以上的。”第二款规定：“交通肇事致一人以上重伤，负事故全部或者主要责任，并具有下列情形之一的，以交通肇事罪定罪处罚：(一)酒后、吸食毒品后驾驶机动车辆的；(二)无驾驶资格驾驶机动车辆的；(三)明知是安全装置不全或者安全机件失灵的机动车辆而驾驶的；(四)明知是无牌证或者已报废的机动车辆而驾驶的；(五)严重超载驾驶的；(六)为逃避法律追究逃离事故现场的。”第三条规定：“交通运输肇事后逃逸，是指行为人具有本解释第二条第一款规定和第二款第(一)至(五)项规定的情形之一，在发生交通事故后，为逃避法律追究而逃跑的行为。”

根据如上规定，同样是为了逃避法律追究，逃离事故现场的交通肇事逃逸，在第二条第二款第六项的规定中是构成交通肇事的要件，而在第三条规定中则是构成交通肇事罪后的量刑加重情节。本案中，被告人郑某交通肇事致一人重伤，负事故全部责任，并且同时具备第二条第二款第二、第六项的规定情形，即无驾驶资格驾驶机动车辆和为逃避法律追究逃离事故现场两种情形。其为了逃避法律追究而逃离事故现场的行为是交通肇事罪的构成要件之一，还是应认定为系第三条规定的量刑加重情节，为本案件的定罪关键。对此，有如下两种观点。

第一种观点认为，根据如上司法解释第二、第三条的规定，交通肇事致一人以上重伤，负事故全部或者大部分责任的，如果具有第二条第二款第一项至第六项的情形，那么无论是其中一种还是两种以上情形的，均应作为交通肇事罪的构成要件，法定刑均为三年以下有期徒刑或者拘役。本案中，被告人郑某交通肇事致一人重伤，负全部责任，同时具有第二条第二款第二、第六项规定的情形，即无驾驶资格驾驶机动车辆和为了逃避法律追究逃离事故现场，该两种情形均应作为交通肇事罪的构成要件，应判决为三年以下有期徒刑或者拘役。并且，根据禁止重复评定原则，其为了逃避法律追究逃离事故现场的行为，不应重复评价作为该司法解释第三条及刑法第一百三十三条规定的，应处三年以上七年以下有期徒刑的法定加重情节。

第二种观点认为，本案被告人郑某交通肇事逃逸行为应适用该司法解释第三条的规定，作为法定加重情节判处三年以上七年以下有期徒刑。在此基础上再依据自首及被害人谅解依法从轻处罚。笔者同意该观点，法院也以此作出判决。理由如下。

首先，从相关法律规定来看。根据该司法解释第三条的规定，作为法定加重情节的“交通运输肇事后逃逸”，是指行为人具有本解释第二条第一款规定和第二款第一至第五项规定的情形之一，在发生交通事故后，为逃避法律追究而逃跑的行为。也就是在构成交通肇事罪的情况下，并且不存在第二条第二款第六项规定的作为交通肇事罪构成要件的“为逃避法律追究逃离事故现场”情形的，才系第三条规定中法定加重情节的“交通运输肇事后逃逸”。由此可见，同样的交通肇事逃逸行为，要么作为第二条第二款第六项规定的交通肇事罪法定构成要件，要么作为第三条规定的法定加重情节，不重复评价。据此，该规定体现了禁止重复评价的原则。并且，根据该司法解释第二条第二款的规定，只要具有第二款第一至第六项情形之一的，均可以按照交通肇事罪定罪处罚。本案被告人郑某交通肇事致一人重伤，负事故全部责任，具有第二条第二款第二项“无驾驶资格驾驶机动车辆”的规定情形，已经构成交通肇事罪。在此情况下，其还存在交通肇事逃逸的行为，符合第三条规定的法定加重情节，应作为量刑的加重情节。

其次，从立法目的来看。1979 年《刑法》第一百三十三条中没有明确规定对于交通肇事后逃逸者应如何处罚。但是，在实践中，有很多人在交通肇事后畏罪逃逸，给案件的侦查工作造成很大的困难，致使有些地方交通肇事的破案率较低。再加上，对于逃逸行为惩罚力度不够，严重削弱了刑罚对于交通肇事后逃逸行为的威慑力。尤其是有的人在交通肇事后当场致人重伤，应当及时抢救，却为了逃避法律追究而逃跑、不抢救伤员，致使被害人因抢救不及时失去生命，后果非常严重，情节十分恶劣。鉴于此，修订后的现行《刑法》第一百三十三条特别规定：“交通运输肇事后逃逸或者有其他特别恶劣情节的，处三年以上七年以下有期徒刑；因逃逸致人死亡的，处七年以上有期徒刑。”并且在 2000 年上述司法解释第二条第二款规定中也将交通运输肇事逃逸作为交通肇事罪的构成要件之一。据此，1997 年《刑法》及相关司法解释将交通肇事逃逸作为入罪要件或量刑加重情节，其目的在于重点打击、严加惩罚不抢救伤员及给侦破案件带来难度的逃逸行为。基于此，本案被告人郑某在具有第二条第二款第二项“无驾驶资格驾驶机动车辆”情形已经构成交通肇事罪的情况下，不将交通肇事逃逸行为作为第二条第二款第六项构成交通肇事罪的情形之二，而作为第三条的规定应判处三年以上七年以下有期徒刑的法定加重情节，既符合如上司法解释第二、第三条的规定，也符合对交通肇事逃逸严厉打击、严加惩处的立法目的。

案例四　交通肇事后驾车离开现场，较短时间内返回事故现场投案，能否认定具有逃逸情节

基本案情

××年×月×日，被告人赵某某醉酒后驾驶牌号为苏××××的小型普通客车，撞击路边的干某，致其当场死亡。肇事后，被告人赵某某驾车逃离现场。

经苏州市吴江区公安局交通警察大队认定，被告人赵某某对本次交通事故负全部责任。经检测，被告人赵某某血液中乙醇浓度为 163 mg/100 mL。案发后，在民警对事故现场勘验时，被告人赵某某返回事故现场向民警投案，并如实供述了自己的犯罪事实；被告人赵某某与干某的近亲属达成赔偿协议，并已支付

部分款项，被害人干某的近亲属对被告人赵某某表示谅解。

案件焦点

被告人交通肇事后，驾车离开事故现场，但在短时间内又返回到事故现场投案，能否认定交通肇事后逃逸。

法院裁判要旨

苏州市吴江区人民法院经审理认为：被告人赵某某违反道路交通安全法，因而发生重大事故，致一人死亡，且肇事后逃逸，其行为已经构成交通肇事罪，依法应予以惩处。被告人赵某某犯罪以后自动投案，如实供述自己的罪行，其庭审中虽称事发时不知道事故的发生，但其能如实供述主要的犯罪事实，系自首，可以减轻处罚。被告人赵某某赔偿被害人近亲属的部分经济损失，并取得了被害人近亲属的谅解，酌情从轻处罚。关于被告人赵某某及其辩护人提出的其不具有逃逸情节的辩解及辩护意见，经查：第一，肇事车辆与被害人的撞击部位在肇事车辆的副驾驶侧，副驾驶侧的前挡风玻璃及引擎盖附近部位毁损严重；第二，事故发生后，被告人赵某某转弯时行驶状态良好，且转弯时尚能记得开启转向灯；第三，证人毛某某证实事故发生时，撞击声很大，且事故发生在凌晨，被告人赵某某不会受到其他干扰；第四，被告人赵某某在公安机关供述时称，事故发生时，其听到响了一声，感觉撞到了什么东西，其踩了一下刹车，继续往前开。被告人赵某某虽在庭审中辩解称记不清有无听到声音，但未能作出合理解释。综上，虽被告人赵某某血液中乙醇浓度为 163 mg/100 mL，但是其意识清醒，事发时，明知发生了交通事故，却未采取合理措施而离开事故现场，可推定其为逃避法律追究而逃跑，应当认定为交通肇事的逃逸。故对被告人赵某某及其辩护人的此点辩解与辩护意见，本院不予采纳。关于辩护人提出的对被告人赵某某适用缓刑辩护意见，经查，被告人赵某某系醉酒驾驶，其肇事后逃逸，案发后对被害人近亲属仅仅赔付部分损失，根据犯罪事实及情节，不宜适用缓刑。辩护人提出的其他辩护意见与事实相符，本院予以采纳，依据《中华人民共和国刑法》第一百三十三条，第六十七条第一款的规定，以交通肇事罪，判处被告人赵某某有期徒刑二年六个月。

一审宣判后，被告人赵某某未提起上诉，公诉机关也未抗诉，判决已经发生法律效力。

法官后语

对于被告人交通肇事后驾车离开事故现场，在较短时间内又返回事故现场投案，能否认定为交通肇事后逃逸，有两种观点：第一种观点认为，被告人肇事后在较短时间内投案，能反映出行为人具有接受法律追究的主观意愿，故不应认定被告人具有逃逸情节；第二种观点认为，被告人明知发生了交通事故，未采取合理措施，而是驾车离开现场，可以推定其为了逃避法律追究而逃跑，应认定具有逃逸情节。

最高人民法院《关于审理交通肇事刑事案件具体应用法律若干问题的解释》第三条规定，交通运输肇事后逃逸，是指行为人具有本解释第二条第一款规定和第二款第（一）至（五）项规定的情形之一，在发生交通事故后，为逃避法律追究而逃跑的行为。我们认为，判断行为人是否构成交通肇事逃逸，应当从以下三个方面来认定。

第一，行为人是否明知自己造成了交通事故。明知是指行为人知道或者应当知道。如果行为人应当知道自己造成了交通事故而装作不知道，且逃离事故现场的，仍应认定为交通肇事后逃逸。判断行为人是否系明知，应当遵循主客观相统一的原则，不仅要看行为人的供述，还要从交通肇事的时间、撞击的部位、车辆毁损程度、交通肇事时行为人的状态、肇事后行为人的反应等方面，客观地评价行为人是否系明知，从而确定其是否具有逃逸情节。本案中，首先肇事车辆与被害人撞击部位在肇事车辆的副驾驶侧，且副驾驶一侧的前挡风玻璃及引擎盖附近部位毁损严重；其次，事故发生在凌晨，事故发生时撞击声音很大；再次，事故发生后，被告人转弯时行驶状态良好，且转弯时尚记得开启转向灯；最后，被告人在向侦查机关供述称事故发生时，听到响了一声，感觉撞到了什么东西，其踩了下刹车。综上可知，被告人虽系醉酒驾驶，但其意识清醒，事发时明知发生了交通事故。

第二，行为人是否具有逃避法律追究的主观目的。逃避法律追究既包括刑事法律追究，也包括行政及民事法律追究。具体而言，就是不履行相关法律义务，如救助伤者、立即报案、听候处理等义务。本案中，被告人明知发生了交通事故，未采取相应措施，显然有逃避法律追究的主观目的。

第三，事故发生后，行为人客观上是否实施了逃离现场的行为。事故发生后，这里是指行为人交通肇事后，在接受事故处理机关首次处理前的这段时间。若行为人在接受事故处理机关首次处理后逃跑，因为行为人的逃跑不会加重被害人的损害后果，行为人的逃跑行为转化为逃脱处理机关控制的逃脱行为。若行为人为逃避法律追究，在事故发生后、接受事故处理机关首次处理之前，实施逃离现场的行为，一经实施便即刻成立，无论其逃离现场多远或者多久，均不影响对其逃逸行为性质的认定。故本案中，虽被告人逃离事故现场后在较短时间内又返回事故现场投案，并不影响自首的认定，仍然应认定其具有逃逸情节。

综上，被告人赵某某明知自己造成了交通事故，为逃避法律追究，驾车离开现场的行为应认定为交通肇事后逃逸。

案例五 醉酒驾车连续撞击他人行为的司法认定

基本案情

2016年6月1日，被告人王某某酒后驾驶大众牌小型轿车，在北京市西城区德胜门外大街与韩某某驾驶的小型普通客车发生交通事故。随后，被告人王某某驾车逃离现场，超速行驶至新街口外大街时，因车速过快（经鉴定行驶速度高于126 km/h）、刹车不及时，将驾驶电动自行车的被害人赵某某撞倒。被告人王某某驾驶汽车向前滑行过程中，又将路口等待信号灯的驾驶电动自行车的被害人吕某某撞倒，并撞向被害人冯某驾驶、被害人宋某某和袁某某乘坐的轿车及被害人王某停在路边的轿车。被害人赵某某当场死亡，经鉴定为颅脑损伤合并创伤性休克死亡；被害人吕某某急性闭合性颅脑损伤（特重型）、蛛网膜下腔出血、脑挫伤、硬膜外血肿、脑疝形成，开放性胫骨干骨折，经鉴定为重伤二级；被害人袁某某双侧2～5前肋骨骨折，经鉴定为轻伤一级；被害人宋某某双膝、右前臂软组织挫伤、头部外伤、头皮裂伤；被害人冯某头部、左手、左膝部皮肤软组织挫伤，皮肤擦伤。被害人赵某某、吕某某、韩某某、冯某、王某的车辆损坏。

被告人王某某当场被查获归案，经鉴定，其血液中乙醇含量为83.7 mg/100 mL，已属醉酒驾驶机动车。

北京市公安局公安交通管理局西城交通支队认为，被告人王某某在与被害人赵某某的事故中负主要责任，在与被害人韩某某、吕某某、冯某、宋某某、袁某某、王某的事故中负全部责任。

本案被告人王某某否认公诉机关指控其犯以危险方法危害社会安全罪，认为其自身虽是酒后驾驶，但是意识清醒，对于交通事故的发生在主观形态上表现为过失，应为交通肇事罪。

案件焦点

醉酒驾车连续撞击他人行为的司法认定。

法院裁决要旨

北京市西城区人民法院经审理认为：被告人王某某醉酒后驾驶车辆，且在与他人发生交通事故后继续驾车超速行驶，在路口冲撞车辆、行人，致一人死亡、一人重伤、一人轻伤，多车受损，其行为危害了公共安全，已经构成了以危险方法危害公共安全罪，应依法惩处。北京市西城区人民检察院指控被告人王某某犯以危险方法危害公共安全罪罪名成立。被告人王某某此次犯罪系间接故意，与以制造事端为目的的恶意驾车撞人造成严重后果的直接故意犯罪不同，在量刑时应予以考虑。

北京市西城区人民法院依照《中华人民共和国刑法》第一百一十五条第一

款、第五十五条第一款、第五十六条第一款、第六十一条的规定，判决如下：

被告人王某某犯以危险方法危害公共安全罪，判处有期徒刑十年六个月，剥夺政治权利二年。

被告人王某某不服一审判决，提起上诉。

北京市第二中级人民法院经审理认为：上诉人（原审被告人）王某某醉酒后驾驶机动车，在与他人发生交通事故后未停车处理，反而继续驾车在城市道路上超速行驶，且撞击行人、车辆，致一人死亡、一人重伤、一人轻伤，多车受损，其行为危害了公共安全，已构成了以危险方法危害公共安全罪，依法应予惩处。经查，王某某醉酒驾驶机动车在城市道路上行驶已经危害到公共安全，其在与他人驾驶的车辆发生碰撞后，未停车处理，反而继续超速行驶，漠视他人生命和财产安全，已具有危害公共安全的主观故意，其在后续的超速行驶中冲撞到行人及车辆，造成一人死亡、一人重伤、一人轻伤及多车受损的严重后果，其行为已经构成以危险方法危害公共安全罪；王某某及其辩护人所提被害人存在过错的上诉理由及辩护意见，经查，被害人赵某某骑电动车经过十字路口时，虽然有交通违法行为，但是王某某醉酒驾车及超速行驶的行为亦违反了交通法规。道路交通事故认定书已经根据过错大小，对事故双方进行了责任划分，王某某醉酒后驾驶机动车且超速行驶的违法行为系此次事故发生的主要原因，其负事故主要责任；王某某及其辩护人所提无确切证据证明王某某与韩某某发生交通事故且逃逸的上诉理由及辩护意见，经查，现场车辆照片、证人证言、被害人陈述等证据，已经证明王某某所驾的车辆前部与韩某某所驾的车辆后部发生碰撞，且王某某并未停车处理，而是继续驾车离开现场；故上述上诉理由及辩护意见均不能成立，本院均不予采纳。关于辩护人所提韩某某的不当行为是事故发生的主要原因的辩护意见，经查，现场车辆照片、证人证言、被害人陈述、道路交通事故责任认定书等证据，证明王某某所驾车辆与韩某某所驾车辆曾发生过碰撞，监控录像亦证明王某某驾车超速驶过监控路段与韩某某驾车驶过监控路段的时间间隔较长，且两车之间有多辆车通行，现无证据证明韩某某存在不当行为，而王某某醉酒驾车且超速行驶的行为是事故发生的主要原因，故上述辩护意见不能成立，本院不予采纳。关于王某某所提原判量刑过重的上诉理由及其辩护人所提王某某具有自首、积极协商赔偿等从轻、减轻处罚情节，建议对王某某适用缓刑的辩护意见。经查，王某某在案发后并没有主动报警等行为，也没有如实供述其犯罪事实，且未与各被害人就赔偿达成和解，其不具备法定从轻、减轻处罚的理由，亦不具备适用缓刑的条件，原审法院在量刑幅度内确定刑罚适当，故上述上诉理由及辩护意见不能成立，本院不予采纳。

北京市第二中级人民法院依照《中华人民共和国刑事诉讼法》第二百二十五条第一款第一项（2018 年《中华人民共和国刑事诉讼法》第二百三十六条第一款

第一项)之规定,裁定如下:驳回王某某的上诉,维持原判。

法官后语

交通肇事罪和以危险方法危害公共安全罪在犯罪主体、犯罪客体、部分犯罪客观方面的特征多有交叉重叠之处,主要区别在于犯罪的主观方面,前者的罪过形式是过失,后者的罪过形式是故意。醉酒驾驶案件中多表现为间接故意,即放任的意志状态。醉酒状态会导致行为人意识能力与行为控制能力的减弱,面对紧急情况,行为人认识到紧急状态并采取制动措施时间相对长于清醒状态,故而发生危险状态的可能性显著提高。对此类犯罪的罪过形式,应根据主观支配客观、客观反映主观的原理,结合案情的具体情况进行认定。在本案中,被告人王某某于晚餐聚会时饮酒,后去歌厅娱乐时再次饮酒,已经达到醉酒状态,之后又驾车离开。被告人醉酒驾车在公共交通领域与韩某某发生了不止一次的碰撞,后继续高速驾车,而且在车多人多路段,不顾路口来往行人、车辆的安全,以不低于 126 km/h 的速度行驶,以致再次发生碰撞,造成一人死亡、一人重伤、一人轻伤、多车受损的后果。被告人王某某醉酒驾车之初尚可认为是由于抱有过分自信的心理状态,但是在与韩某某发生了不止一次的碰撞后,应该完全能够认识到自己醉酒驾驶行为具有高度的危险性,极有可能再次发生事故,危及他人的生命安全。但是被告人王某某对此全然不顾,不但不停止行驶反而加速行驶,在北京市西城区繁华地段的路口,故意超速行驶,超速达到 80%以上,发生了多次碰撞,造成了更加严重的后果。被告人王某某的上述行为已经明显反映出其不计醉酒驾驶的后果,对他人伤后的危害后果持放任态度,威胁到不特定多数人的安全行为,并且也确实造成了一死多伤、财物损害的严重后果,其在主观上已经转化为具有危害公共安全的间接故意。此外,被告人王某某在醉酒状态下高速驾驶车辆在公共交通领域行驶,足以危害公共安全,并且其行为危险性足以与以危险方法危害公共安全罪所列出的放火、爆炸等手段达到同等危险。因此,应以危险方法危害公共安全罪定罪处罚。

参 考 文 献

程亦斌，范利华，吴军，2014. 慢性硬脑膜下血肿损伤程度的法医鉴定[J]. 法医学杂志，30(6)：480-481.

邓甲明，陈忆九，2017.“第二届”宋慈杯获奖鉴定文书选编[M]. 上海：上海科学技术文献出版社.

杜志淳，2012. 司法鉴定概论[M]. 北京：法律出版社.

范利华，2011. 损伤与疾病的法医鉴定[M]. 北京：法律出版社.

范利华，吴军，牛伟新，2014. 损伤与疾病[M]. 上海：复旦大学出版社.

公安部道路交通安全中心，2018. 道路交通事故深度调查实战常用法律法规汇编(第 1—5 册)[M]. 北京：人民交通出版社.

郭华，2008. 鉴定意见证明论[M]. 北京：人民法院出版社.

郭华，2008. 论鉴定结论的审查判断模式的选择——从最高人民法院的一项管理规定说起[J]. 法学(5)：153-160.

郭景元，2000. 现代法医学[M]. 北京：科学出版社.

郭铁城，黄晓琳，尤春景，2013. 康复医学临床指南[M]. 第 3 版. 北京：科学出版社.

国家法官学院案例开发研究中心，2019. 中国法院 2019 年度案例(道路交通纠纷)[M]. 北京：法律出版社.

国家法官学院案例开发研究中心，2019. 中国法院2019年度案例（刑事案例二）[M]. 北京：法律出版社.

韩文朝，申五一，2001. 现代交通创伤诊疗学[M]. 北京：北京医科大学出版社.

侯心一，朱广友，吴军，2003. 肢体关节功能丧失程度评定方法[J]. 法医学杂志(2)：103-106.

霍宪丹，2021. 司法鉴定人出庭作证指南[M]. 北京：法律出版社.

肯尼斯·R. 福斯特，彼得·W. 休伯，2001. 对科学证据的认定——科学知识与联邦法院[M]. 王增森译. 北京：法律出版社.

李玲，侯一平，2014. Forensic Medicine[M]. 北京：人民卫生出版社.

李树生，2013. 急诊临床诊疗指南[M]. 第3版. 北京：科学出版社.

刘技辉，邓振华，2011. 法医临床学[M]. 北京：人民卫生出版社.

刘丽云，2021. 常用司法鉴定意见质证要点[M]. 北京：法律出版社.

刘瑞珏，吴军，2002.《道路交通事故受伤人员伤残评定》与《职工工伤与职业病致残程度鉴定》比较分析及其在人身伤害致残程度评定中的应用[J]. 法医学杂志(4)：232-235.

刘瑞珏，吴军，2002. 新旧《道路交通事故受伤人员伤残评定》比较[J]. 法医学杂志(4)：230-232.

刘耀，丛斌，侯一平，2014. 实用法医学[M]. 北京：科学出版社.

闵银龙，孙大明，张纯兵，2010. 医患纠纷司法鉴定理论与疑案评析[M]. 北京：北京大学出版社.

上海市司法局，上海市司法鉴定工作委员会办公室，2005. 查疑. 释惑. 求真——司法鉴定案例精选[M]. 北京：法律出版社.

司法部司法鉴定管理局，最高人民法院司法行政装备管理局，2016.《人身损害致残程度分级》适用指南[M]. 北京：法律出版社.

宋孝飞，陈敏，张德雨，2018. 腹部外伤致先天性胆总管囊肿破裂伤病关系1例[J]. 法医学杂志，34(1)：100-101.

孙亚娟，吴军，2005. 法医学鉴定文书常用词语及其运用[M]. 北京：中国检察出版社.

王正国，1997. 交通医学[M]. 天津：天津科学技术出版社.

王正国，2011. 现代交通医学[M]. 重庆：重庆出版社.

吴军，1991. 应用法医临床学[M]. 北京：中国医药科技出版社.

吴军，2006. 人身伤害司法鉴定[M]. 北京：中国检察出版社.

吴军，陈尚俊，吴铮，2019. 老年病中西医防治与法医鉴定[M]. 上海：上海科学普及出版社.

吴军，邱胜冬，2003. 制定《人体损伤程度鉴定标准》势在必行[J]. 法医学杂志(2)：100-102.

夏晴，范利华，吴军，2012. 交通伤致手功能丧失的伤残评定[J]. 中国司法鉴定(5)：79-82.

夏文涛，陈捷敏，刘瑞珏，2010. 道路交通事故眼损伤伤残评定的标准化和规范化[J]. 中国司法鉴定(4)：47-51.

张纯兵，2016. 医疗损害司法鉴定质量控制研究[M]. 北京：法律出版社.

张纯兵，2017. 人身损害鉴定与赔偿[M]. 北京：法律出版社.

张纯兵，2018. 专家辅助人法律地位问题研究[J]. 中国司法鉴定(2)：79-84.

张纯兵，杜志淳，2014. 医疗损害赔偿责任纠纷中残疾程度评定适用标准探析[J]. 中国司法鉴定(1)：106-109.

张纯兵，杜志淳，2015. 医疗损害司法鉴定因果关系分析及参与度判定[J]. 中国司法鉴定(5)：100-104.

张纯兵，杜志淳，2014. 致命性损伤后行为能力分析[J]. 法医学杂志(2)：137-139，141.

张德雨，2016. 药源性医疗损害的原因[J]. 中国司法鉴定(1)：86-91.

张德雨，李晓斌，张纯兵，2012. 论我国医疗纠纷鉴定的现状及改革设想[J]. 中国法医学会全国第十五次法医临床学术研讨会论文集：236-237.

张德雨，张纯兵，顾松，2010. 幼儿高坠致脾破裂 1 例[J]. 法医学杂志(3)：232.

张德雨，张纯兵，宋孝飞，等，2018. 老年人交通伤法医临床学鉴定[J]. 中国司法鉴定(3)：85-87.

张德雨，张纯兵，宋孝飞，等，2019. 药源性医疗损害司法鉴定的方法与步骤[J]. 法医学杂志，35(1)：95-98.

张德雨，张纯兵，朱建华，等，2010. 卫生系统司法鉴定机构的特点和应关注的问题[J]. 中国司法鉴定(5)：87-89.

张晓彤，吴军，顾湘杰，等，2010. 道路交通事故致足弓结构破坏伤残评定[J]. 中国司法鉴定(1)：43-45.

张新宝，2011. 人身损害鉴定制度的重构[J]. 中国检察官(19)：74.

法律出版社法规中心，2014. 2014 最新伤残鉴定法规汇编[M]. 北京：法律出版社.

朱广友，2008. 法医临床鉴定意见之评价[J]. 中国司法鉴定(6)：89-91.

朱广友，2009. 法医临床司法鉴定实务[M]. 北京：法律出版社.

朱广友，2011. 法医临床学鉴定理论与实践[M]. 北京：中国检察出版社.

朱广友，侯心一，吴军，2002. 关于《道路交通事故受伤人员伤残评定》中若干技术难题的处理办法(上)[J]. 中国司法鉴定(3):20-24.

朱广友,侯心一,吴军,2002. 关于《道路交通事故受伤人员伤残评定》中若干技术难题的处理办法(下)[J]. 中国司法鉴定(4):21-25.

朱广友,侯心一,吴军,2004. 道路交通事故受伤人员伤残评定[M]. 北京:中国检察出版社.

朱广友,吴军,1998. 实用法医男性科学[M]. 北京:法律出版社.

朱炎苗,吴军,2008. 医疗纠纷司法鉴定争议案例评析[M]. 北京:中国检察出版社.

最高人民法院,最高人民检察院,公安部,等,2016. 人体损伤程度鉴定标准释义[M]. 北京:中国人民公安大学出版社.

P. 巴斯克特,R. 韦勒,1992. 灾害医学[M]. 张建平译. 北京:人民军医出版社.